PT OT

標準理学療法学・作業療法学　[専門基礎分野]

老年学

第6版

■ 編集
大内尉義　虎の門病院・顧問

医学書院

標準理学療法学・作業療法学　専門基礎分野
老年学

発　行	2001 年 6 月 1 日	第 1 版第 1 刷
	2004 年 5 月 1 日	第 1 版第 5 刷
	2005 年 4 月 1 日	第 2 版第 1 刷
	2008 年 11 月 1 日	第 2 版第 5 刷
	2009 年 12 月 15 日	第 3 版第 1 刷
	2013 年 10 月 15 日	第 3 版第 7 刷
	2014 年 11 月 1 日	第 4 版第 1 刷
	2018 年 11 月 1 日	第 4 版第 7 刷
	2020 年 1 月 15 日	第 5 版第 1 刷
	2024 年 1 月 15 日	第 5 版第 5 刷
	2025 年 1 月 15 日	第 6 版第 1 刷 ©

編　集　　大内尉義
　　　　　おおうちやすよし

発行者　　株式会社　医学書院
　　　　　代表取締役　金原　俊
　　　　　〒113-8719　東京都文京区本郷 1-28-23
　　　　　電話　03-3817-5600（社内案内）

組　版　　ウルス
印刷・製本　　大日本法令印刷

本書の複製権・翻訳権・上映権・譲渡権・貸与権・公衆送信権（送信可能化権
を含む）は株式会社医学書院が保有します．

ISBN978-4-260-05671-7

本書を無断で複製する行為（複写，スキャン，デジタルデータ化など）は，「私
的使用のための複製」など著作権法上の限られた例外を除き禁じられています．
大学，病院，診療所，企業などにおいて，業務上使用する目的（診療，研究活
動を含む）で上記の行為を行うことは，その使用範囲が内部的であっても，私的
使用には該当せず，違法です．また私的使用に該当する場合であっても，代行
業者等の第三者に依頼して上記の行為を行うことは違法となります．

[JCOPY]〈出版者著作権管理機構　委託出版物〉
本書の無断複製は著作権法上での例外を除き禁じられています．
複製される場合は，そのつど事前に，出版者著作権管理機構
（電話 03-5244-5088, FAX 03-5244-5089, info@jcopy.or.jp）の
許諾を得てください．

＊「標準理学療法学・作業療法学」は株式会社医学書院の登録商標です．

執筆者一覧〈執筆順〉

大内尉義　虎の門病院・顧問

備酒伸彦　神戸学院大学・副学長

黒澤美枝子　国際科学振興財団・特任研究員

飯島　節　筑波大学・名誉教授

内藤佳津雄　日本大学文理学部心理学科・教授

宮尾益理子　アットホーム表参道クリニック・副院長

秋下雅弘　東京都健康長寿医療センター・センター長

下方浩史　名古屋学芸大学大学院栄養科学研究科・教授

阿部庸子　浴風会病院・研修部長

葛谷雅文　名鉄病院・病院長/名古屋大学・名誉教授

飯島勝矢　東京大学高齢社会総合研究機構・機構長/未来ビジョン研究センター・教授

泉　綾子　株式会社フードケア

小川純人　東京大学大学院医学系研究科老年病学・教授

橋本正良　東京科学大学総合診療医学・教授

廣瀬大輔　虎の門病院老年内科/高齢者総合診療部・医長

桑原政成　自治医科大学地域医療学センター公衆衛生学 兼 循環器内科学・准教授

荒井秀典　国立長寿医療研究センター・理事長

海老原覚　東北大学大学院医学系研究科臨床障害学分野・教授

須藤紀子　赤坂虎の門クリニック消化器内科/老年内科

芥田憲夫　虎の門病院肝臓内科・部長

小林祥泰　耕雲堂小林病院・理事長

武田雅俊　大阪河﨑リハビリテーション大学・学長

井桁之総　虎の門病院認知症科・部長

荒木　厚　東京都健康長寿医療センター・健康長寿医療研修センター長/フレイル予防センター長

宮腰重三郎　東京都健康長寿医療センター血液内科・部長

松原　雄　田附興風会医学研究所北野病院腎臓内科・主任部長

柳田素子　京都大学大学院医学研究科腎臓内科学・教授

本間之夫　杏林大学間質性膀胱炎医学講座・特任教授

巴ひかる　石心会さやま総合クリニック泌尿器科・部長/埼玉石心会病院泌尿器科・顧問

細井孝之　健康院クリニック・院長

福島成欣　虎の門病院脊椎センター・センター長

中川秀己　東京慈恵会医科大学・名誉教授/あたご皮フ科・院長

髙戸　毅	東京大学・名誉教授
森　良之	自治医科大学附属さいたま医療センター総合医学第 2 講座歯科口腔外科・教授
栗原慎太郎	長崎大学病院安全管理部・教授
河野　茂	前長崎大学・学長
市村恵一	東京みみ・はな・のどサージクリニック・名誉院長
村田博史	国立国際医療研究センター病院眼科
沼賀二郎	東海大学医学部・客員教授
添田　周	福島県立医科大学産科婦人科学講座・教授
水沼英樹	元福島県立医科大学ふくしま子ども・女性医療支援センター・センター長
木村　理	東都春日部病院・病院長
礒部　威	島根大学医学部内科学講座呼吸器・臨床腫瘍学・教授
大野　智	島根大学医学部附属病院臨床研究センター・教授
秋山弘子	東京大学・名誉教授
中村　洋	慶應義塾大学大学院経営管理研究科・研究科委員長/教授
遠藤英俊	いのくちファミリークリニック・院長
前田眞治	国際医療福祉大学大学院リハビリテーション学分野・教授
本田幸夫	東京大学大学院工学系研究科人工物工学研究センター・特任研究員
村嶋幸代	湘南医療大学大学院保健医療学研究科・教授/東京大学・名誉教授
永田智子	慶應義塾大学看護医療学部・教授
山中　崇	東京大学大学院医学系研究科在宅医療学講座・特任教授
会田薫子	東京大学大学院人文社会系研究科・特任教授

第6版 序

　わが国は高齢社会を通り越して人生100年時代とも呼ばれる超高齢社会に入りつつあり，社会の超高齢化に関する問題が今まで以上に大きく注目されている．超高齢社会に起因するさまざまな問題を解決するためには，臨床医学，基礎医学，リハビリテーション医学，看護学などの医療系の学問分野と，工学，社会学，経済学などの幅広い学問分野が結集する学際的な活動が必要であり，これが老年学gerontologyと呼ばれる学問分野である．

　本書は，理学・作業療法士を目指す学生の方々のために，老年学に関する標準的な教科書を提供することを目的として2001年に初版が刊行されたのち，順調に版を重ね，多くの方々から好評をいただいた．初版が刊行されてからすでに23年が過ぎ，前回の改訂からも5年が経過したが，このたび，この間の老年学の進歩を大幅に取り入れた第6版を刊行する運びとなった．

　第6版では，当然のことながら，内容を全面的にアップデートし，種々の統計データを最新のものに置き換え，新しい文献を加えることを主眼に改訂を行ったが，老年学の学際性をさらに強調するために，「第35章 高齢者のリハビリテーション」に，近年の発展が著しいロボット介護福祉機器の話題を追加した．また，循環器疾患，呼吸器疾患，消化器疾患は新しい執筆者に交代するとともに，「第30章 高齢者のがん治療」という章を新設した．フレイル・サルコペニアに関しても，最近の研究と社会実装の進歩を取り入れ，「第13章 サルコペニア・フレイル」として独立させた．また，認知症診療の進歩を大幅に取り入れるとともに，運動器疾患も骨粗鬆症だけでなく，ロコモティブ症候群の解説を加えた．さらに，高齢者における新型コロナ感染症についても，必要な記載を追加した．旧版と同様に，わかりやすく読みやすい内容になるよう心がけたことはもちろんであるが，記載を全体的にコンパクト化し，第5版とほぼ同じ分量に多くの新しい進歩を盛ることができた．本書は理学・作業療法士を目指す学生の方々のための教科書であるが，医学生，看護学生，介護・福祉領域の学生の方々，すでに臨床現場におられる方々にも有用な書籍であると考えており，本書が，わが国における老年学と高齢者医療のさらなる発展に寄与することを祈念している．

　最後に，老年学の第一線におられ，ご多忙のなか原稿をお寄せいただいた執筆者の方々に深謝するとともに，今回の改訂にご尽力いただいた医学書院の中 嘉子氏，川口純子氏に感謝申し上げる．

2024年12月

大内 尉義

初版 序

わが国の 65 歳以上の高齢人口はすでに 16% を突破し，世界一の最長寿国となっているが，さらに以前の予測よりも早く 2015 年には高齢者が全人口の 25% を超えるという，人類が今まで経験したことのない未曾有の高齢社会を目前に控えている．このような高齢社会の到来により，わが国の社会のあり方を根本的に見直す必要に迫られている．なかでも，医学・医療の分野においては，日常的に接する患者さんが著しく高齢化し，医療に携わるすべての人が高齢者の医学・医療を正しく認識する必要のある時代が到来したといえる．

わが国における老年医学，高齢者医療の正しい発展は国民全体のニーズであるにもかかわらず，その必要性とコンセプトが正しく理解されているとはいいがたい状況である．自分が診ている患者さんに高齢者が多いことから，「自分は老年医学を実践している」，「専門としての老年医学は必要ない」といったような誤解を頻繁に耳にするし，「医療費の多くを高齢者が使っているから老人医療費はもっと削減すべきである」というような，科学的分析を伴わない感情的な議論も横行している．

高齢者医療の基本コンセプトは「高齢者は若中年をそのまま延長したものではない」というものであり，これは「小児は大人のミニチュア版ではない」という小児科学の基本コンセプトと相通ずる．それでは，高齢者はどのような点が若中年と異なり，その知識を高齢者の医療にどのように生かしていくか，高齢者医療をどのように実践すべきなのか．

本書はこのような老年医学，高齢者医療に携わる方々の一番大きな疑問に応えられる内容を盛り込むことを最も大きな編集方針とした．すなわち，第 I 部では，老化に伴う身体機能，運動機能，心理の変化とそれらが疾病の成立にどのように関与するかという基本的な問題を扱い，第 II 部では各論的事項として，高齢者に多い疾患の病態，治療の考え方を解説し，第 III 部では，高齢者医療で最も重要な柱の 1 つである機能評価法と退院支援に具体的にふれ，さらに第 IV 部で，高齢者をめぐる介護，福祉を中心とする社会的問題について解説するという 4 部構成になっている．

執筆者はいずれも老年医学，高齢者の医療や介護，福祉に長い経験と深い知識をもった方々であり，本書は現時点での，医学を中心にした老年学のエッセンスをあますところなくお伝えできるものと確信している．

本書は理学療法，作業療法に将来携わる方々のための教科書であるが，その内容は普遍的であり，医学部学生，研修医の方々にも役立つものと考えている．本書がわが国における高齢者医療の発展に貢献できることを期待している．

2001 年 4 月

大内 尉義

刊行のことば

　わが国に最初の理学療法士・作業療法士養成校がつくられたときから，はや30余年が過ぎた．いま全国の理学療法士・作業療法士養成校の数は，それぞれ100を超えるに至っている．はじめパラメディカル（医学に付属している専門職）を標榜していた2つの職種は，いつしかコメディカル（医学と協業する専門職）を自称するようになり，専門学校のみで行われていた養成教育は，短期大学，大学でも行われるようになった．そこで教授されているのは，いまや理学療法，作業療法ではなく，理学療法学，作業療法学である．教育大綱化の波はこの世界にも及び，教育の細部を法令によって細かく規制される時代は去った．

　だがこうした変革のなかでも，ほとんど変わらずに引き継がれてきたものはある．それは，専門基礎教育と呼ばれるものである．「人」「疾患と障害」「保健医療福祉の理念」についての教育科目群を関係者はこのように呼ぶ．特に前2者はいわゆる基礎医学系科目，臨床医学系科目と見かけが同じであるが，実際は理学療法学・作業療法学教育にふさわしいものとなるように，力点を変えて教えてきたものである．内容再編の方法は個々の教師にゆだねられていた．理学療法学生，作業療法学生専用のテキストはなかった．

　しかしいま，固有の教科書を生み出すべき時がやってきた．全国にかつてないほど沢山の理学療法学生，作業療法学生，そして新任の教師たちが生まれている．ベテランの教師たちに，テキストの公開を要請すべき時がやってきたのである．

　かくして，本教科書シリーズ「標準理学療法学・作業療法学 専門基礎分野」は企画された．もちろんこのほかに，それぞれの「専門分野」を扱うシリーズがなくてはならないが，これは別の企画にゆだねることになった．

　コメディカルを自称してきた人々のなかに，医学モデルからの離脱を宣言する人々が現れるようになって久しい．この傾向は今後加速されるであろうが，しかしどのような時代が来ようとも，理学療法学・作業療法学教育のなかで，人の身体と心，その発達，そして疾患と障害の特性を学ぶことの意義が失われることはないであろう．理学療法が理学療法であり，作業療法が作業療法であるために，これらの知識は常に必須の基盤を提供してきたのだから．

1999 年 12 月

シリーズ監修

奈良　勲，鎌倉矩子

目次

	F 理学・作業療法との関連事項 ……………… 12

序説 PT・OT と老年学のかかわり　1

A 老年医学の観点から ………… 大内 尉義　1
　1 老年学とは ……………………………… 1
　2 高齢社会において必要な医療とは ……… 1
　3 高齢者医療における
　　リハビリテーションの役割 …………… 2
B 理学・作業療法の観点から ……… 備酒 伸彦　2
　1 理学・作業療法士の仕事は
　　人の暮らしを支えること …………… 2
　2 理学・作業療法士が他者に
　　かかわるということ …………… 3
　3 老年学の重要性 …………………… 3

Ⅰ 加齢と老化

1 老化と老年病の考え方　6
　大内 尉義

A 老化とは ……………………………………… 6
　1 老化の定義 …………………………… 6
　2 老化の機序 …………………………… 6
　3 老化の制御 …………………………… 8
B 老化による生理機能の低下と疾患 ………… 8
　1 身体機能の変化 ……………………… 8
　2 生理的老化と病的老化 ……………… 9
C 高齢者の定義と分類 ……………………… 9
D 平均寿命, 平均余命, 健康寿命 ………… 10
E 老年病の成り立ち
　──老年症候群と機能評価 …………… 11
　1 老年病の考え方 …………………… 11
　2 高齢者総合機能評価 ………………… 11
　3 老年症候群 …………………………… 12

2 加齢に伴う変化：生理機能（形態学的変化も含めて）　14
　黒澤 美枝子

A 高齢者の生理機能の特徴 ………………… 14
B 感覚機能の加齢変化 ……………………… 14
C 自律機能の加齢変化 ……………………… 16
　1 循環機能 …………………………… 16
　2 呼吸機能 …………………………… 17
　3 消化吸収機能 ……………………… 18
　4 排尿機能 …………………………… 18
　5 体温調節機能 ……………………… 19
　6 免疫機能 …………………………… 19
　7 内分泌機能 ………………………… 19
D 高次脳機能の加齢変化 …………………… 20
　1 神経細胞数 ………………………… 20
　2 神経伝達物質 ……………………… 21
　3 神経栄養因子 ……………………… 21
　4 脳波 ………………………………… 21
　5 睡眠と覚醒 ………………………… 22
E 理学・作業療法との関連事項 …………… 22

3 加齢に伴う変化：運動機能　飯島 節　24

A 高齢者の運動機能 ………………………… 24
B 運動機能の加齢変化 ……………………… 24
　1 神経系 ……………………………… 24
　2 骨格筋 ……………………………… 24
　3 機能別にみた加齢変化 …………… 26
C 理学・作業療法との関連事項 …………… 28
●コラム：高齢者の自動車運転・免許
　………………………………… 飯島 節　29

4 加齢に伴う変化：心理面　内藤 佳津雄　31

A 老化による認知機能の変化 ……………… 31
  1 視覚機能 …………………………………… 31
  2 聴覚機能 …………………………………… 31
  3 注意機能 …………………………………… 31
  4 記憶機能 …………………………………… 32
B 知的機能の変化と心理的影響 ………… 34
  1 古典的研究 ………………………………… 34
  2 結晶性知能と流動性知能 ……………… 34
  3 系列法を用いた研究手法 ……………… 35
  4 系列法を用いた知能と老化 …………… 35
C パーソナリティ（性格）・社会的行動の
  変化 ……………………………………………… 36
  1 パーソナリティ変化の理論 …………… 36
  2 バルテスの生涯発達理論 ……………… 36
  3 ビッグファイブによる縦断的研究 …… 37
  4 社会的活動に関する理論 ……………… 37
  5 感情と思考・意思決定 ………………… 37
D 理学・作業療法との関連事項 ………… 38

5 性差医療からのアプローチ　40

A 性差医療とは ……………… 宮尾 益理子　40
B 女性からみた性差医療 ………………… 40
  1 寿命，健康寿命と性差 ………………… 40
  2 女性特有のライフサイクルと老化に
    伴う疾患 …………………………………… 41
  3 高齢者の介護と性差 …………………… 42
C 男性からみた性差医療 ……… 秋下 雅弘　44
  1 寿命，平均余命と性差 ………………… 44
  2 LOH 症候群の診断と対応 …………… 44
  3 アンドロゲンと老年疾患 ……………… 45
D 理学・作業療法との関連事項 ………… 45

6 高齢者の定義および人口動態　下方 浩史　47

A 高齢者の定義 ……………………………… 47
  1 暦年齢からみた高齢者の定義 ………… 47
  2 高齢者の定義の時代変化 ……………… 48
  3 生物学的年齢 …………………………… 49
B 世界と日本における人口動態 ………… 49
  1 人口統計 …………………………………… 49
  2 人口の高齢化 …………………………… 49
C 理学・作業療法との関連事項 ………… 54

II 高齢者へのアプローチ

7 高齢者との接し方　阿部 庸子　58

A 医療倫理の基本原則 ……………………… 58
B 高齢者に対する適切な医療提供の指針 … 58
C 高齢者との具体的な接し方 …………… 59
D 理学・作業療法との関連事項 ………… 60

8 高齢者の総合機能評価　葛谷 雅文　62

A 高齢者の QOL 改善のために …………… 62
B 高齢者総合機能評価の主要項目 ……… 62
  1 一般的所見 ………………………………… 63
  2 身体機能 …………………………………… 63
  3 精神・心理機能 ………………………… 65
  4 社会的状態 ………………………………… 66
  5 実施方法 …………………………………… 66
C その他の重要項目 ……………………… 68
D CGA の目的 ……………………………… 69
E CGA の有効性 …………………………… 69
F CGA の問題点 …………………………… 70
G 基本チェックリスト …………………… 70
H 理学・作業療法との関連事項 ………… 70

9 高齢者の栄養状態の評価と 対策　飯島 勝矢・泉 綾子　73

A　栄養障害とは ……………………… 73
B　高齢者における低栄養の現状 ………… 73
C　栄養管理のプロセス ………………… 74
　1　栄養スクリーニング ……………… 76
　2　栄養アセスメント ………………… 77
　3　栄養改善サービス計画，実施，
　　　モニタリング・評価 ……………… 78
D　メタボ予防とフレイル予防 …………… 78
E　多職種協働による食支援システム構築 … 78
F　理学・作業療法との関連事項 ………… 79

10 高齢者の臨床検査値の評価 下方 浩史　81

A　臨床検査とは何か ………………… 81
B　検査基準値の設定方法 ……………… 81
C　高齢者の検査基準値設定の問題点 ……… 81
D　高齢者における異常値の見方 ………… 83
E　高齢者で特に留意しなければならない
　　臨床検査値 ………………………… 84
F　理学・作業療法との関連事項 ………… 85

11 高齢者の薬物療法の考え方 秋下 雅弘　86

A　高齢者の薬物療法で留意すべき点 ……… 86
B　薬物有害作用の頻度と要因 …………… 86
C　高齢者の薬物動態と薬力学 …………… 87
D　ポリファーマシー対策 ……………… 87
E　高齢者の服薬管理 ………………… 89
F　理学・作業療法との関連事項 ………… 90

III 高齢者に特徴的な 症候と疾患

12 高齢者に多い症候と老年 症候群　小川 純人・橋本 正良　92

A　老年症候群の概念 ………………… 92
B　代表的な老年症候群 ……………… 92
　1　意識障害・失神 …………………… 92
　2　認知症 …………………………… 94
　3　せん妄 …………………………… 94
　4　抑うつ …………………………… 95
　5　不眠 ……………………………… 95
　6　めまい …………………………… 96
　7　手足のしびれ ……………………… 97
　8　言語障害 ………………………… 98
　9　腰痛 ……………………………… 100
　10　歩行障害 ………………………… 102
　11　転倒 ……………………………… 103
　12　尿失禁 …………………………… 105
　13　便秘 ……………………………… 106
　14　寝たきり ………………………… 107
　15　廃用症候群 ……………………… 108
　16　サルコペニア・フレイル ………… 109
　17　褥瘡 ……………………………… 109
　18　脱水 ……………………………… 110
　19　浮腫 ……………………………… 113
　20　嚥下障害 ………………………… 114
　21　熱中症 …………………………… 114
　22　老年疾患の臓器連関 ……………… 115
C　理学・作業療法との関連事項 ………… 115

13 サルコペニア・フレイル 廣瀬 大輔　117

A　サルコペニアとは ………………… 117
B　フレイルとは ……………………… 120
C　理学・作業療法との関連事項 ………… 121

14 循環器疾患　123

A 循環器領域の老化と疾患 ···· 桑原 政成　123
B 血圧異常 ···································· 123
C 不整脈 ······································ 124
D 虚血性心疾患 ······························ 127
E 弁膜症 ······································ 128
F 心筋，心膜疾患 ···························· 130
G 心不全 ······································ 131
　1 ステージ分類 ························· 131
　2 症状 ·································· 132
　3 検査 ·································· 132
　4 左室駆出率(LVEF)による心不全の
　　分類 ·································· 132
　5 治療 ·································· 132
　6 心不全患者の管理 ··················· 133
H 高齢者の血管疾患 ·········· 荒井 秀典　133
　1 動脈硬化 ····························· 133
　2 大動脈疾患 ························· 135
　3 末梢血管疾患 ······················· 137
I 理学・作業療法との関連事項 ··········· 137
●コラム：高齢者に優しい心臓外科手術
　························· 桑原 政成　140

15 呼吸器疾患　海老原 覚　141

A 呼吸器系の老化 ···························· 141
B 呼吸器感染症 ······························ 142
　1 肺炎 ·································· 142
　2 誤嚥性肺炎 ························· 144
　3 肺結核症 ····························· 145
C 慢性閉塞性肺疾患(COPD) ·············· 146
D 間質性肺炎 ································ 147
E 肺癌 ·· 149
F 理学・作業療法との関連事項 ············· 149

16 消化器疾患　151

I 消化管疾患　須藤 紀子　151

A 消化管領域の老化と疾患 ················· 151
　1 消化管領域に及ぼす加齢の影響 ········ 151
　2 高齢者における消化管検査の注意点 ··· 152
　3 高齢者における消化管疾患の治療選択 152
　4 高齢者総合機能評価の有用性 ·········· 152
B 高齢者の消化管疾患 ······················ 153
　1 高齢者の消化管癌 ··················· 153
　2 上部消化管の炎症性，出血性疾患 ···· 154
　3 下部消化管疾患 ····················· 156

II 肝胆膵疾患　芥田 憲夫　160

A 肝胆膵領域の老化と疾患 ················· 160
　1 肝胆膵領域に及ぼす加齢の影響 ········ 160
　2 高齢者における肝胆膵検査の注意点 ··· 160
　3 高齢者における肝胆膵疾患治療選択の
　　注意点 ······························· 160
　4 高齢者総合機能評価の有用性 ·········· 160
B 高齢者における肝疾患 ··················· 161
　1 肝癌 ·································· 162
C 高齢者における胆膵疾患 ················· 162
　1 高齢者における胆膵系の癌 ············ 162
　2 高齢者における胆膵系の炎症性疾患 ··· 164

III 理学・作業療法との関連事項　167

17 脳卒中と Parkinson 病　169
小林 祥泰

A 神経系の老化と疾患 ······················ 169
B 脳血管障害(脳卒中) ······················ 169
　1 心原性脳塞栓 ······················· 169
　2 多発性ラクナ梗塞 ··················· 170
　3 アテローム血栓性脳梗塞 ·············· 171
　4 高齢者の脳血管障害の退院時予後 ······ 171

5　精神症状 …………………………… 171

　　6　合併症の予防・治療 ……………… 173

C　Parkinson 病 ………………………… 175

　　1　Parkinson 病と Parkinson 症候群 ⋯⋯ 175

　　2　認知症を伴う Parkinson 病 ………… 175

　　3　高齢者の Parkinson 病治療 ………… 175

D　びまん性 Lewy 小体型認知症 ……… 176

E　血管障害性パーキンソニズム ……… 176

　　1　機序と疫学 ………………………… 176

　　2　症状の特徴 ………………………… 176

　　3　治療と注意点 ……………………… 176

F　正常圧水頭症による

　　パーキンソニズム ………………… 177

　　1　概念と疫学 ………………………… 177

　　2　症状 ………………………………… 177

G　慢性硬膜下血腫 ……………………… 177

H　理学・作業療法との関連事項 ……… 178

18　認知症とうつ病　武田 雅俊　180

A　精神領域の老化と疾患 ……………… 180

B　認知症 ………………………………… 180

　　1　定義 ………………………………… 180

　　2　病態 ………………………………… 181

　　3　認知症の鑑別 ……………………… 181

　　4　認知症の精神症状と問題行動 …… 183

　　5　Alzheimer 病 ……………………… 183

　　6　認知症患者への対応 ……………… 188

C　うつ病 ………………………………… 189

　　1　老年期うつ病の特徴 ……………… 189

　　2　老年期うつ病の治療 ……………… 191

D　理学・作業療法との関連事項 ……… 192

●コラム：高齢者に多い精神疾患　武田 雅俊　194

●コラム：認知症基本法について　井桁 之総　195

●コラム：認知症の診断名と異常蓄積蛋白質に

　　　　　ついて ………………… 井桁 之総　197

19　糖尿病と内分泌疾患　荒木 厚　199

A　糖尿病 ………………………………… 199

　　1　糖尿病とは ………………………… 199

　　2　糖尿病の診断 ……………………… 199

　　3　糖尿病の合併症・併存疾患 ……… 200

　　4　高齢者糖尿病の特徴 ……………… 202

　　5　高齢者糖尿病の血糖コントロール

　　　　目標 ………………………………… 202

　　6　高齢者糖尿病の食事療法 ………… 203

　　7　高齢者糖尿病の運動療法 ………… 204

　　8　糖尿病の経口血糖降下薬 ………… 205

　　9　GLP-1 受容体作動薬（注射製剤）⋯⋯ 205

　　10　インスリン治療 …………………… 206

　　11　高浸透圧高血糖状態と

　　　　　糖尿病ケトアシドーシス ……… 206

　　12　低血糖 ……………………………… 207

B　甲状腺機能亢進症 …………………… 208

C　甲状腺機能低下症 …………………… 209

D　原発性副腎不全（Addison 病）……… 210

E　その他 ………………………………… 211

F　内分泌機能の加齢変化 ……………… 211

G　理学・作業療法との関連事項 ……… 211

20　血液・免疫疾患　宮腰 重三郎　213

A　造血・免疫機能の加齢に伴う変化 ……… 213

　　1　血液，造血機能の加齢に伴う変化 ⋯⋯ 213

　　2　免疫機能の加齢に伴う変化 ……… 213

B　血液疾患 ……………………………… 214

　　1　高齢者の貧血 ……………………… 214

　　2　急性骨髄性白血病（AML）………… 216

　　3　骨髄異形成症候群（MDS）………… 217

　　4　リンパ腫 …………………………… 218

　　5　多発性骨髄腫（MM）……………… 219

　　6　慢性骨髄性白血病（CML）………… 220

　　7　老人性貧血・薬物性血液障害 ………… 220

C 膠原病 ………………………… 220
  1 関節リウマチ(RA) ……………… 221
  2 リウマチ性多発筋痛症(PMR) ……… 221
  3 巨細胞性動脈炎(GCA) ………… 222
  4 抗好中球細胞質抗体(ANCA)
     関連血管炎 ………………… 222
  5 結節性多発動脈炎(PN) ………… 222
  6 全身性エリテマトーデス(SLE) ……… 223
  7 全身性強皮症(SSc) ……………… 223
  8 多発性筋炎(PM)/皮膚筋炎(DM) …… 223
D 理学・作業療法との関連事項 ……… 224

21 腎疾患 松原 雄・柳田 素子 226

A 腎臓の働き ………………………… 226
B 高齢者における腎機能低下の特徴 …… 226
  1 腎の加齢性変化による腎機能低下 …… 226
  2 可逆的要因による腎機能低下 ……… 227
  3 腎疾患合併による腎機能低下 ……… 227
C 慢性腎臓病(CKD) ………………… 229
D 急性腎障害と慢性腎不全 …………… 230
  1 急性腎障害(AKI) ………………… 230
  2 慢性腎不全 ……………………… 230
E 高齢者と透析導入 ………………… 230
F 理学・作業療法との関連事項 ……… 231

22 泌尿器疾患 本間 之夫 232

A 泌尿器の疾患 ……………………… 232
B 腎臓の疾患 ………………………… 232
C 尿管の疾患 ………………………… 233
D 膀胱の疾患 ………………………… 233
  1 膀胱の癌 ………………………… 233
  2 膀胱炎 …………………………… 234
  3 間質性膀胱炎 …………………… 234
  4 膀胱機能障害 …………………… 234
E 尿道の疾患 ………………………… 235

F 前立腺の疾患 ……………………… 235
G 精巣の疾患 ………………………… 236
H 陰茎の疾患 ………………………… 237
I 骨盤底の疾患 ……………………… 237
J 夜間頻尿 …………………………… 237
K 要介護高齢者の尿失禁 …………… 238
L 理学・作業療法との関連事項 ……… 238
●コラム：女性特有の泌尿器疾患　巴 ひかる　240

23 骨粗鬆症とロコモティブ症候群 243

A 骨・運動器領域の老化と疾患
  ………………………… 細井 孝之 243
B 老化に伴う骨折 …………………… 243
C 骨粗鬆症 …………………………… 244
  1 定義 ……………………………… 244
  2 分類 ……………………………… 244
  3 病態 ……………………………… 245
  4 診断 ……………………………… 245
  5 治療 ……………………………… 247
D ロコモティブ症候群 ………………… 252
  1 概念・診断法 ………… 福島 成欣 252
  2 変形性関節症(OA) ……… 細井 孝之 253
  3 後縦靱帯骨化症(OPLL) ………… 256
  4 腰部脊柱管狭窄症 ……… 福島 成欣 257
E 理学・作業療法との関連事項 ……… 257
●コラム：日本医学会連合「フレイル・ロコモ
    克服のための医学会宣言」について
    ………………………… 大内 尉義 259

24 皮膚・口腔疾患 260

A 皮膚疾患 ………………… 中川 秀己 260
  1 高齢者の皮膚疾患の特徴 ………… 260
  2 痒みのある疾患 ………………… 260
  3 感染症 …………………………… 262
  4 良性腫瘍 ………………………… 262

5 悪性腫瘍およびその前駆病変 ………… 263		C 咽喉頭と加齢 ………………………………… 283
6 褥瘡 ……………………………………… 264		D 高齢者の耳鼻咽喉疾患 ………………… 284

5　悪性腫瘍およびその前駆病変 ………… 263
6　褥瘡 ……………………………………… 264
B　口腔疾患 ……………… 髙戸 毅・森 良之　264
　1　高齢者の口腔疾患の特徴 ……………… 264
　2　高齢者の口腔状態 ……………………… 264
　3　高齢者の口腔疾患 ……………………… 265
C　理学・作業療法との関連事項 ………… 269

C　咽喉頭と加齢 ………………………………… 283
D　高齢者の耳鼻咽喉疾患 ………………… 284
　1　加齢性難聴と高齢者の難聴 ………… 284
　2　高齢者のめまい・平衡障害 ………… 285
　3　高齢者の副鼻腔炎および鼻症状 …… 286
　4　高齢者の嗅覚障害 ……………………… 286
　5　高齢者の音声障害 ……………………… 286
　6　高齢者の嚥下障害 ……………………… 286
　7　頭頸部癌 ………………………………… 287
E　理学・作業療法との関連事項 ………… 287

25 感染症　栗原 慎太郎・河野 茂　271

A　高齢者の感染症疾患 ……………………… 271
B　背景 ………………………………………………… 271
　1　肺炎死亡数の増加 ……………………… 271
　2　高齢者感染症の特徴 ………………… 272
C　高齢者の易感染性の原因 ……………… 273
D　診断のポイント ………………………………… 273
　1　症状・所見 ……………………………… 273
　2　検査 ……………………………………… 274
E　特徴的な原因微生物 ……………………… 274
F　治療のポイント ………………………………… 274
　1　抗菌薬治療 ……………………………… 275
　2　抗菌薬以外の治療 …………………… 275
G　各臓器の生理的特徴 ……………………… 275
H　各臓器に特徴的な感染症 ……………… 276
　1　呼吸器 …………………………………… 276
　2　尿路 ……………………………………… 277
　3　腸管 ……………………………………… 277
　4　皮膚軟部組織 …………………………… 278
I　医療施設内感染対策 ……………………… 279
J　理学・作業療法との関連事項 ………… 280
●コラム：高齢者のワクチン接種
　　　　………… 栗原 慎太郎・河野 茂　281

26 耳鼻咽喉疾患　市村 恵一　282

A　耳鼻咽喉領域の老化と疾患 ………… 282
B　感覚器と加齢 …………………………………… 282

27 眼疾患　村田 博史・沼賀 二郎　289

A　眼の生理的老化現象 ……………………… 289
B　加齢白内障 ……………………………………… 290
C　緑内障 ……………………………………………… 291
D　糖尿病網膜症 …………………………………… 292
E　網膜静脈閉塞症 ……………………………… 293
F　加齢黄斑変性症 ……………………………… 294
G　理学・作業療法との関連事項 ………… 296

28 婦人科疾患　添田 周・水沼 英樹　298

A　高齢女性で注意する症状 ……………… 298
B　婦人科の疾患 …………………………………… 298
　1　子宮の疾患 ……………………………… 299
　2　付属器(卵巣・卵管)の疾患 ………… 301
　3　腟の疾患 ………………………………… 302
　4　外陰部の疾患 …………………………… 302
C　理学・作業療法との関連事項 ………… 303

29 高齢者の外科治療　木村 理　304

A　外科学における高齢者の病態の把握 ……304
B　高齢者における手術適応 ……………… 305
C　高齢者の内視鏡外科手術 ……………… 306

D 術前・術後の呼吸管理 …………………… 307
E 術前・術後の栄養管理 …………………… 307
F 理学・作業療法との関連事項 ………… 308

30 高齢者のがん治療　礒部 威　309

A がん治療における高齢者の考え方 … 309
B 高齢がん患者の治療ステップ ………… 310
C 高齢がん患者における機能評価 ……… 311
D 細胞傷害性抗がん薬による化学療法の
　リスク評価 ………………………………… 311
E がん治療とリハビリテーション ……… 311
F 理学・作業療法との関連事項 ………… 312

31 東洋医学からのアプローチ　314
　大野 智

A 東洋医学とは ……………………………… 314
B 鍼灸 ………………………………………… 314
C 漢方 ………………………………………… 316
D 理学・作業療法との関連事項 ………… 317

Ⅳ 高齢者をとりまく環境

32 老年学からみた高齢者　320
　秋山 弘子

A 老年学とサクセスフルエイジングの
　理念 ………………………………………… 320
　1 老年学の確立 ………………………… 320
　2 サクセスフルエイジングの理念 …… 320
B サクセスフルエイジングは
　幸せをもたらすか？ …………………… 321
　1 SOC モデルにみられる理念 ………… 322
　2 学術理念と高齢者の実態 …………… 322
C 人生"第4期"のサクセスフル
　エイジング ………………………………… 323

D 理学・作業療法との関連事項 ………… 324

33 社会学・経済学からみた　325
　高齢社会　中村 洋

A 日本における人口ならびに人口構成の
　変化 ………………………………………… 325
B 高齢者像の変化 …………………………… 325
C 少子高齢化の社会・経済への影響 …… 328
D 求められる活力のある高齢化社会の構築 328
E 理学・作業療法との関連事項 ………… 329

34 高齢者の医療，看護，　331
　介護・福祉，保健　遠藤 英俊

A 医療 ………………………………………… 331
　1 高齢者医療の特徴 …………………… 331
　2 高齢者医療の諸課題 ………………… 333
B 看護 ………………………………………… 336
　1 高齢者看護 …………………………… 336
　2 訪問看護 ……………………………… 337
C 介護と福祉 ………………………………… 338
　1 介護 …………………………………… 338
　2 福祉 …………………………………… 338
D 介護保険制度 ……………………………… 340
　1 制度の基本的仕組み ………………… 340
　2 ケアマネジャーの役割 ……………… 341
　3 要介護認定方法 ……………………… 341
　4 介護支援サービス …………………… 341
　5 主治医（かかりつけ医）の意見書 …… 342
　6 介護予防 ……………………………… 343
　7 介護保険の課題 ……………………… 343
　8 介護保険制度の展望 ………………… 343
E 障害者総合支援法 ………………………… 344
F 高齢者医療制度 …………………………… 345
G 新しい認知症の施策 ……………………… 346
H 理学・作業療法との関連事項 ………… 347

35 高齢者のリハビリテーションとロボット介護福祉機器　349

A　リハビリテーションの進め方
　　………………………… 前田 眞治　349
　1　リハビリテーションとは ……………… 349
　2　障害モデルと生活機能モデル ……… 349
　3　リハビリテーション治療の進め方 …… 350
　4　高齢者のリハビリテーションの
　　考え方 …………………………………… 352
　5　リハビリテーション評価 …………… 352
　6　インフォームドコンセント ………… 354
B　リハビリテーションの実際 ………… 354
　1　脳血管障害のリハビリテーション …… 354
　2　骨関節疾患のリハビリテーション …… 355
　3　骨折のリハビリテーション ………… 356
　4　フレイル，サルコペニア，
　　ロコモティブシンドロームの
　　リハビリテーション ………………… 356
　5　認知症のリハビリテーション ……… 357
　6　悪性腫瘍（がん）のリハビリテーション 358
　7　末梢血管障害のリハビリテーション
　　（下肢切断）…………………………… 358
　8　循環器疾患のリハビリテーション …… 358
　9　呼吸器疾患のリハビリテーション …… 359
　10　腎疾患のリハビリテーション ……… 359
　11　摂食嚥下障害のリハビリテーション 359
　12　排尿障害のリハビリテーション …… 360
C　ロボット介護福祉機器 …… 本田 幸夫　361
　1　ロボット介護福祉機器とは ………… 361
　2　なぜロボット介護福祉機器が
　　必要なのか …………………………… 362
　3　安全性 ………………………………… 363
　4　効果的な利活用 ……………………… 364
D　理学・作業療法との関連事項 ……… 366
●コラム：脳血管障害者の自動車運転の再開に
　　ついて …………………… 前田 眞治　368

36 高齢者の退院支援　369
村嶋 幸代・永田 智子

A　高齢者における退院支援の必要性 …… 369
B　高齢者における退院支援の実際 ……… 370
　1　入院時の対応：ゴールの共有と
　　スクリーニング ……………………… 370
　2　退院後の生活のイメージを共有し
　　必要な社会資源を調整 ……………… 371
　3　介護保険制度の活用 ………………… 371
　4　退院後を見越した通常ケア ………… 372
　5　誰が支援を行うか …………………… 372
C　理学・作業療法との関連事項 ……… 373

37 高齢者の在宅医療　山中 崇　375

A　地域包括ケアシステムの構築と
　　在宅医療 ……………………………… 375
B　高齢者の意向の尊重 ………………… 375
C　高齢者総合機能評価の重要性 ……… 376
D　生活機能の軌跡を考慮した支援 …… 376
E　在宅医療における療養管理 ………… 377
F　在宅医療における多職種協働 ……… 377
G　理学・作業療法との関連事項 ……… 378

V 人生の最終段階における医療・ケア

38 人生の最終段階における医療・ケア　380

A　医療・ケアのガイドライン …… 飯島 節　380
　1　人生の最終段階 ……………………… 380
　2　日本老年医学会の「立場表明 2012」…… 381
　3　「非がん疾患のエンドオブライフ・ケア
　　（EOLC）に関するガイドライン」……… 382
　4　「在宅における末期認知症の肺炎の診療
　　と緩和ケアの指針」…………………… 383

5 日本老年医学会の
「AHN ガイドライン」 385
B 意思決定支援をめぐる倫理的諸課題
.... 会田 薫子 385
1 意思決定と意思決定支援 385
2 臨床倫理の原則 386
3 意思決定のあり方の歴史的変遷 387
4 本人の意向の尊重 388

5 意思決定困難時に備えた事前の
取り組み 389
6 コミュニケーションと記録の重要性 ... 390
C 理学・作業療法との関連事項 391

セルフアセスメント 393

索引 419

序説

PT・OTと老年学のかかわり

A 老年医学の観点から

1 老年学とは

老年学（gerontology）とは，老年医学（歯科医学，精神医学を含む），基礎老化学，老年社会学，および関連諸科学の分野を包括・統合する形の領域を示す言葉である．守備範囲は，それぞれ高齢者に関する臨床医学，老化の機序の解明とその制御，高齢者のよりよい介護，福祉の追求であるが，高齢社会のさまざまな問題点を解決するためには，臨床医学・看護学，基礎医学・生物学，社会科学をはじめとする多くの分野の協力が不可欠である．

老年学の共通の目標は健康長寿社会の構築である．人間が動物である以上，年をとることは誰しも避けられない．それならば上手に年をとる，すなわち，健康に老い充実した人生を送って天寿を全うする，いわゆるサクセスフルエイジングを達成し，健康長寿社会を目指すわけである．このためには，老年医学，看護，リハビリテーション，基礎医学・生物学はもとより，社会学，経済学などの社会科学，さらには心理学，理学，工学，薬学との集学的研究体制が必要である．

2 高齢社会において必要な医療とは

わが国の高齢化はますます進展し，世界にさきがけて超高齢社会（➡ NOTE 1）に突入しつつある．超高齢社会を明るく活力あるものにするために

は，個々人が健康寿命を長く保つ健康長寿社会を構築することが重要である．

令和6年版高齢社会白書によれば，日本人の平均寿命と健康寿命の差は男性で約9年，女性で約12年あり，この期間が自立して生活できない期間を意味している．この非健康な期間をできるだけ短くする，あるいはなくすことにより，健康長寿社会を構築することが，老年医学とその実践である高齢者医療の究極の目標である．

高齢者医療においては，動脈硬化性疾患，認知症，骨粗鬆症などの臓器別疾患とともに，生活機能障害の評価，治療，予防が重要であり，臓器別の専門医療と全人的な総合診療が互いに連携，補完し合う医療が重要である．すなわち，「『治す医療』から，『治し，支える』医療へ」の言葉に象徴されるように，高齢者にとって必要な医療とは，全身の臓器機能，認知機能，歩行機能などの身体機能と生活機能，心のケア，社会環境の整備にまで及ぶ広い視点に立脚する新しい体系の医療であり，このことが「全人的医療」の意味するところである．

わが国では医療の臓器別専門化がますます進んでいる．現代の医療において高度に専門化した臓器別医療は必須であるが，それに加えて，このよ

NOTE

1 超高齢社会の定義

超高齢社会の明確な定義はないが，65歳以上の人口が全人口の21%を超える社会を超高齢社会とする意見がある．日本老年学会・日本老年医学会の「高齢者に関する定義検討ワーキンググループ報告書」では，その割合が28%を超える社会とすることを提言しているが定まった定義はない．

うな全人的医療を確立することが，健康長寿社会の構築のために重要である．全人的医療は若・中年者の診療においても必要であるが，特に75歳以上の高齢者を診る場合には不可欠で，この視点がなければ高齢者医療は成り立たないといっても過言ではない．

したがって，高齢者医療に従事する医療スタッフは，複数の疾病，生活期の障害を有する高齢者の全体の状態を的確に把握し，疾病の治療，生活機能障害の管理に臨む必要がある．

3 高齢者医療における リハビリテーションの役割

リハビリテーションに携わる人たちが高齢者に接する機会はきわめて多く，高齢者に関する知識が特に必要となる．

高齢者の医療・リハビリテーションに携わる人たちは，まず自分が接する高齢者が有する臓器の疾患について，その病態をよく理解しておかなければならない．これは高齢者医療においても基本である．

しかし前項でも述べたが，目標は臓器の疾病管理と同時に，対象となっている個人全体の健康である．このことを理解しておかないと，ある臓器の疾病はよくコントロールできたけれども患者自身は寝たきりになったという事態が生じかねない．

次に，高齢者の医療・リハビリテーションに携わる人たちに必要なことは，高齢者の心理状況，社会状況（経済状況や家族環境など）をよく把握することである．疾病の治療とリハビリテーションの努力で退院にこぎつけても，在宅でその効果が続かなければ意味がない．経済状況や家庭環境はその成否を決めるといっても過言ではない．

リハビリテーションは急性期を過ぎた高齢者のほとんどすべてに必要となるが，治療の目標とその指標（特に機能評価指標）をきちんと設定する必要がある．また高齢者においては，なるべく早期

の離床，自立をはかるように配慮する．高齢者だからといって，いたずらに安静臥床を強いることは誤りである．高齢者を1日"寝たきり"にすれば，その回復には若年者の数倍かかることを認識すべきである．この意味で，高齢者では急性期を過ぎたのち，できるだけ早くリハビリテーションを開始する必要がある．

リハビリテーションは高齢者医療の重要な柱であり，医師，看護師の役割と同等か，あるいはそれ以上の役割を果たす．将来リハビリテーションに携わろうとする方々はこの点をよく認識していただきたいと思う．

B 理学・作業療法の観点から

1 理学・作業療法士の仕事は 人の暮らしを支えること

図1は，"ばらばらの日常生活活動（動作）"（activities of daily living; ADL）が"行為としてのADL"につながり，さらに"生活行為としてのADL"へとつながっていることを図式化したものである．

たとえば，更衣・整容・入浴という"ばらばらのADL"が，一連のものとなって，入浴という"行為としてのADL"が形づくられる．そしてそれが家庭などの場所で，人や物といった環境に影響を受けながら，お風呂に入るという"生活行為としてのADL"につながっていくという考え方である．

加えていえば，ばらばらの団子ができる前には，粉を練って丸める作業も必要なわけで，そこも含めて，いずれの段階にも，理学・作業療法士が深くかかわる．

このように考えると，研究，医療，保健・福祉，いずれの領域に従事していても，理学・作業療法士が人の生活にかかわっていることが明らかであ

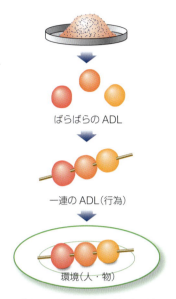

▶図1　ばらばらのADL，行為としてのADL，生活行為としてのADL

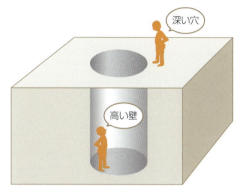

▶図2　深い穴，高い壁
〔森 清範：文藝春秋 2013年3月特別号. pp444–451, 文藝春秋社, 2013 より作画〕

る．自明のことではあるが，このことを改めて認識しておくことは，われわれが手を携えてリハビリテーションという仕事に向かっていくうえで重要なことである．

2 理学・作業療法士が他者にかかわるということ

　人の暮らしを支える理学・作業療法士は，「患者」や「利用者」が「自らとは異なる他者」であるということを理解しておく必要がある．

　図2は，地面から穴を見下ろしている人と，穴の中から地面を見上げている人のイメージを描いたものである．地面の人から見れば深い穴，穴の底の人から見れば高い壁である．同じ現象であっても立場が異なればまったく別物という，現象学でいうところの間主観性を平易に示している．理学・作業療法士が，現象を自分の立つ側からしかとらえずにあたれば，高い壁を前に苦しんでいる人に，「深い穴ですね」といった言葉を投げかけるような誤りを犯してしまう．

　身近な例として，退院を前提としたカンファレンスでよく使われる「外泊練習」という言葉を考えてみよう．病院に勤務する者からみれば確かに「外泊」である．しかし，患者からすれば入院していることが外泊であり，この場合は「帰宅練習」が納得のいく表現ではないか．

　理学・作業療法士自身も「暮らし」のなかにある．他者である患者や利用者の主観を自らのものと混同している危険性があることを意識して，他者の立場に少しでも寄り添う姿勢を心がける必要がある．

3 老年学の重要性

　理学・作業療法士に期待される仕事や役割は広範にわたるもので，その仕事がうまくつながると，リハビリテーションを進めるうえできわめて有効なものとなる．それだけに，人々の期待に応えることのできるよい仕事をしようとすれば，自らの領域を越えた互いの理解や，連携が欠かせない．

　その際に"老年学"という基礎的かつ多面的な学問が，高齢者のリハビリテーションに携わる者にとって共通の基盤になることは明らかである．それゆえ本書が，how to 的な役割にとどまらず，理学・作業療法士が共有すべき礎の書として扱われることを期待する．

I 加齢と老化

第1章 老化と老年病の考え方

学習目標
- 老化の概念とその機序に関する学説を学ぶ.
- 加齢による生理機能の変化の内容と老年病の発症との関連を学ぶ.
- 高齢者の医学的管理には全体としての機能評価が重要であることを学ぶ.

A 老化とは

1 老化の定義

　老化(senescence)とは，成熟期以後，加齢とともに各臓器の機能，あるいはそれらを統合する機能が低下し，個体の恒常性を維持することが不可能となり，ついには死に至る過程をいう．この過程でおこる現象を老化現象という．すなわち，老化とは成熟期以降の過程であること，ヒトの生存に不利となる過程や現象を指す.

　これに対し，加齢(aging)とは，生後から時間経過とともに個体におこる，よいことも悪いことも含めたすべての過程，現象を指し，ネガティブなイメージの強い老化の概念と若干異なっている.

　老化の特徴については，
①普遍性(universality)
②内在性(intrinsicality)
③進行性(progressiveness)
④有害性(deleteriousness)
の4つがあげられる．すなわち，老化は誰にでも例外なくおこる現象で，進行性で，個体の機能低下をもたらすことにより個体の生存に対して有害に働き，その原因は主として個体に内在することを意味している．これらは老化の特徴をよく表す言葉であり，直感的に理解しやすい.

2 老化の機序

　それでは，老化はどのような機序でおこるのであろうか．以前より老化の原因に関する学説(老化学説)がいくつか提唱されている．古典的な老化学説には，次の6つがある.

(1) プログラム説
　寿命は遺伝子によって制御されており，老化は遺伝子にプログラムされているという説

(2) エラー説
　DNA-RNA-蛋白質合成系が突然変異や化学修飾により変調し，この集積によって細胞の機能障害，老化がもたらされるという説

(3) クロスリンキング説
　複数の反応基をもつ物質が架橋となり，相異なる複数の高分子と結合して新しい高分子をつくることを crosslinking(クロスリンキング)というが，こうした物質は分解されにくく，細胞傷害をおこす可能性があり，このような物質の組織への沈着が老化の原因であるという説

(4) フリーラジカル説
　スーパーオキサイド，過酸化脂質などの遊離電子をもつ分子(フリーラジカル)が，蛋白質，核酸，脂肪などの生体構成成分に障害を与え，細胞機能を低下させ老化を引き起こすという説

(5) 免疫異常説

　加齢に伴い，免疫担当細胞の機能低下により自己抗体が増加し，自己免疫反応が惹起されて老化がもたらされるという説

(6) 代謝調節説

　細胞の代謝回転が細胞分裂速度に影響して，老化や寿命を支配するという説

　これらの学説は，それぞれ老化の本質の一面をとらえているが，1つの説で老化の機序を一元的に説明しうるものはない．現在では，老化や寿命を決定している遺伝子があると考えられており，それを発見するための研究が活発に行われている．しかし，老化は遺伝子によってのみ決定されるものではなく，環境因子（食事や運動，喫煙，病気の有無など）によっても規定されるので，これらの環境因子の管理をおろそかにするのは間違いである．

　老化の機序，老化の制御など，老化の本質を科学的に解明しようとする基礎研究領域の学問を基礎老化学（biomedical gerontology）と呼んでおり，老年医学（geriatric medicine），老年社会学（social gerontology）とともに，いわゆる老年学（gerontology）の重要な研究領域となっている．

　近年の分子生物学，細胞生物学のめざましい進歩を背景に，老化の機序に関する研究は上記の老化学説を超えて著しく進展している．老化研究に初めて科学的根拠を与えたのは，1960 年代の Hayflick（ヘイフリック）による細胞分裂寿命の発見である．この "Hayflick の限界" を規定しているのは染色体のテロメア構造（染色体の末端にある塩基配列の繰り返し構造で，哺乳類の場合は TTAGGG）が細胞分裂とともに短くなることが原因であると考えられている[1]．一方，ヒトやマウスにおいて Werner（ウェルナー）症候群に代表される早老症をおこす遺伝子群[2]，酵母，線虫，ショウジョウバエにおいて寿命の延長にかかわる遺伝子群が多数同定されている．Werner 症候群は，白髪，白内障，皮膚硬化，動脈硬化，糖尿病，悪

性腫瘍などの老化の徴候が若年期に現れる遺伝性疾患であり，DNA の二本鎖構造をときほぐす酵素（ヘリケース）の異常が原因である．寿命の延長にかかわる遺伝子で注目されているのは，Klotho 遺伝子[3]，酵母で同定された Sir2 遺伝子の哺乳類ホモログである，Sirt 1（→ NOTE**1**）をはじめとする Sirtuin ファミリーであり，特にカロリー制限による寿命延長，老化の抑制に関係していることが示されている[4, 5]．また，老化，抗老化に関係する遺伝子やその機能に関する研究（ジェネティクス；genetics）だけでなく，最近，DNA のメチル化など，いわゆるエピジェネティクス（epigenetics）と老化の関係が注目されている．また，加齢とともに炎症反応がおこることが明らかになりつつあり，老化と炎症の関係も注目されている．このことは抗炎症が抗老化に結びつく可能性を示している．さらに，最近，細胞の恒常性を保つ機構の1つとしてオートファジー（→ NOTE**2**）が注目されているが，その機能の異常が老化に関与する可能性

NOTE

1 *Sirt 1*

　NAD$^+$ 依存性脱アセチル化酵素である *Sir2*（silent information regulator 2）は，酵母，線虫，ショウジョウバエの老化や寿命の制御に重要な役割を果たしている．これらの生物種では，*Sir2* の量あるいは活性を増大させると寿命が延長し，逆に *Sir2* を欠損させると寿命が短縮することが知られている．また，*Sir2* はカロリー制限による寿命延長効果に必須の役割を果たしている．

　哺乳類にも Sirtuin ファミリーと呼ばれる *Sir2* のホモログが存在し，*Sirt 1* から *Sirt 7* まで 7 種類の存在が確認されているが，そのなかで構造と機能が *Sir2* と最も類似しているのが *Sirt 1* である．*Sirt 1* は哺乳類における細胞老化の制御や，栄養状態の変化に対する代謝応答の変化に重要な役割を果たしていると考えられている．

2 オートファジー（autophagy）

　オートファジーとは，自己細胞内の蛋白質を分解する機構であり，細胞にとって不要あるいは有害な蛋白質の分解，飢餓時の一時的な栄養供給，さらに細胞の癌化抑制，感染制御など，細胞の生存にとって重要な役割を担っている．

が示唆されている.

3 老化の制御

　老化の進行を人為的に制御する試みを"老化の制御"という．老化の制御については以前からラットなどの動物で研究されており，80％の食事（カロリー）制限，運動，フリーラジカル消去薬の投与が寿命を延長させる効果のあることが証明されている．その機序は明らかではないし，またヒトでも成り立つかどうかはわかっていないが，今後老化の機序に関する研究の進展とともに，さらにいろいろな方法が開発される可能性がある．

　近年，"アンチエイジング"（抗加齢；anti-aging）（➡ NOTE 3 ）が注目されているが，アンチエイジングとは老化の制御とほぼ同意である．老化の過程は遺伝素因と環境要因によって規定されるが，先に述べたように，動物実験ではカロリー制限によって寿命が延びることが知られている．カロリー制限による寿命の延長には，先に述べた Sirt 1 の活性化が重要な働きをしている．また，自発的な運動をさせたラットにおいて約 10％ の寿命延長が観察されている．これらの研究は，老化の過程そのもの，および老化の過程で認められる動

脈硬化などの病的現象が，食事制限や適度な運動により抑制される可能性を示唆している．

　老化の制御の方法としてほかに注目されているものに，ホルモン（男性ホルモン，女性ホルモン，DHEA）補充療法や，食品あるいは種々のサプリメントがある．ホルモン補充療法（hormone replacement therapy；HRT）に関しては，老化の進行自体を抑制し，さらに老化に伴っておこる機能障害（更年期障害など）や，一部の老年病の発症を予防することが知られている．ただし，悪性腫瘍などの有害事象もあり，その適応の判断は慎重にすべきである．食品，サプリメントについて確実な科学的エビデンスが得られているものは，現在のところほとんどない．

B 老化による生理機能の低下と疾患

1 身体機能の変化

　中年以上の年齢になると，誰しも大なり小なり身体機能の低下と形態の変化を感じるようになる．感じ方は人によってさまざまであるが，白髪の増加や皮膚の萎縮などの形態変化，運動機能や視力・聴力の低下，あるいは"記銘力"などの知的機能，生理機能の低下が代表的であろう．

　人間の生理機能は一般的に加齢とともに直線的に低下していくが，その低下の速度は各機能で異なっており，たとえば30歳のときの神経伝導速度を100としたとき，80〜90歳では85くらいに低下するにすぎないが，糸球体濾過率でみた腎機能は50くらいにまで低下する．このように，生理機能の加齢による低下は臓器によって異なり，また個人差も大きい．

　加齢による機能低下のもう１つの重要な点は，加齢に伴い負荷に対する抵抗力が低下することである．身体の機能は，負荷がかかったときにその

NOTE

3 アンチエイジング（抗加齢）について

　"不老不死"は古くから人類の最大の願いの１つである．人間が動物である以上，いつか死が来ることは避けられないが，老化を防止し，健康で充実した人生を送ることは可能である．

　最近，このことを目的とした"アンチエイジング"（anti-aging）あるいは"抗加齢"が注目を浴びており，これを実現するための医学が，アンチエイジング医学あるいは抗加齢医学と呼ばれている．しかし，誰しも時の流れに打ち勝つこと（すなわち抗加齢）はできない．1年経てば１つ年をとるのである．できることは，加齢とともに生じる個体の老化現象の予防であり，またそれが基盤になっておこる老年疾患の予防である．したがって，抗加齢ではなく，抗老化（アンチセネッセンス（anti-senescence））と呼ぶのが正しいと考えられる．

負荷に耐えられるように必ず予備力をもっている．心肺機能を例にとると，運動負荷時の心拍出量は安静時の数倍に増加し，運動時に必要な酸素を末梢組織に供給している．しかし，運動負荷時の心拍出量の増加の程度は，加齢とともに確実に低下する．このような加齢による安静時および負荷時の臓器機能の低下が，老化現象の発現と老年病発症の基盤をなしていると考えられる．

2 生理的老化と病的老化

老化の過程は概念的に，生理的老化(physiological aging)と病的老化(pathological aging)に大別される．生理的老化とは，加齢に伴う生理的な機能低下を指し，病的老化とはその生理的老化の過程が著しく加速され，病的状態を引き起こすものをいう．生理的老化は多かれ少なかれ，すべての人に非可逆的におこる(老化の普遍性，進行性)が，病的老化は一部の人にしかおこらず，また治療により可逆的である．

加齢に伴う骨量の変化を例にとると，一般に骨量は男女とも成長期に増加し，20〜40歳代前半で最大骨量(peak bone mass)に達するが，その後は直線的に低下する．骨量が若年成人平均値の70%を下回ると骨粗鬆症と診断される域に達する．成熟期以降の骨量の低下のスピードには個人差が大きく，年間3%以上骨量が低下する場合をfast loserと呼ぶが，このように骨量の低下速度の速い人は当然，骨粗鬆症に早くから罹患しやすい．骨粗鬆症は加齢に伴う生理的な骨量低下(骨の生理的老化)が，たとえば閉経や遺伝因子の関与などの病的な原因で加速された病的状態(骨の病的老化)と考えることができ，骨粗鬆症の治療を行うことにより骨量の減少を抑えることができる．

脳の老化を例にとると，ほとんどの人が加齢とともに記銘力の低下を訴えるが，その進行は緩徐で物忘れをしているという自覚があり，日常生活の遂行に大きく差し支えることはない．これを生理的健忘(physiological amnesia)という．これに対し，やはり脳の高次機能の低下を主徴とするAlzheimer(アルツハイマー)病の場合，体験そのものを忘れ，また記憶力低下の進行は比較的急速で，早期に正常な日常生活を送れない状態となる．すなわち，症状の経過からみると，Alzheimer病は生理的健忘が加速された状態といえる．

生理的健忘によく似た症状を呈する人のなかにその後，Alzheimer病を発症する人のいることが知られている．いわばAlzheimer病発症前段階の状態を軽度認知障害(mild cognitive impairment; MCI)と呼ぶ．将来，Alzheimer病に移行するMCI(脳の病的老化)と軽い健忘にとどまる生理的健忘(脳の生理的老化)の鑑別は重要であり，種々のバイオマーカーや画像診断などが検討されている．

生理的老化と病的老化の境界は曖昧であり，また生理的老化の原因と病的老化の原因が必ずしも同一ではないため，その区別は必ずしも明確ではない．そこで，臨床的には，顕著な臨床症状を呈さない場合を生理的老化，病的な臨床症状を呈するものを病的老化とするのが現実的な対応である．

C 高齢者の定義と分類

一般的に，高齢者あるいは老年期は65歳以上の人を指す．しかし，寿命が著しく延長した現在，一口に高齢者といってもきわめて幅が広く，1つにまとめて扱うのは無理がある．このため，老年期をどのように区分するかが提唱されてきたが，現在では老年期を2期に区分し，

① 65〜74歳：前期高齢者(young-old)
② 75〜89歳：後期高齢者(old-old)

とし，さらに90歳以上を超高齢者(extremely old)とする考えが一般的である[6]．個人差はあるが，老年前期では元気で活動的な人が多く，老年後期以降になると高齢者特有の対処のしかたが必

要となってくることが多い.

このように，日本を含む先進国においては，一般的に 65 歳以上が高齢者とされている．この考え方は 1956 年に WHO が，65 歳以上の人口が全人口の 7% を超えると「高齢化社会」と呼ぶことを提案したことに始まる．しかし近年，日本において，個人差はあるものの，高齢者，特に前期高齢者の人々はまだまだ若く活動的な人が多く，この高齢者の定義が現状に合わない状況が生じている．実際に日本の高齢者は以前に比べ，体力も知力も 5〜10 歳若返っているという調査結果がさまざまな研究で示されている．すなわち，さまざまなコホートでの追跡調査のデータを調べてみると，歩行速度，握力などの運動機能，活動能力指標でみた生活機能，疾病の受療率や死亡率，認知症に罹患していない人の知的機能，残存歯数など，多くの身体機能が以前に比べて 5〜10 歳，指標によっては 20 歳も若返っていることが示されている[7].最近の報告[8] でも，この傾向は続いている．

国民の意識も変化している．内閣府が 2014 年に行った調査[9] によれば，何歳以上を高齢者とするかという質問に，70 歳以上，75 歳以上とする回答が多く，65 歳以上という回答は 6.4% にとどまっている．

このようなことから，日本老年学会，日本老年医学会は，75 歳以上を高齢者とし，従来，前期高齢者と呼ばれた 65〜74 歳を「准高齢者」と呼ぶことを提言した[7]．さらにその改訂版を 2024 年に発表した[10]．90 歳以上を超高齢者とすることは従来の考え方と同じである．この提言の目的は，支えられるべき存在としての高齢者の意識や立ち位置を，社会の支え手でありモチベーションをもった存在としてのポジティブなものに変えること，さらに，准高齢者，高齢者には十分，社会活動を営む能力のある人々がおり，このような人々が社会参加できる社会をつくることが，超高齢社会を活力あるものにするために重要としている[7, 10]．さらに今後，暦年齢を物事の判断基準にしない，"エイジフリー社会" を築いていくことが重要である[11]．また高齢者の定義は時代によって変わっていく可能性のあることにも留意すべきである．

D 平均寿命，平均余命，健康寿命

平均寿命とは，0 歳児が平均的に何歳まで生きることができるかを意味する．これに関連して，平均余命とは，ある年齢に達した人間が平均的にあと何年生きられるかという言葉である．すなわち，平均寿命は 0 歳児の平均余命と同じ意味である．英語では平均寿命も平均余命も life expectancy と表現するのが一般的であるが，厳密には，平均寿命は life expectancy at birth とすべきである．

これに対し，健康寿命〔healthy（または active）life expectancy〕とは，認知症や寝たきりなどの身体機能障害がなく，介護を必要としないで自立して生きられる期間のことである．平均寿命，平均余命が人間の生物学的な意味での生存期間を意味しているのに対し，健康寿命は機能的な意味での健康状態が続く期間を意味しており，2000 年に WHO が提唱した概念である．

2019 年の簡易生命表および国民生活基礎調査では，2019 年の男性の平均寿命が 81.41 歳に対し健康寿命（日常生活に制限のない期間）が 72.68 歳，女性ではそれぞれ 87.45 歳，75.38 歳であり，男性では 8.73 年，女性では 12.06 年の，日常生活になんらかの制限のある期間があることになる（▶図 1-1）．また，Global Burden Disease Study 2010[12] による健康寿命の国際比較では，日本が世界一であるとしている．今後の超高齢社会〔序説の NOTE **1**（➡ 1 ページ）参照〕にどのように対応するかは大きな問題であるが，その方策として最も重要なことは，国民の健康寿命をいかに長くするか，すなわち，元気で健康に歳を重ねることにより自立できない期間をできるだけ短くし，健

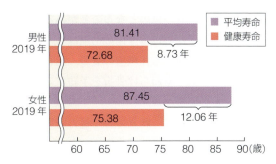

▶図1-1 2019年の日本人の平均寿命と健康寿命

康寿命を平均寿命に近づけることである．この，健康寿命の延伸が老年学，老年医学における第一の目標と考えられている．

E 老年病の成り立ち——老年症候群と機能評価

1 老年病の考え方

高齢者の疾患の成り立ちは複雑であるが，若いころからの病気で加齢に伴う臓器機能の変化による修飾を受けて病態が変化したものと，加齢とともに著しく増加し高齢者に比較的特有なものとの2つに大別される．

前者の例としては高血圧があり，高齢者における高血圧のコントロールには若い人の高血圧とは異なる考え方が必要である．すなわち血圧のコントロール基準も異なるし，また，用いる薬物の選択についても，個々の患者の有する条件によって降圧療法のメリットが最大となるような薬物を選ばなければならない．それには，やはり降圧療法を開始するための基準と薬物を選択する根拠が必要となる．

後者に属する疾患は，一般に"老年病"または"老年疾患"と呼ばれている．"老年病"とは，高齢者に多い，あるいは高齢者に特徴的な疾患と定義される．もちろん若くして老年病に罹患する人もいるわけで，「老年病＝高齢者が罹患する疾患」というわけではない．いわゆる老年病に属する疾患としては，骨粗鬆症，認知症，動脈硬化性疾患（特に脳血管障害），誤嚥性肺炎などが代表的である．

老年病は，高齢者の生命予後を規定するという点も重要であるが，機能障害（impairment）をおこして生活機能障害（disability）あるいは要介護状態をつくり，本人および周囲の人間の生活の質（quality of life；QOL）を著しく障害する点が臨床的に重要である．脳血管障害，認知症，骨粗鬆症はその典型的な例である．

高齢者は加齢に伴う生理機能の変化を基盤に機能障害をおこしやすい点が若年者と異なる点であり，残存した身体機能を保持し，社会復帰をはかることを主眼においた医療が特に必要となるのである．

2 高齢者総合機能評価

前項に述べたように，高齢者は日常の生活に関連した機能が低下していることが多く，このことが高齢者の要介護度を決定する要因の1つとなる．そこで，高齢者の診療にあたっては，高齢者のもつ機能を客観的に評価することが重要である．

評価すべき項目には，基本的日常生活活動（basic activities of daily living；BADL），手段的日常生活活動（instrumental ADL；IADL），知的機能，抑うつ状態の有無，QOLまたは主観的幸福度などがあり，さまざまな指標が開発されている．このような高齢者の生活機能を評価することを総合機能評価（comprehensive geriatric assessment；CGA）と呼ぶ．CGAについては，第8章「高齢者の総合機能評価」（→62ページ）で詳しく述べられている．

3 老年症候群

臨床医学においては，疾患の原因究明とそれによる原因の治療が重要である．しかし，高齢者においては，原因究明ももちろん大切であるが，それを対症的にうまくコントロールすることがより重要である一連の症候が存在する．このように，老年期に多い臨床徴候であって，種々の原因でおこるが，原因が何であるかを問わず，その徴候そのものに対する対処（対症療法的なアプローチ）が必要なものを "老年症候群"（geriatric syndrome）という．代表的な老年症候群としては，誤嚥，転倒，認知症，排尿障害，虚弱（フレイル），加齢性筋肉減少症（サルコペニア）などがあげられる．

たとえば，誤嚥（嚥下機能障害）は，脳血管障害をはじめとして，意識障害，Parkinson（パーキンソン）病，認知症などの神経筋疾患，悪性疾患の末期や ADL の低下した長期臥床患者，食道アカラシアや胃切除後といった消化器疾患など，さまざまな病態において生じ，高率に誤嚥性肺炎やびまん性嚥下性細気管支炎を引き起こす．誤嚥性肺炎を繰り返す例では，経口摂取ができないことから QOL が著しく障害され，また長期入院の原因ともなる．したがって，原因の如何にかかわらず誤嚥そのものの予防，嚥下機能障害の改善また口腔ケアが，高齢者の予後の改善，ならびに経口摂取を通しての QOL の改善につながると考えられる．これら多彩な病態によって生じる嚥下機能障害に対しては，その原因疾患の治療もさることながら，医師，看護師，理学・作業療法士，言語聴覚士，栄養士，歯科衛生士などによるチーム医療でのケアとリハビリテーションの実践がきわめて重要である．

転倒を例にとると，その原因としては，脳血管障害後遺症や骨関節疾患などによる歩行障害のほか，起立性低血圧，精神安定薬の副作用など多くのものがある．転倒すると，外傷だけでなく，硬膜下血腫，大腿骨頸部骨折などをおこし，認知機能障害，寝たきりの原因となることがある．そこで，転倒を防ぐためには原因の治療はもちろんのこと，転倒を予防する住環境の整備，歩行時の介助，転倒の衝撃をやわらげ骨折を予防する防具の装着などが必要となる．

その他，味覚障害，聴覚障害，視力障害などの感覚器の障害，また咀嚼機能のコントロールも重要である．これらの感覚器障害，咀嚼機能障害は生命予後にはあまり大きな影響を与えないために，ともすれば年齢のせいにされ，従来なおざりにされてきた面がある．しかし，これらの病態は高齢者の QOL を著しく障害し，その影響は深刻であるため，適切な対処が必要である．

F 理学・作業療法との関連事項

高齢者医療の究極の目標は，誰しもが上手に元気に年をとり天寿を全うするような医療を構築し実践すること，そして健康寿命の延伸に基づく健康長寿社会の実現である．このためには，医師，看護師，理学・作業療法士などの多職種が有機的に結びついた医療チームをつくることが，その鍵となることをもう一度強調したい．

● 療法士の視点から

理学・作業療法士は，チームの一員として老年病と老年症候群の知識をもち，高齢者のリハビリテーションにあたらねばならない．また，それにとどまらず，たとえば，「老年運動学」などといった，より専門的な "学" の構築にも責任を負っていることを認識しておく必要がある．

● 引用文献

1) Wright WE, et al: Experimental elongation of telomeres extends the lifespan of immortal x normal cell hybrids. *EMBO J* 15:1734–1741, 1996
2) Yu CE, et al: Positional cloning of the Werner's

syndrome gene. *Science* 272:258–262, 1996
3) Kuro-o M, et al: Mutation of the mouse Klotho gene leads to a syndrome resembling ageing. *Nature* 390:45–51, 1997
4) Guarente L: Sir2 links chromatin silencing, metabolism, and aging. *Genes Dev* 14:1021–1026, 2000
5) Langley E, et al: Human SIR2 deacetylates p53 and antagonizes PML/p53-induced cellular senescence. *EMBO J* 21:2383–2896, 2002
6) Neugarten BL, et al: Age norms, age constraints and adult socialization. *Am J Sociol* 70:710–717, 1965
7) 日本老年学会, 日本老年医学会：高齢者に関する定義検討ワーキンググループ報告書. 日本老年学会, 日本老年医学会, 2017
8) Suzuki T, et al: Are japanese older adults rejuvenating? Changes in health-related measures among older community dwellers in the last decade. *Rejuvenation Res* 24:37–48, 2021
9) 内閣府：平成 26 年度 高齢者の日常生活に関する意識調査. https://www8.cao.go.jp/kourei/ishiki/h26/sougou/zentai/index.html（2024 年 10 月アクセス）
10) 日本老年学会：高齢者および高齢社会に関する検討ワーキンググループ報告書 2024. 日本老年学会, 2024
11) 大内尉義：医学的観点から見た高齢者の定義. 社会保障研究 7:4–15, 2022
12) Salomon JA, et al: Healthy life expectancy in 187 countries 1990–2010: A systematic analysis for the Global Burden Disease Study 2010. *Lancet* 380:2144–2162, 2012

●参考文献
1) 大内尉義, 他（編）：新老年学 第 3 版. 東京大学出版会, 2010
2) 大内尉義（編）：老化の分子生物学. *BIO Clinica*, 北隆館, 2014 年 1 月号
3) 大内尉義（編）：老年病のとらえかた. 文光堂, 2001
4) 日本老年医学会（編）：老年医学テキスト 改訂第 3 版. メジカルビュー社, 2008
5) 日本老年医学会（編）：老年医学系統講義テキスト. 西村書店, 2013

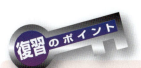

- 生理的老化と病的老化の概念的な区別について整理しておく．
- 高齢者の定義と分類について復習しておく．
- 平均寿命・平均余命・健康寿命の定義を確認する．
- 老年症候群の概念と高齢者医療における機能評価の意義について整理しておく．
- 老年学の最終目標である健康長寿社会の概念を理解する．

第2章

加齢に伴う変化：
生理機能（形態学的変化も含めて）

学習目標
- 各種の生理機能の加齢変化とそれにかかわる形態変化を学ぶ．
- 安静時の生理機能の加齢変化と負荷時の生理機能の加齢変化の違いを学ぶ．
- 高齢者の生理機能の変化をよく理解し，高齢者に対して理学・作業療法を行う際に注意すべき点を把握する．

A 高齢者の生理機能の特徴

　生理機能は，加齢に伴って，比較的変わらないもの，わずかに低下するもの，著しく低下するもの，また逆に亢進するものがある（Shock, 1972）[1]．

　たとえば，絶食下での血糖値は加齢に伴いほとんど変化しないのに対し，80歳の人の最大酸素消費量は30歳の人に比べ70％も減少する．一方，血漿中のノルアドレナリンの濃度は約2倍に上昇する．

　ただし，このような加齢に伴う機能変化の程度は個人差が大きく，そのことも高齢者の生理機能に特有の特徴である．個人差の大きい理由としては，年齢の違いのみでなく，各個人のおかれた社会的・時代的背景の影響が大きいことも考えられる．

　このようなことから，ほぼ同じ時期にさまざまな年齢層の多数の人について調べ，おのおのの年齢層の人についての平均を求め，これにより加齢変化を評価するという伝統的な方法による研究（これを横断的研究という）に加えて，現在では同一個人について加齢に伴う変化を追究する方法による研究（これを縦断的研究という）も行われている．

　本章では，感覚機能，自律機能，高次脳機能の加齢変化について，一部形態学的な変化を含めながら述べる〔運動機能，精神心理的面については，第3章「加齢に伴う変化：運動機能」（➡ 24ページ）と第4章「加齢に伴う変化：心理面」（➡ 31ページ）をそれぞれ参照〕．

B 感覚機能の加齢変化

　多くの人において最初に自分の老化を明確に感じるのは，ものが見えにくい，いわゆる，老眼（老視）の現象であるといわれる．視覚を含め，生体内外の種々の情報を中枢神経系に伝えるのが感覚機能の役割である．中枢神経系に伝えられた求心性情報は，"感覚"をおこすだけでなく，生体内外の状況に適合するように種々の生理機能を反射性に調節したり，情動（快，不快，喜び，怒りなど）をおこしたりする．したがって，感覚機能の加齢変化は，広範な生体機能の変化に結びつく．

a 視覚

　高齢者では一般に視力が低下する．これは，瞳孔の縮小（老人性縮瞳）による光量の減少，水晶体の屈折力の変化，水晶体の光透過性の低下（病的に不透明になった状態を白内障と呼ぶ），視細胞数や視神経数の減少などの加齢変化に起因する．また，水晶体の硬化ならびに水晶体を厚くする毛

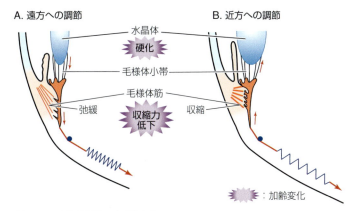

▶図 2-1　遠近調節の加齢変化
近くのものを見るとき(B)は，毛様体筋の収縮により，毛様体小帯を介して脈絡膜と強膜から水晶体被膜に伝わる弾性力が減少する．その結果，水晶体の厚みが増加する．加齢に伴い，毛様体筋の収縮力は減弱し，水晶体は硬化するため，水晶体の厚みを増して近くを見ることが困難となる．

様体筋の収縮力の低下のために，近くのものが見えにくくなる(▶図 2-1)．このような状態が老眼である．

b 聴覚

高齢者では高周波数(1 kHz 以上)，すなわち高い音に対する衰えが著しく，これを老人性難聴と呼ぶ．老人性難聴は，高い音に感受性をもつ蝸牛基底部のラセン器〔Corti(コルチ)器〕の感覚受容器細胞(内有毛細胞と外有毛細胞)の減少とその感覚受容器細胞を支配するラセン神経節ニューロンの退化によっておこると考えられている(▶図 2-2)．このほか，内リンパ(蝸牛管を満たすリンパ)の組成変化，内耳蝸牛の血管条(内リンパの分泌吸収やイオン勾配の維持に関与)の萎縮，大脳皮質聴覚野ニューロン数の減少などの加齢変化も老人性難聴に関与する．

c 味覚

味覚には酸味，甘味，苦味，塩味，うま味の5つの感覚があり，それらは舌の味蕾中の味細胞が味物質により刺激されて発生する．味覚は，加齢に伴い一般に低下するが，苦味，塩味の感覚は60歳くらいから急激に低下するといわれている．ま

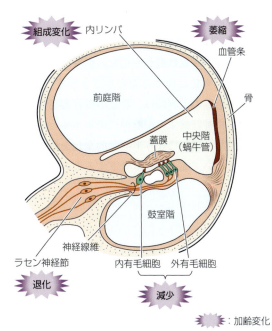

▶図 2-2　蝸牛の加齢変化

た，味覚の障害あるいは異常は高齢者に多く，その大部分は亜鉛欠乏による(➡ Advanced Studies ❶)．

d 嗅覚

各種のにおいに対する感受性，においの区別能力は加齢とともに低下する．これらの低下は，嗅

覚の感覚細胞である嗅細胞の減少，嗅覚の中枢である嗅球のニューロン（僧帽細胞）の減少によるものと考えられている．Alzheimer（アルツハイマー）病の患者では，認知症の初期段階からにおいの区別能力が障害される．

e 皮膚感覚

(1) 触覚・振動覚

触覚・振動覚は，加齢に伴い減退する．特に上半身に比べ下半身で減退が著しいといわれている．これらの感覚の低下は，加齢に伴う皮膚の弾力性の低下やそれらの感覚受容器である Meissner（マイスナー）小体（触覚に関与），Pacini（パチニ）小体（振動覚に関与）の数の減少や形態の変化，さらにこれらの受容器からの情報を伝える太い有髄神経の数の減少に基づくと考えられる．

(2) 温度感覚・痛覚

温度感覚や痛覚は慣れや情動の影響を受けるために，加齢変化に関する報告もさまざまである．これらの感覚の受容器は，特定の受容器構造をもたず，自由神経終末の細胞膜にチャネルとして存在するため，加齢に伴う形態学的変化を研究することも難しい．痛点密度は低下するとの報告がある．

C 自律機能の加齢変化

循環，呼吸，消化吸収，排尿，体温調節，免疫，内分泌など，生体の内部環境の維持に重要なこれらの多くの自律機能もまた加齢に伴い変化する．これらの機能の多くは直接生命の維持にかかわるので，安静時の機能は比較的よく維持されている．しかし，環境の劇的な変化など，生体になんらかの負荷が加わった場合，適応能力の低下を示すことがある．

1 循環機能

a 心臓・血管

高齢者の死因の 50% は心臓病・脳血管障害による．たとえば，高血圧の発症頻度は加齢に伴い上昇する．高血圧（→ NOTE 1）の範疇に入らないまでも，血圧は加齢に伴い上昇する傾向を示す．特に，収縮期血圧の上昇が著しい．これは，高齢者では血管の伸展性が非常に低下し，血管の弾力性が失われ，大動脈伸展による収縮期の血圧緩衝作用が低くなるためである〔第 14 章 B 項「血圧異常」（→ 123 ページ）参照〕．また，加齢に伴い，心臓・血管あるいは副腎髄質支配の交感神経系の緊張が高ま

Advanced Studies

❶ 亜鉛欠乏性味覚障害

味覚障害は，口腔粘膜障害，味覚を伝える末梢神経の障害，味覚中枢の障害，味覚受容器の障害などさまざまな原因によっておこるが，その大半は亜鉛摂取不足あるいは薬の副作用による亜鉛不足で生じる味覚受容器の障害による．降圧利尿薬，冠血管拡張薬，睡眠薬，抗リウマチ薬，抗 Parkinson 病薬など，高齢者が服用することの多い薬物は亜鉛とキレートを形成し，生体内の亜鉛を過剰に排泄させてしまい，亜鉛欠乏をおこす．そのため，味覚障害は高齢者に多くみられる．

NOTE

1 高血圧

「高血圧治療ガイドライン（JSH 2019）」[2] では，多くのエビデンス解析とその評価に基づき，診療室での血圧の場合，正常血圧が収縮期血圧 120 mmHg 未満，拡張期血圧 80 mmHg 未満に引き下げられている．そして，収縮期血圧 120〜129 mmHg，拡張期血圧 80 mmHg 未満を正常高値血圧，収縮期血圧 130〜139 mmHg，拡張期血圧 80〜89 mmHg を高値血圧としている．JSH2019 での成人の高血圧基準（75 歳未満）は JSH2014 と同じく，収縮期血圧 140 mmHg 以上，拡張期血圧 90 mmHg 以上であるが，降圧目標は収縮期血圧 130 mmHg 未満，拡張期血圧 80 mmHg 未満と低く設定されている．

り，血中カテコールアミン濃度も高まることも血管抵抗上昇の要因となっている．

血管抵抗とともに血圧に影響を与えるもう1つの重要な因子である心拍出量は，高齢者でも心疾患に罹患しない限り低下しない．すなわち，高齢者においては，心臓の力は保たれているが，血管の抵抗が高くなるために血圧は高くなる．そのために心臓にかかる負担は，加齢に伴い，ますます大きくなってくる．このような大きな負担に適応するために左心室の壁の厚さが加齢に伴い増大する．

人が横臥位から急に立位の姿勢をとると，収縮期血圧が 10～20 mmHg 程度一過性に低下する（➡NOTE❷）．高齢者ではこの血圧低下の度合いが大きくなる場合が多い（▶図 2-3 A）．また，軽度の運動をした場合，高齢者では成人よりも血圧が上昇しやすく，運動をやめた場合ももとの血圧に戻りにくい（▶図 2-3 B）．これらの現象は，血圧を常時モニタリングして，正常範囲に保つ機能をもつ圧受容器反射機構の能力が，高齢者では低下しているためにおこる．

b 血液

高齢者における血液成分の変化は骨髄組織の変化による．高齢者においては骨髄のかなりの部分が脂肪と結合組織に置き換わり，骨髄細胞密度が著しく低下する．この低下は特に赤血球系幹細胞において大きく，そのため赤血球数，ヘモグロビン量が減少する．

NOTE

❷ 起立性低血圧

臥位あるいは座位から立位の姿勢をとったとき，収縮期血圧が 20 mmHg 以上低下する場合を起立性低血圧と呼ぶ．高齢者の 20% 程度に起立性低血圧がみられるといわれる．高齢者ではまた，食事のあとに低血圧をおこすこともあり，食後 30～90 分に収縮期血圧が 20 mmHg 以上低下する場合，食後低血圧と診断される．

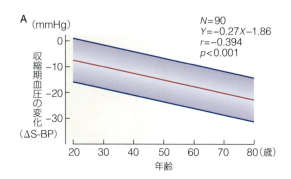
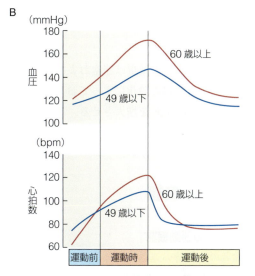

▶ 図 2-3 循環反応の加齢変化
A：起立時の血圧低下の加齢変化．平均値（中央の線）と標準偏差（上下の線）で示す．N：例数，Y：収縮期血圧の変化，X：年齢，r：相関係数
〔島津邦男：自律神経機能検査．折茂 肇（編）：図説老年医学講座第2巻 老化に伴う機能と検査・検査値の特徴，pp232，メジカルビュー社，1986 より〕
B：運動時の循環反応の加齢変化
〔小沢利男：心血管の老化と病気．からだの科学，増刊 17「老年学読本」，p38，1985 より〕

❷ 呼吸機能

通常の呼吸量（1回換気量は通常 500 mL）は，高齢者と成人との間で差を認めない．しかし，高齢者では最大酸素摂取量が減少し，軽い運動をしただけでもすぐ息切れがおこる．これは高齢者では予備吸気量と予備呼気量の減少，すなわち肺活量（➡ NOTE❸）が減少しているためである

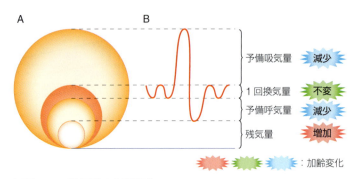

▶図 2-4　肺気量の加齢変化
A：肺胞の大きさと肺気量との関係，B：肺気量とスパイログラム

(▶図 2-4)．これらの減少は肺胞および気道の弾性の低下と胸壁骨格の硬化によっておこる．弾性の低下はまた，残気量を増大させる．高齢者では肺機能の予備能が低下しているため，軽度の疾病でも呼吸不全になりやすい．

3 消化吸収機能

(1) 消化管の運動機能

高齢者の消化管の運動機能は一般に低下している．その低下は，消化管粘膜および平滑筋の萎縮，結合組織の増加，Auerbach（アウエルバッハ）神経叢・Meissner 神経叢の神経細胞数の減少などの組織学的変化と関連していると考えられている．

(2) 消化管の分泌機能

胃液分泌量などは加齢に伴い低下することが知られているが，唾液分泌量は変化しないといわれる．胃酸の基礎分泌量は 60 歳代の人では 20 歳代の人の約 50％ にまで低下する．

(3) 消化管の吸収機能

蛋白質や脂肪の吸収は，加齢によってあまり変化しないが，炭水化物の吸収効率は加齢に伴って低下するといわれている．腸管からのカルシウム吸収効率も加齢に伴い低下することがよく知られているが，これは活性型ビタミン D（➡ Advanced Studies ❷）の減少が原因であると考えられる（▶図 2-5）．

4 排尿機能

高齢者では，排尿困難，尿失禁，頻尿などの障害がおこりやすくなる．組織学的には，加齢に伴っ

> **NOTE**
> **❸肺活量**
> 1 回の呼吸で可能な最大の換気量のことで，1 回換気量＋予備吸気量＋予備呼気量，あるいは全肺気量－残気量に相当する．

> **Advanced Studies**
> **❷活性型ビタミン D**
> 活性型ビタミン D は食品中に含まれるビタミン D から体内で合成される．ビタミン D は活性型ビタミン D となって初めて種々の生理作用を発揮する．
> 活性型ビタミン D には腸管でのカルシウム，リンの吸収を助ける作用があり，そのためこれが不足すると小児ではくる病，成人では骨軟化症となる．また，活性型ビタミン D はカルシウムの血中濃度が低いときには骨からカルシウムを流出させ（骨吸収促進），尿中に排泄されないようにカルシウムの腎臓での再吸収を促進する作用もある．活性型ビタミン D はカルシウム調節作用を有することから，栄養素ではなく，ホルモンの一種と考えられている．
> 加齢によって食事量が少なくなったり，日光を浴びる時間が少なくなったりすると，ビタミン D が不足する．さらに加齢に伴って肝臓と腎臓でのビタミン D 活性化が低下するため，腸管でのカルシウム吸収も低下する．そこでこれを補うために骨のカルシウムが血中に溶け出し，骨量の減少をきたす．活性型ビタミン D 製剤は骨粗鬆症の治療薬としても用いられている．

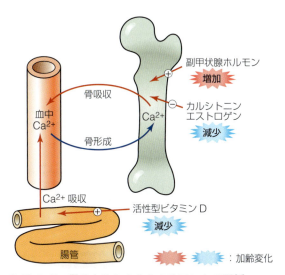

▶図2-5　骨のカルシウムとホルモンとの関係
骨形成と骨吸収に対する各ホルモンの促進作用（⊕）と抑制作用（⊖）がみられる．

て膀胱壁の平滑筋の線維化，粘膜の萎縮，弾性の低下がおこる．

　女性では閉経後，エストロゲン感受性支持組織が萎縮し，膀胱後壁と近位尿道との間の角度が変化して，尿道を閉鎖する能力が低下する．この結果，女性では尿失禁がおこりやすい．特にせきやくしゃみなどの際，腹圧が上昇することによっておこる腹圧性尿失禁が多い．

　一方，男性では加齢に伴い前立腺が肥大して尿道を圧迫するために，排尿困難（尿路閉塞）をおこしやすい．

　また，前ぶれなく尿意をもよおし失禁してしまうことも高齢者には多く，これを切迫性尿失禁と呼ぶ．切迫性尿失禁は，脳血管障害，Parkinson（パーキンソン）病，脊髄損傷など中枢神経系の障害により，膀胱が意思とは無関係に収縮してしまう（このような膀胱を過活動膀胱と呼ぶ）ためにおこる．

5 体温調節機能

　高齢者における安静時の体温は個人差が大きいが，平均すると，成人に比べ軽度の低下を示す．体温には昼間高くなり夜間低くなるという日内リズムがあるが，この振幅も加齢に伴って減少する．

　環境温が低下すると，皮膚血管が収縮して熱損失を防ぐとともに，骨格筋のふるえにより熱産生が増加し，体温の低下を防ぐが，高齢者では寒冷時の皮膚血流の減少の度合いが少なく，ふるえ産熱もおこりにくい．

　一方，環境温が上昇すると，皮膚血管の拡張や発汗により熱の外部への発散が促され，体温の上昇を防ぐが，高齢者では発汗の開始時間が遅れ，発汗量も減少する．この原因として，汗腺のアセチルコリン受容体機能の低下（汗腺を支配する交感神経はコリン作動性），汗腺分布密度の低下，皮膚温覚閾値の上昇が示唆されている．

6 免疫機能

　免疫系には，外来の微生物を非特異的に取り込み破壊する自然免疫系（マクロファージや顆粒球による）と各種微生物を特異的に識別して攻撃する獲得免疫系（リンパ球による）とがある．このうち，自然免疫系の機能は加齢によって大きな変化を示さない．一方，T細胞の成熟を促す胸腺は生後まもなく萎縮し始めるため，それに伴い，T細胞を介した獲得免疫系の機能（細胞性免疫）は著しく低下する．B細胞を介する獲得免疫系の機能（液性免疫）は加齢に伴い軽度の低下にとどまる．

　このように免疫機能の低下は加齢に伴い必ずしも一様にはおこらない．高齢者では種々のストレス時に低下した免疫機能の回復が遅れるが，これは主に胸腺機能の減退によるものと考えられている．

7 内分泌機能

　ホルモンは加齢に伴い，さまざまな変化を示す．
　たとえば，女性ホルモン（エストロゲン）や男性ホルモン（テストステロン）は，加齢に伴い減少することが知られている．これらの性ホルモ

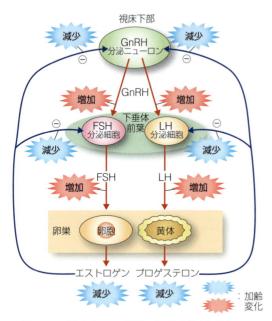

▶図 2-6　性ホルモン分泌の加齢変化（女性）
閉経後，エストロゲンとプロゲステロンの分泌は低下する．その低下により，上位ホルモンに対するこれらのホルモンの負のフィードバックが減少するため，FSH，LH，GnRH の分泌は増加する．

ンは脳下垂体からの黄体化ホルモン（luteinizing hormone；LH），卵胞刺激ホルモン（follicle stimulating hormone；FSH）という性腺刺激ホルモンによって支配されており，さらに LH，FSH は視床下部からの性腺刺激ホルモン放出ホルモン（gonadotropin releasing hormone；GnRH）によって支配されている．一方，性ホルモンは，負のフィードバック調節機構により，LH，FSH，GnRH の分泌を抑制する．性ホルモン分泌が減少すると，LH，FSH および GnRH に対する性ホルモンの負のフィードバック調節機能が低下するために，LH，FSH ならびに GnRH は加齢に伴って増加する（▶図 2-6）．このほか，副腎髄質からのカテコールアミンも加齢に伴い増加することが知られている．

加齢に伴い，血中カルシウム濃度の調節を行うホルモン分泌も変化する．すなわち，副甲状腺ホルモン〔骨から血中へのカルシウム放出（骨吸収）を促進する〕は増加し，カルシトニン（骨吸収を抑制する）は減少する（▶図 2-5）．そのため，高齢者においては骨のカルシウムが減少し，骨が弱くなる．さらに，女性では，閉経後，骨吸収抑制作用を有するエストロゲンが激減するため，骨がますます弱くなる（骨粗鬆症の発症）．

一方，インスリン，甲状腺ホルモン（T_3，T_4），副腎皮質ホルモン（コルチゾール，アルドステロン）など，生命維持に不可欠なホルモンは加齢によってほとんど変化しない．

D 高次脳機能の加齢変化

加齢に伴い記憶力が低下することはよく知られている．記憶の過程には，感覚記憶，一次記憶と呼ばれる"短期記憶"と，二次記憶，三次記憶と呼ばれる"長期記憶"の過程が考えられている．このうち，数秒前に覚えた記憶（一次記憶）や，自分の名前や子どものころの記憶（三次記憶）の衰えは比較的少ないが，数時間ないし数日前に覚えた記憶（二次記憶）は非常に衰える．

一方，知能に及ぼす加齢の影響は一様ではない．たとえば，過去に学んだ経験や知識に基づく知能（結晶性知能：言語性検査によって評価）はあまり低下しない．これに対して，新規のものを学習していく能力（流動性知能：動作性検査によって評価）は加齢に伴い低下しやすいといわれる〔第 4 章 B.2 項「結晶性知能と流動性知能」（→ 34 ページ）参照〕．

以下で，このような高次脳機能の加齢変化は，中枢神経系のどのような変化に基づいておこるのかについて考えてみる．

1 神経細胞数

脳では，種々の神経細胞が多数集合して複雑な神経回路網が形成され，各種の情報が統合処理される．神経細胞は生後分裂増殖しないため，個々の神経細胞はその個体の寿命の間，維持されることになる．ただし，一部の神経細胞は加齢ととも

に変性・脱落する．その減少には部位差，個人差が認められる．

たとえば，大脳皮質の上前頭回においては著しい減少が認められるが，中心後回（体性感覚野が存在）での変化はわずかである．大脳皮質以外では，視床下部の多くの神経核や脳幹の黒質や青斑核で神経細胞数が減少する．このように部位差を認めるものの，脳の神経細胞は一般に減少するのに対し，グリア細胞は加齢に伴い増加する．

Alzheimer 病の患者では，前脳基底部 Meynert（マイネルト）基底核のコリン作動性神経（アセチルコリンを伝達物質とする神経）が著しく変性・脱落する．

2 神経伝達物質

脳内の多数のニューロン間の情報伝達には多くの神経伝達物質が関与している．多くの伝達物質のなかで，ノルアドレナリン，ドパミン，セロトニン，アセチルコリンおよびその受容体は，加齢に伴い一般に減少することが示されている．

脳内のノルアドレナリンは，正常時には，覚醒，記憶，学習，レム睡眠などに，また，ドパミンは，情動や運動の微妙な調節に，セロトニンは摂食，飲水，性行動，体温調節，睡眠と覚醒のリズム，情動，学習に，アセチルコリンは，覚醒，記憶，学習に，それぞれ関与すると考えられている．高齢者の種々の機能低下の一因として，これらの伝達物質とその受容体の減少が考えられる．

3 神経栄養因子

種々の細胞の分裂や成長は，多くの栄養因子によって影響を受ける．神経系においても，神経成長因子（nerve growth factor; NGF）その他の栄養因子の存在が知られている．

NGF は，軸索と樹状突起の発芽および成長，細胞体の大きさの増大，神経伝達物質の合成酵素の増加などをおこすことが知られている．加齢に伴

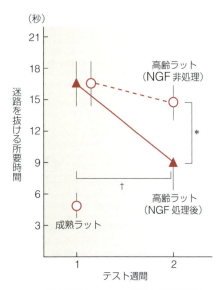

▶図 2-7 迷路学習における神経成長因子（NGF）の効果
学習能力の低い高齢ラットに NGF を投与すると，学習能力の改善を認める．
* $p < 0.025$（NGF 非処理高齢ラットとの比較）
† $p < 0.025$（テスト週間 1 との比較）
〔Fisher W, et al: Amelioration of cholinergic neuron atrophy and spatial memory impairment in aged rats by nerve growth factor. Nature 329:65-68, 1987 より転載〕

い，海馬の NGF が減少することが見出されており，加齢に伴う記憶，学習能力の低下との関連性が示唆されている．動物実験において，学習能力の低い高齢動物に NGF を投与すると学習能力の改善が認められたという報告がある（▶図 2-7）．

4 脳波

脳波は，脳内の多数の神経細胞に同時に発生する電位変化を反映しており，通常，高周波の α 波（8～13 Hz）と β 波（14～30 Hz），低周波の θ 波（4～7 Hz）と δ 波（0.3～3.5 Hz）に分類される．正常成人では覚醒時には α・β 波，睡眠時には θ・δ 波が優位に認められる．

覚醒時の脳波は，発育とともに不規則な徐波から次第に律動的な速波に変化し，14 歳ころにはほぼ安定する．しかし，高齢者では脳波は再び徐波化する．高齢者の覚醒時の脳波では，α 波の徐波

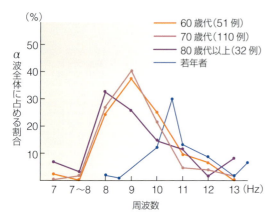

▶図 2–8　脳波 α 波の周波数成分と加齢変化
高齢者では slow α 波(8〜9 Hz)の割合が高くなる.
〔大友英一,他：老年者の脳波に関する研究(第 2 報).臨床神経学 5:584–590,1965 より〕

成分である slow α 波(8〜9 Hz)(▶図 2–8)や,θ 波,δ 波の割合が上昇する.

　高齢者に認められる徐波は幼年期に認められる徐波とは異なり,低電位で規則的である.加齢に伴う脳波の徐波化は,脳重量の減少をはじめとする脳の一般的退行とともに進行する.脳循環障害のため脳代謝機能の低下している高齢者の脳波では徐波成分が著しく増加するのに対し,社会的にも活発な高齢者の脳波は若年者と比べて差が認められないことも多い.

5 睡眠と覚醒

　睡眠−覚醒のリズムは,加齢に伴って変化する.1 回の睡眠中約 90 分サイクルで,ノンレム睡眠とレム睡眠を繰り返す.ノンレム睡眠は 1〜4 相の睡眠相に分類されており,高齢者では深い睡眠相の第 3 相および第 4 相の時間が短縮するため,夜間に目覚める回数も増加する(▶図 2–9).

　また,高齢者では入眠までの時間が長くなる.このような変化には,ノンレム睡眠に重要であるとされている縫線核に起始するセロトニン作動性神経の機能低下が関与すると考えられている.

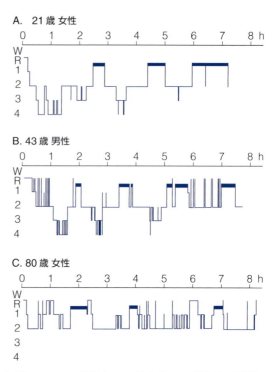

▶図 2–9　20 代(B),40 代(B),80 代(C)の睡眠図（代表例）
高齢者では浅い睡眠相や中途覚醒が多い.
縦軸：睡眠の段階.W は覚醒,R はレム睡眠,1〜4 はノンレム睡眠の相.
横軸：終夜睡眠検査の開始からの時間経過.
〔平沢秀人,他：睡眠の加齢変化.第 1 報：各睡眠パラメータの変化について.日老医誌 34:453–460,1997 より〕

E 理学・作業療法との関連事項

　これまで述べてきたように,高齢者では種々の機能が変化する.特に,環境の変化,運動,ストレスなど,生体になんらかの負荷が加わったときの適応能力の低下が著しいため,高齢者に理学・作業療法を行う場合,注意が必要である.たとえば前述したように,高齢者の血管は弾力性を失って大動脈伸展による収縮期の血圧の緩衝作用が弱いため,同じ運動をした場合,若年者に比べて大きな血圧上昇をおこすことをよく理解し,過度の負荷を与えないことが重要である.

また，高齢者では，種々の感覚機能が低下し，生理機能の反射性調節も低下することをよく理解し，その機能低下を補助することも重要である．たとえば，環境温度の変化を感じにくいばかりでなく，体温調節機能も低下するので，環境温に見合った服装，暖房や冷房の使用などを配慮しながら，理学・作業療法を行うことも大切である．

療法士の視点から

理学・作業療法士は，生理機能を日常生活活動（activities of daily living; ADL）と結びつけて観察する機会と能力をもつ専門職である．この知識を科学的かつ実践的に活用することが求められている．

たとえば，「効率的な呼吸が可能な，すなわち当事者にとって安楽で健康的な姿勢」を論理的に考察し実践することは，理学・作業療法士にとって重要な役割である．

●引用文献

1) Shock NW: Energy metabolism, caloric intake and physical activity of the aging. In Carlson LA (ed): Nutrition in Old Age (X Symposium of the Swedish Nutrition Foundation), pp12-23, Almqvist & Wiksell, Uppsala, 1972
2) 日本高血圧学会高血圧治療ガイドライン作成委員会（編）：高血圧治療ガイドライン 2019. ライフサイエンス出版, 2019

●参考文献

1) 森 望，他：第 2 章 生体調節機構と老化. 大内尉義ほか（編）：新老年学 第 3 版, pp113-184, 東京大学出版会, 2010
2) 黒澤美枝子：成長と老化. 太田光明，他（編）：理学療法士・作業療法士のための生理学, pp247-257, 廣川書店, 1997
3) 黒澤美枝子，他（編）：コメディカルのための専門基礎分野テキスト生理学 第 3 版. 中外医学社, 2012
4) 矢田俊彦：第 62 章 環境因子と発達, 成長, 加齢. 本間研一（監）：標準生理学 第 9 版, pp947-952, 医学書院, 2019
5) Schmidt RF（編），内薗耕二，他（訳）：神経生理学 第 2 版. 金芳堂, 2001
6) Finch CE, et al: Handbook of the Biology of Aging. Van Nostrand Reinhold, New York, 1985

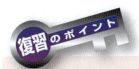

- 加齢に伴う生理機能の変化は，形態変化と密接に関連していることを理解する．
- 加齢に伴う各生理機能の変化は一様におこるのではなく，しかも個人差が大きいことを理解する．
- 高齢者では安静時機能が正常であっても，身体になんらかの負荷が加わったときの適応能力の低下は著しいことがあることを理解する．
- 理学・作業療法は身体に対する一種の負荷ととらえ，負荷時の高齢者の生理機能をまとめてみる．

第3章

加齢に伴う変化：
運動機能

学習目標

• 純粋な加齢による変化と，疾患や廃用による変化との違いを理解する．
• 加齢によってもたらされる潜在的な機能低下の存在を理解する．
• 加齢に伴う運動機能変化の多様性を理解する．

A 高齢者の運動機能

　筋，末梢神経，脊髄，認知機能，心肺機能など，さまざまなレベルの加齢変化の総和として高齢者の運動機能に変化がもたらされる．その結果生じる歩行能力の低下や転倒の増加は，高齢者の生活の質(quality of life; QOL)を損なうばかりか，生命予後にも影響を与える．一般に，日常生活活動(activities of daily living; ADL)を損なうような運動機能の低下は 65 歳過ぎから徐々に始まり，85 歳以上で顕著となる．

　高齢者の運動機能に認められるさまざまな変化は，必ずしもすべて純粋な加齢現象であるとは限らない．加齢に伴って増加する疾患や，活動性低下に伴う廃用の結果生じた機能の低下と考えられる部分も少なくない．加齢と疾患と廃用は互いに影響し合いながら運動機能の低下を促進する．

B 運動機能の加齢変化

1 神経系

　末梢神経では加齢とともに線維密度の低下や絞輪間距離の不規則化などが認められるようにな

る．線維密度の低下は直径 5 μm 以上の大径有髄線維に著しく，逆に再生無髄線維と考えられる直径 0.5 μm 以下の細い線維の割合が増加する．末梢神経は加齢とともに節性脱髄，変性，再生を繰り返しているものと考えられる．

　加齢に伴い，脊髄前角の運動ニューロン数および実際に機能している運動単位(motor unit)数も減少する．運動単位数の減少は，特に精密な運動を行ううえで不利に働くと考えられる．脳では，運動にかかわりの深い黒質線条体系のドパミン含有量やその合成酵素であるチロシン水酸化酵素活性が加齢に伴って低下することが知られている．

2 骨格筋
a 筋量

　骨格筋の筋線維数や筋量は減少し，筋は萎縮する．加齢に伴う筋萎縮には，運動負荷の減少，蛋白質合成能の低下，酸化ストレス，血流低下，栄養因子や性ホルモンの減少などさまざまな因子の関与が考えられている．

　加齢に伴って骨格筋量が減少するとともに歩行速度などの身体機能の低下をきたす病態を加齢性筋肉減少症(サルコペニア)と呼ぶ〔第 13 章「サルコペニア・フレイル」(➡ 117 ページ)参照〕．

　各筋線維の最大収縮速度には有意の低下はきたさないが，速筋である type II 線維(➡ NOTE **1**)

が主に減少するため，全体として収縮速度は遅くなる．

b 筋力

筋力は収縮力（strength）と仕事量（power；力×距離）の面から評価される．健常者あるいは運動をよくする者であっても，加齢に伴って筋収縮力が低下することは古くから知られている．

最大筋収縮力のピークは25歳前後にあり，以後ゆっくりと低下し，65歳でピーク時の約2/3になるといわれている．また，あらゆる年代において女性の筋収縮力は同年代の男性のおよそ2/3なので，65歳の女性の筋収縮力は若年男性の1/2かそれ以下となる．

握力は，測定が容易でありながら全身の筋力によく相関するため，筋力の加齢変化を調べるのに適している．デンマークにおける大規模調査では，50歳から85歳の間，男性の握力は毎年0.59 kgずつ，女性は0.31 kgずつ，ほぼ直線的に低下すると報告されている（▶図3-1）．また，日常の生活では最大筋力を必要とする動作は少ないため，ADLに必要な最低限の筋力は超高齢まで維持される．ところが，脳卒中による片麻痺により健側の負担が増大する場合などには，通常はあまり目立たない加齢による筋収縮力低下が機能予後を大きく左右することになる．

筋の仕事量は，加齢に伴い筋収縮力よりもさらに大きく低下する．ある縦断的研究では，65～84歳の20年間に，筋収縮力は毎年1～2％ずつ低下したのに対して，仕事量は3～4％ずつ低下したと報告されている．

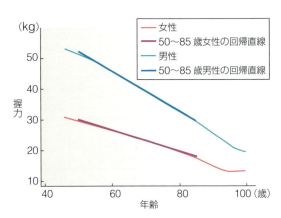

▶図3-1　平均握力と年齢
〔Frederiksen H, et al: Age trajectories of grip strength: Cross-sectional and longitudinal data among 8,342 Danes aged 46 to 102. *Ann Epidemiol* 16:554-562, 2006より〕

c 筋収縮力の増大速度

加齢に伴い筋収縮力の増大速度が遅くなる．すなわち筋収縮を開始しようとしてから最大筋収縮力に達するまでの時間が長くなる．たとえば刺激を受けてから足関節をすばやく底屈させて60 Nm（ニュートンメートル）のトルクを得るまでに要する時間は，高齢女性では472 ms（ミリ秒）と若年女性の311 msよりも52％も延長しているという（▶図3-2）．

このうち，刺激から筋収縮が始まるまでの反応時間，つまり中枢と末梢の神経系がかかわる時間の加齢による延長は相対的に小さく，筋収縮が始まってから一定のトルクに達するまでの時間の延長が大きい．

歩行中に急に眼前に現れた障害物を避けるために急停止したり，床の傾きに応じて足を踏み出して転倒を防いだりする動作では，限られた時間内に最大筋収縮力を発揮しなくてはならない．高齢者ではこの最大筋収縮力を発揮するまでの時間が延長することが，転倒の増加の主な原因の1つと考えられる．

NOTE

1 type II 線維

別名"白筋線維"とも呼ばれ，グリコーゲンに富み，嫌気性解糖系酵素活性が高く，電気刺激により速く収縮する．一方，type I 線維は別名"赤筋線維"と呼ばれ，収縮は遅いが持続的な活動を行う．

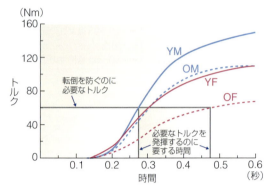

▶図3-2 足関節の底屈
被検者は光刺激に従ってペダルをできるだけ強く速く踏むように指示されている．60 Nmの足関節底屈トルクは，転倒しかかったときに姿勢を立て直すのに必要と想定される力である．
Y：若年者，O：高齢者，M：男性，F：女性
〔Thelen DG, et al: Effects of age on rapid ankle torque development. *J Gerontol A Biol Sci Med Sci* 51:M226–232, 1996 より〕

3 機能別にみた加齢変化

a 反応時間

単純な課題において刺激から運動が開始されるまでの反応時間（reaction time）は，健常高齢者では若年者より10〜20 ms遅くなる．運動を選択して実行する課題では加齢による反応時間の延長が顕著である．文字や色で区別された10個のボタンのなかから目的のものを選択して押す課題では，高齢者の反応時間は27〜86%延長したという．

このように反応時間は加齢により延長するが，それは10〜30 ms程度であり，一般的な課題を達成するのに要する200〜500 msという全体の時間からみれば，それほど重要な意味はもたない．

b 持久性運動能力

持久性運動能力（endurance exercise capacity）は最大酸素摂取量（$\dot{V}O_{2max}$）（→NOTE 2）によって評価される．$\dot{V}O_{2max}$は加齢に伴い低下する．この低下は習慣的に運動を続けることである程度遅延させることができる．$\dot{V}O_{2max}$の低下のほとんどは骨格筋の減少と心拍出量の低下で説明できる．

c 固有感覚

身体の各部分の位置や運動方向は，固有感覚（proprioception）として認識される．関節の運動方向は，運動角度と運動速度が大きいほど認識されやすい．加齢に伴い固有感覚を構成する関節位置覚や振動覚が低下する．この低下は，立位での動揺の増加や立ち直り反応の遅れにつながる．

高齢者でしばしば認められる固有感覚障害は糖尿病性神経障害によるものである．糖尿病患者では，足関節の固有感覚の低下により姿勢の安定性が損なわれ，転倒やそれに伴う外傷の危険が増大する．

d 関節可動域

一般に，関節可動域（range of motion; ROM）は加齢に伴い狭くなるといわれる．ROMの狭小化は運動能力の低下をもたらす可能性がある．関節炎や変形性関節症に伴うROMの狭小化はADLを阻害するが，ROMの変化が加齢変化の範囲内であれば通常のADLの阻害はほとんどない．

ROMはストレッチエクササイズによって保つことができる．

e 歩行

健常者では60歳くらいまでは日常の歩行速度の低下はほとんどない．その後80歳までに年に1〜2%ずつ低下するとされる．80歳の健常者の歩行速度は秒速1.0〜1.2 mである．歩行速度の低下に関しては，単なる加齢よりも神経疾患や骨関節疾患，心肺疾患などのほうが重要である．

歩行は片足だけが接地している相と両足が接地

> **NOTE**
> **2 最大酸素摂取量（$\dot{V}O_{2max}$）**
> 1分間に身体の中に取り入れることのできる酸素の最大量のことで，最大酸素消費量ともいう．最大心拍出量と動静脈酸素較差の積で表す．

している相とからなり，若年健常者ではこの両脚支持相が歩行周期の 20〜24% を占める．加齢とともに歩行速度が低下してくると，この両脚支持相の割合が増加し，歩幅は短縮する．

歩行は無意識に半ば自動的に行われているように見えるが，実行機能（executive function）や注意力（attention）が深く関与している．そのため，会話や暗算などを行いながら歩行すると，歩行速度が低下したり計算を間違えたりしやすくなる．特に高齢者ではこの傾向が顕著となり，歩行障害や転倒と，実行機能や注意力の低下との関連が指摘されている．

f 起立

高齢者が椅子やベッドから起立するのに要する時間は若年者と大きくは違わず，その差は 2 秒かそれ以下である．しかし，床や畳から立ち上がるときには，高齢者は若年者の 2 倍の時間を必要とする．椅子とベッドを用いる洋式の生活よりも，畳での和式の生活のほうが高齢者にとっての負担が大きいといえる．

椅子からの起立時には，高齢者は上体を前傾前屈させ重心をより前方に移してから立ち上がる．そのため筋力はあってもバランスの保持がうまくできないと上手に立ち上がれない．座面が低すぎる場合にも立ち上がりが困難になる．ベッド上で臥位から座位になるには，高齢者は体幹を回転させたうえで肘や手をついて上体を起こす．高齢者は上肢を使わないと起き上がれないことが多い．

g 姿勢保持

立位での重心の動揺は加齢に伴って増大するが，開眼したまま両脚で立つような安定した姿勢ではその変化はわずかである．しかし，片脚で立たせたり，閉眼させたり，床を傾けたりすると，加齢変化が顕著となる．高齢者は若年者の半分くらいの時間しか片脚で立っていられない．そのうえ閉眼すると高齢者が片脚立ちを維持できる時間は若年者の約 1/7 にまで短縮する（▶図 3–3）．

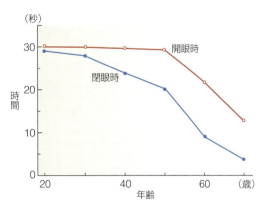

▶図 3–3　片脚立ちを維持できる時間
〔Bohannon RW, et al: Decrease in timed balance test scores with aging. *Phys Ther* 64:1067–1070, 1984 より〕

高齢者の姿勢保持能の低下は，下肢の筋力や筋収縮速度，持久力，固有感覚など，いくつかの変化が重なった結果と考えられる．

h 認知機能

同時に 2 つの動作を行わせたり，ほかに注意をそらせたりするような，認知機能への負担が高まる条件下では，高齢者の運動能力は若年者よりも明らかに低い．ほかに注意をそらされているときに目の前に現れた障害物を回避する課題では，筋力や反応時間ばかりでなく認知機能も優れた者のほうが成績がよい．

i 身のまわりの動作

加齢に伴いさまざまな動作が遅くなるが，一般に複雑な動作ほど加齢変化が著しい．たとえば，タッピング（➡ NOTE 3）のような単純な動作よりも書字のような複雑な動作のほうが遅くなりやすい（▶図 3–4）．スピードを必要としない動作は比較

NOTE

3 タッピング

手や足で何かを軽く叩くこと．ここでは指先で速く規則的にテーブルを叩く動作のことを指している．

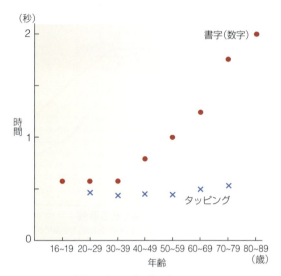

▶図3-4　動作の速さの加齢変化
〔神田健郎：運動調節系の加齢変化．朝長正徳ほか（編）：脳・神経系のエイジング，p.109，朝倉書店，1989 より〕

的よく保たれる．複雑な動作でも，蝶結びのような習慣化されたものは高齢になっても可能である．

C 理学・作業療法との関連事項

　高齢者にみられる運動機能の低下には，純粋な加齢による低下のほかに，加齢に伴って増加する疾患による低下や生活習慣の変化による廃用性機能低下が複合している．一般に理学・作業療法は疾患の発症をきっかけに開始されるが，高齢者においては疾患による機能変化のみならず，加齢や廃用による変化にも十分に注目する必要がある．

　理学・作業療法の目的は，機能形態障害の改善のみではなく，能力障害を軽減し，社会参加を促進することにある．高齢者における能力障害や参加の制限は，当該疾患に伴う機能形態障害のみに起因するのではなく，潜在する加齢変化や，心不全や呼吸不全などの併存疾患，さらに介護力を含めた環境などに左右される．したがって，高齢者の理学・作業療法にあっては，高齢者総合機能評価（comprehensive geriatric assessment; CGA）に基づくチームアプローチがきわめて重要である〔第8章「高齢者の総合機能評価」（→62ページ）参照〕．

●療法士の視点から

　多くの理学・作業療法士が専門とするところである．それだけに，より深く研鑽を積む必要がある．
　また本章は，理学・作業療法士が介護予防にかかわるうえでも重要なものであることを認識しておく必要がある．たとえば，市民を対象とした健康教育を行う際に，本章に記されているような内容を，正しくわかりやすく伝えることは意義深く，理学・作業療法士が担うべき大きな役割である．

●参考文献
1) Schultz AB, et al: Biomechanics of mobility in older adults. In Hazzard WR, et al (eds): Principles of Geriatric Medicine and Gerontology, 4th ed, pp131-141, McGraw-Hill, New York, 1999
2) 大内尉義（編）：新老年学．第3版，東京大学出版会，2010
3) Yogev-Seligmann G, et al: The role of executive function and attention in gait. *Mov Disord* 23:329-342, 2008

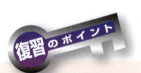

- 加齢に伴う運動機能の変化の特徴は何か理解しておく．
- 高齢者の苦手な動作はどのようなものか覚えておく．
- 高齢者でも衰えにくい動作はどのようなものか理解する．

COLUMN　高齢者の自動車運転・免許

高齢者の自動車運転

社会のなかで自立して効果的に移動する能力であるモビリティ（mobility）を維持することは，リハビリテーションの重要な課題の1つである．現代社会においてモビリティを確保する効果的な手段の1つは自動車であり，高齢者の自立とQOLを維持するうえで自動車運転の継続もしくはその代替手段の獲得はきわめて重要である．

わが国では高齢の運転免許保有者が急増している．それに伴い，死亡事故に高齢ドライバーがかかわる割合も年々上昇し，2023年には65歳以上の高齢者が第一当事者（当該交通事故における過失が重い者）となった死亡事故件数が全体の32.7%を，75歳以上のそれが16.4%を占めるまでになった．

しかし，高齢者による死亡事故が多い原因の1つは，高齢のドライバー自身の致死率（死者数/死傷者数）が，高齢者特有の脆弱性により非常に高いためである．高齢者自身の脆弱性のために死亡事故率が高くなる現象を"frailty bias"と呼び，高齢者の運転そのものの危険性とは区別する必要がある．

一方，年齢に関係なく，年間走行距離が短いドライバーほど事故率が高いことが知られている．そのため，高齢者のように走行距離の短いドライバーが多い集団では事故率が高くなる傾向があり，これを"low mileage bias"と呼んでいる．高齢であっても走行距離が長いドライバーの事故率は必ずしも高くない．

安全対策のあり方

自動車運転とは，道路という環境のなかで，自動車という道具を使って，人が遂行する作業である．したがって，安全性向上のためには，道路環境，自動車，ドライバーの3者へのアプローチが必要である．

わが国の道路環境は高齢ドライバーにとって必ずしも良好とはいえない．車道と歩道の分離が不十分であることや，道路が狭く複雑で標示がわかりにくいことなど改善すべきことが多い．

近年，交通事故死者総数は減少し続けており，これにはエアバッグをはじめとする乗員保護装置の普及が大きく寄与している．こうしたいわゆるパッシブセーフティ技術に加えて，自動ブレーキなどのアクティブセーフティ技術も急速に発展し普及しつつある．2022年には安全運転サポート車等限定条件付免許（サポカー限定免許）が新設された．

高齢ドライバーの運転能力を低下させる原因としては，白内障，循環器疾患，関節炎，認知症，腰痛，睡眠時無呼吸などがある．また，高齢者が服用しているさまざまな薬物，特に向精神薬は，高齢者でなくても運転能力を低下させる．ドライバーの老年医学的な全身管理が大切である．

わが国の運転免許制度

わが国では，道路交通法により70歳以上での運転免許更新時に実車指導を含む高齢者講習の受講が義務づけられている．

さらに，75歳以上で更新するときには認知機能検査を受ける必要がある．この検査は，年月日，曜日および時刻を答えさせる「時間の見当識」，16の物品のイラストを名称・分類とともに示し，一定時間経過後に回答させる「手がかり再生」で構成されている．検査により「認知症のおそれあり」と判定された者は，臨時適性検査と呼ばれる専門医による診断もしくは医師の診断書の提出が求められる．そこで認知症であると診断された場合には，聴聞を経て，免許取消や停止などの処分がなされる．

また，75歳以上で免許更新前3年間に一定の違反歴がある場合には実車による運転技能検査を受検する必要がある．75歳以上のドライバーが，基準行為と呼ばれる信号無視や一時不停止などの特定の交通違反を犯した場合には，更新時を待たずに認知機能検査を受けることが求められ，その結果に応じて更新時と同じ手続きによって処分される．

わが国の制度では，高齢者自身によって運転免許が自主的に返納されることを理想とし，さらに，さまざまな機会をとらえて認知機能検査を行い，できるだけ早期に認知症ドライバーを発見することを目指している．ただし，臨時適性検査では認知症のスクリーニングを行っているのであって，運転適性そのものを評価しているわけではない．高齢者の運転適性を客観的かつ定量的に評価する方法の確立が待たれる．

第4章

加齢に伴う変化：心理面

学習目標
- 老化による認知機能・知的機能の変化について理解する.
- 老化によるパーソナリティ（性格）の変化について理解する.
- 老化による社会的行動の変化・特徴について理解する.

A 老化による認知機能の変化

認知機能とは人間の知的機能を支えている諸機能のことであり，認識，記憶，思考などを含んでいる.

1 視覚機能

加齢に伴い生じる視覚的変化（➡ 14 ページ）は，生理的変化にとどまらず，心理的な視覚過程に影響を与える. 老眼による近視力の低下だけでなく，視覚情報を処理する速さ，明るさに対する感度（暗い場面での視覚），動体視力（動くものを見ること），視覚探索（目標物を他の情報のなかから探すこと）などの低下を高齢者自身が感じている[1].

視覚は，知的活動での情報の取得に大きな影響をもっており，視覚機能の低下は認知機能全体への負荷が大きい. 特に暗いところで見えにくくなり，さらに暗順応が低下することで家の中から外に出るときなど急に暗い場所に移動したときなどに，見えにくさを生じさせる. 段差でのつまずき，障害物への接触などに十分に注意をはらう必要がある.

2 聴覚機能

高齢者の聴覚機能の低下〔第 2 章 B.b 項「聴覚」（➡ 15 ページ）参照〕は，感音性であることが多いのが特徴である. また，感音性の聴力低下では，聴覚の質的変化が生じることが特徴である. 発話の聞き取りにくさが生じやすく，雑音が多い場面ではより聞き取りにくい. これは，コミュニケーション上の困難につながり，話しかけた側は相手が理解していると思っていても，聞いている高齢者側は聞き取れていなかったり，誤解していたりする場合がある.

しかし，音量を大きくすれば健聴者と同じように聞こえるのではない. 音量を大きくしすぎると，かえって聞き取りにくい補充現象が生じる. 一律に大きな声で話しかければ理解しやすくなるわけではないことに注意が必要である.

音は，見えない範囲からの自動車や人の接近を感知し，危険回避のためにも重要な情報である. そのため，聴覚機能の低下は危険回避力の低下にもつながりやすい.

3 注意機能

注意とは，多くの情報のなかから必要な情報だけに着目し，不必要な情報は無視する情報選択の

31

機能である．情報を選択するためには，1つの対象に対して注意を向ける選択性，複数の対象に注意を分散させる分配性，いったん向けた注意を持続させる持続性，いったん向けた注意を別の対象に切り替える転換性などの多様な働きが含まれている．また，注意力には一定の容量の限界があり，情報の選択だけでなく，思考や動作の制御にも影響が及ぶ．たとえば，スマートフォンを見ながら歩くと動きが遅くなったり，すれ違う人に気づかなかったりするのは，注意力の限界を超えているためである．

老化によって，複数のことを同時に遂行することが難しい，気が散りやすくて集中しにくい，集中が続きにくい，いったん集中すると気になって他のことに気が回らないなど，注意機能を必要とする日常生活上の行動に難しさが生じやすくなる．注意の諸側面を評価する課題においても，老化によって注意機能が低下することが示されている．

多くの情報から必要な情報を見つけ出す課題として，たとえば，多くの文字がランダムに表示されている画面から，標的となる文字を探索する視覚的探索課題が用いられている．この課題では，高齢者は背景のノイズとなる文字数が多くなるほど，若年者よりも平均探索時間が長くなる[2)]．しかし，探索の標的文字が背景のノイズ文字と比べて色が違うなど特徴が明確に異なる場合には，高齢者と若年者との探索速度の差が小さくなる．見つけ出す情報の特徴を背景と比べて明確にすることが，視覚的探索を容易にするために有効である．

複数のことを同時に行うときに，作業がうまくいかなくなりやすいことも注意機能の低下の影響である．たとえば，歩行しながら，別の認知的な課題を実施すると，高齢者では若年者よりも課題の成績が低下しやすい．一方で，課題に注意を集中するように教示すると歩行に影響が生じる[3)]．情報の取得や作業など，複数のことをなるべく同時に行わないように配慮することが必要であり，特に注意力を要する課題(たとえば，未知の課題，難しい課題)に取り組むときには，他のことと同時に行わないというような配慮が有効である．

下記の文字に着色してある色名を
声に出して言ってみよう
(1) 赤 青 茶 緑
(2) 赤 青 茶 緑

▶**図 4–1　ストループ課題**
(2)のほうが難しく，答えを間違ったり，時間がかかったりする．

また，物が散らかっていたり，音がうるさかったりする場面で作業がはかどらないといったことが生じやすい．これは不必要な情報を注意の対象から抑制する機能の低下が生じやすいためだと考えられる．この機能の評価については，たとえば着色した色名の漢字(例：「赤」という文字を青色や赤色に着色する)を視覚的に提示して，着色された色名をすばやく発声する課題(ストループ課題)が用いられる(▶図 4–1)．

ストループ課題では，漢字が表す色と着色された色名が異なると，色名漢字の読みのほうが早く完了するために，着色された色名を言語化し発声することが妨害される(ストループ効果)．漢字の読みの影響を抑制できるとストループ効果は小さくなるが，高齢者のほうが若年者よりもストループ効果が大きくなる[4)]．

高齢者は，情報を選択する際に不必要な情報を抑制する機能が低下しやすいと考えられる．そのため，作業などをするときには，静かな環境や不要な物を片づけた環境を整え，不要な情報がない状態で行ったほうが干渉は少なくなる．

4 記憶機能

a 記憶の仕組み

歳をとると「記憶力が悪くなった」とよく口にするようになる．しかし，記憶機能は異なる機能の集合体であることがわかっている(▶図 4–2)．記憶機能は大きく短期記憶と長期記憶に分類できる．短期記憶は，数秒程度の短い時間の記憶であ

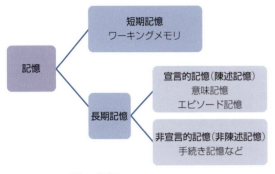

▶図4-2 記憶の分類

り，現在では知的活動の中途の情報を一時的に記憶するワーキングメモリとして概念が拡張されている．

長期記憶は，言語的な想起を伴う記憶である宣言的記憶（陳述記憶）と，非言語的な想起による記憶である非宣言的記憶（非陳述記憶）に分類できる．宣言的記憶は，知識の記憶である意味記憶と個人の経験や出来事の記憶であるエピソード記憶に分類される．非宣言的記憶にはいくつかの記憶が含まれるが，代表的なものは技能の記憶である手続き記憶である．一体どの記憶機能が老化に伴い低下するのだろうか．

b 短期記憶

ほんの数秒程度，限られた容量のことを覚えておく記憶であり，確認する課題としては「5-2-7-4」のように，数字を視覚的または聴覚的に提示し，全部の数字が提示されたら，順番に復唱する数唱課題（順唱課題）がよく用いられている．この課題では，数字の個数を増やしていき，何個まで復唱できるかを調べる．その結果は，60～70歳代でもその前の年代に比べ，復唱できる数字の個数はそれほど低下しない．短期記憶は加齢に伴う低下が小さいと考えられている[5]．

c ワーキングメモリ

計算や読書といった知的作業において，中途の情報を一時的に記憶する機能が必要である．知的な処理を行いながら一時的に情報を記憶しておくような記憶機能をワーキングメモリ（作業記憶，作動記憶ともいう）という．短期記憶の一種であるが，ワーキングメモリの容量を調べるために，たとえば，約2秒に1つずつ数字を提示し（例：7-5-3-1-6…），その数字を1つずつすぐに復唱する条件，1つ前の数字を復唱する条件（5が提示されたときに1つ前の7を復唱する），2つ前の数字を復唱する条件（3が提示されたときに2つ前の7を復唱する）を比較する課題がある．

その結果は，1つ前や2つ前の数字を復唱する条件では，若年者も正答を続けられる個数が低下するが，高齢者は若年者に比べて大きく低下しやすい[6]．ワーキングメモリは加齢に伴い低下しやすい記憶であると考えられている．

d 意味記憶

「月は地球の衛星である」「記憶という語の意味は…である」といった一般的知識の記憶である．意味記憶については，個人の名前や使用頻度が低い単語を中心に，わかっているけれど名称が出てこないという現象（TOT現象）が加齢に伴い生じやすくなるという報告がある[7]．

しかし，知識を活用する能力は老化によってあまり低下しないと考えられており，意味記憶は老化による低下が少ない記憶機能であると考えられる．

e エピソード記憶

「昨夜の晩御飯に…を食べた」「先週末に…に遊びに行った」といった個人的経験として思い出されるような記憶である．エピソード記憶の課題としては，複数個の単語を記憶させ，一定時間後に覚えた単語を直接報告する方法（再生課題）や，別に用意した単語リストから覚えた単語を選択する方法（再認課題）が用いられている．再認課題では年代差が小さいが，再生課題では加齢に伴い再生できる個数が大きく減り，エピソード記憶は老化に伴い低下しやすいことが指摘されてきた[8]．

その後の研究で，覚えるときに単語だけではなく短文などをつけて思い出すための手がかりを増やす，覚えるときや思い出すときにもっと時間をかける，使用する単語を高齢者になじみのあるものにするなど，覚えた事柄を思い出す手がかりを増やすことによって，高齢者のエピソード記憶課題の再生個数が向上する結果も示されている．

しかし，やはり多くの研究で高齢者のエピソード記憶の再生成績は若年者に比べて低くなっており，「歳をとると記憶力が悪くなる」という場合の多くはエピソード記憶の低下を指している．

f 自伝的記憶

「○年前に…ということがあった」「○歳のころに…をしていた」というような自分の生涯にわたる経験や事件などに関する記憶のことであり，エピソード記憶の一部である．臨床的な記憶区分においては，単語記憶課題のような数分程度のエピソード記憶を"近時記憶"，人生の長い時間のなかでのエピソード記憶を"遠隔記憶"と区分することが多い．たとえば，Alzheimer（アルツハイマー）型認知症では，遠隔記憶よりも近時記憶の障害が顕著であることが多い．

高齢者の自伝的記憶に関する研究では，人生のなかで思い出されるエピソードを自由に話してもらい，年代別に整理すると，最近の出来事に関する話題が最も多く再生される．現在から時間が離れるほど，再生される件数は減っていき，0〜5歳ころの出来事は極端に少ない．しかし，その途中の10歳代後半から20歳代のころの出来事は再生件数が多くなる傾向がある．この現象は，グラフにするとちょうど"こぶ"のように表現されることから，レミニセンス・バンプと呼ばれている（▶図4-3）．

g 手続き記憶

手続き記憶は技能の記憶であり，たとえば，自転車や自動車の運転，スポーツの技，楽器の演奏など，練習して習得した技術の記憶である．手続

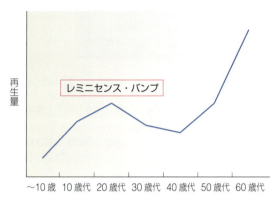

▶図4-3　自伝的記憶の再生量の模式図

き記憶は，加齢によってあまり低下しないと考えられている．ただし，感覚機能や運動機能の低下によって，その技能を若いころと同じようには再現できない場合もあるが，手順や判断などの記憶は活用できることも多く，急かさずゆっくりと取り組むことが必要である．

B 知的機能の変化と心理的影響

1 古典的研究

1960年代ころまでは，老化による知的機能の低下は著しいものと考えられていた．成人向けの知能検査の得点を世代別に平均を求めた研究結果では，知能は20歳代に最も高くなり，以降は低下していくことが示されていた．特に老年期には大きく低下して，70歳代では，20歳代の平均得点と比べ，著しく低いという研究結果が示されていた[9]．

2 結晶性知能と流動性知能

ホーン（Horn JL）とキャッテル（Cattell RB）[10]は，知能検査のさまざまな尺度について検討を行

い，計算や知識などの経験や教育に基づくものを結晶性知能，空間認識や語の流暢性などの感覚や運動に基づくものを流動性知能として分類することを提唱した．結晶性知能は過去の経験で得た知識を活用して問題を解決する能力であり，流動性知能はその場で新しい問題を解決する能力といえる．ホーンらは14～61歳の参加者の年齢別の結晶性知能と流動性知能の比較を行い，成人以降でも結晶性知能は加齢に伴い上昇し，逆に流動性知能は加齢に伴い低下を示すが，合計すると加齢による変化は考えられていたよりも少ないということを示した．

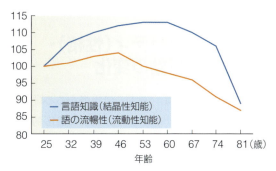

▶図4-4　シャイエの系列法による知能検査得点の推定結果
〔Schaie KW: Intelligence and problem solving. In Birren JE, et al (eds): Handbook of Mental Health and Aging. pp262-280, Prentice Hall, Englewood Cliffs, 1980をもとに作成〕

3 系列法を用いた研究手法

　加齢による心理機能の年代別の比較をする場合には，平均的な教育歴や多くの人が従事する職業歴などが異なるという世代差の影響を考慮しなければならない．このように，集団（この場合は世代）の特性によって生じる影響をコホート効果という．特に知能検査については，コホートの教育歴や職業歴の平均像が平均得点に影響があることがわかっている．同時代の20歳代と70歳代の知能検査の得点を比較しても，加齢による知能の変化だけでなく，それぞれの世代の社会環境や文化の違いによる平均得点の違いが混交されてしまうのである．

　旧来の研究で用いられていた方法は，ある一時期にさまざまな年齢集団に対して知能検査を行い，その得点を比較する横断法という手法であり，加齢による変化だけでなく，コホート効果を含んだものであったといえる．その解消のためには，同じ対象者集団を追跡し続ける縦断法があるが，20～80歳の期間の知能に対する加齢の影響を検討するためには60年もの期間がかかってしまう．そこでシャイエ（Schaie KW）[11]は，比較的短期間の縦断研究（開始時点-7年後-14年後の3回）をいくつかの年齢の集団（開始時点で25，32，39，46，53，60，67歳の7歳ごとの7つの年齢の集団）に実施し，それぞれの集団間のコホート効果による差を調整する"系列法"を用いることによって，コホート効果を補正した知能の加齢変化を明らかにした．

4 系列法を用いた知能と老化

　シャイエの研究結果[11]から，結晶性知能は60歳代まで上昇し老年期の前期での低下はゆるやかであること，流動性知能は40～50歳代まで上昇し老年期の低下が大きいことが明らかになった．その合計である老年期の知能検査の得点の低下は従来の研究よりもずっと小さく，低下が生じる時期も遅いことが明らかになった（▶図4-4）．

　結晶性知能と流動性知能の加齢による変化の違いについては，流動性知能は神経系の働きに依存している部分が大きいため，加齢の影響を受けやすいと考えられる．一方で結晶性知能は，経験・学習によって形成されることによって老年期まで上昇していき，老年期においてもその能力を活用できることで，加齢による流動性知能の低下を補っていると考えられている．

C パーソナリティ(性格)・社会的行動の変化

パーソナリティは，"性格"に相当する心理学用語である．パーソナリティは，環境に適応的に行動するときのその人の行動の一貫したパターンや傾向と定義され，いくつかの傾向に分類できると考えられている．

高齢になると共通して，頑固になるとか，優しくなるといったパーソナリティの変化があるように一般的には思われていることも多い．しかし，本当に老化に伴う特有のパーソナリティの変化はあるのだろうか．

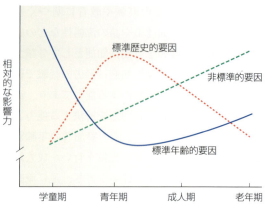

▶図 4-5 バルテスによる生涯にわたる3つの要因の典型的な影響力
〔Baltes PB, et al: Life-span developmental psychology. Annu Rev Psychol 31:65-110, 1980 より〕

1 パーソナリティ変化の理論

環境への適応について老年期特有の課題があるならば，それが高齢者に共通したパーソナリティの変化を生じさせる可能性が考えられる．たとえば，老化によって生じる身体機能や活動性の低下は，高齢者の行動に大きく影響を与えている．エリクソン(Erikson EH)[12]の生涯発達理論では，老年期には人生全体を振り返り評価することで統合した自己像を形成できるのかを問う，"統合対絶望"という心理社会的危機があることが示されている．こうした老年期特有の課題への不適応によって，ネガティブな情動や思考をもたらすパーソナリティ変化につながりやすくなる場合があると考えられる．

一方で，老化現象や環境変化への受け止め方や対処方法の傾向は老年期以前に形成されており，それもパーソナリティの一部である．現在では，老年期においてもパーソナリティの継続性は強く，老年期のパーソナリティ変化は老化の影響はそれほど大きくなく，個人的経験や世代による違いの影響が大きいと考える理論や研究が多い．ただし，後期高齢期以降は老化現象の影響が大きくなり，たとえば，外向性の低下や協調性の上昇などの変化が生じるという研究も示されている．

2 バルテスの生涯発達理論

バルテス(Baltes PB)ら[13]は，生涯の発達に対する影響要因についての理論を示した．その理論では，発達に影響を及ぼす遺伝的要因と環境的要因およびその相互作用を以下の3種類の要因に分け，生涯発達に伴う3つの要因の影響力の変化を述べている(▶図 4-5)．

①標準年齢的要因は，年齢と関連している成長・成熟にかかわる生物学的要因と，それにかかわる家庭や学校などにおける環境的要因の相互作用により，子どもの時期には強く働き，青年期にかけて影響が小さくなるが，老年期に向けて影響力をやや強める．

②標準歴史的要因は，ある世代や集団に共通する経済的状況や大きな社会的変化などで，青年期や成人期の発達について相対的に大きな影響をもつ．

③非標準的要因は，人生における個人的な出来事であり，転職，転居，事故，失業，離婚などが該当する．年齢とともに影響が大きくなり，老年期には最も大きな影響をもつ要因とされている．

▶表 4–1　ビッグファイブの各次元の主な特徴

神経症傾向	高不安，抑うつ的，衝動的
外向性	親しみやすい，活動的，楽天的
開放性	空想好き，感情豊か，好奇心
協調性	協力的，優しさ，他人を信用する
誠実性	几帳面，目標に向けて頑張る，注意深い

バルテスは，老年期における行動や考え方の変化は，老化の直接的な影響よりも，生活上の環境変化や個人的経験の影響が大きいという考え方を示している．

3 ビッグファイブによる縦断的研究

パーソナリティ特性については，近年，神経症傾向，外向性，開放性，協調性，誠実性の5つの次元（パーソナリティ特性のビッグファイブ）にまとめられている（▶表 4–1）．コスタ（Costa PT Jr）ら[14]は，ビッグファイブに基づく質問紙式性格検査（NEO 人格目録）を開発し，縦断的研究によって，加齢に伴うパーソナリティの変化を検討した．その結果，5つの次元で，年齢経過にかかわらず集団内でのある個人の相対的位置が安定的であることを示し，パーソナリティは 30 歳以降には安定すると述べている．

別の縦断的研究では，世代間の違いを除去し，年齢変化による5次元の平均得点の変化をみると，加齢に伴い平均値の変動があるものの相対的に影響は小さく，老化によって質的にパーソナリティが変化するわけではないとしている[15]．

4 社会的活動に関する理論

ここまでみてきたように，老化による知的機能や認知機能の低下やパーソナリティの変化は，現実より大きくとらえられがちであり，誰にも同じように生じる一様な変化ととらえられがちであった．それによって老化による社会的な活動力の低下に焦点が当たりがちであったが，超高齢社会のなかで，高齢になっても働くことやボランティアなどによる地域での社会参加を促進することが大きな課題となっている．老化による機能低下があっても社会的な活動が可能な環境を整えていくことによって，社会参加につながる活動への動機づけを高めることが必要である．ここでは，高齢者の社会的活動の適応や志向に関する理論について述べる．

バルテスは，老年期になって加齢に伴い喪失する機能があっても，目標を選択することで，集中的にもっている資源を配分して（最適化），さらにそれを補うための外部からの支援などを得ることによって（補償），目標達成が可能であり，それによって幸福感の維持がはかられるという理論を提案している〔選択最適化補償理論（SOC 理論）〕．社会的活動においても目標となる対象を選択できることや参加を継続できるための支援が重要ということである．では，高齢者はどのような活動や対象を選択しやすいのであろうか．

5 感情と思考・意思決定

カーステンセン（Carstensen LL）ら[16]は，高齢になると，知識の獲得に動機づけられて，幅広い人間関係や活動を選択するのではなく，情動的な動機が優先し，情動の安定が得られるような家族や親しい友人との関係を深めていく傾向があることを指摘し，高齢者の社会的行動や思考・判断について，社会情動的選択理論を提案している．

認知的側面においても，知覚や記憶において，情報の悲観的・ネガティブな側面よりも，楽観的・ポジティブな特性に着目しやすくなることが指摘されている（ポジティブ促進効果）．

D 理学・作業療法との関連事項

　高齢者のリハビリテーションを実施する際には，認知機能の変化の特徴を考慮することが必要である．特に，視覚・聴覚の主観的な加齢変化はコミュニケーションをとるうえで十分に配慮が必要な事項である．また，注意機能や記憶機能の低下については，手順の説明やリハビリテーションにおける作業の環境整備の際に，過剰な負荷をかけないように留意する必要がある．

　ある集団に属する人は，皆同じような性格，能力，考え方であると考えてしまう知識の働きをステレオタイプという．高齢者と接するときにもステレオタイプが想起されがちであり，高齢者ということで誰でも同じような属性をもつと考えがちである．本章で示した特性は平均像であり，老化は個人差が大きい現象である．個人個人をよく観察することで，ステレオタイプ的な見方ではなく，個人的理解をすることが必要である．

● 療法士の視点から

　リハビリテーションへの動機づけを高めるために，認知行動療法的なかかわりをする機会があると思うが，その背景として老化に伴う精神心理の変化の特徴をふまえることが必要である．老化による機能低下は個人差が大きく，高齢者だからといって誰にでも同じ対応をすることは，高齢者の自尊心や自立心を損なう場合も多い．コミュニケーションをとりながら，個別に調整していくことが望ましい．動機づけを高めるためにも，1人ひとりの独自の経験を積んできた個人として尊重した支援をすることが求められる．

●引用文献

1) Kosnik W, et al: Visual changes in daily life throughout adulthood. *J Gerontol* 43:P63–70, 1988
2) Plude DJ, et al: Aging, selective attention, and feature integration. *Psychol Aging* 4:98–105, 1989
3) Sparrow WA, et al: Ageing effects on the attention demands of walking. *Hum Mov Sci* 21:961–972, 2002
4) Spieler DH, et al: Stroop performance in healthy younger and older adults and in individuals with dementia of the Alzheimer's type. *J Exp Psychol Hum Percept Perform* 22:461–479, 1996
5) Botwinick J, et al: Memory, Related Functions and Age. Charles C Thomas, Oxford, England, 1974
6) Dobbs AR, et al: Adult age differences in working memory. *Psychol Aging* 4:500–503, 1989
7) Schwartz BL, et al: Tip-of-the-tongue states and aging: Contrasting psycholinguistic and metacognitive perspectives. *J Gen Psychol* 132:377–391, 2005
8) Schonfield D, et al: Memory storage and aging. *Can J Psychol* 20:228–236, 1966
9) Doppelt JE, et al: Standardization of the Wechsler adult intelligence scale for older persons. *J Abnorm Psychol* 51:312–330, 1955
10) Horn JL, et al: Age differences in fluid and crystallized intelligence. *Acta Psychol (Amst)* 26:107–129, 1967
11) Schaie KW: Intelligence and problem solving. In Birren JE, et al (eds): Handbook of Mental Health and Aging. pp262–280, Prentice Hall, Englewood Cliffs, 1980
12) Erikson EH, et al: Vital Involvement in Old Age. WW Norton, New York, 1994
13) Baltes PB, et al: Life-span developmental psychology. *Annu Rev Psychol* 31:65–110, 1980
14) Costa PT Jr, et al: Personality in adulthood: A six-year longitudinal study of self-reports and spouse ratings on the NEO Personality Inventory. *J Pers Soc Psychol* 54:853–863, 1988
15) Terracciano A, et al: Hierarchical linear modeling analyses of the NEO-PI-R scales in the Baltimore Longitudinal Study of Aging. *Psychol Aging* 20:493–506, 2005
16) Carstensen LL, et al: Taking time seriously: A theory of socioemotional selectivity. *Am Psychol* 54:165–181, 1999

●参考文献

1) 権藤恭之(編)：高齢者心理学. 朝倉書店, 2008
2) 谷口幸一, 他(編著)：エイジング心理学—老いについての理解と支援. 北大路書房, 2007

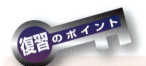

- 老年期の記憶機能の特徴についてまとめてみる．
- 結晶性知能と流動性知能とはどのようなものか，それぞれが加齢に伴いどのように変化していくのか記述してみる．

第5章

性差医療からのアプローチ

学習目標

- セックスとジェンダーの2つの性差をふまえた性差医療の概要を学ぶ.
- 高齢者の寿命,健康寿命,介護状況などに関する性差について学ぶ.
- 男性・女性に特有の老年疾患とホルモン機能との関係を学ぶ.
- 高齢者医療・リハビリテーションに求められる性差医療的視点を学ぶ.

A 性差医療とは

性差医学・医療とは,男女比が圧倒的に一方の性に傾いている病態や,発症率はほぼ同じでも男女間で病気の経過に(臨床的に)差をみるもの,いまだに生理的・生物学的解明が男性または女性で遅れている病態,また社会的な男女の地位と健康の関連などに関する研究を進めている領域であり,その結果を疾病の診断,治療法,予防措置へ反映することを目的とした医学・医療である.

たとえば動脈硬化性疾患は,男性で女性より10年早く発症する.骨粗鬆症やAlzheimer(アルツハイマー)型認知症,関節リウマチなどの膠原病の多くは女性に発症しやすいが,一方,痛風,肺気腫は男性に多く発症する.

近年,このような男女差に注目し,エビデンスを蓄積し,実践しようとする性差を意識した医療"gender sensitive medicine"の必要性が示されている.このときの性差の「性」という言葉は,生物学的な性差を指す「セックス」と,社会的・文化的性差である「ジェンダー」の両者を含む.

男女の飲酒・喫煙率の差,健診受診率の差,精神的影響など,ジェンダーが健康状態や医療に与える影響も大きいものである.特に高齢者においては,介護者も含めてセックスとジェンダーの両面で医療・介護をとらえていく必要がある.

B 女性からみた性差医療

1 寿命,健康寿命と性差

女性は男性より長寿であり,高齢者における女性の割合は6割以上を占める.また,高齢になるほど女性の割合は高くなり,100歳以上では8割以上が女性である.死因についても性差があり,3大死因である脳血管疾患,悪性新生物,心疾患のなかでは,男性が悪性新生物の比率が高いのに対し,女性では動脈硬化性疾患の2疾患の比率が高い.

また,死因に占める老衰の割合は男性で3位(10%弱),女性で2位(20%弱)と,その差は顕著である.男女とも老衰の比率は増加しており,死亡時年齢,基礎疾患,終末期医療のあり方を反映していると思われる(▶図5-1).

2019年簡易生命表によると,男性の平均寿命は81.41歳,女性は87.45歳で,平均寿命の男女差は,6.03年となっており,前年に比較して男女差は短くなっている.また,第16回健康日本21(第二次)推進専門委員会(2021年)によると,男性

40

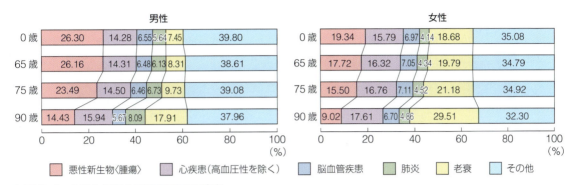

▶図 5-1　2022 年男女別死因別死亡確率
ある年齢の者が、将来どの死因で死亡するかを計算し、確率の形で表している.

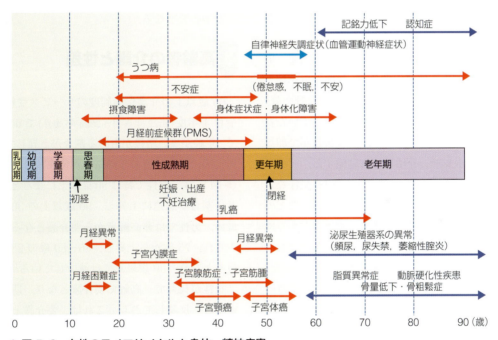

▶図 5-2　女性のライフサイクルと身体，精神疾患

の健康寿命が 72.68 歳で，平均寿命との差とその割合は 8.73 年 (10.7%) であるのに対し，女性の健康寿命は 75.38 歳で，その差は 12.07 年 (13.8%) となり，男女とも，健康寿命と平均寿命の差は小さくなっている.

そして依然として女性は男性より長寿ではあるが，要介護期間は女性で長く，寿命に対する割合も女性で高い.

2 女性特有のライフサイクルと老化に伴う疾患

女性は，初経〜思春期〜性成熟期〜更年期〜閉経〜老年期となる長期のライフサイクルが明確であり，有経期間中の月経周期という短期のライフサイクルもある．その周期に伴って種々の精神・身体的疾患が問題となる（▶図 5-2）．また，女性の特徴として，多くの役割を演じる必

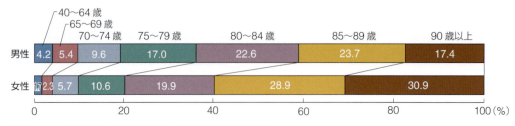

▶図 5–3　性別にみた要介護者の年齢階級別構成割合
〔厚生労働省：2022(令和 4)年国民生活基礎調査の概況. 2023 より〕

要があることもあげられる．娘であり，嫁であり，妻であり，母であり，働く女性でもあり，祖母となるなど，ジェンダーの点からのさまざまなストレスがかかる．

女性にとって最大の老化過程は閉経である．卵巣機能の低下する閉経の前後 10 年間が更年期とされているが，生殖器系のみならず，血管や骨，認知機能など種々の臓器に保護的に働いていた女性ホルモンがこの時期に低下，閉経後数年で卵巣からの女性ホルモン分泌はほぼ廃絶する．

自覚的なのぼせ（ホットフラッシュ）や発汗などの自律神経失調症状，倦怠感や抑うつ気分などの精神症状のほか，全身の疼痛や，動悸などあらゆる更年期症状に悩まされ，日常生活を通常どおり行うことが難しくなる場合も少なくない．また，内臓脂肪が蓄積しやすくなり，LDL コレステロール濃度が上昇し，骨密度が低下することなどにより，動脈硬化性病変，骨粗鬆症，認知機能低下など寿命，健康寿命を脅かす疾患，要介護となる基礎疾患が進行する．

また，この時期には，自身の体調変化に加え，夫の昇進や退職，子どもの巣立ち，親世代の介護，仕事上の職責の増加などが重なり，相加・相乗的に悪化する場合が少なくない．そして，周囲の理解や協力体制によって，症状や持続期間が大きく影響される．

この時期には，自身の更年期におこる体の変化を理解し，老いを前向きにとらえるとともに，きたるべき老年期に備えて，バランスのよい食生活，運動習慣の獲得などの生活習慣の改善，定期的な健康チェックを受ける習慣，かかりつけ医をもつことなど，老年期に備えた健康管理を身につけることが必要となる．

3 高齢者の介護と性差

65 歳以上の介護保険制度のサービス受給者は，令和 4 年度(2022 年 5 月～2023 年 4 月)で 659 万人で，年齢が高い階級が占める割合が上昇している．男女別に要介護者の年齢階級別構成割合をみると（▶図 5–3），女性で特に 80 歳以上になると要介護者の割合が急速に上昇し，90 歳以上の 30.9％ が最多，男性では非高齢者から要介護となるものがみられ，75 歳から上昇し，85～89 歳の 23.7％ が最多となり，90 歳以上では減少している[1]．

女性が長寿で，高齢で要介護となり，期間が長いことを反映しており，これは，要介護となる基礎疾患が，男性はより若くして発症する脳血管障害が多いのに対し，女性では認知症，骨折・転倒，高齢による衰弱が多い（▶図 5–4）という違いによるところが大きいと思われる．

また，独居高齢者の年齢分布が女性で高く，高齢者世帯の日常生活の担い手が女性であることも多いため，女性の要介護状態が介護保険の利用に直結していると考えられる．

2022 年の国民生活基礎調査[1]による介護状況では，事業者の介護を受けている者が 15.7％ いるが，5 割弱(45.9％)は同居者が介護している．同居中の介護者の内訳では，配偶者が 22.9％，子が 16.2％，子の配偶者が 5.4％ であり，性別では，男

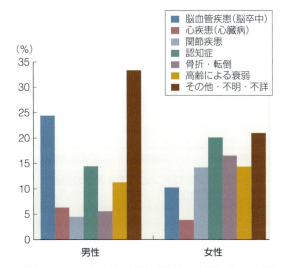

▶図 5-4 65 歳以上の要介護者の性別にみた介護が必要となった主な原因
〔内閣府：令和 4 年版高齢社会白書．2022 より改変〕

性が 31.1%，女性が 68.9% で，男性の割合が増えてはいるが，女性が圧倒的に多い．

また，要介護者らと同居中の介護者の年齢は，男女ともに，60 歳以上が 8 割（男性 75.0%，女性 76.5%）で高齢の介護者の割合が増加し，75 歳以上どうしの介護者と要介護者が 3 割（35.7%）で，いわゆる「老老介護」の割合が増加している．別居では，親の介護について考え始める時期と思われる 50 歳代が 4 割となっている．

同居介護者の年齢層では，女性では 60 歳代，70 歳代が多く，50 歳代が続き，男性では 60 歳代から 80 歳代が同程度である．親世代を支える中心は女性であり，年々増加する介護による離職者の 8 割が女性となっている．男女を問わず，親世代～配偶者まで，長期間の介護が続く場合も稀ではなくなってきている．

手段的日常生活活動（instrumental activities of daily living; IADL）の指標（Lawton & Brody）の項目である食事の支度，洗濯などの家事は，わが国の社会的習慣においては，男性の多くが日常的に担っておらず，身についていないことが多く，IADL の自立していない男性が多い．すなわち，日常誰か，多くは配偶者の助けを借りており，容易に要介護者となり，また介護者としても力不足なことが多く，さらに仕事中心の生活が長く，地域とのつながり，仕事以外の人との交流の機会がもともと少なく孤立しやすい．

引きこもりは，従来男性に多いとされてきたが，2022 年の内閣府の調査では，引きこもり全体が 146 万人のうち，特に，40～64 歳で，女性が 52.3% と半数を上回り，15～39 歳でも 45.1% という結果であった．

「仕事や学校等に行かず，家族以外の人との交流をほとんどしない人とする広義の引きこもり」には，主婦や家事手伝いとされている女性のなかにも当てはまる人が多数いると推測され，実際にはさらに多い可能性がある．コロナ禍の影響も女性に強く，もともと家事や介護の負担による離職が女性に多いことも一因であると考えられる．医療や介護が社会との唯一の接点となる場合もあり，社会参加状態につき，配慮する必要がある．

2022 年度の内閣府の「高齢者の健康に関する調査」[2]によると，将来，排せつなどの介護が必要になった場合に頼みたい人は，「配偶者」が男性で 50.8%（女性では 12.5%）と最多で，女性は「ヘルパーなど介護サービスの人」が 58.0%（男性で 34.3%）と最も多く，「子」に頼みたい（男性で 6.1%，女性で 19.0%）を上回っており，介護サービスのさらなる充実が必要となる．

長寿となり，退職後期間も延長した．また，1970 年代まで 2% 程度であった 50 歳時未婚率（当時は「生涯未婚率」）が，2020 年には男性で 28.25%，女性で 17.81% となり，前回調査より上昇している．夫婦間の年齢差にも変化があることを考えると，今後はますます家事能力を身につけた IADL の自立した男性が増え，要介護者を減らし，介護者を増やすことが必須と考えられる．退職時に IADL の確率と社会参加を促すことが，ジェンダーの視点での介護予防に重要と思われる．

C 男性からみた性差医療

1 寿命，平均余命と性差

　男性は女性より短命であり，平均寿命には6.03年の差がある〔2022年簡易生命表，厚生労働省〕．乳幼児死亡率，青年期の事故死と自殺，さらに壮年期の脳血管疾患と悪性新生物による死亡が男性に多いことが大きな要因であるが，実は高齢期以降も一貫して男性のほうが余命は短い．65歳の平均余命は男性で約19年，女性で約24年と5年の差があるが，高齢期でも悪性新生物や肺炎による死亡が男性で多いことが理由である．このように，性差医療的視点では，男性の短命対策として致命的疾患の予防と治療が重要ということになる．

　しかし，余命延長だけが高齢者医療の目標ではなく，男性でもさまざまな症候を改善し生活の質（quality of life；QOL）を高めるための医療が求められている．QOLを損ねる高齢者の病態のうち男性に特有なのが，男性ホルモンの分泌低下に起因する加齢男性性腺機能低下（late-onset hypogonadism；LOH）症候群である．男性ホルモンはアンドロゲンと総称され，テストステロンと副腎由来のデヒドロエピアンドロステロン（DHEA）が含まれるが，DHEAは女性にも豊富に存在する．図5-5にアンドロゲン低下と老年疾患との関係を概念的に示し，以下に解説する．

2 LOH症候群の診断と対応

　男性の血中テストステロン濃度は，20歳ころをピークに加齢とともに次第に低下する．このようなテストステロン分泌の低下がさまざまな病態を引き起こすことがわかり，LOH症候群と呼ばれる．「LOH症候群（加齢男性・性腺機能低下症）診療の手引き」[3]によると，診断と治療の考え方は次のようにまとめられる．

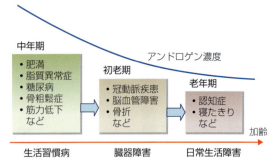

▶図5-5　アンドロゲンと老年疾患との関連（概念図）

アンドロゲンの低下は，中年期には生活習慣病，初老期には臓器障害，老年期には日常生活障害へとライフステージに応じた病態と関連する．

　テストステロン低下の指標としては，血中総テストステロン濃度と血中遊離テストステロン濃度を用い，それぞれ250 ng/dL，7.5 pg/mL（30〜40歳代の平均−2標準偏差に該当）を正常下限として治療の適応判定に用いる．

　テストステロン補充療法（testosterone replacement therapy；TRT）の適応があると判断するには，遊離テストステロン濃度の低下に加えて，勃起障害や抑うつ，疲労感，筋力低下などの症状，所見が認められることが必要である．有害作用を考慮して，前立腺癌，前立腺腫瘍マーカー（PSA）2.0 ng/mL以上，中等度以上の前立腺肥大症，乳癌，多血症，重度の肝・腎機能障害，うっ血性心不全，重度の高血圧，睡眠時無呼吸はTRTの対象から除外する．

　TRT実施法としては，日本では作用持続型の注射薬（テストステロンエナント酸エステル）を2〜4週ごとに筋注するのが標準である．テストステロン軟膏（市販薬）を朝夕陰嚢皮膚に塗布する方法もあるが，医師の管理のもとに行う．

　適宜血液検査を実施して反応性をチェックするとともに，少なくとも3か月後には症状スコアを用いた効果判定と有害作用の検討を行う．

　TRTの有害作用として考えられるのは，心血管疾患，脂質代謝異常，多血症，体液貯留（浮腫），前立腺肥大症，前立腺癌，肝障害，睡眠時無呼吸

症候群，女性化乳房，精巣萎縮，不妊，行動・気分の変化などである．一方，血管機能や糖代謝にも好影響が期待できるが，まだエビデンスが少ないため，慎重に実施することが求められる．TRTも，欧米のような経皮用剤（貼布，ゲル）や内服薬が使えないことが課題である．

3 アンドロゲンと老年疾患

アンドロゲン低下と関連して，LOH症候群の症状に加えて心血管疾患や骨粗鬆症が発症し，死亡率も高くなることがわかってきた．また，高齢者の身体的フレイル〔第7章「高齢者との接し方」（→58ページ）参照〕や認知機能障害にもアンドロゲンは関連するようである．軽度要介護高齢男性を対象とした研究では，血清テストステロン濃度は，基本的日常生活活動（basic ADL; BADL），IADL，認知機能，意欲と正相関した[4]．物忘れ外来通院中の男性患者を追跡した研究では，血清遊離テストステロン濃度が低い群で，認知機能の有意な低下がみられた．

逆に，軽度認知障害を有する高齢男性にTRTを行ったところ，6か月間に単語記憶，遅延再生などの認知機能が改善された[5]．海外ではテストステロン低値の健常高齢男性を対象としたTRTの介入試験[6]も行われているが，一貫した効果としては，体脂肪量の減少と筋肉量の増加くらいである．フレイル〜要介護高齢者を対象としたTRTの介入試験が必要である．

D 理学・作業療法との関連事項

高齢女性の理学・作業療法では，筋力低下，骨粗鬆症とそれに伴う合併症対策および，ADLに加えてIADLの自立を目指すことが必要となる．女性では男性より運動習慣がある人が少ない一方，家事を中心とする日常活動労作は多い．

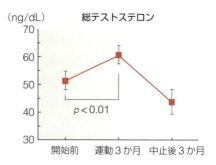

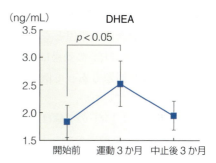

▶図5-6　女性認知症患者に対する運動療法のホルモン増加効果

グループホーム入所中の女性13人（平均84歳）に対し，椅子およびダンベルを用いた上下肢筋力トレーニングを連日30分間，3か月間実施した．この研究は女性患者で実施したもの．男性でも同様の運動によるアンドロゲン増加効果が見込まれる．

〔Akishita M, et al: Effects of physical exercise on plasma concentrations of sex hormones in elderly women with dementia. J Am Geriatr Soc 53:1076–1077, 2005 より作成〕

筋力低下，骨粗鬆症と合併症に対しては，転倒対策が重要となる．骨折の多くは自宅内の転倒が原因であり，1人ひとりの転倒の危険因子を考え，自宅内環境・着衣・履物へのアドバイス，転倒予防につながる運動を指導するとよい．これは最初の転倒・骨折予防という点に加え，転倒・骨折歴のある女性の多くが再発を恐れて外出や日常活動を控えることへの対策にもなる．女性に対しては，より細かく具具体的な指示，到達目標の提示がやる気を促すと考えられ，スモールステップの目標を設定することも有用である．

また，女性の家事や介護の担い手としての役割をサポートする具体的な指導も重要であるが，家事，介護による身体的，精神的負担を軽減するこ

とも重要である．日常の人間関係とは離れた医療の専門家との貴重な時間は，心身の健康に役立つものとなり，会話を中心としたコミュニケーションの役割は大きい．

女性特有の問題と同様に，男性特有の問題が存在することも理解する必要がある．最近の研究成果により，女性のエストロゲンと同様，高齢男性のアンドロゲンが不足すると老化が進み，生活習慣病から認知症までさまざまな疾患を発症し，死に至る，あるいは要介護の原因となることがわかってきた．一方で，TRTの効果はまだ検証されておらず，薬物の問題もあって医師の間でもTRTの知識は普及していない．

このように実際にはTRTの実施は難しいが，1日30分程度の運動で高齢者のアンドロゲン濃度は上昇することがわかっており（▶図5-6），運動は性差医療の点からも推奨できる．また，テストステロン分泌は中枢性に視床下部で制御されているため，レクリエーション的な作業で気分が改善するとテストステロン分泌の増加も期待できる．

療法士の視点から

理学・作業療法の現場では，身体機能や心理機能から生活のしかたに至るまで性差と個人差の大きさを実感する．

本章は性差医療の概念と，その核となる知識を概説したものであるので，理学・作業療法士の基礎的知識としてよく理解しておく必要がある．また，性差医療の概念は単に男女の区別にとどまらず，個人差に対応したオーダーメイド医療の端緒であるという理解も必要である．

ケアに目を向けると，生活場面が含まれるだけに医療よりも性差・個人差が大きくなる．この点からも，生活を支えるケアを実現するためには，介護者・被介護者双方の多様性を理解し，それに対応できる力量を備えることが理学・作業療法士に求められる．

●引用文献

1) 厚生労働省：2022（令和4）年国民生活基礎調査の概況. 2023
2) 内閣府政策統括官（政策調整担当）：令和4年度 高齢者の健康に関する調査. 2022
3) 日本泌尿器科学会/日本メンズヘルス医学会 LOH症候群（加齢男性・性腺機能低下症）診療の手引き作成委員会（編）：LOH症候群（加齢男性・性腺機能低下症）診療の手引き. 医学図書出版, 2022
4) Fukai S, et al: Association of plasma sex hormone levels with functional decline in elderly men and women. *Geriatr Gerontol Int* 9:282–289, 2009
5) Fukai S, et al: Effects of testosterone in older men with mild-to-moderate cognitive impairment. *J Am Geriatr Soc* 58:1419–1421, 2010
6) Emmelot-Vonk MH, et al: Effect of testosterone supplementation on functional mobility, cognition, and other parameters in older men: A randomized controlled trial. *JAMA* 299:39–52, 2008

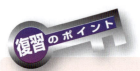

- 性差医療の現状について調べてみる．
- 保健・医療・介護の領域で高齢者にみられる性差を，セックスとジェンダーの観点からまとめる．
- 男性・女性ホルモン機能の老化と疾患とのかかわりを理解する．
- 性差医療のエビデンスを高齢者のリハビリテーションに活用する方法を検討する．

第6章 高齢者の定義および人口動態

学習目標
- 高齢者の定義とその意味づけを理解する．
- 人口静態，人口動態，平均寿命，国勢調査の各用語を理解する．
- 人口の高齢化の経過と現状，予期しうる将来についての知識を得る．
- 高齢者の死因について理解する．

A 高齢者の定義

1 暦年齢からみた高齢者の定義

人生は図6-1に示すように，生まれ落ちてから死ぬまでの間をいくつかの段階に分けることができる．老年期あるいは高齢者は，この人生の段階の最後を指すものである．

高齢者についての諸問題を論じる場合に，高齢者という概念の定義が確立している必要がある．暦の上での年齢で区切って高齢者を定義することは，ある一定の年齢に達した者をすべて高齢者とするという点で問題もあるが，人口の高齢化や高齢者問題に関して国際的な比較，統計学的な検討を行う場合には実用的である．また実際に何歳からを高齢者とみなすかという定義は，生物学的にははっきりしたものはなく，むしろ社会制度によって規定されている場合が多い．

わが国では，1955年，1960年の国勢調査(→NOTE1)で，60歳以上を"老年人口"(高齢人口)としていたが，1963年に制定された老人福祉法によって，65歳以上の者が老人健康診査や福祉措置の対象として定められており，以後，現在までわが国では，法律的には高齢者の区切りは65歳とされてきた．また国際的にみても，1956年に国連で"高齢化率"を65歳以上の人口比で表示することが決められており，これに準じて世界各国で65歳以上が高齢者の定義として用いられている．

老年学の分野においても，こうした社会制度での定義に準じて一般的に65歳以上を高齢者と

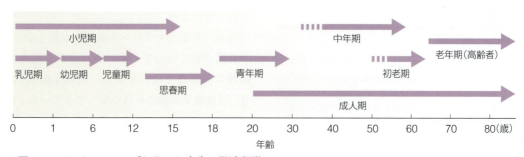

▶図6-1 ライフステージからみた人生の発達段階

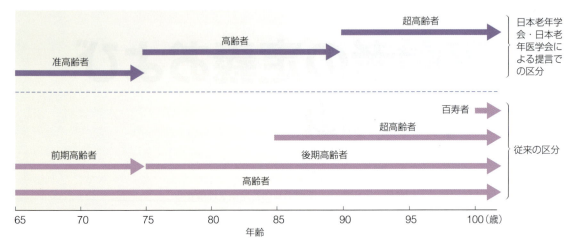
▶図 6-2　老年学における高齢者の区分

し，さらに，65 歳から 74 歳までを前期高齢者（young-old），75 歳以上を後期高齢者（old-old）とし，後期高齢者のうち 85 歳以上あるいは 90 歳以上を超高齢者，100 歳以上を百寿者としてきた．

しかし，近年の環境や生活習慣の改善などにより，後述するように加齢に伴う身体的機能変化の出現が遅くなってきており，日本老年学会・日本老年医学会による高齢者の定義と区分に関する提言[1]では，65～74 歳は准高齢者，准高齢期（pre-old），75～89 歳は高齢者，高齢期（old），90 歳以上は超高齢者，超高齢期（oldest-old，super-old）に区分する提言が行われている（▶図 6-2）．2024 年に日本老年学会から新しい提言[2]が出されたが，基本的にこの区分は変わっていない．

2　高齢者の定義の時代変化

ライフステージあるいは人生の区切りは，何歳以上といった暦年齢による単純な分け方ではなく，人生のそれぞれの発達段階における"出来事"で分けられるべきであるとする考えもある．たとえば，就学，就職，結婚，出産，子どもの自立，閉経，退職，年金生活への移行，配偶者との死別，寝たきり生活などである．これらはライフイベントともいわれ，人生を考えるうえでの重要な要素である．こうしたライフイベントを通しての人生の区切りは，単なる暦年齢による区切りよりも社会的意義あるいは医学的意義が大きいことが多い．

こうした考えによれば，定年退職したり，社会的な地位から引退したり，年金生活に入っている時期を老年期，あるいは高齢者であると定義することもできよう．

近年，大学や大学院への進学率が高くなり，就学期間が長くなっている．また就職が遅くなり，結婚年齢が高くなっている．退職年齢が高くなり，再就職する割合も高くなってきている．65 歳を超えても健康上の大きな問題もなく，元気な人が増えている．内閣府が 2014 年に実施した「高齢者の日常生活に関する意識調査」では，「高齢者と

> **NOTE**
>
> **１　国勢調査**
> わが国の人口や世帯の状況を明らかにするため，総務省統計局により行われている調査．第 1 回調査は 1920 年であり，以来ほぼ 5 年ごとに行われている．人口，世帯に関して，外国人を含む日本に居住するすべての人を対象として，性別，年齢，世帯員の数，国籍，就業状態，仕事の種類，住宅，教育などについて調べることを目的とした，国の最も基本的な大規模調査である．

は何歳以上か」という質問に対して65歳以上とする答えは6.4%と少数であり，29.1%が70歳以上，27.9%が75歳以上と答えている．

日本老年医学会では「高齢者の定義と区分に関する提言」[1]のなかで，近年の高齢者心身健康に関する種々のデータを検討した結果，現在の高齢者においては10〜20年前と比較して加齢に伴う身体的機能変化の出現が5〜10年遅延しており，"若返り"現象がみられているとしている〔第33章「社会学・経済学からみた高齢社会」（➡325ページ）参照〕．20年前の65歳と現在の65歳は，医学的にも社会的にも大きく異なっている．このように高齢者の定義は時代とともに変化していくべきものである．文化や人口構成，社会的役割，寿命の延長，健康状況の改善などが，高齢者の定義に強い影響を与えるものと考えられる．

3 生物学的年齢

小児期の発達において，首のすわり，二足歩行，発語など個人差はそれほど大きくはない．それに対して老化の進行には大きな個人差がみられる．同じ70歳という年齢であっても，寝たきりの人もいれば，職業をもち，社会活動を若い人以上にこなしている人たちもいる．暦の上での年齢による定義では，こうした個人差を含めての高齢者の定義を行うことはできない．

暦の上での年齢ではなく，生理機能や精神神経機能，運動能力などからみた年齢を生物学的年齢という．この生物学的年齢を用いて老化の進行状態を客観的に判定する試みがなされている．暦年齢から高齢者を定義するのではなく，生物学的年齢によって高齢者の定義を行おうというのである．

しかし，実際には生物学的年齢を求めるのは困難であることが多い．それは生物学的年齢を求めるための指標が明確でないこと，方法論が確立していないことなどのためである．

B 世界と日本における人口動態

1 人口統計

人口統計には，人口総数，世帯や個人の調査などによる人口静態統計と，出生，死亡，死産，婚姻，離婚，死因についての統計である人口動態統計がある．わが国では，人口静態は総務省による国勢調査が，人口動態は厚生労働省による人口動態調査が基本になっている．これらの統計から，その年次の年齢別死亡率を用いて，ある年齢の人があと何歳生きられるかと予想される年数（平均余命）を求める生命表がつくられる．生まれたばかりの0歳の人の平均余命を平均寿命という．

2 人口の高齢化

a 平均寿命の延長

日本人の平均寿命は，大正の終わりには男性で約42歳，女性で約43歳であったが，昭和期に入ってから急速に延び始め，1947年には男女ともに50歳を超え，1951年には60歳を超えた．以後，延び率は若干ゆるやかにはなり，また東日本大震災による一時的な減少があったが，平均寿命はさらに延長する傾向が続いている．

2022年度の男性の平均寿命は81.05歳，女性では87.09歳である．厚生労働省による資料では，日本人の平均寿命は男性ではスイス，スウェーデンに次いで，国としては世界3位，女性は1位であった．男女とも日本はトップクラスの長寿の国であるといえる（▶図6-3）．

2022年の簡易生命表によると，65歳まで生存する人は，男性が89.6%，女性が94.4%，90歳まで生存する人は，男性で25.5%，女性で49.8%となっている．40歳までの生存率は，ほぼ頭打ちとなっているが，75歳，90歳までの生存率はさら

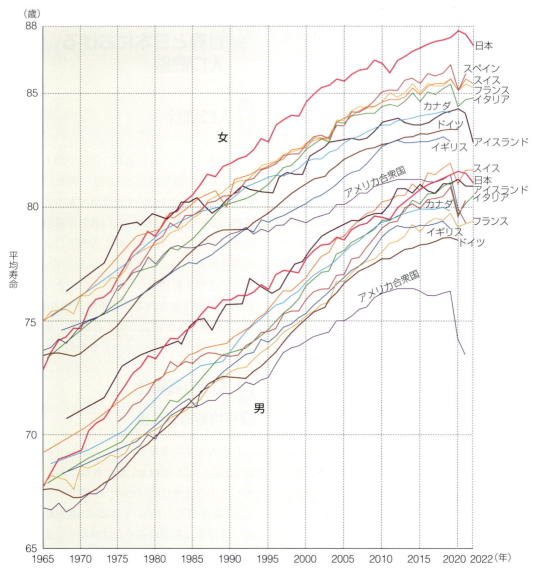

▶図 6–3　日本と諸外国における平均寿命の年次推移
〔厚生労働省：令和 4 年簡易生命表の概況より改変〕

に増加傾向にあり，2020〜2022 年は COVID-19 の影響で減少傾向がみられたが（▶図 6–4），2023 年に再び増加に転じている．100 歳以上の人口も毎年増加し，2023 年には 9 万人を超えている．

　日本人の平均寿命がなぜ世界で最も長いか，その理由についてはいろいろな推察がなされている．乳幼児の死亡率が低いこと，高齢者に対する医療制度が比較的整備されていること，高齢者の勤労意欲，高齢者の社会参加率が高いことがあげられる．また，貧富の差が比較的少ないことなどの社会的な理由や医療制度に加え，先進諸国のなかで脂肪摂取量が飛び抜けて少なく，炭水化物の摂取が多いという日本独特の食習慣を中心とするライフスタイルの影響もあろう．さらに，日本人のもつ遺伝的素因の影響も考えられる．

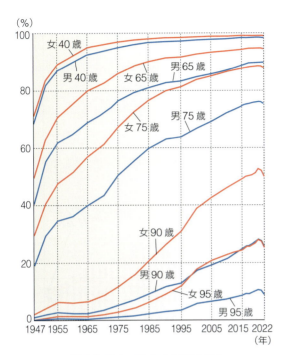

▶図 6-4　特定年齢まで生存する者の割合
〔厚生労働省：令和 4 年簡易生命表の概況より改変〕
注 1）2015 以前および 2020 年は完全生命表による．
注 2）1970 年以前は，沖縄県を除く値である．

b 出生率の低下（少子化）

　出生率は通常，人口千人あたりの年間の出生数を指す．年間の出生数は 1947〜1949 年の第 1 次ベビーブームのころは 270 万人であった．その後は減少傾向が続いていたが，第 1 次ベビーブームのとき生まれた女性が出産期を迎えた 1973 年前後の第 2 次ベビーブームには 209 万人まで回復した．しかし，以後は再び減少し，2022 年度の出生数は 77 万人となった．最近では特に 20 歳代での出産が少なくなっており，また第 1 子を産んだ女性の平均年齢は 2022 年度で 30.9 歳と高いことが特徴である．

　1 人の女性が一生の間に産むと推定される子どもの数を示す合計特殊出生率は，1949 年ころまで 4 を超えていたが，その後急激に低下し，1957 年には 2.04 となった．その後は 2.0 前後で安定していたが，1974 年以降からは低下傾向が続き，2005 年には 1.26 となった（▶図 6-5）．その後はほぼ横ばいで，2022 年には 1.26 となっている．合計特殊出生率は 2.1 以上を維持しなければ，人口は徐々に低下し，また人口の高齢化が進むことになる．

　出生率の低下の原因として，出産適齢人口の未婚率の増加，晩婚・晩産があげられている．さらにこうした変化を引き起こす要因として，女性の社会進出と社会的対応の遅れ，核家族化による育児の困難，女性の高学歴化，女性が家庭を第一に考えるという生き方から個人の生き方を大事にするという価値観への変化，生活の多様化などが考えられる．

c 高齢人口の増加

　わが国での近年の平均寿命の劇的な延長と出生率の急激な低下の 2 つの作用が同時に働いて進行する高齢化は，世界でも例をみないものである．65 歳以上の高齢人口は大正の終わりには 5.1% であった．1940 年には，政府の多子政策もあり，この比率は 4.7% にまで下がった．しかし，第二次大戦後は着実に高齢人口が多くなってきた．戦後すぐのベビーブーム，1973 年前後の第 2 次ベビーブームに急速に出生数が増加したが，平均寿命の延びによる高齢人口の増加のほうがさらに大きかった．

　1998 年には 14 歳以下の年少人口を 65 歳以上の高齢人口が上回った．2022 年度の年少人口の割合は 11.6% であり，諸外国と比べても，日本の総人口に占める子どもの割合はドイツ（14.0%），米国（18.0%），中国（17.2%）などよりも低い．

　65 歳以上の高齢人口の割合が 7% を超える社会を"高齢化社会"，14% を超える社会を"高齢社会"という．さらに高齢人口の割合が高い社会を"超高齢社会"と呼ぶことがあるが，明確な定義はない．

　日本は 1970 年に高齢化社会に，1994 年に高齢社会になった．その後も高齢人口の割合は増え続け，2022 年には全人口の 29.0% が 65 歳以

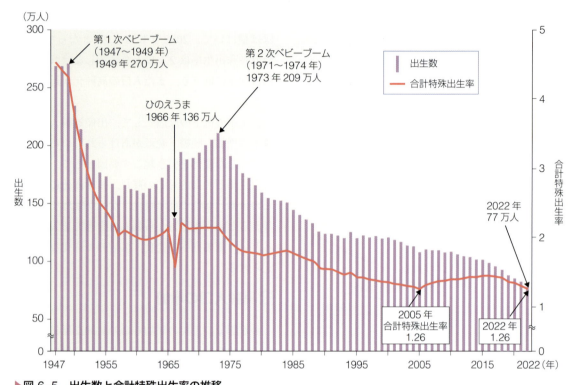

▶図 6–5　出生数と合計特殊出生率の推移
〔厚生労働省：令和 4 年（2022）人口動態統計（確定数）の概況より改変して作成〕

上になり，高齢人口の割合は世界一となっている（▶図 6–6）．

　高齢人口の割合が 7％ から 14％ と増加するまでに，フランスは実に 116 年を要している．他のヨーロッパの国々の多くでも 100 年近くかかっているが，日本ではわずか 24 年でこれを達成した．わが国はかつて経験したことのない社会の急速な高齢化に直面している．急速に進行する高齢化は，日本社会全体に医療，社会，経済といったさまざまな分野で大きな影響を与えていく．こうした社会の高齢化は欧米諸国でも徐々にではあるが進行しており，またアジアなどの発展途上国でも，近い将来，わが国と同様の急速な高齢化に直面すると思われる．

d 高齢人口の高齢化

　65 歳以上の高齢人口が増加する一方で，後期高齢者，超高齢者，さらには百寿者〔図 6–2（➡ 48 ページ）参照〕の増加も進んでいる．この "高齢人口の高齢化" は，今後もさらに進行していくと予想されている．

　2011 年に日本の人口はピークを迎え，以降は日本の人口は減少し始めた．2023 年高齢社会白書によれば，日本の総人口が減少するなかで 65 歳以上の者が増加することにより高齢化率は上昇を続け，2036 年に 33.3％ となり，国民の 3 人に 1 人が 65 歳以上となると見込まれている．高齢化率はさらに上昇を続け，2069 年には 38.7％ に達して，国民の 2.6 人に 1 人が 65 歳以上となると推計されている．

e 世帯構造の変化

　人口の高齢化が進む一方で，核家族化も進み，高齢者の 1 人暮らし，高齢夫婦だけの世帯の数が急激に増えている．厚生労働省による 2022 年国民生活基礎調査では，65 歳以上の高齢者の 31.8％ が

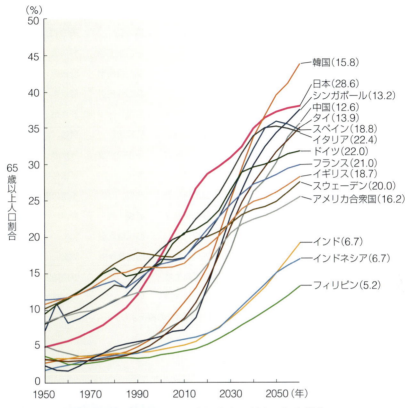

▶図 6-6　日本と諸外国における 65 歳以上人口割合の年次推移
（　）内の数字は 2020 年の実績値
〔内閣府：令和 5 年版高齢社会白書より〕

1 人暮らしであり，夫婦のみが 32.1% と，高齢者だけの世帯が過半数を占めている．一方，孫まで含む 3 世代世帯は 7.1% と少なくなっている（▶図 6-7）．

f 高齢者の死因

2022 年の厚生労働省人口動態統計では，死亡数は 157 万人で，死因は，1 位が悪性新生物，2 位が心疾患，3 位が老衰，4 位が脳血管疾患，5 位が肺炎の順であった．悪性新生物，心疾患，脳血管疾患は 3 大死因と呼ばれ，結核による死亡が激減した 1957 年ころから死因の上位を占め続けている．

中高年者の死因を 5 歳ごとの年齢階級別にみると，55〜84 歳までは悪性新生物，心疾患，脳血管疾患の順となっており，死因としては中年者でも高齢者でも基本的には大きな違いはない（▶表 6-1）．肺炎は 70 歳以上で死因の 4 位，5 位以上を占めている．80 歳以上では死因として老衰が 4 位以上に登場する．90 歳以上の超高齢者では悪性新生物による死亡の割合が少なくなり，老衰が死因の 1 位となっている．

65 歳における特定の疾患を除外した場合の平均余命の延びは，悪性新生物の場合の余命延長が男女とも最も大きく，2022 年の簡易生命表では男性が 2.62 歳，女性が 1.89 歳となっている．次いで心疾患，脳血管障害がなくなった場合の寿命の延びが大きい．悪性新生物，心疾患，および脳血管疾患の 3 疾患がなくなった場合の寿命の延びは，男性 4.97 歳，女性 4.01 歳と推定されている．

▶表6-1 中高年者の年齢階級別死因順位

年齢(歳)	第1位	第2位	第3位	第4位	第5位
40〜44	悪性新生物	自殺	心疾患	脳血管疾患	肝疾患
45〜49	悪性新生物	自殺	心疾患	脳血管疾患	肝疾患
50〜54	悪性新生物	心疾患	自殺	脳血管疾患	肝疾患
55〜59	悪性新生物	心疾患	脳血管疾患	自殺	肝疾患
60〜64	悪性新生物	心疾患	脳血管疾患	肝疾患	自殺
65〜69	悪性新生物	心疾患	脳血管疾患	不慮の事故	肝疾患
70〜74	悪性新生物	心疾患	脳血管疾患	肺炎	不慮の事故
75〜79	悪性新生物	心疾患	脳血管疾患	肺炎	不慮の事故
80〜84	悪性新生物	心疾患	脳血管疾患	老衰	肺炎
85〜89	悪性新生物	心疾患	老衰	脳血管疾患	肺炎
90〜94	老衰	心疾患	悪性新生物	脳血管疾患	肺炎
95〜99	老衰	心疾患	悪性新生物	肺炎	脳血管疾患
100以上	老衰	心疾患	脳血管疾患	肺炎	悪性新生物

〔厚生労働省:令和5年(2023)人口動態統計(確定数)の概況より〕

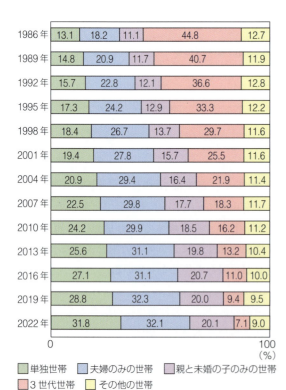

▶図6-7 65歳以上の者のいる世帯の世帯構成の推移
〔厚生労働省:2022(令和4)年国民生活基礎調査の概況より〕

C 理学・作業療法との関連事項

　高齢化が進み,高齢者の割合が増加するに伴い,日本人における疾病構造も変化しつつある.今後は,慢性に経過し,日常生活に障害を与えることの多い老年病患者の数が急速に増大すると思われる.また高齢者のなかでも,前期高齢者と後期高齢者,超高齢者では回復力や意欲,理解力,日常生活活動(activities of daily living; ADL)の障害の程度なども当然異なっている.さらに1人暮らしの高齢者や,高齢者だけの世帯が増えて,家族の支え,介護のあり方も変化してくる.理学・作業療法をとりまく状況は,こうした日本の社会の高齢化に対応していくものとなる必要がある.今後,高齢者を対象にした理学・作業療法の新たな展開が望まれる.

● 療法士の視点から

　出生率の低下，高齢人口の増加など，これからの日本をとりまく環境が過去とは大きく異なることは明らかである．さて，そのなかで理学・作業療法士はどのように社会の要請に応えていけばよいのか．理学・作業療法士自身がリハビリテーションやケアのあり方についてオピニオンリーダーとして社会に発信していく必要がある．

　ダブルケア（介護と育児を同時期に行う）や老老介護などの現実を前にして，理学・作業療法自体にも新たな展開が求められている．

● 引用文献

1) 日本老年学会・日本老年医学会：高齢者に関する定義検討ワーキンググループ報告書. 2017
   https://geront.jp/news/pdf/topic_170420_01_01.pdf（2024年10月アクセス）
2) 日本老年学会：高齢者および高齢社会に関する検討ワーキンググループ報告書 2024. 2024
   https://geront.jp/news/pdf/topic_240613_01_01.pdf（2024年10月アクセス）

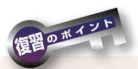

- 高齢者の定義について確認する．
- 平均寿命と平均余命の定義を確認する．
- 平均寿命の延長，出生率の低下により高齢化が進み，また高齢者のみの世帯も増加している．
- 中高年者の死因を5歳ごとの年齢階級別にみると，55〜84歳までは悪性新生物，心疾患，脳血管疾患の順となっており，死因としては中年者でも高齢者でも基本的には大きな違いはない．

II

高齢者への
アプローチ

第7章

高齢者との接し方

学習目標
- 高齢者の医療に大切な医療倫理や指針を学ぶ.
- 高齢者との接し方について学ぶ.

A 医療倫理の基本原則

1979 年に, 米国の倫理学者であるビーチャム(Beauchamp TL)ら[1] により記された『Principles of Biomedical Ethics』のなかで提唱された, 医療倫理の 4 原則というものがある. 本題名の書籍は, すでに第 8 版まで出版されているが, それらで示された自律尊重, 無危害, 善行, 正義・公正と訳される 4 原則が有名である. また, 2005 年にユネスコで採択された生命倫理と人権に関する宣言も知られている.

臨床現場において, 患者本人の自律・意思決定を尊重するためにも, 真実を伝えることや, プライバシーの尊重, 守秘義務, 侵襲への理解, 重要な決定への援助を心がけ, 本人の能力を最大限生かせるような状況をつくることを念頭に行動する必要がある. 高齢の患者に相対する場合, 本人の心身の機能を正しく評価せずに, 先入観から身体的・精神的な能力の欠如を前提とするような態度をとってしまう者もいるが, それはまったく正しくない. すべての患者に対して真摯な気持ちで接することは, すべての医療者に求められる原則である. 年齢的に高齢である患者に対する際には, もしもなんらかの加齢により, またはなんらかの疾患により, 身体・精神的な機能の低下があったとしても, 残っている機能を最大限生かせるよう

に支援するような姿勢が必要である. この姿勢は通常の診療でも必要な態度であるが, 特に高齢者は, 長期的かつ慢性的な人生の最終段階につながる状態である者も少なくないため, 最新ではなく, 最善の医療を心がけることが望ましい.

B 高齢者に対する適切な医療提供の指針

2010 年に, 厚生労働省の長寿科学総合研究事業による研究班, 日本老年医学会, 全国老人保健施設協会, 日本慢性期医療協会, および日本医師会によって「高齢者に対する適切な医療提供の指針」[2] が作成された. この指針は「医療従事者が高齢患者に対して医療提供を行う際に考慮すべき事柄を整理し, 基本的な要件を示したもの」であり, 医師以外の職種にも適用される基本的な考え方として示されている.

内容としては,
① 高齢者は身体・精神・社会的に多様性があり, 多病をもち, 個人差が大きいので, 幅広い情報の把握が重要であること
② 生活機能の保持や症状緩和などにより生活の質(quality of life; QOL)の維持・向上を目指したケアが必要であること
③ 生活の場に即した医療を提供すること

④高齢者の薬物療法は若年者に比べ有害事象がおこりやすいことに注意し，アドヒアランスの改善に配慮すること
⑤患者の意思決定を支援すること
⑥家族などの介護者もケアの対象にすること
⑦患者本人の視点に立ったチーム医療を行うことの7つの項目である．

　結局は高齢者に限定する内容ではないが，医療倫理の4原則と矛盾することなく，実際の臨床に即して応用された内容となっている．なお，この指針は日本老年医学会のホームページで公開されている．

C 高齢者との具体的な接し方

a 自己紹介から

　まず，初めて会う患者には，きちんとあいさつをすること．医療者が自分からていねいに名乗ると，患者にも，人物確認のためではなく1人の人間相手として相対していることが伝わり，きちんと返事をしてくれるようになる．信頼関係を築く最初の一歩となり，患者の生活環境や家族関係など，私的なことを質問していくための土台づくりにもなるので，業務上の形式的ではない，普通の人としてのあいさつを忘れないことが大切である．

　この段階で，もしも患者に聴力や視力の低下，身体機能の低下が判明した場合は，それに対してどのような対応をしていくか考慮し，患者には，「紙に書きますね」「補聴器をつけてお話ししましょう」というような発言や行動を通じて，情報のやりとりが重要であると医療者が認識していることを伝えることができる．

b 話の進め方

　きちんと患者の話したいことを聞く姿勢をもつことが大切である．医療者側が知識や個人的見解を立て続けに話してしまうと，患者は自分の言いたいことが言えなくなり，その医療者を理解してもらえない相手だと感じ，十分な信頼関係が築けない可能性がある．

　特にチーム制などで複数のメンバーが1人の患者に接することがあるケースなどでは，患者の態度が医療者によって露骨に変わる場合がある．すでにそうなってしまった場合は，チーム内で役割分担をするのがよいが，できれば常に患者の変化に誰もが気づきやすいよう，そしてそれぞれが十分な信頼関係を築くことができるよう，患者の話に耳を傾け理解しながら，きちんと視線を向けて話を伺うことが望ましい．ただし，患者は1人だけではないので，有限な時間を上手に振り分けるためには，「今日はいろいろお話ができて楽しかったですね．また，明日続きを話しましょう」などの約束を守れば，患者も医療者の仕事のサイクルなどを覚えて，「一度にいっぱい伝えなくてもよいのだな」と理解するようになる．

c 話を共有すること

　患者本人から話を聞こうとしても，意識障害があったり，せん妄があったり，認知機能が低下していたりする場合や，十分な体力がなく話が続けられない場合もある．その場合は，多くは家族に話を伺うことになるが，現在の日本では家族も高齢化しているケースが多い．特に老老介護と呼ばれる，高齢者夫婦の世帯や超高齢者を高齢の子どもが世話をしている世帯では，患者本人ではない家族にも，高齢であることを意識した話の伺い方を心がける必要がある．

　患者は病態や気分によって話が変わることもありうるし，状況に応じて家族の意見が変わることも少なくないため，柔軟な対応ができるように，ある程度の予想と心構えをしておく必要がある．そのため，自分が知り得た情報は，業務上の必要性から，チームとして機能している多職種の間で共有し，記録を残しておくことが大切である．なお，本人の病状を考慮し，先に家族と面談する場

合もありうるが，そうだとしても，前述の自律尊重原則に則り，患者本人に状況を適切に説明し，本人の意思を確認してから同意を得るという前提を欠かしてはならない．

d 高齢者は，フレイルが改善せず死に至る可能性が高いことを忘れない

　理学療法や作業療法を受ける患者は，要介護状態からの脱却や悪化を避けるために訓練をしていると考えてよい．自分でできることを増やすためのリハビリテーションは，自立（自律）を促す行動でもあり，また，介護者の負担の軽減にもつながる重要な活動である．

　しかしその一方，高齢者の体力の限界が若年者に比べ低いことや，機能低下をきたした病気（悪性腫瘍や誤嚥性肺炎，心不全，腎不全，低栄養，骨折など）が再発する可能性を考慮すると，結果的にリハビリテーションが進まず，フレイルサイクルを"寝たきり"という要介護状態になって脱落する可能性がある．寝たきりであれば，まだ環境調整をするという目標に切り替えることができるが，それもかなわず，死に至る場合もある．非常にデリケートな内容ではあるが，高齢者のリハビリテーションでは，常に死に至る可能性が高い相手であることを念頭に接することが重要である．

　患者本人や家族にもその心構えが本来必要であるが，それを説明するのは担当の医師である．そのため，訓練中に当初設定された目標が妥当ではないと考えられたときは，チーム医療の担当者として，担当医師に速やかに知らせることが重要である．

D 理学・作業療法との関連事項

　高齢者でリハビリテーションが必要な病態を引き起こす疾患はさまざまである．理学・作業療法

に加え，摂食嚥下に関する訓練が必要となる場合が多いのが特徴といえる．ただし，高齢患者はもともとフレイル状態であり，単独の機能のどれかが病気で低下した場合でも，他の機能も連動して低下する割合が高いので，結局，1つの訓練ではすまない場合が多い．そのため，本章における内容は，すべての訓練の土台となる知識の1つとしてとらえることが望ましい．

　また，高齢の患者が病院を退院したり，安定した療養生活を維持するためには，リハビリテーションにおける活動が要となるため，理学・作業療法はこれからも必要度が高くなり，需要が高まる分野である．チームのなかではリハビリテーション方法の工夫や設定目標の査定，患者本人には家庭などでの自主的な運動の情報，補助具の情報，介護者には適切な介護方法の情報など，求められることが多岐にわたる．患者の意思を尊重した医療を広げるためにも，ぜひ，これからも療法士には積極的な姿勢でチーム医療に参加していただきたい．

● 療法士の視点から

　「聞くこと」の大切さを再認識してほしい．

　リハビリテーションやケアの場面に限らず，われわれの日常を省みても「聞かない」「聞けない」人と接することは苦痛でありさえする．理学・作業療法士はその知識・技術を提供しようとするがゆえ，時として「聞かずに話す」に陥ることがある．

　日常生活にかかわるさまざまな情報を必要とする理学・作業療法士だけに，コミュニケーションの第一歩は聞くことであるということを繰り返し述べておきたい．

●引用文献
1) Beauchamp TL, et al: Principles of Biomedical Ethics. 5th ed, Oxford University Press, New York, 2001
2) 厚生労働科学研究費補助金（長寿科学総合研究事業）「高齢者に対する適切な医療提供に関する研究（H22-長寿-

指定-009)」研究班, 他：高齢者に対する適切な医療提供の指針. 2010
https://www.jpn-geriat-soc.or.jp/proposal/pdf/geriatric_care_GL.pdf(2024年10月アクセス)

●参考文献
1) 伏木信次, 他(編)：生命倫理と医療倫理 第4版. pp6-7, 109-113, 金芳堂, 2020

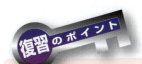

- 医療倫理の基本原則に基づいた医療の提供がすべての医療従事者に求められる．
- 高齢者とその家族には真摯な心をもってていねいに対応し，情報を共有することが大切である．

第8章

高齢者の総合機能評価

学習目標
- 高齢者の全体像をとらえる重要性を理解する.
- 高齢者総合機能評価の主要項目(身体機能, 精神心理機能, 社会的状態)の測定ツールを学ぶ.
- 対象者に応じて付加するべき機能評価にはどのようなものがあるか学ぶ.
- 高齢者総合機能評価の目的, 有効性, 問題点を学ぶ.

A 高齢者の QOL 改善のために

高齢者医療のゴールは単に疾病の治療にとどまらず, 高齢者の生活の質(quality of life; QOL)を改善することにある. 高齢者は余命が限られ, しかも一般に複数の疾患をかかえているため, 個々の疾患に対して最先端の治療をすることが必ずしも患者の QOL にとって最善であるとは限らない. 多くの高齢者は生活機能障害者であり, 社会的自立が困難なケースが多く, 高齢者の QOL を考えるとき, 疾病よりむしろ患者がかかえている"障害"こそが問題であることが多い. したがって高齢者医療にかかわるとき, 患者のかかえる疾病のみならず, 機能形態障害, 能力障害, 社会的不利の全体像の把握が不可欠である. さらに, 高齢者は成人と異なり, 疾病の発症やその生命予後, QOL にはさまざまな社会的, 生活的な背景が影響していることは明らかであり, これらの十分な情報を把握することも重要である.

高齢者総合機能評価(comprehensive geriatric assessment; CGA)とは高齢者の疾病の診断, 病歴などだけでなく, 機能形態障害, 能力障害, 社会的不利をも含めて総合的に評価し(全体像の把握), 医療のみならず, あらゆる手段を介して高齢者の QOL を改善させる目的の手法である. 特に CGA の有用性は, 介護度の高い虚弱高齢者(frail elderly)に対応する場合に発揮される.

この評価により要介護高齢者はいうまでもなく, それ以前の一見元気な高齢者においても重要な知見を得る場合があり, 高齢者診療ではできるだけ全員に実施することが望まれる. 高齢者診療においては, 身体診察だけではなく高齢者の全体像を評価することは, 医療, 介護を問わず, きわめて重要である. 介護サービスの使用を含め QOL 向上に向けての介入方法の選定にも全体像把握は不可欠であり, CGA の評価を定期的に実施することが望まれる.

B 高齢者総合機能評価の主要項目

CGA は大きく分けると, 身体的(physical, functional), 精神・心理的(mental), 社会的(social, economic)の 3 部門からなる. 身体的評価には診察, 臨床検査だけではなく, 高齢者の日常生活に必要なさまざまな課題の遂行に直接関与する機能評価が含まれる. 以下, 具体的な例をあげる.

1 一般的所見

疾患名，病歴，身体所見，尿，血液検査などの一般診療で行われるものと，それに加え，聴力，視力，服薬数・内容，栄養状態，転倒歴，失禁，低栄養などの老年症候群の有無程度は網羅されるべきである．

2 身体機能

日常生活での自立の程度を評価する基本的日常生活活動（basic activities of daily living; BADL），さらに高度な生活機能を評価する手段的日常生活活動（instrumental ADL; IADL）などが使われる．

BADLとは食事摂取，更衣，移動，排泄，整容，入浴などの生活を営むうえで不可欠な基本的動作を表す．一般にADLといえばBADLを指す．それぞれの項目を評価し，自立（介助なしで動作が可能），半介助（一部の動作を介助してもらう必要がある），全介助（すべての動作に介助が必要）のいずれかであることを評価することで障害者や高齢者の生活自立度を表現する．この評価は介護サービスの導入，リハビリテーション効果の判定などさまざまな場面で使用される．

BADL評価法としては今までに多くの方法が提唱され，実際に使用されてきた．代表的なものとしては，Barthel index（バーセル・インデックス）やFIM（functional independence measure；機能的自立度評価法）がある．

Barthel indexは1965年に理学療法士であったBarthelが神経筋疾患患者のリハビリテーション効果の評価を目的に開発した．100点満点で点数が低いほどADL障害が重度となる．

FIMは，1983年の米国合同リハビリテーション医学会の議論から生まれた評価法で，より細かな変化がとらえられるように7点（完全自立）から1点（全介助）までの7点法となっている

▶ 表 8-1　機能的自立度評価法（FIM）

運動項目	セルフケア	(1)食事 (2)整容 (3)清拭 (4)更衣上半身 (5)更衣下半身 (6)トイレ動作
	排泄コントロール	(7)排尿管理 (8)排便管理
	移乗	(9)ベッド・椅子・車椅子移乗 (10)トイレ移乗 (11)浴槽・シャワー移乗
	移動	(12)歩行・車椅子 (13)階段
認知項目	コミュニケーション	(14)理解 (15)表出
	社会的認知	(16)社会的交流 (17)問題解決 (18)記憶

点数	基準	内容
7点	完全自立	補助具または介助なしで「自立」して行える，複雑な事項を「自立」して一人でできる
6点	修正自立	時間がかかる，装具や自助具，服薬が必要，安全性の配慮が必要
5点	監視・準備	監視，準備，指示，促しが必要，簡単な事項に介助が10%未満必要
4点	最小介助	「75%以上90%未満」は自分で行う
3点	中等度介助	「50%～75%未満」は自分で行う
2点	最大介助	「25%～50%未満」は自分で行う
1点	全介助	「25%未満」しか自分で行わない

We used the Japanese version of FIM (TM) version 3.0[1,2] that has culturally relevant modifications for some of the items[3,4].
〔千野直一（監訳）：FIM：医学的リハビリテーションのための統一的データセット利用の手引き．慶應義塾大学医学部リハビリテーション科，1991より〕

（▶ 表 8-1）[1-4]．運動系の項目が13，認知系の項目が5で，認知系の項目が入っていることで，頭部外傷の患者の認知障害にも対応している．その場で何かの動作をさせて採点するのではなく，生活している状況をそのまま採点するのが特徴である．項目ごとに7段階の評価を行うため感度が高く，細かな変化を把握しやすいが，反面，判定が

64 ●【第Ⅱ部：高齢者へのアプローチ】第 8 章：高齢者の総合機能評価

▶表 8–2　Instrumental ADL（IADL）の評価法

項目	採点
A. 電話を使用する能力	
1. 自分で番号を調べて電話をかけることが出来る	1
2. 2，3 のよく知っている番号であればかけることが出来る	1
3. 電話には出られるが自分からかけることは出来ない	1
4. 全く電話を使用出来ない	0
B. 買い物	
1. すべての買い物を自分で行うことが出来る	1
2. 少額の買い物は自分で行うことが出来る	0
3. 誰かが一緒でないと買い物が出来ない	0
4. 全く買い物は出来ない	0
C. 食事の支度	
1. 自分で考えてきちんと食事の支度をすることが出来る	1
2. 材料が用意されれば適切な食事の支度をすることが出来る	0
3. 支度された食事を温めることは出来る，あるいは食事を支度することは出来るが，きちんとした食事をいつも作ることは出来ない	0
4. 食事の支度をしてもらう必要がある	0
D. 家事	
1. 力仕事以外の家事を 1 人でこなすことが出来る	1
2. 皿洗いやベッドの支度などの簡単な家事は出来る	1
3. 簡単な家事はできるが，きちんと清潔さを保つことが出来ない	1
4. 全ての家事に手助けを必要とする	1
5. 全く家事は出来ない	0

項目	採点
E. 洗濯	
1. 自分の洗濯は全て自分で行うことが出来る	1
2. 靴下などの小物の洗濯を行うことは出来る	1
3. 洗濯は他の人にしてもらう必要がある	0
F. 交通手段	
1. 1 人で公共交通機関を利用し，あるいは自家用車で外出することが出来る	1
2. 1 人でタクシーは利用出来るが，その他の公共輸送機関を利用して外出することは出来ない	1
3. 付き添いが一緒なら，公共交通機関を利用し外出することが出来る	1
4. 付き添いが一緒であれば，タクシーか自家用車で外出することが出来る	0
5. 全く外出することが出来ない	0
G. 服薬の管理	
1. 自分で正しい時に正しい量の薬を飲むことが出来る	1
2. 前もって薬が仕分けされていれば，自分で飲むことが出来る	0
3. 自分で薬を管理することが出来ない	0
H. 金銭管理能力	
1. 家計を自分で管理出来る（支払計画・実施が出来る，銀行へ行くこと等）	1
2. 日々の支払いは出来るが，預金の出し入れや大きな買い物等では手助けを必要とする	1
3. 金銭の取り扱いを行うことが出来ない	0

出典元では，男性の場合 C，D，E の項目は対象外となっていたが，現在では男性についても 8 項目で評価することが推奨される．
採点は各項目ごとに該当する右端の数値を合計する（0〜8 点）．点数が高いほど自立していることを表す．
〔Lawton, M.P., Brody, E.M.: Assessment of older people: Self-maintaining and instrumental activities of daily living. *Gerontologist*, 9:179–186, 1969 より；日本老年医学会訳〕

難しく，評価に時間がかかる欠点も指摘されている．

　IADL は家事，買い物，電話など介護者のいない生活を想定した場合欠かすことのできない生活能力を評価する指標である．IADL は "instrumental" という表現のとおり，主に道具を用いた動作の能力を評価するものであり，BADL で評価される能力よりもより高次の運動，感覚，認知機能を必要とすると考えられる．IADL の代表的な評価法として，Lawton らによる評価法があげられる．これは生活のために必要な主な 8 項目の手段（電話，買い物，食事の支度，家事，洗濯，交通手段，服薬管理，金銭管理）についてそれぞれの可否をスコア化したものである（8 点満点）．以前

B 高齢者総合機能評価の主要項目 ● 65

▶表 8–3　障害高齢者の日常生活自立度（寝たきり度）判定基準

生活自立	ランク J	なんらかの障害などを有するが，日常生活はほぼ自立しており独力で外出する 1. 交通機関などを利用して外出する 2. 隣近所へなら外出する
準寝たきり	ランク A	屋内での生活はおおむね自立しているが，介助なしには外出しない 1. 介助により外出し，日中はほとんどベッドから離れて生活する 2. 外出の頻度が少なく，日中も寝たり起きたりの生活をしている
寝たきり	ランク B	屋内での生活はなんらかの介助を要し，日中もベッド上での生活が主体であるが，座位を保つ 1. 車椅子に移乗し，食事，排泄はベッドから離れて行う 2. 介助により車椅子に移乗する
	ランク C	1日中ベッド上で過ごし，排泄，食事，着替えにおいて介助を要する 1. 自力で寝返りをうつ 2. 自力では寝返りもうてない

注：判定に当たっては，補装具や自助具などの器具を使用した状態であっても差し支えない．
留意事項：判定に際しては，「～をすることができる」といった "能力" の評価ではなく "状態"，特に "移動にかかわる状態像" に着目して，日常生活の自立の程度を 4 段階にランク分けし評価するものとする．
〔厚生労働省ホームページ：https://www.mhlw.go.jp/file/06-Seisakujouhou-12300000-Roukenkyoku/0000077382.pdf より〕

は男性の場合は，8 項目のうち食事の支度，家事，洗濯に関しては習慣として実行していない場合もあり，男性の評価においてはこれら 3 項目を除外した 5 点満点での評価を行っていたが，現在では男性も全項目が推奨されている（▶表 8–2）．

　その他，厚生労働省の開発した「障害高齢者の日常生活自立度」（寝たきり度）は要介護認定の際のかかりつけ医の意見書に組み込まれることにより，認知度は高い．表 8–3 にあるように細かな分類ではなく，大まかな介護にかかわる事項，主に寝たきり度に関する項目に特化している．

③ 精神・心理機能

　特に認知機能，せん妄，うつ状態の把握を行う．認知機能障害や抑うつの存在は高齢者の生命予後，日常生活，健康状態，QOL に大きな影響を及ぼすが，一方，日常診療で見逃されやすく，必ずスクリーニングとして評価すべきである．評価してみることで，これほど認知機能障害が存在していたのか，これほど抑うつ状態であったのか，と驚くことがある．認知機能評価には多くの評価法があるが，CGA のなかでは簡易検査を用いることが多い．

Mini-Mental State Examination（MMSE）は Folstein ら[5] によって 1975 年に開発され，国際的に最もよく使用される認知機能のスクリーニングテストである．カットオフは 23/24 におかれることが多い．

　長谷川式簡易知能評価スケールは 1974 年に長谷川によって開発され，さらに 1991 年に改訂されたテストである（▶表 8–4）．カットオフを 20/21 におくことが多く，認知症のスクリーニングに有用であることが知られている．

　高齢者ではうつ気分を生じている頻度が高いが，若年者と比べ絶望感や悲哀を訴えることが少なく，うつ病として他覚的および自覚的に不明瞭なことが多い．うつは気分の問題に限らず，身体症状や治療に対するアドヒアランス，QOL などにも強くかかわるため，外来，入院を問わず一度は定式的に評価をしておきたい．種々の評価法が存在するが，高齢者用に開発された老年期うつ病評価尺度（Geriatric Depression Scale; GDS）の短縮版（GDS-15）が利用されることが多い（▶表 8–5）[6]．GDS-15 の合計点数で 5 点以上はうつ傾向，10 点以上はうつ状態とすることが多い．

　GDS 以外にも多くのうつ評価法が存在し，適

▶表 8–4　改訂長谷川式簡易知能評価スケール(HDS-R)

質問		配点
1　お歳はいくつですか？（2 年までの誤差は正解）		0　1
2　今日は何年の何月何日ですか？ 何曜日ですか？（年月日，曜日が正解でそれぞれ 1 点ずつ）	年 月 日 曜日	0　1 0　1 0　1 0　1
3　私たちがいまいるところはどこですか？ 　（自発的に出れば 2 点，5 秒おいて家ですか？ 病院ですか？ 施設ですか？ のなかから正しい選択をすれば 　1 点）		0　1　2
4　これから言う 3 つの言葉を言ってみてください．あとでまた聞きますのでよく覚えておいてくださ 　い．（以下の系列のいずれか 1 つで，採用した系列に○印をつけておく） 　1：a)桜　b)猫　c)電車 　2：a)梅　b)犬　c)自動車	a) b) c)	0　1 0　1 0　1
5　100 から 7 を順番に引いてください． 　（100−7 は？ それからまた 7 を引くと？ と質問する．最初の答えが不正解の場合，打ち切る）	(93) (86)	0　1 0　1
6　私がこれから言う数字を逆から言ってください． 　（6-8-2，3-5-2-9 を逆に言ってもらう．3 桁逆唱に失敗したら，打ち切る）	2-8-6 9-2-5-3	0　1 0　1
7　先ほど覚えてもらった言葉をもう一度言ってみてください． 　（自発的に回答があれば各 2 点，もし回答がない場合，以下のヒントを与え正解であれば 1 点） 　a)植物　b)動物　c)乗り物	a：0　1　2 b：0　1　2 c：0　1　2	
8　これから 5 つの品物を見せます．それを隠しますのでなにがあったか言ってください． 　（時計，鍵，タバコ，ペン，硬貨など必ず相互に無関係なもの）		0　1　2 3　4　5
9　知っている野菜の名前をできるだけ多く言ってください． 　（答えた野菜の名前を右欄に記入する．途中で詰まり，約 10 秒間待っても答えない場合にはそこで 　打ち切る） 　0～5 ＝ 0 点，6 ＝ 1 点，7 ＝ 2 点，8 ＝ 3 点，9 ＝ 4 点，10 ＝ 5 点		0　1　2 3　4　5
	合計得点	

30 点満点中 20 点以下だと "認知症疑い" となり，21 点以上を非認知症とする．
〔加藤伸司，他：改訂長谷川式簡易知能評価スケール(HDS-R)の作成．老年精神医学雑誌 2:1339–1347, 1991 より〕

宜使用すればよい．ただし，認知機能障害が存在すれば評価の信頼性は低下する．

　うつとは別に高齢者では意欲の低下（アパシー）を認めることが多い．自分の体や精神の衰え，環境変化への順応性が低下し，周囲との人間関係の煩わしさなども加味され，生活意欲をなくし，閉じこもりをはじめとする生活不活発が生じるリスクが高い．さらに高齢者に多発する器質的疾患，たとえばラクナ梗塞を含めた脳血管障害や認知機能障害もこれらの意欲低下に関連する．これらの意欲低下によりさらに身体・精神心理的機能障害は悪化し，要介護状態につながっていく．アパシーを拾い上げるうえでの評価法もいくつか報告されている．ここでは鳥羽らにより開発された「意欲の指標」をあげた（▶表 8–6）．

4 社会的状態

　対象患者の経済状態を含めた社会的状況，さらには対象者の社会的なつながりは，入院期間，QOL，予後にも作用する大切な因子である．一般的には，家族状況（配偶者の有無），主要な介護者，介護力，コミュニケーションの有無，経済状態，集団活動の有無などが問題となる．

5 実施方法

　各評価は互いが無関係な独立したものではな

B　高齢者総合機能評価の主要項目 ● 67

▶表 8-5　老年期うつ病評価尺度（GDS-15）

以下の質問に，はい，いいえ のいずれかを○で囲んでください．

1	毎日の生活に満足していますか	いいえ	はい
2	毎日の活動力や周囲に対する興味が低下したと思いますか	はい	いいえ
3	生活が空虚だと思いますか	はい	いいえ
4	毎日が退屈だと思うことが多いですか	はい	いいえ
5	大抵は機嫌よく過ごすことが多いですか	いいえ	はい
6	将来の漠然とした不安に駆られることが多いですか	はい	いいえ
7	多くの場合は自分が幸福だと思いますか	いいえ	はい
8	自分が無力だなあと思うことが多いですか	はい	いいえ
9	外出したり何か新しいことをするより家にいたいと思いますか	はい	いいえ
10	何よりもまず，もの忘れが気になりますか	はい	いいえ
11	いま生きていることが素晴らしいと思いますか	いいえ	はい
12	生きていても仕方がないという気持ちになることがありますか	はい	いいえ
13	自分が活気にあふれていると思いますか	いいえ	はい
14	希望がないと思うことがありますか	はい	いいえ
15	まわりの人が，あなたより幸せそうに見えますか	はい	いいえ
	合計		

1，5，7，11，13 には「はい」0 点，「いいえ」に 1 点を，2，3，4，6，8，9，10，12，14，15 にはその逆を配点し合計する．5 点以上がうつ傾向，10 点以上がうつ状態とされている．
〔Yesavage JA, et al: Development and validation of a geriatric depression screening scale: A preliminary report. *J Psychiatr Res*, 17:37–49, 1982–1983；松林公蔵，他：総合的日常生活機能評価法-I 評価の方法．d 老年者の情緒に関する評価. Geriatr Med 32:541–546, 1994 より〕

▶表 8-6　意欲の指標（Vitality index）

設問	質問内容	回答
1)起床 (Wake up)	●いつも定時に起床している	2
	●起こさないと起床しないことがある	1
	●自分から起床することがない	0
2)意思疎通 (Communication)	●自分から挨拶する，話し掛ける	2
	●挨拶，呼びかけに対し返答や笑顔がみられる	1
	●反応がない	0
3)食事 (Feeding)	●自分で進んで食べようとする	2
	●促されると食べようとする	1
	●食事に関心がない，全く食べようとしない	0
4)排泄 (On and Off Toilet)	●いつも自ら便意尿意を伝える，あるいは自分で排尿，排便を行う	2
	●ときどき尿意便意を伝える	1
	●排泄にまったく関心がない	0
5)リハビリ・活動 (Rehabilitation, Activity)	●自らリハビリに向かう，活動を求める	2
	●促されて向かう	1
	●拒否，無関心	0
	合計得点	/10

除外規定：意識障害，高度の臓器障害，急性疾患（肺炎など発熱）
判定上の注意
1)薬剤の影響（睡眠薬など）を除外．起座できない場合，開眼し覚醒していれば 2 点．
2)失語の合併がある場合，言語以外の表現でよい．
3)器質的消化器疾患を除外．麻痺で食事の介護が必要な場合，介助により摂取意欲があれば 2 点（口まで運んでやった場合も積極的に食べようとすれば 2 点）．
4)失禁の有無は問わない．尿意不明の場合，失禁後にいつも不快を伝えれば 2 点．
5)リハビリでなくとも散歩やレクリエーション，テレビでもよい．寝たきりの場合，受動的理学運動に対する反応で判定する．
〔Toba K, et al: Vitality index as a useful tool to assess elderly with dementia. *Geriatr Gerontol Int* 2:23–29, 2002 より；日本老年医学会訳〕

く，互いに関連重複し合っており，評価によっては複数の領域にまたがって使用できるものもある（▶図 8-1）．

　これらの CGA 主要項目を患者に対して実施するには，何人かの評価者が必要であり，さらには相当の時間が必要となる．もっと短時間でエッセンスのみを使用する方法が報告されており CGA7

と命名されている（▶表 8-7）．これはスクリーニングとして CGA7 を用いて対象高齢者を評価し，問題があった項目に関してはさらなる詳細なアセスメントを実施する必要がある．

　「認知機能障害」と「生活機能障害」を評価するための 21 項目からなる「地域包括ケアシステムにおける認知症アセスメントシート」（Demen-

▶表 8-7 CGA7

番号	CGA7 の質問	評価内容	正否と解釈	次へのステップ
①	〈外来患者〉診察時に被検者の挨拶を待つ	意欲	正：自分から進んで挨拶する 否：意欲の低下	Vitality index
	〈入院患者・施設入所者〉自ら定時に起床するか，もしくはリハビリテーションへの積極性で判断		正：自ら定時に起床する，またはリハビリテーションその他の活動に積極的に参加する 否：意欲の低下	
②	「これから言う言葉を繰り返してください（桜，猫，電車）」，「あとでまた聞きますから覚えておいてください」	認知機能	正：可能（できなければ④は省略） 否：復唱ができない ⇒ 難聴，失語などがなければ中等度の認知症が疑われる	MMSE・HDS-R
③	〈外来患者〉「ここまでどうやって来ましたか？」	IADL	正：自分でバス，電車，自家用車を使って移動できる 否：付き添いが必要 ⇒ 虚弱か中等度の認知症が疑われる	IADL
	〈入院患者・施設入所者〉「普段，バスや電車，自家用車を使ってデパートやスーパーマーケットに出かけますか？」			
④	「先程覚えていただいた言葉を言ってください」	認知機能	正：ヒントなしで全部正解．認知症の可能性は低い 否：遅延再生（近時記憶）の障害 ⇒ 軽度の認知症が疑われる	MMSE・HDS-R
⑤	「お風呂は自分 1 人で入って，洗うのに手助けは要りませんか？」	BADL	正：⑥は，失禁なし，もしくは集尿器で自立．入浴と排泄が自立していれば他の BADL も自立していることが多い 否：入浴，排泄の両者が × ⇒ 要介護状態の可能性が高い	Barthel index
⑥	「失礼ですが，トイレで失敗してしまうことはありませんか？」			
⑦	「自分が無力だと思いますか？」	情緒・気分	正：無力だと思わない 否：無力だと思う ⇒ うつの傾向がある	GDS-15

〔日本老年医学会：改訂版 健康長寿診療ハンドブック―実地医家のための老年医学のエッセンス．p9, メジカルビュー, 2019 の表 1, 表 2 より作成；表 1 は高齢者総合的機能評価簡易版 CGA7 の開発. 日老医誌 41:124, 2004 より一部改変〕

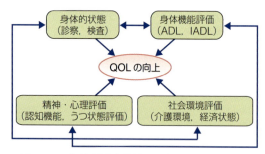

▶図 8-1 高齢者総合機能評価（CGA）の各項目とその関係

tia Assessment Sheet in Community-based Integrated Care System-21; DASC-21）が東京都健康長寿医療センター研究所の自立促進と介護予防研究チームから報告されている．さらにこれを簡略化した DASC-8 が出され，簡便に認知機能と生活機能が評価できる（▶表 8-8）[7]．日本老年医学会ではこれを用いて，高齢者の血糖コントロール目標設定のためのカテゴリー分類ができることを明らかにしている．

C その他の重要項目

上記の主要項目以外に評価を行う施設，対象者により，さまざまな評価表を付け加えることができる．特有な疾患患者をターゲットにするなら，さらにそれぞれに即したアセスメントを追加すべきである．後期高齢者の生命予後に強く関連することが知られている，転倒，尿失禁，栄養状態などに関しては上記に加えて評価項目に追加すべきである．

E　CGAの有効性 ● 69

▶表 8–8　認知・生活機能質問票（DASC-8）

Assessment Sheet for Cognition and Daily Function-8 items (i.e. the Dementia Assessment Sheet for Community-based Integrated Care System-8 items)

（© 日本老年医学会 2018）　　　　　　　　　　　　　　　　記入日　　　　年　　　月　　　日

ご本人の氏名：				生年月日：　　年　　月　　日（　　歳）		男・女	独居・同居
本人以外の情報提供者氏名：　　　　　（本人との続柄：　　）				記入者氏名：　　　　　　　　　（職種：　　　）			
		1 点	2 点	3 点	4 点	評価項目	備考欄
A	もの忘れが多いと感じますか	1. 感じない	2. 少し感じる	3. 感じる	4. とても感じる	導入の質問（評価せず）	
B	1 年前と比べて，もの忘れが増えたと感じますか	1. 感じない	2. 少し感じる	3. 感じる	4. とても感じる		
1	財布や鍵など，物を置いた場所がわからなくなることがありますか	1. まったくない	2. ときどきある	3. 頻繁にある	4. いつもそうだ	記　憶	近時記憶
2	今日が何月何日かわからないときがありますか	1. まったくない	2. ときどきある	3. 頻繁にある	4. いつもそうだ	見当識	時　間
3	一人で買い物はできますか	1. 問題なくできる	2. だいたいできる	3. あまりできない	4. まったくできない	手段的ADL	買い物
4	バスや電車，自家用車などを使って一人で外出できますか	1. 問題なくできる	2. だいたいできる	3. あまりできない	4. まったくできない		交通機関
5	貯金の出し入れや，家賃や公共料金の支払いは一人でできますか	1. 問題なくできる	2. だいたいできる	3. あまりできない	4. まったくできない		金銭管理
6	トイレは一人でできますか	1. 問題なくできる	2. 見守りや声がけを要する	3. 一部介助を要する	4. 全介助を要する	基本的ADL	排　泄
7	食事は一人でできますか	1. 問題なくできる	2. 見守りや声がけを要する	3. 一部介助を要する	4. 全介助を要する		食　事
8	家のなかでの移動は一人でできますか	1. 問題なくできる	2. 見守りや声がけを要する	3. 一部介助を要する	4. 全介助を要する		移　動

DASC-8：（1〜8 項目まで）の合計点　　点/32 点

参考：高齢者糖尿病の血糖コントロール目標（HbA1c）におけるカテゴリー分類と DASC-8 の合計点の関係
カテゴリーⅠ（認知機能正常かつ ADL 自立）：　　　　　　　　　　　　　　　　　10 点以下
カテゴリーⅡ（軽度認知障害〜軽度認知症または手段的 ADL 低下，基本的 ADL 自立）：　11–16 点
カテゴリーⅢ（中等度以上の認知症または基本的 ADL 低下または多くの併存疾患や機能障害）：17 点以上
本ツールはスクリーニングツールのため，実際のカテゴリー分類には個別に評価が必要

〔日本老年医学会：認知・生活機能質問票（DASC-8）　https://www.jpn-geriat-soc.or.jp/tool/pdf/dasc8_01.pdf より〕
※本質問票を活用する際には，必ずマニュアルを読んでください．
日本老年医学会：DASC-8 使用マニュアル　https://www.jpn-geriat-soc.or.jp/tool/pdf/dasc8_02.pdf

Ⓓ CGA の目的

　CGA の一番の目的は対象高齢者の問題点を把握することである．この問題点は疾病のみならず，生活するうえでのさまざまな問題点である．この把握がなければ，何に対して，どのような介入をする必要があるのかを明らかにすることができな

い．すなわち CGA とは種々の有効な介入行為をするための必要不可欠な評価ツールであり，CGA による評価がなければ適切な介入は行えない．

Ⓔ CGA の有効性

　今までの多くの報告は CGA の有効性を，生命

予後，ADL，（再）入院，在宅療養の継続などをアウトカムとして検討している[8, 9]．

　CGAに対する介入研究の多くは病院に入院した高齢者に対して，老年科病棟でのCGA評価，それに基づくマネジメント（ケアプラン作成，その実行）を介入としているものが多い．生命予後に関しては，少なくとも長期予後に対してはその効果は明らかにされていない．ADL機能に関しては老年科病棟でのCGA実施により退院時のADL機能は対照群に比較し向上したが，その後（退院後）のフォローアップでは対照群との差が消失する．また入院中にCGAで評価され，老年科医師により管理されることにより，少なくとも退院の1年後までの評価で，より在宅療養を継続できることも明らかにされている．またCGAの実施により施設への入所率も低くなる．

　最近の地域在住のフレイルな高齢者へのCGAの介入効果に関するメタ解析では，14か月の追跡期間の予期せぬ入院を抑制する有意な効果ならびに救急外来受診の軽度な抑制効果があるも，死亡や施設入所リスクに関しては明らかな効果は認めなかったとしている[10]．

　最近の世界的な高齢者の増加により，明らかに患者層の高齢化がおこっている．高齢者の治療の方針決定，また予後に高齢者の身体，精神心理ならびに生活障害がいろいろな局面で問題になってきている．悪性腫瘍の治療方針ならびに予後予測にこのCGAが医療現場で使用され，いくつかのメタ解析も報告されているし[11]，最近ではガイドラインにも高齢癌患者に対する治療（薬物療法）に際して，高齢者総合機能評価を行うことが提案されている[12]．さらには外科手術の際[13]に，また救急医療の現場[14]でもCGAが使用され始めている．今後さらに多様な医療現場で，高齢者を総合的に評価し，治療介入の選択方法，また予後予測を含め広く活用されることが予想される．

F　CGAの問題点

　CGAとは種々のアセスメント（評価）の集合体であり，評価の後の介入に関しての指針は具体的には存在しない．一律的に介入法は決定できないこともあるが，評価だけで終わることも危惧される．CGAの結果をどのように医療，介護に生かすかは個々のケースにより異なり，またどのような介入を行うかは医療サイドの判断によるところが大きい．したがってCGA評価を行った後の介入行為こそが重要である．

　また介入後には適切な時点でCGAによる再評価（モニタリング）が必要である．介入方法に関しては今後現在の介入法に関するエビデンスの蓄積が必要であるし，さらには新たな介入法の開発も必要である．

G　基本チェックリスト

　以前，要介護状態となるリスク対象者の選定目的に基本チェックリストが作成された（▶表8-9）[15]．現在はその目的では使用されていないが，内容はCGAに類似する項目が含まれている．最近では，フレイル評価としてもこの評価法が使用されることがある．

H　理学・作業療法との関連事項

　CGAの視点はあらゆる医療者にとって共通のものである．したがって療法士にとっても，これらの情報は現状把握，さらには目標設定においても重要な情報となる．また，医師，看護師，薬剤師，その他の職種との連携を実践する際にも，これらのCGA情報は基本情報として使用できる．また病棟などで療法士の使用している他の評価が

H 理学・作業療法との関連事項 ● 71

▶表 8–9　基本チェックリスト

No.	質問項目	回答		
1	バスや電車で 1 人で外出していますか	0. はい	1. いいえ	IADL
2	日用品の買物をしていますか	0. はい	1. いいえ	
3	預貯金の出し入れをしていますか	0. はい	1. いいえ	
4	友人の家を訪ねていますか	0. はい	1. いいえ	社会的ネットワーク
5	家族や友人の相談にのっていますか	0. はい	1. いいえ	
6	階段を手すりや壁を伝わらずにのぼっていますか	0. はい	1. いいえ	サルコペニア・転倒
7	椅子に座った状態から何もつかまらずに立ち上がっていますか	0. はい	1. いいえ	
8	15 分くらい続けて歩いていますか	0. はい	1. いいえ	
9	この 1 年間に転んだことがありますか	1. はい	0. いいえ	
10	転倒に対する不安は大きいですか	1. はい	0. いいえ	
11	6 か月間で 2〜3kg* 以上の体重減少がありましたか	1. はい	0. いいえ	栄養
12	身長　　cm, 体重　　kg.（BMI　　）(注)			
13	半年前に比べて固いものが食べにくくなりましたか	1. はい	0. いいえ	口腔
14	お茶や汁物などでむせることがありますか	1. はい	0. いいえ	
15	口の渇きが気になりますか	1. はい	0. いいえ	
16	週に 1 回以上は外出していますか	0. はい	1. いいえ	フレイル・閉じこもり
17	昨年と比べて外出の回数が減っていますか	1. はい	0. いいえ	
18	周りの人から「いつも同じことを聞く」などの物忘れがあると言われますか	1. はい	0. いいえ	認知機能
19	自分で電話番号を調べて，電話をかけることをしていますか	0. はい	1. いいえ	
20	今日が何月何日かわからないときがありますか	1. はい	0. いいえ	
21	（ここ 2 週間）毎日の生活に充実感がない	1. はい	0. いいえ	うつ
22	（ここ 2 週間）これまで楽しんでやれていたことが楽しめなくなった	1. はい	0. いいえ	
23	（ここ 2 週間）以前は楽にできていたことが今ではおっくうに感じられる	1. はい	0. いいえ	
24	（ここ 2 週間）自分が役に立つ人間だと思えない	1. はい	0. いいえ	
25	（ここ 2 週間）わけもなく疲れたような感じがする	1. はい	0. いいえ	

* J-CHS の基準では「2 kg 以上」となっている.
（注）BMI〔= 体重（kg）÷ 身長（m）÷ 身長（m）〕が 18.5 未満の場合に該当とする.
〔厚生労働省「介護予防のための生活機能評価に関するマニュアル」分担研究班：介護予防のための生活機能評価に関するマニュアル（改訂版）. 2009 より改変〕

その他の医療者にとっても重要な情報となる可能性もある.

日常臨床でよく問題になるのはこの CGA を誰が調査評価するのかということである. 療法士は自分たちの得意な分野，たとえば ADL 評価を実施し，CGA に関して貢献できる. CGA は種々の項目を多職種により評価し合い，カンファレンスなどで共有化し，多職種協働のツールとしても使用するべきである.

● 療法士の視点から

高齢者の機能評価は，客観性・再現性のある包括的なものに発展してきている. これらは高齢者リハビリテーションやケアを進めるうえで有効なツールで，今や不可欠なものである.

理学・作業療法士はさまざまな評価ツールを駆使して，高齢者の機能をアセスメントし治療する中心的な存在でもある. それだけに聞きかじりではな

く，しっかりとその使用方法を習得して，適切な評価を心がけたい．

また，たとえ包括的な評価法が開発されても，それが評価にとどまっては意味がない．理学・作業療法士にとって評価は手段であって目的ではない．評価結果を解釈して治療や問題解決につなげることが何より大切である．

● 引用文献

1) Data management service of the Uniform Data System for Medical Rehabilitation and the Center for Functional Assessment Research; Guide for use of the uniform data set for medical rehabilitation, State University of New York at Buffalo, version 3.0, March 1990
2) Liu M, Sonoda S, Domen K. Stroke Impairment Assessment Set (SIAS) and Functional Independence Measure (FIM) and their practical use. In: Chino N, ed. Functional Assessment of Stroke Patients: Practical Aspects of SIAS and FIM. Tokyo: Springer-Verlag; 1997. p.17–139. (in Japanese)
3) Tsuji T, Sonoda S, Domen K, Saitoh E, Liu M, Chino N. ADL structure for stroke patients in Japan based on the functional independence measure. *Am J Phys Med Rehabil* 1995; 74:432/438.
4) Yamada S, Liu M, Hase K, Tanaka N, Fujiwara T, Tsuji T, Ushiba J. Development of a short version of the motor FIM for use in long-term care settings. *J Rehabil Med* 38:50–56, 2006
5) Folstein MF, et al: "Mini-mental state". A practical method for grading the cognitive state of patients for the clinician. *J Psychiatr Res* 12:189–198, 1975
6) Yesavage JA, et al: Development and validation of a geriatric depression screening scale: A preliminary report. *J Psychiatr Res* 17:37–49, 1982–1983
7) Toyoshima K, et al: Development of the Dementia Assessment Sheet for Community-based Integrated Care System 8-items, a short version of the Dementia Assessment Sheet for Community-based Integrated Care System 21-items, for the assessment of cognitive and daily functions. *Geriatr Gerontol Int* 18:1458–1462, 2018
8) Stuck AE: Home visits to prevent nursing home admission and functional decline in elderly people: Systematic review and meta-regression analysis. *JAMA* 287:1022–1028, 2002
9) Ellis G, et al: Comprehensive geriatric assessment for older adults admitted to hospital. *Cochrane Database Syst Rev* (7):CD006211, 2011
10) Briggs R, et al: Comprehensive Geriatric Assessment for community-dwelling, high-risk, frail, older people. *Cochrane Database Syst Rev* 5:CD012705, 2022
11) Ninomiya K, et al: Significance of the comprehensive geriatric assessment in the administration of chemotherapy to older adults with cancer: Recommendations by the Japanese Geriatric Oncology Guideline Committee. *J Geriatr Oncol* 14:101485, 2023
12) 高齢者がん診療ガイドライン作成委員会「高齢者がん診療ガイドライン策定とその普及のための研究」研究班：高齢者がん診療ガイドライン 2022 版．2022 http://www.chotsg.com/saekigroup/goggles_cpg_2022.pdf（2024 年 10 月アクセス）
13) Miller RL, et al: Comprehensive geriatric assessment (CGA) in perioperative care: A systematic review of a complex intervention. *BMJ Open* 12:e062729, 2022
14) Häseler-Ouart K, et al: Geriatric assessment for older adults admitted to the emergency department: A systematic review and meta-analysis. *Exp Gerontol* 144:111184, 2021
15) 厚生労働省「介護予防のための生活機能評価に関するマニュアル」分担研究班：介護予防のための生活機能評価に関するマニュアル（改訂版）．2009

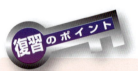

- 高齢者の全体像をとらえる必要性を説明できる．
- 高齢者総合機能評価について説明できる．
- 高齢者総合機能評価をどのようにリハビリテーションに活用するかを考える．

第9章 高齢者の栄養状態の評価と対策

> **学習目標**
> - 高齢者で問題となる栄養障害について学ぶ.
> - 栄養管理のプロセスと栄養評価の方法について学ぶ.
> - 高齢者となる前から栄養に関するとらえ方を変えていく必要があることを学ぶ.

A 栄養障害とは

栄養障害は, 栄養素の必要量と摂取量のアンバランスから生じ, 過剰栄養と栄養不足がある. 栄養の過剰摂取に伴う問題は, 肥満症, 糖尿病, 脂質異常症, 高血圧などの生活習慣病を引き起こすとされる. 一方, 栄養不足は, 寝たきりの高齢者や疾病時など, 一般的には軽視されがちであるが, 栄養過多同様, さまざまな疾病の原因となる. わが国では急速に高齢化が進んでおり, 超高齢社会における栄養の問題として, 健康寿命の延伸や介護予防の視点から, 栄養過多〔以下, 過栄養(➡NOTE**1**)〕だけではなく, 高齢者が陥りやすい栄養不足〔以下, 低栄養(➡ NOTE**2**)〕の問題の重要性が高まっている[1,2].

B 高齢者における低栄養の現状

加齢に伴う生理的, 社会的, 経済的な問題は, 高齢者の栄養状態に影響を与えるとされ, その多くは栄養摂取量の減少につながり, 健康障害の原因になるとされる[1]. 低栄養(栄養不足)と聞くと発展途上国などの様子を思い浮かべるが, 高齢者において予想以上にその数は多い. わが国における高齢者の低栄養が占める割合は, 入院患者で約40%, 在宅訪問患者で約30%, 外来患者で約10%とされている[3]. 高齢者の低栄養のほとんどは, 蛋白質やエネルギー(炭水化物や脂質)の不足による "蛋白質・エネルギー低栄養状態"(protein-energy malnutrition; PEM)とされる[4]. 健康長寿を実現するためには, 低栄養に陥る前段階(低栄養のリスク状態)を早期に発見し, 対策を講じることが大切である.

近年, 口の些細な衰え(滑舌低下, 食べこぼし,

NOTE

1 過栄養

過栄養は, 「脂肪の過剰蓄積による健康障害発症やADL低下, または健康障害発症やADL低下のリスクがある状態」とされる[2].

2 低栄養

低栄養は, 「体組成の変化(脂肪のない質量の減少)および身体細胞の量の減少につながる栄養の欠乏または摂取不足に起因する状態によって, 肉体的および精神的機能が低下し, 病態による臨床転帰が損なわれること」と定義される[2]. 低栄養が存在すると, サルコペニアになりやすく, 活力低下, 筋力低下・身体機能低下をまねき, 活動の低下による消費エネルギー量の減少, 食欲低下をもたらし, さらに低栄養を促進させるフレイルサイクル(frailty cycle)が構築される[1]〔第13章「サルコペニア・フレイル」(➡ 117ページ)参照〕. また, 低栄養は, 入院期間, 合併症の程度・発生率, 身体機能, 生存率に悪影響を及ぼすとされる[2].

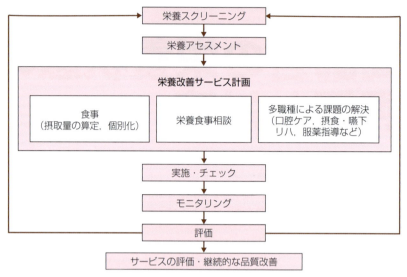

▶図 9-1　栄養ケアマネジメントの構成要素
〔「介護予防マニュアル」分担研究班：栄養改善マニュアル（改訂版）．厚生労働省，2009 より〕

わずかなむせ，噛めない食品が増えるなど）が，全身の衰え（フレイル）をまねくことが明らかになってきた．この口の些細な衰えをより早期から意識すべきと警鐘を鳴らすために，"オーラルフレイル"という新概念が出されている〔第 24 章 B.3.i 項「オーラルフレイル」（➡ 268 ページ）参照〕．

さらに，2024 年 4 月には「オーラルフレイルに関する 3 学会合同ステートメント」が発出され，簡単に評価ができる簡易指標「OF-5（Oral Frailty 5-item checklist）」も示されている[5]．この OF-5 は歯科専門職が不在な場でも，簡単にセルフチェックできるものなのでぜひとも活用いただきたい．

この状況を放置（もしくは軽視）してしまうと，次なる段階として，食欲低下や食品多様性の低下につながり，さらには口の機能低下（咬合力低下・舌運動機能低下など）が生じ，最終的には低栄養を背景とするサルコペニア（加齢性筋肉減少症）のリスクが高まるとされる[6]．

C 栄養管理のプロセス

個々の栄養状態を把握するためには，栄養管理のプロセスの全体像を理解しておく必要がある．栄養ケアマネジメントの構成要素（▶図 9-1）を例に説明する．①栄養スクリーニング（栄養障害のリスク判定），②栄養アセスメント（栄養障害の評価・判定），③栄養改善サービス計画（計画の作成），④実施・チェック（栄養ケアの実施），⑤モニタリング・評価（栄養ケアに問題がなかったかを評価），⑥フィードバック（修正した栄養ケアを実施）の流れで繰り返し行っていく[4]（➡ Advanced Studies ❶）．

栄養状態の把握は，栄養管理に多職種による

Advanced Studies

❶国際的な低栄養診断基準（GLIM criteria）[7]

ヨーロッパ臨床栄養・代謝学会/米国静脈経腸栄養学会/ラテンアメリカ静脈経腸栄養学会/アジア静脈経腸栄養学会の 4 学会によるワーキンググループ（The Global Leadership Initiative on Malnutrition；GLIM）により，国際的な低栄養診断基準（GLIM criteria）が 2018 年に公表された．

①スクリーニング，②診断的アセスメント，③診断，④重症度判定の 4 つの手順で低栄養の診断から重症度判定までを行うものである．診断的アセスメントでは，筋肉量を測定し，骨格筋量減少の評価項目がある点が特徴的である．

▶ 表 9-1　簡易栄養状態評価表（Mini Nutritional Assessment-Short Form）MNA®

MNA®
Mini Nutritional Assessment
簡易栄養状態評価表

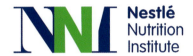

姓：　　　　　　　　　　　　　　名：

性別：　　　年齢：　　　体重(kg)：　　　身長(cm)：　　　日付：

下の欄に適切な数値を入力すると、それらを加算したスクリーニング値が算出されます。

スクリーニング

A 過去3ヶ月間で食欲不振、消化器系の問題、そしゃく・嚥下困難で食事量が減少しましたか？
0 = 著しい食事量の減少
1 = 中等度の食事量の減少
2 = 食事量の減少なし

B 過去3ヶ月間で体重の減少がありましたか？
0 = 3 kg 以上の減少
1 = わからない
2 = 1～3 kg の減少
3 = 体重減少なし

C 移動についてお答えください。
0 = 寝たきりまたは椅子を常時使用
1 = ベッドや椅子を離れられるが、歩いて外出はできない
2 = 歩いて外出できる

D 過去3ヶ月間で精神的ストレスや急性疾患を経験しましたか？
0 = はい　　2 = いいえ

E 神経・精神的問題の有無
0 = 高度認知症またはうつ状態
1 = 軽度の認知症
2 = 精神的問題なし

F1 BMI [体重(kg)]÷[身長(m)]²
0 = BMIが19未満
1 = BMIが19以上、21未満
2 = BMIが21以上、23未満
3 = BMIが23以上

BMIがわからない場合は、F1の代わりにF2に回答してください。
F1に回答されている場合は、F2には回答しないでください。

F2 ふくらはぎの周囲長(cm)：CC
0 = 31 cm未満
3 = 31 cm以上

スクリーニング値（最大：14ポイント）

12～14 ポイント：栄養状態良好
8～11 ポイント：低栄養のおそれあり
0～7 ポイント：低栄養

保存
印刷
リセット

References
1. Vellas B, Villars H, Abellan G, et al. Overview of the MNA® - Its History and Challenges.*J Nutr Health Aging*.2006;**10**:456-465.
2. Rubenstein LZ, Harker JO, Salva A, Guigoz Y, Vellas B. Screening for Undernutrition in Geriatric Practice:Developing the Short-Form Mini Nutritional Assessment (MNA-SF).*J. Geront*.2001; **56A**:M366-377
3. Guigoz Y. The Mini-Nutritional Assessment (MNA®) Review of the Literature - What does it tell us?*J Nutr Health Aging*.2006; **10**:466-487.
4. Kaiser MJ, Bauer JM, Ramsch C, et al. Validation of the Mini Nutritional Assessment Short-Form (MNA®-SF):A practical tool for identification of nutritional status.*J Nutr Health Aging*.2009; **13**:782-788.

Registered trademark of Société des Produits Nestlé S.A. © Société des Produits Nestlé SA 1994, Revision 2009.
MNA - Japan/Japanese - Version of 5 Mar 2024 - ICON.
ID 0295-TR-245382 / MNA_AU2.0_jpn-JP_05MAR2024

チームで取り組む "栄養サポートチーム"(nutrition support team; NST)やリハビリテーションと栄養管理を同時に行う "リハビリテーション栄養" の普及により，多職種が協働しながらかかわっていくことが重要視されている．栄養管理を行うことにより，予後の改善，入院期間の短縮が期待されるのと同時に，栄養不良に伴い二次的におこる感染症や褥瘡といった疾患を予防できることが期待される．

①栄養スクリーニング

栄養状態への評価に関して，まず栄養学的リスクの有無およびその程度を，より早期からより簡便に抽出するために栄養スクリーニングが行われる．栄養スクリーニングは，栄養障害のリスクをもつ対象者を抽出することを目的とした初期の栄養アセスメントである．病歴，身長，体重，体重変化などの容易に入手できる情報を指標とする[8]．栄養スクリーニングは，病院・施設の入院患者・利用者全員に対して実施することが推奨される．

妥当性があるとされる栄養スクリーニングツールは，簡易栄養状態評価表(Mini Nutritional Assessment; MNA®)，その省略版である MNA®-SF (Mini Nutritional Assessment-Short Form)，主観的包括的評価(Subjective Global Assessment; SGA)，NRS-2002(Nutritional Risk Screening-2002)，MUST(Malnutrition Universal Screening Tool)などである[2]．これらは，看護師や管理栄養士などの職種が行っている場合が多いが，理学・作業療法士も活用すべきである[9]．

MNA® は 65 歳以上の高齢者を対象とした栄養スクリーニングツールであり，認知機能など精神面の評価が組み込まれているのが特徴的である．臨床現場では簡易版の MNA®-SF (▶表 9–1)を用いて評価している場合が多い．NST では，SGA を栄養スクリーニングで用いることが多い．SGA は特別な器具や検査機器は一切使用せず，病歴と身体所見のみから栄養状態を主観的に 3 つのグ

レードに分類するもので，誰でもトレーニングさえ受ければ簡単に施行できる．SGA の特徴は主観的な評価を重視している点にあり，最終的な栄養不良の判定も項目全体をみて主観的に行うことが特徴である[9]．

また，理学・作業療法士が初期評価時に行う評価項目の一部を栄養スクリーニングに応用することもできる．たとえば，上腕周囲長(arm circumference; AC)，下腿周囲長(calf circumference; CC)の測定である．AC が 21 cm 以下，もしくは CC が 30 cm 以下なら栄養アセスメントを行う[9]．CC に注目した「指輪っかテスト」(➡ Advanced Studies ❷)という新しい自己評価法が簡便で使いやすい．

急性期病院など検査値を簡単に確認できる場合は，検査値によるスクリーニングも可能である．たとえば血清アルブミン 3.0 g/dL 以下などである．ただし，検査値は栄養状態を的確に反映していない場合もあるので要注意である[4]．

Advanced Studies

❷指輪っかテスト(▶図 9–2)

両手の親指と人差し指で輪っかをつくり，利き足(ボールを蹴るほう)でないほうの下腿周囲の最大部分を囲ってみると，「囲めない」「ちょうど囲める」「隙間ができる」という 3 つのパターンに分かれる．この 3 パターンの群で比較してみると，「囲めない」と比べ，「ちょうど囲める」さらには「隙間ができる」のほうが，身体能力(握力，歩行速度など)，食事摂取量，睡眠の質，口腔(舌圧・咬合力・巧緻性・口腔 QOL など)，QOL や生活の広がり，共食の頻度などの多くの項目で劣っていることがわかっている．

この指輪っかテストは，下腿の骨格筋量を反映していると考えられており，筆者らの大規模研究からのエビデンスにおいても，下腿だけでなく，全身の骨格筋量とも相関することが報告されている．

これは専門職がいない条件において簡便に自己評価できるというメリットがある．普段のコミュニティーの場において非常に身近な位置づけとして取り入れることができ，高齢者自身のフレイル化やサルコペニアの危険性などに対する早期の気づきを与える大きなきっかけとなるはずである．そして，結果的に，より早期からの介護予防を含む健康増進(特に一次予防)などの "活動の入り口" に位置づけることができる．

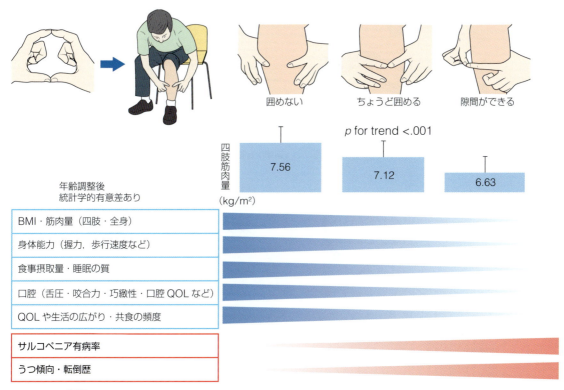

▶図 9-2　指輪っかテスト
〔Tanaka T, et al: "Yubi-wakka" (finger-ring) test: A practical self-screening method for sarcopenia, and a predictor of disability and mortality among Japanese community-dwelling older adults. *Geriatr Gerontol Int* 18:224-232, 2018 より作成〕

2 栄養アセスメント

　栄養スクリーニングで抽出された栄養障害のリスクの高い対象者に対して，栄養アセスメントが実施される．栄養アセスメントは，栄養障害の種類と程度の診断，栄養療法の内容の決定・修正を目的とする．栄養アセスメントは，複数の栄養指標・臨床指標を組み合わせて多角的に行うことが重要である（▶表 9-2，図 9-3）．栄養障害のリスクが高い対象者に対しては，疾患・病態に応じた指標を用いて，週1回程度，定期的に栄養アセスメントを行う[8]．

▶表 9-2　栄養アセスメントの項目

病歴	現病歴，既往歴，手術歴，内服薬，社会経済的状況など
栄養歴	食欲・食事内容・食事摂取量の変化，体重の変化，消化器症状，嗜好，食物アレルギーなど
身体診察	浮腫，腹水，特定の栄養素欠乏に関連した所見など
身体計測	身長，体重，BMI，上腕周囲長（AC），上腕三頭筋部皮下脂肪厚（TSF），上腕筋囲長（AMC）など
生化学検査	アルブミン（Alb），rapid turnover protein（RTP）〔トランスフェリン（Tf），トランスサイレチン（TTR），レチノール結合蛋白（RBP）〕，肝機能検査，腎機能検査など
体組成測定	BIA 法（bioelectrical impedance analysis），DEXA 法（dual energy X-ray absorptiometry）など
間接熱量測定	
身体機能評価	呼吸機能，嚥下機能，ADL など

〔日本静脈経腸栄養学会（編）：静脈経腸栄養ガイドライン 第3版．p7，照林社，2013 より〕

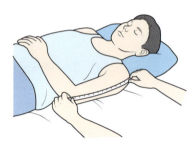
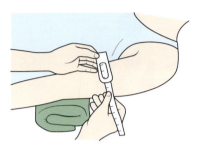

上腕周囲長の計測：利き手でない上腕で計測　　肩峰から肘頭で上腕長を計測，その中央で測定

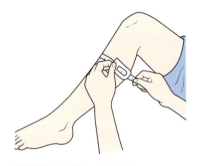
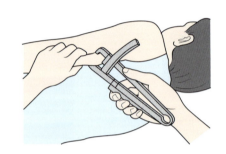

下腿周囲長の計測：麻痺や拘縮のない下腿の最も太いところで計測　　上腕三頭筋皮下脂肪厚(TSF)の計測：利き手でない上腕の中央で測定

▶図 9-3　上腕周囲長，下腿周囲長，上腕三頭筋皮下脂肪厚の計測
〔若林秀隆：PT・OT・ST のためのリハビリテーション栄養 第 3 版―基礎からリハ栄養ケアプロセスまで. 医歯薬出版, 2020 より〕

3 栄養改善サービス計画，実施，モニタリング・評価

　特別な栄養管理が必要とされる対象者には，栄養管理計画に基づいて栄養介入が開始され，定期的にモニタリング・評価が行われる．高齢者の低栄養状態などの改善のために解決すべき課題は多岐にわたることから，多職種が協働して，関連するサービスや高齢者の身近な地域資源と連携し，効率的なサービス提供が求められる[4]．

D メタボ予防とフレイル予防

　国民，特に高齢者の食事摂取に対する認識はどこにあるのか，どの高齢者およびどの年齢層までに生活習慣病を厳格に管理するためにエネルギーや塩分制限を実施すべきなのか，一方で，どの高齢者のどの時期で従来のメタボリック症候群予防の概念（言い換えればエネルギー制限の意味にもなる）から切り替えてもらうべきなのか（▶図 9-4）という，考え方の"ギアチェンジ"は，今後フレイル対策を進めるなかで非常に重要な鍵になる．

E 多職種協働による食支援システム構築

　住み慣れた地域で可能なかぎり自立した生活を送りながら，また一方で，自立度を大きく落としてしまった個々人の人生の最終段階も含めて，「最期までおいしく食事が楽しめること」は人間の原

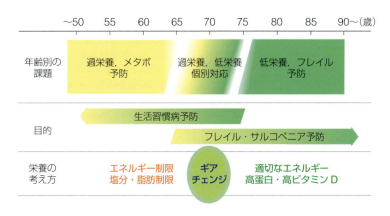

▶図9-4 メタボ予防からフレイル予防へ
　　　　年齢別エネルギー摂取に関する考え方の"ギアチェンジ"
〔飯島勝矢：高齢者ケアに携わるすべての方へ『食べるにこだわるフレイル対策』；
葛谷雅文：高齢者における栄養管理. 日本医事新報 4797:41-47, 図4, 2016 より
改変〕

点であり，かつそれを最終目標とすることはいうまでもない．そのうえで，国民自身が改めて"食"の重要性を再認識し，一方で専門職が今まで以上のこだわりをもった"食支援"に取り組むことが求められる．すなわち，フレイル段階から要介護，そして end-of-life という流れは一連であり，すべての段階において食を中心とした適切な栄養管理が軸となり，地域で栄養管理を行う体制づくりが急務である．しかし，全国の現状を振り返ってみると，地域ごとの多職種協働による食支援ネットワーク構築はまだ不十分であり，かつ地域差や個別の専門職のスキルに大きく依存する形となってしまっている実情がある．

　個々の健康寿命を延伸し，快活なまちづくりを進め，そして弱ったとしても住み慣れたまちに生活し続けられること，すなわち"Aging in Place"を目指すなかで，それは個々の高齢者の課題でもあると同時に，すべての住民をかかえたコミュニティーそのものがかかえている大きな課題である．その意味では，わが国は大きな転換期を迎えているといっても過言ではない．なかでも，フレイルの根底をなすサルコペニア（加齢性筋肉減弱症）に対する栄養（食と口腔）-運動-社会性の一体的な底上げは重要かつ急務であり，「まちぐるみでの包括的食支援アプローチ」をいかに有効的に持続可能な形で達成するのかが鍵になる．

F 理学・作業療法との関連事項

　機能の練習を行ううえで栄養状態の把握はきわめて重要である．適切な栄養管理を行わずに機能の練習を行うことで，筋肉量のさらなる減少をまねき，機能の練習のアウトカムを悪化させるためである．したがって，適切な栄養スクリーニング・アセスメントの知識，栄養状態を改善するためのケアの技術を身につける必要がある．特に高齢者は，栄養障害に陥りやすいので注意が必要である．

● 療法士の視点から

　市民向け介護予防講習会などの場に理学・作業療法士が出かけることは多いが，そのような場に管理栄養士など栄養の専門家が登場する機会はいまだ少ない．このような現状を正していくことはもちろんであるが，実際場面では，理学・作業療法士も栄養

に関して科学的な根拠に基づく知識を市民に向けて広げていく必要がある．

また，訪問リハビリテーションの場面では，理学・作業療法士が，対象者が栄養の過不足に陥っていることに気づく要因でもあるという認識が必要である．

●引用文献
1) 日本人の食事摂取基準(2015年版)策定検討会：日本人の食事摂取基準(2015年版). 厚生労働省, 2014
2) 日本リハビリテーション栄養学会(監)：リハビリテーション栄養ポケットマニュアル. 医歯薬出版, 2018
3) 杉山みち子：高齢者の栄養状態の実態―nation-wide study. 栄養—評価と治療 17:553–562, 2000
4) 「介護予防マニュアル」分担研究班：栄養改善マニュアル(改訂版). 厚生労働省, 2009
5) 日本老年医学会, 日本老年歯科医学会, 日本サルコペニア・フレイル学会(編)：オーラルフレイルに関する3学会合同ステートメント. 老年歯医 38:86–96, 2024
6) 飯島勝矢：オーラルフレイルから考える健康寿命延伸. 花田信弘(監)：歯科発 アクティブライフプロモーション21―健康増進からフレイル予防まで, pp14–21, デンタルダイヤモンド社, 2017
7) Cederholm T, et al: GLIM criteria for the diagnosis of malnutrition—A consensus report from the global clinical nutrition community. *Clin Nutr* 38:1–9, 2019
8) 日本静脈経腸栄養学会(編)：静脈経腸栄養ガイドライン 第3版. p7, 照林社, 2013
9) 飯島勝矢：「虚弱・サルコペニアモデルを踏まえた高齢者食生活支援の枠組みと包括的介護予防プログラムの考案および検証を目的とした調査研究」報告書. 平成24～26年度厚生労働科学研究費補助金(長寿科学総合研究事業), 2015

●参考文献
1) 飯島勝矢：「多職種協働による食支援プロジェクト―各地域における食支援ネットワーク構築に向けて」報告書. 平成29年度在宅医療助成勇美記念財団助成事業, 2019

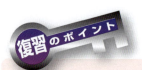

- 高齢者で問題となる栄養障害について説明できる．
- 栄養管理のプロセスと栄養評価の方法について説明できる．
- 高齢者では成人から栄養に関するとらえ方をどのように変えていく必要があるか説明できる．

第10章 高齢者の臨床検査値の評価

学習目標
- 高齢者の検査基準値の設定方法と問題点を理解する．
- 臨床検査の異常値に関する知識を得る．
- 臨床検査値への生活習慣や薬物の影響について理解する．
- 高齢者で留意しなければならない臨床検査値についての知識を得る．

A 臨床検査とは何か

　臨床検査は，健康状態の把握，病気の診断や治療効果の判定，経過の観察などの目的のために医療機関などで行われるさまざまな検査をいう．臨床検査には血液検査，尿検査など，患者から採取した血液や尿，便，細胞などの検体の検査を行う検体検査，機器を使って心電図や血圧など身体の生理機能を検査する生理機能検査，X線撮影検査，コンピュータ断層撮影（CT）検査，磁気共鳴画像（MRI）検査，超音波断層検査などの画像検査，身長，体重，腹囲など身体の体格測定検査などがある．このような検査の結果を理解し正しく評価することは，医療にかかわるすべての人たちに必要である．本章では検体検査を中心に，高齢者における検査値の評価方法について学習する．

B 検査基準値の設定方法

　基準値の設定は，NCCLS（米国臨床検査標準協議会）の方法に準じて行われることが一般的である．健康な基準個体を集めて基準母集団を設定し，そのなかから基準標本群を無作為に抽出する．抽出された集団の検査測定値の分布をもとにして，その95％内に含まれる値を基準範囲，上限および下限を基準値と定義する（▶図10-1）．基準値は健康状態の判定や疾患の有無の判断を行うように求められたものでなく，健康な人たちの集団における平均的な検査値の範囲を示すものであることに注意をしなければならない．

C 高齢者の検査基準値設定の問題点

　高齢者では，検査値の分布から臨床検査基準値

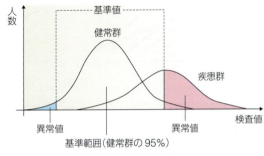

▶図10-1　健常群と疾患群における基準値と異常値
健常群でも基準値をはずれる場合があり，また疾患群でも基準値内の場合もある．
〔下方浩史：高齢者の検査値の変化と意義．日本老年医学会（編）：老年医学テキスト 改訂第3版，p156，メジカルビュー社，2008より〕

を決めることには，表10-1に示すように多くの問題点がある．通常行われる高齢者における基準値の設定では，健康な高齢者を定義する必要がある．しかし，高齢者はなんらかの慢性疾患をもつ者の頻度がきわめて高く，疾患をもたない高齢者は例外的である．このため，基準となる健康な高齢者という母集団の設定が困難である．生存期間が長くなるほど，加齢により環境や生活習慣の影響が長く続き，そのため検査値の分布幅は一般に加齢とともに増大していき，高齢者では一般成人よりも大きな分布幅を示すようになる．

また，高齢者は数々の致命的な疾患にかかわらず生き延びてきたエリートである．健康に優れた者が生き残るという生存効果のため，図10-2に示すように，検査値が本来の値よりも相対的によくなってしまう可能性がある．疾患があっても症状や所見が非定型的であり，検査の基準値からは異常としてとらえられないことがある．逆に日常生活を送るうえで支障となるような障害がなく，また症状もない健常な高齢者でも検査所見で異常が認められることが多い．たとえば自己抗体の出現は検査データとしては異常であるが，高齢者ではそれ自体が健康の障害を意味するわけではなく，必ずしも異常ととらえられるわけではない．

このように，基準値と病気の診断のための診断値がずれることがある．一般検査所見よりも負荷検査で大きな加齢変化が認められることが多い．高齢者では機能的予備力が低下していることが多く，臨床検査値としての変化は出にくいが，負荷がかかったときに機能が大きく低下してしまう．若年者と高齢者では検査値の意義が異なることがある．たとえば，脂質異常症，特に高コレステロール血症と高 LDL コレステロール血症は虚

▶表10-1 高齢者の臨床検査基準値の問題点

- 基準値を決めるための健康な高齢者母集団の設定が難しい
- 加齢とともに個人差が大きくなる
- 生存効果により高齢になるほど検査値が相対的によくなることがある
- 基準値と診断値がずれることが多い
- 機能的な予備力が低下しており，負荷検査で異常が見つかることが多い
- 若年者と高齢者では検査値の意義が異なることがある

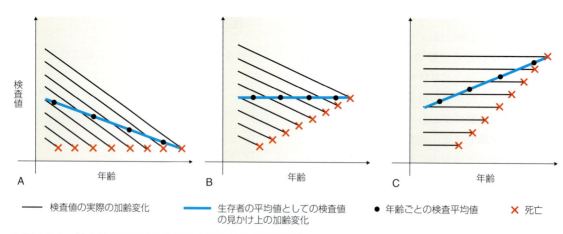

▶図10-2 検査値の実際の加齢変化と見かけ上の加齢変化
A：加齢とともに検査値が低下し，一定の値に達すると死亡する場合には，生き残っている人たちのみでの年齢ごとの検査平均値の違いは，実際の加齢変化よりも小さい．
B：年齢が高いほど検査値がよくても死亡リスクが高くなる場合には，検査平均値は見かけ上，加齢によって変化しなくなることもある．
C：検査値が加齢によって変化しないが，検査値が低い者ほど死亡リスクが高い場合には，検査平均値は加齢とともに高くなっていく．

〔Shock NW, et al: Normal Human Aging: The Baltimore Longitudinal Study of Aging. NIH Publication, Report No: NIH-84-2450, 1984 より改変〕

血性心疾患のリスクとなるが，高齢者では逆に低コレステロール血症が死亡リスクになる．低コレステロール血症は低栄養状態，慢性消耗状態を反映するものであり，むしろ死亡や日常生活活動（ADL）能力が低下することにつながってしまうことが報告されている．

このように，高齢者と一般成人では検査値の評価に関して違いがあることを常に考慮していかなければならない．一般成人での基準値を医療の現場でそのまま高齢者に使用することは不適切な診断や治療につながる危険性がある．

D 高齢者における異常値の見方

病気の診断が臨床検査によって行われることは多い．検査で異常値が得られた場合，疾患の罹患などによる身体機能の障害が原因と判断し，そのパターンで病気の診断や経過の判断が行われる．しかし，検査値は病気以外の多くの要因によって変動し，異常値となる．こうした検査値の変動は高齢者に特徴的にみられるものもあるため，異常値の評価には十分な注意が必要である．

異常値をきたす要因には，検査手技などの技術的要因，遺伝的素因や環境要因などによる個人差（個人間変動），さらに検査の時刻や季節，体位，運動や食事の影響などによる同一個人での個人内変動がある（▶表10-2）．

a 技術的要因による異常値

臨床検査では検査機器や試薬，検体保存による固有誤差はできるかぎり少なくなるよう標準化が十分に行われているが，それでも測定誤差は生じてしまう．また，検査や検体採取時の手技の技術的問題によって生じる誤差もある．高齢者では静脈が脆く，すぐに内出血するなど採血が困難であり，採血時に溶血してしまうことがある．溶血すると血清カリウムやLDH（乳酸脱水素酵素）が高値になるので注意が必要である．また，採血に手間取って凝血すると血小板数の測定値が低下することもある．

b 個人間変動による異常値

臨床検査値には個人差（個人間変動）がある．遺伝子が異なり，生活習慣や環境が異なれば，検査値も異なる．このため，ある人では異常値であっても，他の人には異常でないこともある．

たとえば，全人口の3～7%にみられる体質性黄疸は，特に身体機能に影響がないにもかかわらず，遺伝的に血清ビリルビンなどの検査値に異常がみられる．こうした遺伝的素因は生まれつき保持している要因だが，環境要因や生活習慣との相互作用により検査値は影響を受けることもある．

性差も重要な要因である．血清脂質，尿酸値など多くの検査値で性差がある．このため，性差が大きい検査では性別ごとに基準値が決められることが多い．ただし女性は閉経するとエストロゲンの分泌量が激減し内分泌環境が変化するため，高齢者では性差を示すような検査値は少なくなる傾向がある．

▶表10-2　臨床検査値の異常をきたす要因

技術的要因	固有誤差	●採血および採取器具の問題 ●検体保存 ●測定器具，装置の差違
	技術誤差	●測定技術の差違 ●検体採取技術の問題（汚染，溶血）
個人間変動	遺伝的素因	●素因，性差，人種
	環境要因	●地域（気温，湿度，食習慣），職業
	年齢	●初老期，老年期，超高齢期
	潜在的疾患	●心不全，うつ病など
個人内変動	時間的要因	●日内変動，日差，季節差
	生活習慣	●喫煙，飲酒，食事，運動
	薬物	●測定値への直接作用 ●生理作用を介した間接作用
	体位	●立位，臥位，寝たきり

〔下方浩史：高齢者の検査値の変化と意義．日本老年医学会（編）：老年医学テキスト 改訂第3版，p157，メジカルビュー社，2008 より〕

生活習慣や環境による影響が大きい検査もある．喫煙者では酸素が相対的に欠乏するため，赤血球数が多くなる．高地に暮らすと同様に酸素欠乏のため赤血球数が多くなる．高齢者では一見健康であっても慢性の潜在性の疾患をもっていることが多く，慢性の炎症や免疫機能の異常などの所見が認められることもある．

C 個人内変動による異常値

同一個人でも測定時の条件で異常値になることがある．こうした個人内変動は検体採取時の時間や体位，生活習慣による影響，薬物の影響などによることが多い．

時間的要因には1日の時刻による変動（日内変動），日々の変動（日差），季節差があげられる．日内変動を示す検査値としては血糖値，血清鉄，中性脂肪，脂肪酸，ビリルビン，副腎皮質ホルモンなどがある．これらの検査では採血の時刻に留意する必要がある．血糖値および中性脂肪，遊離脂肪酸は食後の採血で大きく変動することはよく知られている．日本のような四季のはっきりしている国では食事内容が季節によって異なることが多いため，栄養摂取に関連する検査値が影響を受けることがある．採血時の室温なども検査によっては影響がある場合もある．

生活習慣によって測定値が変化することもある．運動，特に負荷の大きい運動では，筋組織からの逸脱酵素であるCK（クレアチンキナーゼ），AST（アスパラギン酸アミノトランスフェラーゼ），LDHの上昇がみられる．その上昇は運動翌朝に最大となる．高齢者ではレクリエーション程度の軽度の運動で，これらの検査値の上昇がみられることもある．逆にCKは寝たきり状態では低値になる．喫煙者のCEA（癌胎児性抗原）や白血球数の上昇，飲酒者でのγ-GTP（γ-グルタミルトランスペプチダーゼ）および中性脂肪，尿酸値の上昇が有名である．喫煙によるCEAの上昇は，若年者ではあまり大きくないが，高齢になるほど上昇が大きくなるので注意が必要である．

利尿薬やβ遮断薬など多くの薬物が，検査値に影響を与えることが知られている．高齢者ではなんらかの薬物を服用していることが多く，高齢者における異常値の評価を行う場合には，こうした薬物の検査値への影響を十分に考慮する必要がある．また，ビタミンC（アスコルビン酸）のようなサプリメントを服用していると，尿糖や尿潜血が偽陰性になることがある．

検査値には体位や姿勢も影響を与える．安静に横になっている場合と起立し活動している場合では，循環血漿量が異なる．立位で活動をしている場合には血液の濃縮がおこり，血清蛋白質の濃度が上昇する．血清総蛋白量や血清アルブミンのみならず，血清蛋白に結合して血清中に存在するカルシウムやビリルビン，コレステロールなどの測定値も立位活動時に上昇し，安静仰臥時では低下する．この低下は立位を30分ほどとることで回復するといわれているが，同じ患者でも外来と入院で，また寝たきりの患者と自由に歩き回っている患者で，検査値の判定について考慮する必要がある．

E 高齢者で特に留意しなければならない臨床検査値

検査値には，加齢変化のあまりみられないもの，加齢変化があっても臨床上あまり問題にならないものがある．加齢変化のみられない検査値には，生命維持に直接かかわるようなものが多い．一方で，高齢者では一般成人とは別に基準値を特に設けて判定しなければならない臨床検査も多い．

血算はスクリーニング検査として行われる．白血球数，血小板数などには加齢変化は認められない．赤血球数，ヘモグロビンは高齢者で低下する傾向がみられるが，健康な高齢者では低下は少なく，一般成人と異なる基準値の設定はされない．一般血液生化学検査でも，血清蛋白，脂質，肝機能，血清ナトリウム・カリウムなどの電解質には

高齢者で一般成人と別の基準値の設定はされない．アルカリホスファターゼは肝機能検査の1つとして行われるが，閉経後の女性で骨代謝が高まるため高値となることが多い．内分泌機能では血中の性腺ホルモンの低下および性腺刺激ホルモンの増加がみられ，高齢者での基準値が必要であるが，副腎皮質，甲状腺ホルモンに変化はない．肺機能では肺活量，1秒率，1秒量，動脈血酸素分圧の低下，全肺気量，残気量の増加がみられ，年齢を考慮した判定が必要である．高齢者では炎症反応の上昇があり，免疫グロブリン（IgGおよびIgA）は増加し，hsCRP（高感度C反応性蛋白）の増加もみられることが多い．

糖代謝では空腹時血糖は上昇するが，わずかであり，そのため特別の基準値の設定はされないことが多い．糖負荷試験2時間値は増加する傾向がある．腎機能は加齢とともに低下するが予備力は大きく，クレアチニンの上昇はわずかである．しかし，クレアチニンクリアランスには低下がみられることが多い．循環機能では安静時の心拍出量には変化はないが，最大心拍数，最大酸素摂取率は低下し，また左室拡張能などにも低下がみられる．

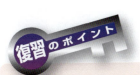

F 理学・作業療法との関連事項

高齢者医療では臨床検査のもつ意味はきわめて大きい．高齢者では多くの疾患を同時に有することも多く，また症状が急変することもある．理学・作業療法の場においても，高齢患者の身体状況を正しく判断して，機能回復を目指していく必要がある．そのためには患者の臨床検査値を理解し，どのような動作がどこまで行えるのかを常に考え，判断していかなければならない．しかし，高齢者では一般成人と臨床検査値の判定方法が異なる場合や，薬物や生活習慣の影響もあり，判断が難しい場合もある．高齢者の臨床検査値に関する知識を十分に身につける必要がある．

●療法士の視点から

臨床検査値の所見は，命に直結するもの，運動能力と密接につながるもの，さらには生活への意欲につながるものなど，多様で重要なものである．そのように重要であることは承知しながら，多くの理学・作業療法士にとってやや縁遠いものであったことは否めない．本章により理学・作業療法士の臨床検査値に対する興味が増すことを期待する．

●参考文献
1) 下方浩史（編）：高齢者検査基準値ガイド．中央法規出版，2011
2) 下方浩史：検査基準値・異常値のみかた．高齢者診療マニュアル．日医師会誌 138:S64-S65, 2009

復習のポイント

- 臨床検査の結果は基準値で判断されるが，高齢者では基準値の決定が難しいことを理解する．
- 高齢者の検査値の評価は一般成人と異なることがある．
- 臨床検査の異常値をきたすさまざまな要因について確認する．
- 加齢に伴って大きく変化する検査値について確認する．

第11章 高齢者の薬物療法の考え方

学習目標
- 高齢者に薬物有害作用がおこる要因を理解する.
- 高齢者の薬物動態の概要を理解する.
- 高齢者のポリファーマシーと服薬管理への対応を考える.

A 高齢者の薬物療法で留意すべき点

従来,高齢者の薬物療法は,若年成人における臨床試験の結果や使用経験をもとに実践されてきた.しかし,若年成人に有効性の高い薬物であっても高齢者では適当でないことがしばしばある.実際,高齢者では薬物の代謝・排泄能低下や多剤服用を背景として薬物有害作用が出現しやすく,あらゆる薬物の添付文書に高齢者では投与に注意を要することが明記してある.しかし,高齢者医療の従事者が必ずしも薬物の専門家ではないし,後期高齢者やフレイルないし介護を要する高齢者では参照すべき薬効のエビデンスがほとんどない.そこで,本章では高齢者に対する薬物療法の基本となる考え方と現実に対応するための手法について解説する.

B 薬物有害作用の頻度と要因

高齢者では,若年者に比べて薬物有害作用(adverse drug reactions;広義の副作用)の発生が多い.実際,急性期病院の入院症例では,高齢者の10%程度に薬物有害作用を認めており,75歳未満に比べ75歳以上では1.5〜2倍の出現率を示す(▶図11-1).外来患者でも高齢者には1年あたり10%以上の薬物有害作用が出現するとされる.高齢者の薬物有害作用は重症例の多いことが特徴である.その結果,高齢入院患者の3〜6%は,薬物を原因としたいわゆる薬物起因性疾患である[1].

さまざまな因子が高齢者の薬物有害作用増加に関連するが(▶表11-1),そのうち最も重要なのは,薬物動態および薬力学の加齢変化に基づく薬物感受性の増大と,服用薬物数の増加である.

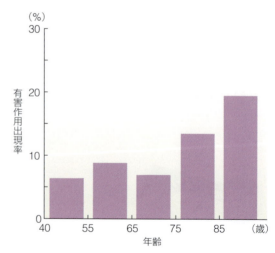

▶図11-1 入院患者の年齢と薬物有害作用出現頻度
〔鳥羽研二,他:薬剤起因性疾患.日老医誌 36:182, 1999 より一部抜粋〕

▶表 11-1 高齢者の疾患・病態上の特徴と薬物療法への影響

疾患上の要因	・複数の疾患を有する→多剤服用，複数科受診 ・慢性疾患が多い→長期服用 ・症候が非定型的→誤診に基づく誤投薬，対症療法による多剤服用
機能上の要因	・臓器予備能の低下（薬物動態の加齢変化）→過量投与 ・認知機能，視力・聴力の低下→アドヒアランス低下，誤服用
社会的要因	過少医療→投薬中断

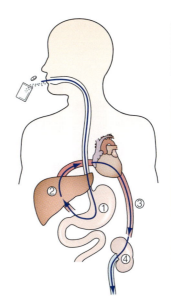

▶図 11-2 薬物動態に関連する生理機能の加齢変化

C 高齢者の薬物動態と薬力学

　薬物動態（pharmacokinetics；PK）は，吸収，分布，代謝，排泄というステップにより規定され，それに加えて組織レベルでの反応性〔薬力学（pharmacodynamics；PD）〕が薬効を左右する（➡NOTE 1）．薬物動態の加齢変化[2]（▶図 11-2）のなかでも，特に代謝と排泄が低下し，半減期（$t_{1/2}$）の延長や最大血中濃度（Cmax）の増大がみられる．その結果，総じて薬効が強く出ることが問題となる場合が多い．投薬に際しては，このような高齢者の特性を理解して処方量を調節する必要がある．具体的には，少量投与（成人量の 1/3〜1/2 程度）から開始する心がけが重要である．また，薬物どうしの相互作用により，薬物動態や反応性が変化することにも注意が必要である．薬物の使用に際しては，必ず添付文書で注意事項や代謝・排泄経路を確認する．

D ポリファーマシー対策

　ポリファーマシー（polypharmacy）とは1人の患者が多数の薬物を服用することで薬物有害作用などの問題が発生しやすくなっている状態を指す．つまり，単なる多剤服用とは異なり，多剤服用に潜在的なものも含めた，以下に述べるような問題を伴う状態である．
　ポリファーマシーにはいくつも問題点がある．まず明らかなのは医療費の増大であり，医療経済的にも，患者個人にとっても重要である．同時に，服用する手間も無視できない．高齢者でより大きな問題は，薬物相互作用および処方・調剤の誤りや飲み忘れ・飲み間違いの発生確率上昇に関連した薬物有害作用の増加である．有害作用の発生は

> **NOTE**
> **1 薬物動態（PK），薬力学（PD）**
> 　PK は，薬物投与後の吸収（absorption），分布（distribution），代謝（metabolism），排泄（excretion）というすべての体内動態を指し，各ステップの頭文字をとって ADME とも呼ばれる．加齢や臓器障害に伴って PK は変化するが，それを予測して投与する量や時間を決定することが重要である．一方，PD は，薬物の標的臓器に対する作用の強さと持続時間を指す．高齢者における PD の予測は難しいが，具体例として，β 遮断薬や β 刺激薬に対する感受性低下，ベンゾジアゼピンなどの中枢神経抑制薬，抗コリン薬に対する感受性亢進などがあげられる．

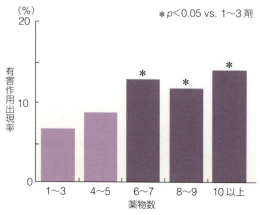

▶図 11-3 薬物数と入院患者の薬物有害作用出現頻度

東大病院老年病科入院データベース(n＝2,412)
〔Kojima T, et al: High risk of adverse drug reactions in elderly patients taking six or more drugs: Analysis of inpatient database. *Geriatr Gerontol Int* 12:761-762, 2012 より〕

▶表 11-2 薬物起因性老年症候群と主な原因薬物

症候	原因薬物
ふらつき・転倒	降圧薬(特に中枢性降圧薬, α遮断薬, β遮断薬), 睡眠薬, 抗不安薬, 抗うつ薬, てんかん治療薬, 抗精神病薬(フェノチアジン系), Parkinson(パーキンソン)病治療薬(抗コリン薬), 抗ヒスタミン薬(H_2受容体拮抗薬含む), メマンチン
記憶障害	降圧薬(中枢性降圧薬, α遮断薬, β遮断薬), 睡眠薬・抗不安薬(ベンゾジアゼピン), 抗うつ薬(三環系), てんかん治療薬, 抗精神病薬(フェノチアジン系), Parkinson 病治療薬, 抗ヒスタミン薬(H_2受容体拮抗薬含む)
せん妄	Parkinson 病治療薬, 睡眠薬, 抗不安薬, 抗うつ薬(三環系), 抗ヒスタミン薬(H_2受容体拮抗薬含む), 降圧薬(中枢性降圧薬, β遮断薬), ジギタリス, 抗不整脈薬(リドカイン, メキシレチン), 気管支拡張薬(テオフィリン, アミノフィリン), 副腎皮質ステロイド
抑うつ	中枢性降圧薬, β遮断薬, 抗ヒスタミン薬(H_2受容体拮抗薬含む), 抗精神病薬, 抗甲状腺薬, 副腎皮質ステロイド
食欲低下	非ステロイド性抗炎症薬(NSAID), アスピリン, 緩下剤, 抗不安薬, 抗精神病薬, Parkinson 病治療薬(抗コリン薬), 選択的セロトニン再取り込み阻害薬(SSRI), コリンエステラーゼ阻害薬, ビスホスホネート, ビグアナイド
便秘	睡眠薬・抗不安薬(ベンゾジアゼピン), 抗うつ薬(三環系), 過活動膀胱治療薬(ムスカリン受容体拮抗薬), 腸管鎮痙薬(アトロピン, ブチルスコポラミン), 抗ヒスタミン薬(H_2受容体拮抗薬含む), αグルコシダーゼ阻害薬, 抗精神病薬(フェノチアジン系), Parkinson 病治療薬(抗コリン薬)
排尿障害・尿失禁	抗うつ薬(三環系), 過活動膀胱治療薬(ムスカリン受容体拮抗薬), 腸管鎮痙薬(アトロピン, ブチルスコポラミン), 抗ヒスタミン薬(H_2受容体拮抗薬含む), 睡眠薬・抗不安薬(ベンゾジアゼピン), 抗精神病薬(フェノチアジン系), トリヘキシフェニジル, α遮断薬, 利尿薬

〔厚生労働省：高齢者の医薬品適正使用の指針(総論編). 2022 より〕

薬物数にほぼ比例して増加するが[3], 最近の入院データ解析[4] によると, 6剤以上が特に有害作用の発生増加に関連しており(▶図 11-3), 6剤以上をポリファーマシーの目安とするのも1つの考えである. ポリファーマシーに起因する処方過誤や服薬過誤は, 有害事象に直接つながらなくてもリスクマネジメント上問題で, 対策を講じるべきである.

高齢者の多病がポリファーマシーの主因なので, 特別な配慮をしなければポリファーマシーを回避することは難しい. たとえば, 若年成人や前期高齢者で示されたエビデンスを目の前の後期高齢者や要介護高齢者に当てはめることは妥当か, ほかによい薬がないという理由で, 症状の改善がみられないのに漫然と継続していないか, 患者の訴えに耳を傾けるのではなく, それほど効果が期待できない薬を処方することで対処していないかなど, 処方に際して見直す点はいくつかある. 特に, 個々の病態や日常生活機能に基づいて処方薬の優先順位を決めることが重要である.

有害作用が出やすく, 効果に比べて安全性が劣るといった理由で, 一般に高齢者にふさわしくないとされる薬物もあり, 米国 Beers 基準のリストや日本老年医学会による「高齢者に対して特に慎重な投与を要する薬物のリスト」[5] に掲載されている. 薬物起因性老年症候群(▶表 11-2)(→Advanced Studies ❶)のようだが原因薬物の特定が困難な場合や, 服薬管理能力が低下して現状ではアドヒアランス(服薬遵守)に障害が出ている(あるいは出そうな)場合など, とにかく薬物数を減

らしたいときには，まず症例に基づき，次にこれらのリストを参考にして適応を判断することが望ましい．

E 高齢者の服薬管理

　高齢者，特に後期高齢者では，服薬管理能力の低下を認めることが多い．難聴は用法や薬効に対する理解不足，視力低下や手指の障害はシートからの薬物の取りこぼしをまねきやすい．服薬管理能力の低下は，認知症の初期にみられる症状であるが，外来での会話からこのレベルの認知機能障害に主治医が気づくことは難しい．処方薬が余ってくる場合には，積極的に認知機能障害を疑うと同時に，家族に生活状況と残薬をチェックしてもらって，服薬状況を正確に把握する必要がある．

Advanced Studies

❶薬物による鎮静症状

　高齢者では大抵の薬物有害作用が若年者よりおこりやすいが，表11-2のような高齢者特有の症候（老年症候群）が多くみられる．そのうち，ふらつき・転倒や認知機能障害といった鎮静症状を引き起こすのが，ベンゾジアゼピン系睡眠薬・抗不安薬，抗うつ薬，抗精神病薬などの中枢神経系作用薬である．特に，高齢者が頻用しているベンゾジアゼピン系睡眠薬は，筋弛緩作用と日中まで効果が残ることによって転倒と認知機能低下のリスクが高い薬物であり，漫然と服用することは避けたい．早く寝すぎない，朝になったら起きて光を浴びる，日中の適切な運動といった生活習慣の見直しや，頻尿，疼痛などの身体疾患による症状の改善で睡眠薬の中止・減量をはかることが可能である．

　もう1つ問題になるのが抗コリン作用系薬物である．表11-2では，三環系抗うつ薬，フェノチアジン系抗精神病薬，トリヘキシフェニジル，抗ヒスタミン薬，膀胱鎮痙薬（過活動膀胱の治療薬）が該当するが，そのほかにも多くの薬物が抗コリン作用を有する．口腔乾燥，便秘のほかに，脳で神経伝達物質アセチルコリンの働きを抑えると認知機能低下をきたす可能性がある．

　ただ，これらの薬物を見つけたからといって，必ずしも中止する必要はない．中止すると病状が急に悪化する場合があり，中止する場合は減量しながら慎重に行う必要がある．患者にも，「絶対に自己判断せず，必ず医師や薬剤師に相談するよう」に説明しておくことが大切である．

▶ **表11-3　アドヒアランスをよくするための工夫**

服薬数を少なく	降圧薬や胃薬など同効果 2～3 剤を力価の強い 1 剤か合剤にまとめる
服用法の簡便化	1 日 3 回服用から 2 回あるいは 1 回への切り替え 食前，食直後，食後 30 分など服薬方法の混在を避ける
介護者が管理しやすい服用法	出勤前，帰宅後などにまとめる
剤形の工夫	口腔内崩壊錠（OD 錠）や貼付剤の選択
一包化調剤の指示	長期保存できない，途中で用量調節できない欠点あり 緩下剤や睡眠薬など症状によって飲み分ける薬剤は別にする
服薬カレンダー，薬ケースの利用	

〔日本老年医学会（編）：改訂版 健康長寿診療ハンドブック─実地医家のための老年医学のエッセンス. p154, 日本老年医学会, 2019 より〕

期待した薬効の得られない場合にも，薬物を追加する前にアドヒアランスが保たれているかどうかを検討するべきである．

　服薬管理能力の低下がみられる場合はもちろん，すべての患者に対して，飲みやすく，アドヒアランスが保てるような工夫をするべきである．表11-3に，処方上の工夫を示した．服薬の意義を理解していない高齢者も多いので，重篤な疾患や合併症を予防するために服用していること，服用をやめると血圧や脂質値，血糖値はもとに戻ること，その場合でも自覚症状でわかることは少ない，といった基本的事項を繰り返し指導することも大切である．さまざまな工夫をしても本人が管理できない場合には，家族やヘルパーの補助あるいは全面的管理のもとで服用できるよう指導する．この場合でも，介護者の手間を考えて，なるべく服薬管理が簡便になるような工夫が重要である．

F 理学・作業療法との関連事項

リハビリテーション病院や介護施設入所後に持参薬がなくなり，初めて処方薬が出る場合には処方・調剤の誤りがおこりやすい．1種類の薬物にいくつもの用量・剤形があるが，用量記載なしで1錠などと習慣的に処方を書く医師もいて，過誤が生じやすい．1錠の用量などを認識している患者はほとんどおらず，患者の側にいる療法士などの医療スタッフがエラーを防ぐ最後の砦である．患者がもらった薬物の量がこれまでと違う，あるいは他の患者より多いと感じた場合は，まず処方を確認することである．また，長期投与中に薬物有害作用が出現してくる場合もあるが，大抵は効きすぎであり，薬の本来の効果を理解していれば，患者の訴えから薬物中毒を推察することも可能である．

患者が薬を飲む様子やリハビリテーションの状況から，服用に困難があることは推測できる．また，「（飲むと）体調が悪い」，「本当は飲みたくない」，「実際には飲んでいない」といった有害作用を疑わせる症状，患者の意識，服薬状況などは，医師よりも医療スタッフに訴えることのほうが多い．このように細やかに情報を拾い上げ，ケアカンファレンスにかける，あるいは担当医や上司に報告することで，服薬に関する情報が共有化され，処方へ反映され，ポリファーマシーの改善へ向かうよい機会となるのである．

療法士の視点から

理学・作業療法士が薬物を処方することはない．しかし，本章に記されているように，療法士が"投薬・服薬エラーを防ぐ最後の砦"であり，"患者が本音を訴える"存在であることから，薬物療法に深くかかわる職であることも明らかだろう．

また，患者やサービス利用者の多くは，理学・作業療法士は薬物について一定の知識をもっていると期待している．それだけに，身近な薬物について知識を得ておくこともさることながら，生半可な知識で対応せず，医師や薬剤師に然るべく報告・相談するという姿勢が求められる．

● 引用文献
1) Pouyanne P, et al: Admissions to hospital caused by adverse drug reactions: Cross sectional incidence study. *BMJ* 320:1036, 2000
2) 海老原昭夫：高齢者における薬物の体内動態の変化. *Geriatric Medicine* 31:185–190, 1993
3) 鳥羽研二, 他：薬剤起因性疾患. 日老医誌 36:181–185, 1999
4) Kojima T, et al: High risk of adverse drug reactions in elderly patients taking six or more drugs: Analysis of inpatient database. *Geriatr Gerontol Int* 12:761–762, 2012
5) 日本老年医学会（編）：高齢者の安全な薬物療法ガイドライン 2005. メジカルビュー社, 2005

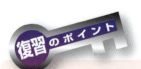

- 高齢者の薬物動態の特徴と，薬物有害作用がおこりやすい要因を説明できる．
- 鎮静作用をもち，薬物起因性老年症候群を引き起こす薬物を列挙できる．
- 高齢者の服薬管理に関して工夫できることを検討する．

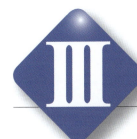

高齢者に特徴的な症候と疾患

第12章

高齢者に多い症候と老年症候群

学習目標
- 代表的な老年症候群について理解する.
- ADL と老年症候群のかかわりを考える.
- リハビリテーションの場における老年症候群に対する注意点を学ぶ.

A 老年症候群の概念

若年者の疾患の多くは完全に近い形での治癒が目標とされる一方, 高齢者の場合は完全な治癒が達成できない場合が多く, 対症療法や不完全治癒となる場合が少なくない. つまり, 高齢者の疾患はひとたび発症してしまうと, 100% 回復することは比較的困難な場合が多い一方で, 日常生活活動(activities of daily living; ADL)の低下につながり, 他者に対する依存度が高くなる. また, 高齢者は若年・中年期から持続する慢性疾患を有する場合も少なくなく, さらに単一の疾患だけではなく複数の疾患, 障害を有する場合が多い. 加えて, 高齢者の疾患は若年者とは異なり, 無症候性であったり, 非特異的な症状を呈する場合もある. それら多くの疾患を有する高齢者においてはADL 低下のみならず, 認知機能低下, 抑うつ状態にもつながりやすく, その結果として生活の質(quality of life; QOL)の低下もまねきやすい.

高齢者の診察に際しては, 現在問題になっている疾患の治療を目指すとともに, 併せて現在高齢者がかかえている障害の内容や程度を明らかにし, できるかぎりリハビリテーションを介して機能回復に努めながら, 介護・ケアの方策をとることが重要と考えられる.

このように, 高齢者疾患の多くは完治が困難であり, 非可逆的な病状を呈することから, QOLの維持・向上を目指すうえで重要になるのは, 罹患している疾患が何かということよりもむしろ身体機能の障害の程度であったり, 以前から持続する症候であったりすることが少なくない. 加齢に伴って身体機能や認知機能の低下が認められる高齢者においては, 高齢者特有のさまざまな症候や障害が生じることがよく認められ, これらは老年症候群(geriatric syndrome)として理解される. これらの症候は加齢自体に基づく場合もあるが, 多くの場合, その原因は単一ではなく複合的である. 老年症候群は, 75 歳以上のいわゆる後期高齢者に多く認められ, 高齢者医療の現場においては, その要因を解明し適切な医療を実施することが, 重大かつ喫緊の課題となっている. 老年症候群にどの症候が含まれるかに関して明確な定義は存在しないが, 本章で扱われる項目はその代表的なものといえる.

B 代表的な老年症候群

1 意識障害・失神

a 概念

意識には "覚醒(arousal)" と "自己および外界

▶表 12-1　意識障害の分類

清明 (alert)	正常な意識状態. 覚醒しており適切な応答が可能
傾眠 (somnolence)	軽度の意識障害. 刺激がないと眠ってしまうが, 呼びかけで容易に覚醒する
昏迷 (stupor)	強い刺激によりかろうじて開眼したり, 動作で反応するが口答での反応はできない
半昏睡 (semicoma)	ときどき体動や開眼がみられるが, ほとんど睡眠状態で, 応答はみられない
昏睡 (coma)	自発的な運動はなく痛覚刺激にも反応しない

〔井口昭久：高齢者に多い症候と老年症候群. 大内尉義（編）：標準理学療法学・作業療法学専門基礎分野 老年学 第 4 版, p82, 医学書院, 2014 より転載〕

の正確な認識（awareness）"という 2 つの要素がある. したがって, 意識障害という場合, 覚醒レベルが低下するか, 意識内容が変化する病態を指す. これに対して失神とは, 一過性の脳循環・代謝障害により一時的に意識を失う状態と定義される. 脳幹部, 視床, 視床下部, 両側大脳皮質の広範な障害などにより意識障害が生じる.

🄑 意識障害の分類

（1）覚醒レベルの低下

意識障害はその程度によって**表 12-1** のように分類できる. 実際の臨床における急性期の意識障害の程度を評価するには, Japan Coma Scale（JCS）（▶**表 12-2**）および Glasgow Coma Scale（GCS）（▶**表 12-3**）がよく用いられる.

（2）意識内容の変化

自己および外界に対する認識や, 反応の異常としての意識障害は, せん妄, もうろう状態, 夢幻状態などと表現される.

🄒 原因

（1）意識障害がおこる病態

高齢者に限らない意識障害の鑑別を**表 12-4** に示す.

高齢者が意識障害をおこしやすい背景には,

- 加齢による脳の予備能の低下

▶表 12-2　Japan Coma Scale（JCS）

Ⅰ. 刺激しないでも覚醒している状態（1 桁の点数で表現） （delirium, confusion, senselessness）
1. 大体清明だが, 今ひとつはっきりしない 　2. 見当識障害がある 　3. 自分の名前, 生年月日が言えない
Ⅱ. 刺激すると覚醒する状態（2 桁の点数で表現） （stupor, lethargy, hypersomnia, somnolence, drowsiness）
10. 普通の呼びかけで容易に開眼する 　20. 大きな声または体を揺さぶることにより開眼する 　30. 痛み刺激を加えつつ呼びかけを繰り返すと辛うじて開眼する
Ⅲ. 刺激をしても覚醒しない状態（3 桁の点数で表現） （deep coma, coma, semicoma）
100. 痛み刺激に対し, 払いのけるような動作をする 　200. 痛み刺激で少し手足を動かしたり顔をしかめる 　300. 痛み刺激にまったく反応しない

注　R：Restlessness（不穏）, I：Incontinence（失禁）, A：Apallic state（無動無言症）または Akinetic mutism（失外套状態）
　　たとえば 30R または 30 不穏とか, 20I または 20 失禁として表す.

〔太田富雄, 他：急性期意識障害の新しい grading とその表現法（いわゆる 3-3-9 度方式）. 第 3 回脳卒中の外科研究会講演集, pp61-69, 1975 を改変して転載〕

▶表 12-3　Glasgow Coma Scale（GCS）

開眼（eye opening）	E
自発的に開眼	4
呼びかけにより開眼	3
痛み刺激により開眼	2
なし	1
最良言語反応（best verbal response）	**V**
見当識あり	5
混乱した会話	4
不適当な発語	3
理解不能の音声	2
なし	1
最良運動反応（best motor response）	**M**
命令に応じて可	6
疼痛部へ	5
逃避反応として	4
異常な屈曲運動	3
伸展反応（除脳姿勢）	2
なし	1

正常では E, V, M の合計が 15 点, 深昏睡では 3 点となる.
〔Teasdale G, Jennett B: Assessment of coma and impaired consciousness. A Practical Scale. *Lancet* 2:81-84, 1974 より転載〕

▶表 12-4　意識障害の鑑別

A	Alcohol	アルコール
I	Insulin	低/高血糖
U	Uremia	尿毒症
E	Encephalopathy Electrolytes Endocrine	脳症 電解質異常 内分泌性疾患
O	Oxygen Overdose	低酸素血症 中毒
T	Trauma Temperature	外傷 低/高体温
I	Infection	感染症
P	Psychiatric	精神疾患
S	Shock Stroke, SAH Seizure	ショック 脳血管障害 痙攣

▶表 12-5　失神がおこる病態

血管迷走神経性失神 (vasovagal syncope)	最もよくみられる失神. 精神的ショック, 強い疼痛, 過労などさまざまな原因で一過性に末梢血管の拡張がおこり, 血圧低下, 徐脈となる
起立性低血圧による失神	急に立ち上がったり, 長時間の起立で血圧が低下しておこる
心原性失神	心拍出量の急激な低下でおこる. 不整脈によるもの, 大動脈弁狭窄, 心筋梗塞によるものなどがある
頸動脈性失神	頸動脈洞の圧迫による徐脈, 不整脈, 血圧の低下でおこる
咳失神	激しい咳により誘発される. 胸腔内圧の上昇により静脈還流量が低下することが原因と考えられる
排尿失神	夜間立ち上がって排尿するときにおこる
局所の脳血流障害による失神	椎骨動脈の循環不全, 鎖骨下動脈盗血症候群, 大動脈炎症候群, 頸椎疾患などでおこる
血液成分の変化による失神	低血糖, 低酸素症, 過換気症候群などでおこる

〔井口昭久：高齢者に多い症候と老年症候群. 大内尉義（編）：標準理学療法学・作業療法学専門基礎分野 老年学 第 4 版, p83, 医学書院, 2014 より転載〕

- 意識障害をおこす原因疾患への罹患率の高さ
- 意識障害をおこしうる薬物の使用頻度の高さ
- 加齢の影響として薬物代謝の副作用による意識障害

などが考えられる.

(2)　失神がおこる病態

　①心拍出量や末梢血管抵抗の一時的な低下によるもの，②局所の脳虚血，血液成分の変化によるものなどが考えられる（▶表 12-5）.

d 高齢者の意識障害・失神を診るうえでの留意点

　高齢者における意識障害・失神の原因はさまざまである. 脳あるいは循環器系に重篤な障害が存在することが多く, 早期の原因究明と治療を開始することが必要である.

2 認知症

　第 18 章「認知症とうつ病」（➡ 180 ページ）を参照のこと.

3 せん妄

a 概念

　せん妄（delirium）とは, 一過性の認知機能低下, 睡眠障害, 幻覚, 錯乱など, 多彩な精神症状を呈する意識障害の特殊な病態を指す. せん妄の病態・背景には睡眠・覚醒リズムの障害が存在することが少なくない.

b 原因

　せん妄は, 種々の原因によって急性または亜急性に発症する非特異的な病態であり, 特定の原因疾患においてのみ認められるものではない. 通常は一過性であり, 特に夜間に認められる場合が多いが, なかには数週間持続する場合もある. せん妄の病態生理については, 機能解剖学的に中脳, 視床, 皮質系の活動性低下や大脳辺縁系の過剰興

奮が考えられている.

c 症状，鑑別診断

せん妄の症状は多彩であり，その発現様式も多様であるが，概して大脳辺縁系の過剰興奮に伴うと考えられる徘徊，興奮，幻覚，不眠などの過活動性を特徴とするものと，中脳，視床，皮質の活動性低下に伴う認知機能，見当識，注意力などの低下を認める寡活動性のものとに大別される.

認知症とせん妄との鑑別が問題となる場合があるが，せん妄は一過性に変動する症状であるのに対し，認知症の精神症状は反復して認められ，非可逆的な経過であることが少なくない．その一方で，実際的には認知症の周辺症状の一部として，せん妄が認められる場合もある.

d 治療

せん妄の治療に際して，まずその原因疾患や病態を的確に把握することが重要である．せん妄の治療は，その環境要因を除去することを目指す非薬物的アプローチと，主として鎮静させることを目的とする薬物療法に大別される.

せん妄の環境要因については，睡眠・覚醒リズムを障害する因子（入院患者などにおいては騒音，照明，疼痛など）を取り除くことを目指す．また，昼間の活動性低下もせん妄のリスクとなる．手術が行われる患者に関しては，術前の不安感が術後せん妄を誘発することが少なくなく，看護的アプローチなどにより不安の除去に努めることが大切である.

せん妄に対する薬物療法に際しては，症状やその程度にもよるが，睡眠導入薬による睡眠の確保を第一に考慮する．認知症や脳血管障害に伴うせん妄の場合には，比較的副作用の少ないチアプリド塩酸塩などの投与を考慮する場合がある．それでも幻覚や徘徊などの症状がコントロールできない場合には，リスペリドン，オランザピン，クエチアピンフマル酸塩などの非定型抗精神病薬の使用を考慮する．また，深夜の薬物使用によって翌朝まで薬効が遷延し，昼夜リズムがかえって乱れる場合もあり，薬物使用の時間には十分な配慮が求められる.

4 抑うつ

第18章「認知症とうつ病」(➡180ページ)を参照のこと.

5 不眠

a 概念

60歳以上の高齢者では約30%の人になんらかの睡眠障害があるといわれている．加齢による生理変化として，総睡眠時間，徐波睡眠（深い睡眠）の減少と睡眠効率の低下といった睡眠構築の変化と，睡眠相の多相化など，睡眠・覚醒リズムの不規則化がみられる．高齢者の不眠症および睡眠・覚醒リズム障害は，加齢による恒常性維持機構，生体リズム機構の機能低下に加え，社会同調因子，光同調因子の減弱と身体・精神疾患，心理社会的ストレス，薬物の要因が加わり生じる．高齢者の不眠は若年者と比較して慢性的な経過をとることがほとんどであり，本人の苦痛も大きなものとなる.

不眠を避けることのできない老化現象としてあきらめるのではなく，医療機関の受診を考える高齢者も増えてきている．高齢者にかかわる療法士として，老年期の不眠に関する基礎的知識は今後ますます必要になってくると思われる.

b 原因

高齢者の不眠の主な原因を**表12-6**に示す．高齢者で不眠が増加する背景には，加齢に伴う睡眠構築の変化が共通の基盤として存在する．老年期の睡眠の特徴をわかりやすく表現すると，浅い眠り，効率の悪い眠りである〔第2章の図2-9(➡22ページ)参照〕．中途覚醒の増加，中途覚醒後の再入眠の障害，午睡の増加など，睡眠・覚醒パターン

▶表12-6　高齢者の不眠の原因

一過性の原因	急性の精神的ストレス，環境の変化
不適当な睡眠習慣	
精神疾患	うつ病，不安症，統合失調症
中枢神経疾患	認知症，Parkinson 病，脳血管障害，特発性周期性四肢運動など
全身疾患	睡眠時無呼吸，心不全，呼吸不全，消化性潰瘍，夜間頻尿，慢性疼痛など
概日リズム障害	睡眠相の前進・後退，時差，交代勤務
薬物	睡眠薬，テオフィリン（喘息の薬），β遮断薬（降圧薬），フェニトイン（抗てんかん薬），利尿薬など
嗜好品	アルコール，カフェインなど

〔井口昭久：高齢者に多い症候と老年症候群. 大内尉義（編）：標準理学療法学・作業療法学専門基礎分野 老年学 第 4 版，p86，医学書院，2014 を改変して転載〕

が変化するのに並行して，夕刻以降の早い時間帯から覚醒水準が低下し，入床・入眠および覚醒時間が早まるなど，睡眠・覚醒のタイミングが前方にシフトするようになる．つまり夕方早期の 6～8 時に入眠し，深夜 1～3 時に覚醒してしまう．

不眠症に関連した睡眠時無呼吸症候群や特発性周期性四肢運動がある．睡眠時無呼吸症候群は寝ている間に呼吸が十分にできない病気で，周期性四肢運動は寝ている間に勝手に手足（ほとんどが下肢）が動いてしまう状態で，高齢者に多く認められる．

精神的ストレスや環境変化に伴う不眠は最も普遍的に認められるが，通常一過性である．不適当な睡眠習慣による不眠は睡眠に対する不安をもたらし，慢性化しやすい．うつ病では入眠障害，中途覚醒，早期覚醒が特徴的であるが，過眠を呈することもある．

c 評価

患者本人の情報だけでなく，配偶者など患者と生活をともにする者からの情報も有用である．就眠時刻（いつも同じか），入眠までに要する時間，中途覚醒の回数，最終覚醒時刻，実質的な睡眠時間の長さ，いびきや呼吸停止の有無，夜間排尿の回数，睡眠中の足蹴の有無，朝目覚めたときの気分，頭痛の有無，熟睡感の有無，日中の眠気や居眠りの有無などを尋ねる．薬物，アルコール，カフェインなどの摂取状況も大切である．

また，不眠の原因疾患のスクリーニング検査は重要である．特に心不全，慢性閉塞性肺疾患，耳鼻疾患に注意する．

d 治療

治療可能な原因を取り除いても不眠が改善しない場合は，睡眠薬による治療となる．睡眠薬は作用する時間の長さから超短時間作用型，短時間作用型，中間作用型，長時間作用型に分類される．近年，高齢者では睡眠薬の有害事象と考えられる夜間転倒が多く報告され，使用にあたっては十分な注意が必要である．

6 めまい

a 概念

回転感，浮遊感，動作時の不安定感，意識喪失感など，多くの状態を患者が "めまい" と表現することがある．めまいの鑑別には，どのような症状を訴えているのかよく聴取する必要がある．めまいは，回転性（vertigo），浮遊性・動揺性（dizziness），前失神（pre-syncope）に大別される．

身体の平衡は，内耳，視覚，筋肉関節からの情報などによって維持されている．加齢に伴いこれらの機能低下がおこるため，高齢者では平衡障害がおこりやすく，めまいも生じやすい．身体の平衡障害は転倒・骨折の原因にもなりやすいため，治療・予防は重要である〔第 26 章 D.2 項「高齢者のめまい・平衡障害」（➡ 285 ページ）参照〕．

b 原因

原因となる病変の部位によって中枢性（脳幹，小脳が多い）と末梢性（内耳・前庭神経）に大別される．臨床の現場では見逃してはならない中枢性め

まいの検索を行い，末梢性めまいを鑑別する．以下にめまいの原因疾患を示す．

(1) 脳血管障害

中枢性のめまいでは一般に浮遊性・動揺性が多い．脳幹部や小脳の循環不全，梗塞，出血などでは回転性・非回転性の両者を生じうる．

(2) 薬物，化学物質

高齢者においては多剤服用が行われていることが多く，ポリファーマシーによるめまいも多い．アルコール，向精神薬，抗不安薬，睡眠薬，筋弛緩薬，降圧薬，カフェインはめまいの原因になりやすく，転倒にも関与する．鎮痛薬や抗菌薬などが原因となることもある．

(3) Ménière(メニエール)病

末梢性の原因で生じる．急性発症の回転性めまい，耳鳴り，難聴をきたす．悪心・嘔吐を伴うことが多く，数分から数時間持続する．

(4) 良性発作性頭位めまい症

Ménière病同様，末梢性の原因で生じる．一定の頭位をとったときに回転性のめまいが生じるものであり，1回の発作は数分以内で治まることが多い．通常，数週間から数か月で治まるが，数か月から数年後に再発することがある．

(5) 前庭神経炎

聴覚障害を伴わない回転性のめまいを生じる．数日から数週間持続することがある．上気道感染の先行が認められる症例がある．

7 手足のしびれ

a 概念

しびれは日常臨床で患者が頻繁に訴える症状の1つである．しかしながら「しびれ」という言葉は，いろいろな意味で使われている．たとえば，「ジンジンする，ビリビリする感じ」「針で刺されたような感じ」「灼けつくような感じ」などの異常感覚を意味することもあれば，「触っても感覚が鈍い」「熱さや冷たさが感じにくい」「痛みを感じにくい」などの感覚鈍麻(感覚の低下)を意味する

▶表 12-7　しびれを引き起こす主な病気

障害部位		疾患
①大脳，脳幹，脳神経		●脳梗塞，脳出血，脳腫瘍 ●多発性硬化症，脳炎，三叉神経痛など
②脊髄，脊髄神経根		●脊椎症，脊椎椎間板ヘルニア，脊柱管狭窄症，後縦靱帯骨化症 ●脊髄梗塞，脊髄動静脈奇形，脊髄動静脈瘻 ●多発性硬化症，脊髄炎 ●亜急性連合性脊髄変性症，HTLV-1 関連脊髄症など
③末梢神経	単神経障害	●手根管症候群，肘部管症候群，橈骨神経麻痺 ●腓骨神経麻痺，足根管症候群 ●帯状疱疹など
	多発単神経障害	●血管炎，膠原病関連疾患 ●サルコイドーシスなど
	多発神経障害	●糖尿病，尿毒症，ビタミン欠乏，アルコール多飲 ●ギラン・バレー症候群，慢性炎症性脱髄性多発神経炎 ●Charcot-Marie-Tooth 病 ●家族性アミロイドポリニューロパチー，アミロイドーシス ●腫瘍，傍腫瘍性，感染症(AIDSなど) ●中毒性(重金属，農薬，有機溶剤など) ●薬物性(抗腫瘍薬など)
④その他		●電解質異常，過換気症候群，下肢静止座不能症候群など

〔日本神経学会ホームページ：脳神経内科の主な病気―症状編(しびれ). https://www.neurology-jp.org/public/disease/shibire.html より〕

こともある．また，「手足に力が入りにくい」「動きが悪い」などの運動麻痺(脱力)を意味することもある．

このように，しびれの内容は実に多彩であり，しびれを引き起こす原因も脳の病気，脊髄の病気，手足の末梢神経の病気などいろいろな病気があげられる．しびれの原因により治療法も異なるため，しびれに対する正しい診断が必要となる．

b 原因および鑑別診断

しびれはさまざまな原因でおこる(▶表 12-7)(➡ NOTE 1)．しびれの原因と患者の訴えは多岐にわたるため，病態を正確に把握することは難しい．

▶表 12–8　運動麻痺の分類（部位別）

単麻痺	上下肢のうち，一肢だけが麻痺している状態
片麻痺	身体一側の上下肢が麻痺している状態
対麻痺	両側下肢が麻痺している状態
四肢麻痺	上下肢が両側性に麻痺している状態

〔井口昭久：高齢者に多い症候と老年症候群．大内尉義（編）：標準理学療法学・作業療法学専門基礎分野 老年学 第 4 版，p88，医学書院，2014 より転載〕

▶表 12–9　知覚障害の分類（部位別）

対称性	四肢対称性	多発性に末梢神経が障害
	両上肢または両下肢対称性	脊髄病変
片側・交叉性		反対側の中枢性病変
非対称性		脊髄病変
		2 つ以上の単一の末梢神経が障害

〔井口昭久：高齢者に多い症候と老年症候群．大内尉義（編）：標準理学療法学・作業療法学専門基礎分野 老年学 第 4 版，p88，医学書院，2014 より転載〕

患者の訴えに耳を傾けて，発症のしかたや経過などを慎重に分析する必要がある．心因性の場合や外科的処置が必要な場合もあるので，鑑別を慎重に行う必要がある．

まず，①しびれがどのようにおこっているか，②どこがしびれているか，③しびれ以外の症状があるか，などの情報を入手する．その後，神経学的診察にてしびれの性状や分布，随伴する症状などから，おおよそどこが障害されて，症状が出現しているのかを推定する．

リハビリテーション関連医療従事者としては，以下の分類も有用である．

①運動障害（麻痺，失調，筋力低下）：中枢性神経障害か末梢性神経障害かを鑑別し，さらに表 12–8のように部位によって分けて考え，原因の検索を行っていく．

②知覚障害（知覚鈍麻・異常知覚）：単発か多発かを鑑別し，多発の場合には運動障害の場合と同様に部位によって分けて考え，原因の検索を行っていく（▶表 12–9）．

C 治療

しびれはさまざまな原因で引き起こされるため，原因の特定が最も重要である．原因が特定され，病気が判明すれば，原疾患の治療が最優先である．原因によってはビタミン剤，精神安定薬，抗うつ薬，ステロイド薬などが使用される場合がある．

8 言語障害[1]

a 症状

高齢者の言語障害の原因は，大きく"構音障害"と"失語症"の 2 つに分けられる．構音障害は唇，顎，舌，鼻から喉などの発声発語器官のどこかに異常がおこったため，正しい発音ができなくなる障害である．一方，失語症は大脳にある言語領域に異常がおこったために言葉を使うことができなくなる状態を示す．以下に，この 2 つについて説明する．

（1）構音障害

発語の際のスピーカー部分にあたる発声発語器官（唇，顎，舌，鼻から喉，気管・気管支から肺までつながる声を出すための器官）の筋群およびその支配神経系の障害によって，ろれつが回らない，発音がおかしい，聞き取りにくい状態を構音障害という．また，声帯の動きの障害による失声や嗄声もある．

NOTE

1 圧迫性ニューロパチー

圧迫性ニューロパチーとは，末梢神経が慢性・物理的に圧迫され，神経障害を生じるものである．神経障害により正常な神経細胞の興奮の伝導が行われず，麻痺やしびれを引き起こす．代表的なものには，手根管症候群，橈骨神経麻痺，尺骨神経管症候群などがある．

"構音障害" の症状としては，「声が出ない」「声は出るが，はっきりと発音できない」「特定の音（特にタ行・ラ行またはバ行・パ行）が出ない」「舌がもつれる」などがある．通常，構語障害のみの場合には，字を書いてコミュニケーションをとることは可能である．原因疾患として，種々の神経筋疾患，構音器官の炎症・腫瘍およびその治療の後遺症，外傷，形成不全でもおこりうるが，高齢者では脳血管障害が最も多い．

(2) 失語症

いったん獲得された言語の理解と表出が障害された状態を失語症という．失語症の症状は多岐にわたる．「言葉が出ない」「言い間違いが多い」「滑らかに言葉は出るものの，その場に適切な言葉が選べない」「意味不明な言葉を話す」などの "話す" 障害，「音は聞こえるが，話しかけられた内容が理解できない」といった "聞く" 障害，「文字が読めない・書けない」「文字は読めても内容は理解できない」などの "読む・書く" 障害などがあり，これらはすべて失語症の症状として知られている．

b 原因

運動障害性構音障害の原因としては，そのほかに Parkinson 病や筋萎縮性側索硬化症などの神経変性疾患があげられる．

失語症を引き起こす原因としては，脳梗塞・脳出血・くも膜下出血などの脳卒中や認知症がある．

言語障害のその他の原因としては，難聴などの聴覚障害に伴うもの，発達障害あるいは知的障害に伴うものなどもある．

c 診断

言語障害を診断する際には，構音・プロソディー検査，会話明瞭度検査・構音器官の検査，標準失語症検査(standard language test of aphasia; SLTA)・老研版失語症検査・国立リハ版失語症選別検査・BDAE 失語症重症度評価尺度などの失語症の重症度を知るための検査を用い，**表 12-10** の状況について確認を行う．

▶表 12-10　言語障害の分類および重症度の診断

構(発)音の状態	母音，子音などの正確性，発話全体としての会話明瞭度および自然性(抑揚，アクセント，発話速度など)
構音器官の所見	口唇，舌，下顎，口蓋，咽頭などの運動機能と形態
言語理解力	音声言語に関して，単語や文の理解ができるか否か(聴覚的理解)．日常的な単語，簡単な文，やや複雑な文などの視点から理解力の程度をみる
言語表出力	単語や文が言えるか否か(音声言語の表出)．日常的な単語，簡単な文，やや複雑な文，文の形式(構文または文法)，文による具体的情報伝達(実質語の有無)などの観点から表出力の程度をみる

これらの所見を総合して，言語障害の分類および重症度の診断を行う．

d 治療

脳卒中や認知症などに伴う言語障害は，多くの場合，特効薬や有効な治療法などは少なく，もとの状態にまで回復させることは困難である．そのため言語障害の主な治療は，言語聴覚士によるリハビリテーションである．一口に言語障害といっても，症状の出方や重症度には個人差が大きく，個々人に合わせたリハビリテーションのプログラムが必要である．

構音障害が主体の場合には明瞭な発音ができるよう練習をしたり，ゆっくり区切るなど他人に伝わりやすい話し方の練習を行う．失語症がメインの場合には，残された機能を十分に活用し，実用的なコミュニケーションの方法が確立できるように訓練を行う．

e 予防・ケア

認知症がベースとなっている場合以外の言語障害は，場に応じた適切な言葉が出てこないというだけのことであり，理解力の低下があるわけではない．小さな子どもに話しかけるような言葉がけや体動は，本人の自尊心を大きく傷つけ，リハビリテーションに対するやる気を削ぐことになりかねない．言語障害のある人に話しかける際には，

ゆっくりとわかりやすい言葉を遣うこと，言葉が出てこない場合には，せかさないで待ってあげること，言葉が出にくい場合は「はい」「いいえ」で答えられる質問を用意することなどを心がける．言葉が思いどおりに出ないということは，非常に焦りや苛立ちを覚える．本人に可能なコミュニケーションの手段をゆっくり確立する必要がある．

9 腰痛

a 概念

高齢患者のなかで腰痛を主訴として受診する場合は比較的多く，その際，整形外科，内科，婦人科，泌尿器科，精神科など，さまざまな診療科を受診する可能性がある．腰痛については，これらの各診療科関連疾患のうち，整形外科領域に属する疾患が最も多い．

一般的に腰痛は，日常診療に際して高頻度に認められる臨床症状の1つである．実際，腰痛の原因は多岐にわたり，個人差が認められる場合が少なくないため，客観的に腰痛の程度を把握することは比較的難しい．腰痛の発症機序はいまだ十分に解明されていない背景もあり，腰痛治療に際しては，整形外科領域だけでなく各科領域のアプローチの重要性が注目されるようになってきている．

b 原因

前述のとおり，高齢者における腰痛の原因は多岐にわたり，男性では変形性脊椎症，女性では骨粗鬆症によるものが最も多い．腰痛の原因による分類からみた場合，骨を含めた運動器疾患に伴うものが比較的多い．それ以外の腰痛の原因としては，内臓疾患に伴う場合などが考えられる（▶表 12–11）．

c 骨の加齢変化と腰痛

腰椎や仙椎の病的な加齢変化と，生理的な加齢変化との間の差異については，臨床的にも組織学的にも確立するに至っていない．概して，腰痛症

▶表 12–11　主な腰痛の原因

整形外科的疾患	変形性腰椎症，腰部椎間板ヘルニア，腰部脊柱管狭窄症，変性すべり症，腰椎分離症，分離すべり症，椎間関節性腰痛症，骨粗鬆症，圧迫骨折，筋膜性腰痛症，姿勢性腰痛症，脊椎・脊髄腫瘍，仙腸関節炎，強直性脊椎炎，化膿性脊椎炎，臓器癌・血液がんの腰椎転移
泌尿器科的疾患	尿路結石，腎盂腎炎
婦人科的疾患	子宮内膜症，卵巣癌・子宮癌，子宮外妊娠
血管性疾患	腹部大動脈瘤，大動脈解離
腹部臓器疾患	十二指腸潰瘍，急性膵炎，胆石症，虫垂炎
心身症的疾患	心因性腰痛症

状の原因となる変化や年齢不相応な変化が病的と考えられている．また，生理的な加齢変化と慢性の力学的負荷も腰痛の原因となり，多彩な臨床症状につながる．加齢変性によって引き起こされる臨床症状は解剖学的な特殊性から複雑であり，かつ加齢変性が複数の脊椎間結合に及ぶため多彩な症状を呈する場合が多い．

d 主な腰痛疾患と鑑別診断

腰痛の診断に際して問診は重要であり，腰痛を呈する疾患の鑑別診断を進めるうえで大事なポイントの1つとして，下肢痛や下肢のしびれ感を伴うか否かがあげられる．

（1）椎間関節性腰痛症

急性の腰痛を呈することが多い疾患であり，その特徴として動作開始時の腰痛を認め，下肢のしびれを伴わないことがあげられる．単純 X 線像では，罹患した椎間関節の変性が認められる場合があるものの，確実な所見ではなく，下肢症状の認められない椎間板ヘルニアとの鑑別が必要となる場合がある．

（2）腰椎椎間板ヘルニア

腰痛や下肢痛，しびれなどを特徴とし，前屈の際に腰下肢痛が認められる場合が多い．脊椎 MRI によって診断することができ，診断的治療の観点から神経根ブロックが実施される．

(3) 腰部脊柱管狭窄症

高齢者の増加に伴い本疾患の頻度も増えてきている. 多彩な症状を呈する疾患である一方で, 主症状として腰下肢痛, 下肢の脱力などがあげられる. 間欠性跛行などとの鑑別が必要となり, 画像的に脊椎 MRI や CT などで診断することができる場合が多い.

(4) 脊椎炎

化膿性脊椎炎, 真菌性脊椎炎, 結核性脊椎炎など, 原因となる病原体から分類される. 急性発症時には, 発熱に加えて激しい腰痛を訴えることが少なくない. 発症初期には単純 X 線像で変化が確認できないことがある. また急性期において, 脊椎 MRI での鑑別は比較的難しい. 亜急性期においては, 化膿性脊椎炎の場合には椎体辺縁の骨棘形成や骨硬化が認められることが多い一方で, 結核性脊椎炎の場合には増殖性変化は比較的少ないとされる.

(5) 骨粗鬆症

高齢者の増加に伴い骨粗鬆症患者は増加し, それに伴う腰痛も多くなってきている. 椎体骨折を認める場合には, 脊椎腫瘍や脊椎炎などとの鑑別が必要となり, 脊椎 MRI なども有用である〔第 23 章 C 項「骨粗鬆症」(➡ 244 ページ) 参照〕.

(6) 脊椎腫瘍

次第に増悪する腰痛を認め, 原発性脊椎腫瘍としては脊索腫や巨細胞腫が多く, 転移性脊椎腫瘍の場合には肺癌や乳癌が多い. 脊椎 MRI や骨シンチグラフィーを行うなど, 脊椎炎や椎体骨折などの鑑別が必要になる場合がある.

(7) 腰椎分離症, 分離すべり症

腰椎分離症は過度のスポーツ活動に起因する疲労骨折であり, 分離すべり症は分離している下位椎間の不安定に起因し, すべり症に進展したものである. 分離症の診断には単純 X 線腰椎斜側面像を用いることが多く, すべり症の診断には単純 X 線腰椎側面像を用いることが多い.

🄴 治療

腰痛を主訴として外来受診する患者の大半は保存的治療の対象となることが多い. 保存的治療法として薬物療法, 物理療法, ブロック療法などがよく用いられる. これらの治療法を選択する際には, 腰痛を生じる原因疾患の鑑別や精査を行うことが前提であり, 症例によっては複数の保存的治療を併用することも少なくない.

(1) 薬物療法

急性腰痛の場合には, 患者の苦痛が強く睡眠が妨げられることが少なくない. その際には根本的治療に至らなくても一時的に鎮痛, 除痛を行う必要がある.

慢性腰痛の場合には, 腰背筋の疲労に伴う疼痛を訴えることが比較的多い. 姿勢, 職業, 労働条件などに関連して生じる腰痛については, 脊柱や起立筋の疲労が要因である場合が多く, 筋疲労の緩和目的で薬物療法が行われる場合がある.

(2) 物理療法

急性腰痛発作は, 機械的障害などに伴う神経の無菌的な急性炎症に基づくと考えられ, 浮腫やうっ血を伴うことが少なくない. 急性腰痛発作に対して局所安静や温熱が有効であるとされるが, 疼痛除去を目的とした局所冷却も用いられることが多い.

慢性腰痛に対する治療として理学療法が比較的よく用いられる.

物理療法は牽引療法, 温熱・寒冷療法, 電気療法に大別される.

(3) ブロック療法

腰痛や下肢痛を主訴とする患者に対して, 薬物療法, 物理療法などが実施される場合が少なくないが, なかには長期安静を保持できないような場合がある. ブロック療法は, 長期安静を保持できない症例にも有効とされ, 腰椎椎間板ヘルニアなどで腰痛に加えて腓腹筋部付近までの下肢痛を呈する場合には効果的なことが多い.

10 歩行障害

a 高齢者の歩行運動の特徴

(1) 歩行速度

高齢者の歩行運動の特徴の1つに歩行速度の低下があげられる。高齢者では，意識的に歩行速度を変えた場合でも，その調整範囲が比較的狭いことが知られている。さらに，階段を降りるなどの特殊な条件下においても同様の傾向が認められることがある。

(2) 歩幅

高齢者では歩行速度と同様に歩幅も縮小する。歩行速度は歩幅×歩調で示されるため，歩行速度が遅いことと歩幅が狭いことは密接に関係するといえる。高齢者では，速く歩くために歩幅を変化させるよりも，むしろ歩調を増加させることが少なくない。

(3) 歩行バランス

高齢者では，歩行バランスの基本となる立位姿勢の保持能力が衰えてくる。高齢者は立位時に前傾姿勢をとることが多く，若年者と比較して支持面である足底面の前方に重心が位置する。また，歩行時にも前傾姿勢を認める場合が多く，歩行肢を持ち上げる高さも減少するため，わずかな障害物にもつまずきやすく，転倒を生じやすい。

(4) 足部の運動

高齢者では歩行運動で床面に着地する際，足関節の背屈角度が次第に小さくなり，足のつま先部分が低くなってくる。そのため，つまずいたり転倒するリスクが高まる。

b 歩行能力の低下とその要因

(1) 筋力低下

加齢に伴う歩行能力の低下には種々の要因が想定されるが，筋力低下もその1つである。筋力は活動筋の横断面積に比例するとされ，MRIを用いた歩行運動にかかわる骨格筋群の横断面積測定により，高齢者では大腰筋や脚伸筋群と歩行速度との間に関連が認められたという報告もある。こうした筋力低下により，高齢者では歩幅変化を認めにくく，歩調調整を行う傾向にある可能性もある。

(2) バランス機能の低下

高齢者で歩幅が縮小傾向になる背景として，バランス機能の低下があげられる。一連の歩行動作のうち，身体の重心位置が支持面である足底面からはずれた際には姿勢保持が困難となり，転倒リスクにつながる。そのため，高齢者ではすばやく片方の足底面から他方の足底面に重心移動を行うために，できるだけ歩幅を狭くするようになってくるが，こうした歩幅縮小は蹴り出しの際の力と着地の際の力の低下につながりやすく，その結果として下肢の筋力低下を引き起こす可能性が考えられる。

(3) 反応時間の延長

高齢者では感覚情報から運動情報への変換，運動情報から筋情報や筋骨格系情報全体に変換するための時間(反応時間)が延長することが知られている。反応時間が遅延するに従って左右の下肢をスムーズに踏み出せなくなってくる。また，以前と同じ行程を再び歩く際には，それまでの運動記憶を用いるとともに無意識のうちに環境変化に対応させて歩き方を自動的，予測的に調節するようにしている。

こうした運動記憶を適切に抽出できない場合には，目的に沿った歩行や最適速度による歩行は難しくなってくる。

c 疾患に伴う歩行障害

高齢者においては，加齢による生理的な神経・筋の変化に加えて，疾患に伴う変化により歩行障害が認められる場合も少なくない。また，薬物の多剤服用の傾向も認められ，ふらつき，歩行障害の原因が治療薬による場合もある。歩行障害を呈する疾患について表12-12に示した。

▶表 12–12　歩行障害を呈する疾患

中枢神経障害によるもの	脳血管障害，多発性ラクナ梗塞，外傷，腫瘍，頸椎症，脊髄小脳変性症，アルコール依存症，Parkinson 病，Parkinson 症候群，糖尿病，ジストニア，動作性ミオクローヌスなど
末梢神経障害によるもの	末梢神経炎，ポリオ，馬尾障害，筋萎縮性側索硬化症，遺伝性末梢神経障害
骨格筋障害によるもの	廃用性の筋萎縮，筋ジストロフィー，多発神経炎，代謝性・内分泌性ミオパチー
心因性のもの	ヒステリー，うつ状態
その他	起立性低血圧，変形性関節症，関節リウマチ，閉塞性動脈硬化症，骨折，睡眠薬，認知症，白内障

〔井口昭久：高齢者に多い症候と老年症候群．大内尉義（編）：標準理学療法学・作業療法学専門基礎分野 老年学 第 4 版，p92, 医学書院, 2014 より転載〕

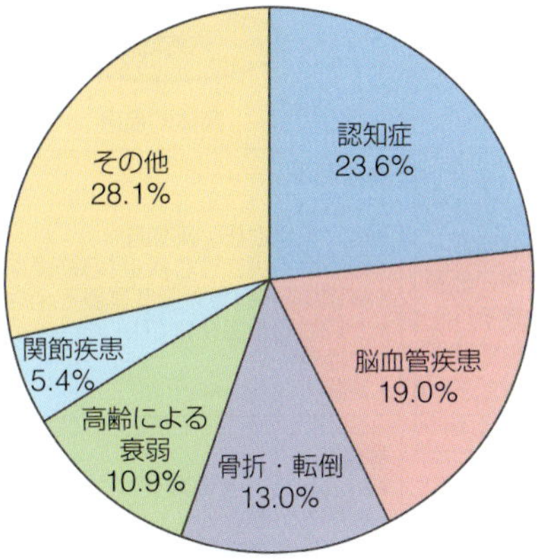

▶図 12–1　要介護となった主な原因

〔厚生労働省：2022（令和 4）年国民生活基礎調査の概況．2023 より作成〕

d 歩行障害の対策

　高齢者において歩行障害が認められた場合，生活範囲も狭くなり QOL や ADL の低下につながることも少なくない．高齢者の健康で自立した生活の維持・向上を目指すうえでは，医学的対応，家屋や街のバリアフリー化，訓練，社会的配慮をはじめとした総合的対策が求められる．

　特に疼痛を有する場合には，歩行意欲低下，抑うつを認めやすくなり，鎮痛などの疼痛管理は大切である．白内障に伴う視力低下や難聴によっても歩行の安全性は損なわれ，移動意欲の低下につながりやすく，眼内レンズや補聴器などの装用も検討する．環境改善に向けては，手すりやスロープの設置，段差解消などを推進することも大切である．

　リハビリテーションに際しては，筋力強化，協調運動訓練，バランス訓練，関節可動域の確保などを目指すとともに，必要に応じて装具着用，杖・歩行器の使用，プロテクター装着などの手段を活用する．さらに，歩行練習によって歩行能力の改善や歩行意欲の向上を目指すことができ，転倒不安の解消など心理面でのサポートにもつながる．

11 転倒

a 転倒予防の重要性

　2022 年国民生活基礎調査によれば，要介護状態になる原因として骨折・転倒が 13.0% を占めており（▶図 12–1），特に 75 歳以上の後期高齢者では骨折・転倒の占める割合がそれ以前の世代に比べて高くなってくる．高齢者において，転倒に伴う骨折は身体機能低下や自立性喪失をまねくだけでなく施設入所の要因にもなり，ひいては生命予後の悪化や医療費の増大につながりやすい．

　転倒に伴う主な骨折部位として，大腿骨近位部，橈骨遠位端，上腕骨近位端があげられ，特に大腿骨近位部骨折については寝たきりの要因にもなる．地域在住高齢者が 1 年間に転倒する割合はおおよそ 20% 程度とされ，病院や施設における転倒も大きな課題となっている．特に高齢者施設においては，認知症患者に対する転倒骨折対策も重要であり，高齢者の転倒予防に向けた総合的対策が喫緊の課題となっている．

　骨折予防に向けた転倒予防に加えて，転倒に伴う心理的影響も十分理解する必要がある．高齢者では，転倒に対する不安や恐怖心から，外出を控えたり閉じこもりになるなど，QOL 低下につな

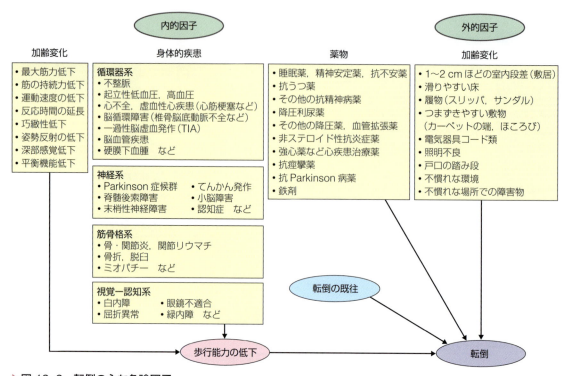

▶図12-2　転倒の主な危険因子

がるリスクも比較的高い．

B 転倒の危険因子

　転倒の危険因子としてさまざまなものが知られているが，大きく内的因子と外的因子に分けられる（▶図12-2）．内的因子のうち，加齢変化や身体的疾患は歩行能力低下を引き起こす．加齢に伴う機能低下には，最大筋力低下，筋の持続力低下，運動速度低下，反応時間延長，巧緻性低下，姿勢反射低下，深部感覚低下，平衡機能低下などがあげられる．

　薬物と転倒リスクとの関連については，睡眠薬，抗うつ薬，精神安定薬服用に伴うバランス障害のリスク，降圧薬服用に伴う起立性低血圧，血糖降下薬服用に伴う低血糖発作などの機序・背景が知られている（▶図12-2）．実際的に，多くの転倒事故は小さな段差，敷居などで認められており，転倒予防に向けて住宅環境整備を推進することは重要である．

　急性疾患に罹患した際や罹患後の機能低下，体力低下時には転倒リスクが高まるとされる．また，物を取ろうと椅子の上に乗ったり，周囲の見守りがない場合，転倒不安や転倒恐怖から周囲の物に頻繁につかまろうとする場合などでは転倒がおこりやすくなると考えられる．

C 転倒のリスク評価と予防

　転倒の危険因子を有する高齢者において，危険因子が複数に増えた場合にはさらなる転倒リスクが増加する．また，転倒経験者は再び転倒を経験するリスクが高いことも知られている．転倒リスクが高い高齢者の転倒予防対策については，修正可能な危険因子の改善に加えて，視力障害の治療改善，薬物副作用の回避，筋力低下などに伴う身体活動低下の予防，家屋内外の環境整備などがあげられる．

　転倒予防として，筋力やバランス機能の改善を目指した介入は有効と考えられ，理学・作業療法

士の指導などによる効果が期待される．地域在宅高齢者に対しては理学療法効果が認められたという報告がある一方で，病院や施設への入院・入所高齢者では，フレイルが進行していたり転倒危険因子となる慢性疾患が背景に認められることが多いためか有効でなかったする報告も少なくない．こうした運動療法効果などが認められない高齢者では，転倒骨折プロテクターで大腿骨転子部を覆うことによって大腿骨近位部骨折を防止できる可能性がある．また，身体的な拘束は転倒やそれに伴う外傷を増やす可能性があり，注意を要する．

12 尿失禁

a 定義と背景

尿失禁とは「尿が不随意または無意識に排出された状態」である．軽度尿失禁を含めると60歳以上の約7割が経験している[2]．

尿失禁に対する羞恥心や高齢だからというあきらめから，適切な診断や治療を受けずにおむつや尿道留置カテーテルで対処されていることも少なくない．高齢者は尿失禁により精神的苦痛を受けるとともに，社会的活動も制限を受ける．尿失禁は高齢者のQOLの低下に大きな影響を及ぼしている〔第22章K項「要介護高齢者の尿失禁」（➡ 238 ページ），第35章B.12項「排尿障害のリハビリテーション」（➡ 360 ページ）参照〕．

b 尿失禁にかかわる要因

高齢者の尿失禁では複数の要因が関与している．高齢者の尿失禁にかかわる要因を身体の生理的・病的変化による内的要因と，身体の変化によらない外的要因に分けると理解しやすい（▶表 12-13）．薬物，感染症，せん妄などが原因で尿失禁がおこることがある．

c 尿失禁のタイプ（原因・診断と治療）

高齢者では1つのタイプに限らず，下記4つのタイプが複数組み合わさって尿失禁となっている

▶ 表 12-13　尿失禁の要因

内的要因（身体の生理的・病的変化）	
●膀胱機能不全	●尿道括約筋障害
●骨盤底筋弛緩	●夜間多尿
●尿路感染症	●せん妄，認知症
●下部尿路閉塞	●ADL 低下

外的要因	
●薬物	●多飲
●環境不備	

〔井口昭久：高齢者に多い症候と老年症候群. 大内尉義（編）：標準理学療法学・作業療法学専門基礎分野 老年学 第4版, p95, 医学書院, 2014 より転載〕

▶ 表 12-14　尿失禁のタイプ

タイプ	漏れやすい場面	治療法
腹圧性尿失禁	お腹に力の入るときに漏れる	体操，手術
切迫性尿失禁	突然尿がしたくなって漏れる	体操，工夫，薬
溢流性尿失禁	尿がいつもちょろちょろ漏れている	尿を出す治療
機能性尿失禁	認知症や歩行ができない場合	環境の改善，介護

〔長寿科学振興財団：尿失禁. 健康長寿ネット, 高齢者の病気. https://www.tyojyu.or.jp/net/byouki/rounensei/nyou-shikkin.html より〕

場合がある（▶表 12-14）．

（1）腹圧性尿失禁

くしゃみ，咳などの動作で腹圧がかかることで，膀胱内圧が尿道内圧を上回ることにより尿が漏れるものをいう．出産，加齢，肥満などによる骨盤底筋弛緩が原因になる．骨盤底筋体操と呼ばれるトレーニングを行う治療法がすすめられる．重症の腹圧性尿失禁に対しては，尿道を支える人工的なテープを入れる手術が有効であり，広く行われるようになってきた．

（2）切迫性尿失禁

蓄尿時に急に強い尿意を感じ，膀胱が不随意に収縮して尿が漏れるものである．原因として，膀胱に問題がある場合や膀胱をコントロールしている脳や神経に問題がある場合（脳血管障害後など）が推定される．腹圧性尿失禁のときに行う骨盤底筋体操がこのタイプの尿失禁にも効果がある可能

性がある.

(3) 溢流性尿失禁

下部尿路閉塞あるいは膀胱収縮障害などによる尿排出障害があり, 常に膀胱内に尿が充満することで溢れて少しずつ尿が漏れる状態をいう. 前立腺肥大症による下部尿路閉塞や糖尿病性末梢神経障害による膀胱収縮障害に起因する. 易感染性であり, 腎臓にも負担がかかる. そのため, 排尿障害の原因を特定し治療を検討する必要がある. 場合によっては尿道から膀胱に管を入れて導尿を行う.

(4) 機能性尿失禁

膀胱, 尿道機能が正常であるにもかかわらず, 精神錯乱・せん妄状態, 認知症, 身体運動障害など, 排尿にかかわる判断・動作の障害によっておこるものである. たとえば, 足が悪くてトイレまで行けないため尿が漏れてしまうものや, 認知症のためトイレの場所がわからないためにトイレ以外で尿をしてしまうものである. 周囲の環境改善や介護者の協力が重要である.

d ケア・予防

最近の尿失禁用パッドは性能がよく, 上手に使うことで快適な生活を送っている高齢者も多い. しかし, 本来は治るはずなのに必要のないパッドやおむつをしていたり, 尿失禁のために外出を控えたり, 人との接触を制限している高齢者も多い. 治療可能な尿失禁か否かを見極めることが重要である.

13 便秘

a 概念

便秘には, 排便量の減少, 排便回数の減少, 硬便, 排便困難, 残便感, 腹部膨満感などが含まれるため, 病歴を詳細に聴取する必要がある. また, 高齢者の便秘は腸疾患のみならず全身性疾患や消化管の生理的変化などの多くの因子によっても生じるため, その原因特定やコントロールは単純で

▶表 12−15　便秘をおこしやすい薬物

- モルヒネなどのオピオイド
- 制酸薬(沈降炭酸カルシウム, 水酸化アルミニウム)
- 抗潰瘍薬(スクラルファート水和物, アルジオキサなど)
- 抗コリン薬
- 三環系抗うつ薬
- フェノチアジン系薬物
- 抗 Parkinson 病薬
- 降圧薬
- 利尿薬
- 筋弛緩薬
- 下剤の乱用

〔井口昭久:高齢者に多い症候と老年症候群. 大内尉義(編):標準理学療法学・作業療法学専門基礎分野 老年学 第 4 版, p96, 医学書院, 2014 より転載〕

はない. "便秘" をそのまま放置しておくと, 糞塊による腸閉塞や直腸潰瘍, そして虚血性腸炎などの合併症を引き起こすことがあるため注意が必要である.

b 原因

便秘の原因は, おおよそ 4 種類に分類される.
①消化管の癌をはじめとする腫瘍, 腹部手術後癒着などによる器質性便秘
②腸管運動性の低下による弛緩性便秘, 直腸内に入った便に対する反射が低下した直腸型便秘, 腸管運動亢進などによっておこる痙攣性便秘などを総称した機能性便秘
③各種内服薬による薬物性便秘(▶表 12−15)
④便秘をきたしやすい疾患(脳梗塞, うつ病, 糖尿病, 甲状腺機能低下症など)によって引き起こされる便秘

上記②の機能性便秘以外は, 原因のマネジメントにより下剤の使用なしで便秘のコントロールができる可能性があり, 確実に診断することが重要である.

c 治療

病歴により便秘の原因を推定し, 必要であれば直腸診, 糞便検査, 血液検査, 大腸内視鏡検査, 超音波検査, 腹部・頭部 CT, 原因と思われる内服薬の中止などで原因を特定する. 診断された疾

病に対する適切な治療を行うことはいうまでもない．そのような便秘をきたす疾患が除外され，機能性便秘と診断されれば，生活指導（高繊維食，規則正しい食事習慣など）や各種薬物を組み合わせて治療していく．

薬物療法としては，弛緩性便秘であれば塩類下剤や膨張性下剤を使用し，効果不十分であれば刺激性下剤や腸管運動改善薬への変更や追加を考慮する．直腸型便秘も弛緩性便秘と治療方針はほぼ同様であるが，直腸を直接刺激するために坐薬の使用も試行する価値がある．一方，痙攣性便秘では膨張性下剤も使用するが，抗コリン薬・消化管蠕動運動調節薬・抗不安薬などの併用も考慮していく．

便秘の治療は，正確な問診や検査によって下された診断によるべきである．盲目的な下剤使用はすべきでなく，緩下剤の酸化マグネシウム使用による高マグネシウム血症となるような有害事象は避けたい．

14 寝たきり

a 概念

寝たきりとは，長期間にわたって1日の大半を臥床している状態を指す．疾患に伴って自立して起き上がることのできない高齢者に対して，リハビリテーションや介護によって積極的に起こすようにすることにより，寝たきり予防につながる可能性がある．

b 原因

寝たきりの原因は，疾患に伴う身体機能や認知機能などの低下によるものと，不十分な介護によるものとに大別される．寝たきりにつながる疾患は，脳血管障害や認知症などの神経疾患が最も頻度が高く，大腿骨近位部骨折などの運動器疾患がそれに続くとされる．これまでの調査では，寝たきりの原因となった主要疾患について調べられ，白内障や抑うつなどの要因に関する検討は多く

▶表 12-16　寝たきりに伴う合併症

- 筋萎縮による筋力低下や骨突出
- 褥瘡
- 関節の拘縮
- 骨萎縮
- 排尿障害
- 便秘
- 起立性低血圧
- 誤嚥
- 心肺機能の低下
- 深在静脈血栓症
- 意欲の低下
- 睡眠覚醒障害

〔井口昭久：高齢者に多い症候と老年症候群．大内尉義（編）：標準理学療法学・作業療法学専門基礎分野 老年学 第4版，p97，医学書院，2014より転載〕

ない．

寝たきりは単一要因によって説明できる場合は多くなく，複数の疾患要因，不適切な安静指示，薬物の副作用，不十分な介護やリハビリテーションなど，複合要因の結果として認められる症候群と考えられる．さらに，一度寝たきり状態に陥ってしまうと，廃用症候群や意欲低下を呈するようになり，寝たきりの悪循環につながる可能性が高まる．

c 分類

寝たきりの概念は確立に至っておらず，その程度分類も統一されていなかったが，1991年に厚生省（現厚生労働省）によって「障害高齢者の日常生活自立度」（寝たきり度）判定基準が示されて以降，わが国では介護保険を含め同分類基準が一般的に利用されている〔第8章の表8-3（➡ 65 ページ）参照〕．

d 合併症

長期臥床が続くことにより正常な生理機能の障害が認められ，さまざまな合併症を併発しやすくなる．こうした長期臥床の影響は身体的影響だけにとどまらず，精神的にも影響を及ぼすようになってくる（▶表 12-16）．

寝たきり状態では，概して殿部から下肢の領域における筋萎縮が顕著となり，さらなる下肢筋力

の低下をまねくのみならず，仙骨，大転子部，踵などの突出が認められ褥瘡がおこりやすくなってくる．さらに，寝たきり状態では体位変換が困難となり，長時間の皮膚の圧迫によって皮膚や皮下組織の血流低下，深部組織の壊死が認められ，褥瘡につながる場合も少なくない．また，背臥位で嘔吐した際などに誤嚥性肺炎の発症，進展につながる場合が少なくなく，致命的となる場合もある．

c 予防

寝たきりの防止には，原因となる主要疾患の予防に努めることが大切である．また，廃用の悪循環を回避するうえで，寝たきりにならないためのアプローチや合併症予防に向けた取り組みも重要である．過度の安静によって寝たきりになるリスクが高まる可能性が種々の疾患において指摘され，多くの疾患において早期リハビリテーションの導入が推奨されてきている．

ADL 低下が認められる高齢者の寝具については，転落危険性が高くない場合にはベッドの利用を促す場合もあり，日中の車椅子と組み合わせることによって座位の時間も長くなり，生活の幅が広がる可能性もある．高齢者が引きこもりになった場合，廃用によって寝たきりになることも少なくなく，その場合にはデイサービスやデイケアの積極的な導入を進めていく．

15 廃用症候群

a 概念

廃用症候群は，「身体の全部または一部機能の活動性低下に伴い，心身の機能や形態に障害を生じる状態」とされる．廃用症候群の概念は，米国における早期リハビリテーション運動や宇宙医学などの体系から発展・確立した概念である．従来，疾病の治療・療養に際して安静は重要な要素と考えられていたが，必要以上の安静により，心身の機能障害を引き起こしてしまうことが次第に明らかとなった．現在では，廃用という概念に基づく予防や対策が医療・介護分野を中心に広く取り入れられている．

b 廃用症候群に伴う症状

廃用症候群における症状や障害は，全身に幅広く認められることが多い．関節を動かさない状態を続けた場合，4日目には関節における結合組織の増加や癒着が出現し，60日以上になると軟骨が線維化して非可逆性の状態となる．こうした変化は，元来関節変化を有する高齢者において速く進行することが少なくない．

筋力については，1週間の安静によって約10～15% の低下が認められる．脳血管障害に伴い片麻痺を有する患者の場合，筋力低下や筋耐久性低下は患側だけでなく健側にも認められやすく，その傾向は高齢になるにつれて高くなってくる．心肺機能については，1回心拍出量低下，最大酸素摂取量低下，肺活量低下，分時換気量低下などが認められ，身体活動に対する耐用性の減少につながることが多い．また，自律神経の反応低下に伴う起立性低血圧が認められやすくなり，臥床の悪循環や転倒などにつながりやすくなる．

骨粗鬆症については，これまでの知見から歩行自立度や体重負荷との関連性が認められている．筋萎縮や長期臥床に伴う骨突出や関節拘縮などにより，高齢者では褥瘡の発生頻度が高くなってくる．また，便秘に伴い食欲不振につながる場合があり，低栄養によってサルコペニアを加速する危険性も高まる．

廃用症候群は身体的症状のみならず精神活動にも影響を及ぼし，認知機能や意欲の低下，抑うつ，引きこもりなどを引き起こしやすくなる．

c 予防と治療

廃用症候群を予防するためには，疾患などに伴って活動性低下が認められた際に早期リハビリテーションの導入が大切である．そのうえで，高齢者においては維持期のリハビリテーションを継続することも重要であると考えられる．

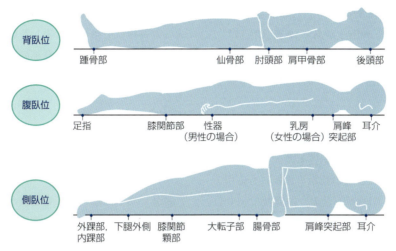
▶図 12-3　褥瘡のできやすい部位

実際的には，1日2回各関節を3回ずつ可動域全体に動かすことにより拘縮を予防できたとする報告もある．特に，膝関節や足関節は比較的拘縮を認めやすく注意を要する．また，廃用性骨萎縮を予防するためには，臥床や座位での訓練を実施するよりも，1日3時間程度の立位保持が有効であるとされる．さらに，精神活動の低下に対するアプローチとして，作業療法，心理療法，レクリエーション療法，デイサービス，デイケアなどの導入，継続が考えられる．

16 サルコペニア・フレイル

第13章「サルコペニア・フレイル」(→117ページ)を参照のこと．

17 褥瘡
a 概念

一定の時間，一定の場所に圧力が加わることで阻血性壊死が生じて発生した皮膚潰瘍のことである．一般に"床ずれ"ともいう．

b 褥瘡のできる状況

一般的には，寝たきりの状態で局所的な要因と全身的な要因のバランスで褥瘡は生じる．局所的には，圧迫やずり応力とその時間，皮膚の乾燥・湿潤状態，骨の突出状態などがあげられる．全身的には，低栄養状態，ステロイド薬などの内服，加齢による皮膚の脆弱性などがあげられる．

はじめは圧迫を受けた部位が赤くなり，水疱や紫斑が出現する．浅い褥瘡では浅いびらんが，深い褥瘡では急性期を過ぎたころに創面が徐々に黒ずんで壊死組織となる．褥瘡がひどくなると皮膚の下にポケット(空洞)をつくったり，細菌感染して膿が出現することもある．

好発部位としては仙骨で，全体の半分を占める．その他，大転子部や足関節部にも多い(▶図12-3)．

c 評価法

褥瘡の評価法には，褥瘡ができる危険性を予測する評価法と褥瘡そのものの程度を評価する方法とがある．

褥瘡ができる危険性を予測するには，知覚の認知，湿潤，活動性，可動性，栄養状態，摩擦とず

れをそれぞれ点数化する Braden Scale(ブレーデンスケール)という評価法がある(▶表 12–17)[3]. 18 点以下になると褥瘡のリスクが高く，病院で 14 点以下，高齢者施設で 17 点以下になると褥瘡予防ケアがすすめられている．

最近，褥瘡評価ツール(DESIGN-R®)が開発され広く普及している(▶表 12–18)[4]. 表中の各項目を採点することで治療を阻害している因子を判断できる．さらに重症度の判定・比較にも応用できる．このように DESIGN-R® は簡便で信頼性も妥当性もあり，医療者・介護者における "共通言語" としても有用である．

d 予防・治療

予防の原則としては，圧迫や摩擦を避け，皮膚を清潔に保ち乾燥させることである．全身管理としては，入浴やシャワー，離床や運動，基礎疾患のコントロールや栄養状態の管理(特に低蛋白血症や貧血)が必要である．一方，局所管理としては，尿や便による皮膚汚染の回避，除圧，ずれ防止が重要である．除圧・ずれ防止にはマットレスやこまめな体位交換が必要である．円座は使用方法によっては褥瘡を増悪させたり，新たに生じさせる可能性があるので，褥瘡ないし他部位への圧迫を生じないよう注意深く使用することが必要である．

前記のような予防策を講じても褥瘡が発生してしまった場合には，治療が必要となる．全身的治療としては，栄養状態の改善，創傷部にずれや圧迫を生じない範囲内でのリハビリテーション，また感染症などの重篤な疾患のコントロールが重要である．局所的治療としては圧迫とずれの回避が何よりも第一であるが，その他，デブリドマン・軟膏・被覆薬・洗浄などによる肉芽・上皮形成促進や感染対策処置が必要となる．先に述べた DESIGN-R® を利用すれば，週 1 度のアセスメントで治療経過を追って客観的評価が可能である．

これらの処置でも治癒傾向がない場合は，皮弁などの外科的治療も考慮することが必要となる．

褥瘡は予防が最も重要である．一度できてしまった褥瘡は簡単には治癒しない．日常のこまめな体位交換，突出部や好発部のこまめな観察，適切なマットレスの選択に，より精力を割くべきである．

18 脱水

a 概念と原因疾患

身体から水分ならびに電解質が失われることを脱水と呼ぶ．加齢とともに細胞内水分量，体液量は減少する．高齢者はさらに，口渇中枢機能低下により脱水時の口渇感が減弱するため，体内への水分摂取低下が生じる．人によっては夜間頻尿を避ける目的で意図的に就寝前の水分摂取を控えるなど，人為的な要因でも脱水が生じうる．経口摂取低下をおこす各種疾患は当然ながら，嘔吐，下痢，利尿薬投与も脱水の要因となることを注意したい．

b 高齢者の脱水の特徴

脱水により舌・口腔粘膜乾燥，皮膚湿潤程度の低下が認められるが，高齢者では症状がはっきりしない場合が多い．夏季高温下の室外作業など，明らかな環境要因に伴う脱水は病歴から判断可能であるが，そのほかとしては感染を契機としたものの報告が多い．

c 臨床症状

細胞内液欠乏症状として，舌・口腔粘膜乾燥，皮膚乾燥，さらに意識障害の 3 点がある場合，2.5〜3 L 以上の水分欠乏が予測される．

細胞外液欠乏症状としては，頻脈が認められる．高齢者においては血圧低下，立ちくらみなどは脱水に特異的な症状ではないものの注意が必要である．

d 診断

診察上脱水症状がはっきりしない場合が多いた

▶表 12–17　Braden Scale

□ 臨床的予測指標

あなたの患者の Braden Scale を計算する(6〜23 点)

危険因子	説明	点数
感覚的認識知覚(圧に関連した不快感に有意な反応をする)		
障害なし	言葉の指示に反応する. 痛みや不快感を, 感じたり声に出すことができる感覚が失われていない	4
軽度の障害	言葉の指示に反応するが, 不快感や体位変換の必要性をいつも伝えられるわけではない. また, 一肢, あるいは二肢の痛みや不快感を感じる感覚がいくらか障害されている	3
高度の障害	疼痛性の刺激に対してのみ反応する. うめいたり, 体動によるしか, 不快感を伝えることができない. 感覚障害のため痛みや不快感を感じる感覚が身体の半分に限られている	2
完全な障害	疼痛性の刺激に反応しない. また, 体表のほとんどの部位で痛みの感覚が低下している	1
湿気(皮膚が湿気に曝されている程度)		
稀に湿っている	皮膚はいつも乾いていて, リネン交換は通常の間隔でよい	4
ときどき湿っている	皮膚はときどき湿っていて, 1 日 1 回程度, 余計にリネン交換が必要	3
たいへん湿っている	皮膚はいつもではないがおおむね湿っている	2
いつも湿っている	皮膚はほとんどいつも湿っている	1
活動性(身体的活動度)		
しばしば歩く	室内を歩く. そして, 少なくとも 1 日に 2 回は室外を歩く	4
ときどき歩く	短い距離ではあるが, 日中介助を受けたり, あるいは介助なしでときどき歩く	3
椅子に座りきり	歩行は高度制限, または不能	2
ベッドに寝たきり	ベッドから降りない	1
体動(体位の変換, 調節能力)		
制限なし	介助なしに大きく, 頻繁に体位変換	4
軽度の制限	自力で体幹, 四肢を小さく頻繁に動かす	3
高度の制限	ときどき体幹, 四肢を少し動かすが, 介助なしに大きく動かすことはできない	2
完全な制限	介助なしには, 体幹, 四肢もまったく動かすことができない	1
栄養(日常摂食パターン)		
優秀	毎食のほとんどを食べ, 食事を拒まない	4
適切	食事の半分以上を食べるが, 時に食事を拒む	3
かなり不適切	食事を完全に食べることはほとんどなく, 蛋白質摂取が減っている	2
非常に不十分	食事を完全に食べることはないが, たまに, 1/3 以上を食べる. また, 5 日以上完全絶食, 水分のみ, あるいは点滴静注	1
移動(摩擦とずれ)		
明らかな問題なし	ベッド, あるいは椅子で, 介助なしに動ける. その間, 完全に身体を持ち上げるに十分な筋力をもっている	3
かなり問題	弱々しく動く, あるいは少しの介助が必要	2
問題あり	動くのに, 相当, ないし最大限の介助が必要. シーツから滑らせずに完全に身体を持ち上げることは困難	1
		合計:

〔Bergstrom N, et al:The Braden Scale for predicting pressure sore risk. *Nurs Res* 36:205–210, 1987 より〕

112 ●【第 III 部：高齢者に特徴的な症候と疾患】第 12 章：高齢者に多い症候と老年症候群

▶表 12–18　DESIGN-R® 2020 褥瘡経過評価用

カルテ番号(　　　　　　　　　)

患者氏名　(　　　　　　　　　)　　　月日　| / | / | / | / | / | / |

Depth *1　深さ　創内の一番深い部分で評価し，改善に伴い創底が浅くなった場合，これと相応の深さとして評価する											
d	0	皮膚損傷・発赤なし	D	3	皮下組織までの損傷						
				4	皮下組織を超える損傷						
	1	持続する発赤		5	関節腔，体腔に至る損傷						
				DTI	深部損傷褥瘡(DTI)疑い *2						
	2	真皮までの損傷		U	壊死組織で覆われ深さの判定が不能						
Exudate　滲出液											
e	0	なし	E	6	多量：1日2回以上のドレッシング交換を要する						
	1	少量：毎日のドレッシング交換を要しない									
	3	中等量：1日1回のドレッシング交換を要する									
Size　大きさ　皮膚損傷範囲を測定：[長径(cm)×短径 *3 (cm)] *4											
s	0	皮膚損傷なし	S	15	100 以上						
	3	4 未満									
	6	4 以上　　16 未満									
	8	16 以上　　36 未満									
	9	36 以上　　64 未満									
	12	64 以上　100 未満									
Inflammation/Infection　炎症/感染											
i	0	局所の炎症徴候なし	I	3C *5	臨界的定着疑い(創面にぬめりがあり，滲出液が多い，肉芽があれば，浮腫性で脆弱など)						
	1	局所の炎症徴候あり(創周囲の発赤・腫脹・熱感・疼痛)		3 *5	局所の明らかな感染徴候あり(炎症徴候，膿，悪臭など)						
				9	全身的影響あり(発熱など)						
Granulation　肉芽組織											
g	0	創が治癒した場合，創の浅い場合，深部損傷褥瘡(DTI)疑いの場合	G	4	良性肉芽が創面の 10% 以上 50% 未満を占める						
	1	良性肉芽が創面の 90% 以上を占める		5	良性肉芽が創面の 10% 未満を占める						
	3	良性肉芽が創面の 50% 以上 90% 未満を占める		6	良性肉芽が全く形成されていない						
Necrotic tissue　壊死組織　混在している場合は全体的に多い病態をもって評価する											
n	0	壊死組織なし	N	3	柔らかい壊死組織あり						
				6	硬く厚い密着した壊死組織あり						
Pocket　ポケット　毎回同じ体位で，ポケット全周(潰瘍面も含め)[長径(cm)×短径 *3 (cm)]から潰瘍の大きさを差し引いたもの											
p	0	ポケットなし	P	6	4 未満						
				9	4 以上 16 未満						
				12	16 以上 36 未満						
				24	36 以上						

部位[仙骨部，坐骨部，大転子部，踵骨部，その他(　　　　　　　　　　　　　　　)]　合計 *1 | | | | | | |

*1　深さ(Depth：d，D)の点数は合計には加えない
*2　深部損傷褥瘡(DTI)疑いは，視診・触診，補助データ(発生経緯，血液検査，画像診断等)から判断する
*3　"短径" とは "長径と直交する最大径" である
*4　持続する発赤の場合も皮膚損傷に準じて評価する
*5　「3C」あるいは「3」のいずれかを記載する．いずれの場合も点数は 3 点とする

〔© 日本褥瘡学会：http://www.jspu.org/jpn/member/pdf/design-r2020.pdf より転載〕

め，血液生化学検査値（Na，血清総蛋白質，ヘマトクリット）や，尿比重などが有用である．

e 高齢者における留意すべき脱水

　高齢者では低張性脱水に比べ高張性脱水が多いといわれている．重症脱水症として高浸透圧高血糖状態（hyperosmolar hyperglycemic state；HHS）が重要である．従来，高浸透圧非ケトン性昏睡，非ケトン性高浸透圧昏睡と呼称されていたが，ケトーシスを伴うこともある．さらに昏睡になることは稀であるため，高浸透圧高血糖状態と称されることが多くなっている．

　軽症の糖尿病からも発症しうること，誘因として高カロリー輸液，ステロイド薬，利尿薬などがある．臨床症状から推測される以上に高血糖であり，著明な脱水を呈する．

19 浮腫

a 概念

　浮腫とは細胞外液のうち，組織間液が異常に増加した状態であり，臨床的には皮膚の下にある皮下組織の部分に余分な水分がたまっている状態を指す．

　手足や顔がむくんでいる状態が一般的である．重力の関係で通常の場合は下肢，特に下腿から足先にみられることが多い．寝たきりの場合は常に背中側が下になっていることから，背中や仙骨部に浮腫がみられる．

　高齢者にみられる浮腫は大きく分けて全身の両側に認められるもの，疾患によるものとそれ以外のものとに分けられる．高齢者では原因が1つでなく，複数の要因からおこっている場合が多いことが実情である．

b 浮腫が発生する疾患

　心不全，腎不全，肝硬変，慢性閉塞性肺疾患，甲状腺機能低下症などで発生する全身性浮腫と局所性浮腫があり，疾患以外の原因もある（▶表12-19）．

▶表12-19　浮腫の原因

① 全身性浮腫
- うっ血性心不全，収縮性心膜炎，心タンポナーデなどの心臓病
- 腎臓病（腎不全，腎炎，ネフローゼ症候群など）
- 肝硬変，蛋白漏出性胃腸症，蛋白尿，栄養障害などによる低アルブミン血症
- 肺高血圧症
- 甲状腺機能低下症
- 遺伝性血管性浮腫
- ある種のアレルギー
- 静脈など局所の問題によるもの
　上大静脈症候群：腫瘍などの圧迫により，頭・上肢からの静脈還流を受け入れる上大静脈に閉塞がおこってしまったもの
　慢性静脈不全：静脈にある逆流防止弁が破損していたり，不全穿通枝の弁不全のあるもの
- 薬物性：降圧薬（Ca拮抗薬），ある種の糖尿病治療薬，抗精神病薬，甘草を含む漢方薬など

② 局所性浮腫
- リンパ浮腫
- 深部静脈血栓症
- 慢性静脈不全（片側の足にのみ弁不全や不全穿通枝があるもの）
- 熱傷・外傷・蜂窩織炎などの感染症
- RS3PE 症候群（remitting seronegative symmetrical synovitis with pitting edema syndrome）：手背および足背に pitting edema をきたす．高齢者で比較的多い

③ 疾患以外の原因
- 長時間同じ姿勢をとること，特に立位，椅子での座位
- 塩分・水分のとりすぎ

c 診断，治療

　下腿に浮腫がある場合，脛（前脛骨部）のあたりを指で押して，指のあとが残るか残らないかによって，残る場合を圧痕性浮腫，残らない場合を非圧痕性浮腫と区別する．高齢者のほとんどの浮腫は圧痕性浮腫である．

　浮腫の治療は原因疾患の診断を行い，基礎疾患の治療を優先する．薬物性浮腫の場合は，可能なら被疑薬を中止する．静脈不全がある場合には，下肢を圧迫して静脈の逆流を防ぐ弾性ストッキングの着用や下肢静脈瘤の手術を行う場合もある．尿量が減少している場合は利尿薬を少量から投与する．

　高齢者の浮腫の軽減に極端な食塩や水分制限は

▶表 12-20　嚥下障害の原因疾患

1	脳血管障害(特に球麻痺, 仮性球麻痺)
2	Parkinson 病などの神経疾患
3	意識障害をきたす疾患
4	認知症
5	消化器疾患(食道裂孔ヘルニアや胃食道逆流)
6	気管切開や経鼻胃管による経管栄養
7	Sjögren(シェーグレン)症候群などの口腔内乾燥を惹起する疾患

脱水を誘発することがあるので注意を要する. 急激な浮腫の進行とともに体重増加, 息切れや呼吸困難などの自覚症状がある場合には, 心疾患を含め緊急を要する病気の可能性があり注意が必要である.

20 嚥下障害

a 概念

人は口から食物を取り入れ, 咀嚼し食道へ嚥下する. この嚥下機能の障害により口腔内容物が誤って気管から肺へ嚥下されてしまった状態をいう.

b 原因

表 12-20 に示す原因があげられるが, 明らかな脳血管障害の既往がない場合でも, 無症候性脳梗塞など加齢に伴い仮性球麻痺症状を呈する者も多い.

c 評価

日常臨床では反復唾液嚥下テストや改訂水飲みテストが簡易である. 反復唾液嚥下テストは 30 秒間に何回唾液を嚥下できるかを評価する方法で, 2 回以下は異常と判断する. 改訂水飲みテストは, 3 mL の水をむせなく飲めるかを評価する. 嚥下障害の詳細な評価と記録のためには, X 線を用いた嚥下バリウム造影が有用である.

ファイバースコープを用いた嚥下内視鏡検査は, 食塊の喉頭侵入など器質的障害を直接確認でき有用な検査である.

d 嚥下障害への対応

口腔ケアが非常に重要である. 口腔ケアは口腔の清潔を保つだけでなく, 健康状態の維持につながる. 口腔ケアにより経口での食事摂取だけでなく, 誤嚥性肺炎も予防可能である.

高齢者は不顕性誤嚥が多いため, 嚥下障害に注意をはらわず無理な摂食を続けることは窒息や誤嚥性肺炎のリスクが高くなる. 障害の程度によって"きざみ", "とろみ"をつけるなど, 食事形態の工夫も必要である. 臥床時の head up や食後の座位保持も有効である.

嚥下訓練には, 食物を用いる直接訓練と咽頭のアイスマッサージや空嚥下など食物を用いない間接訓練がある. 障害が重度の場合は, 摂食を中止したうえで間接訓練を行う. 嚥下障害の程度にかかわらず, 低栄養には注意が必要である〔第 35 章B.11 項「摂食嚥下障害のリハビリテーション」(➡ 359 ページ)参照〕.

21 熱中症

熱中症は, 「暑熱環境における身体適応の障害によっておこる状態の総称」と定義される. 熱中症は重症度により分類することで病態をとらえやすく, 「熱中症ガイドライン 2024」[5] によれば, 軽度の I 度(熱痙攣, 熱失神相当), 中等度の II 度(熱疲労相当), 重度の III 度(熱射病相当), 最重症の IV 度(深部体温 40℃ 以上かつ Glasgow Coma Scale 8 点以下)に大別される. 具体的な症状としては, めまい, 立ちくらみ, 口渇, 大量発汗, 全身倦怠感, 筋肉痛, 頭痛, 嘔吐, 意識障害, 痙攣, せん妄, 小脳症状, 高体温など実に多岐にわたる.

高齢者においては, 概して体温調節機能の低下, 熱に対する感受性の鈍化, 自律神経機能低下に伴う発汗機能の低下などが認められやすく, そのた

め屋内・屋外を問わず高温多湿の環境に気づきにくくなり，体温上昇を認めやすくなるとされる．また，初発症状が非特異的である場合も少なくなく，発見が遅れがちである．さらに，高齢者では，加齢に伴い ADL 低下，閉じこもり，寝たきりをまねきやすく，1 日の大半を屋内で過ごすようになってくる一方で，習慣的にエアコン使用を控えがちであり，特に独居高齢者の場合などでは発見までに時間を要したり，重症例として発見されることも少なくない．

高齢者の熱中症を防ぐには，個人レベルでの予防対策はもとより，地域社会での予防対策や環境整備を推進していくことが重要と考えられる．

22 老年疾患の臓器連関

一般にヒトを含めた多臓器生物においては個体レベルで生体の恒常性が維持されており，体内の各臓器は独立して代謝を営むのではなく，相互に他の臓器の調節に関与していることが次第に明らかになっている．

神経系による個体レベルでの代謝調節や骨代謝調節，血管系による個体・臓器老化制御などもその一端と考えられる．つまり，個体レベルにおける恒常性維持や老化制御機構には臓器連関と呼ばれる協調システムが作用していることが想定されるようになっている．

これらの臓器連関は，加齢によって大きな影響を受ける可能性があると同時に，生活習慣病に伴う認知症や骨粗鬆症などをはじめ，臓器連関の破綻が老年病の発症・進展に関与している可能性も考えられている．こうした臓器連関やその破綻メカニズムの解明が進むことによって，ひいては臓器連関の制御を介した老年病や老年症候群の発症予防や改善につながるものと期待される．

C 理学・作業療法との関連事項

代表的な老年症候群について診断や加療にあたっての注意事項が述べられているので，具体的な事項については各章を参照のこと．

老年症候群の成り立ちには，さまざまな疾患，社会的状況，精神状態が複雑に関係しており，個々の症例でその構造は異なっている．実際の診療の場では，それらの要素を分析して何が ADL の障害の原因になっており，どのようにしたら改善できるのか，理学・作業療法の立場から提案できる能力が必要とされる．

● 療法士の視点から

老年症候群に関する知識は，高齢者の理学・作業療法を行ううえで欠くことのできない基本的事項である．それだけに理学・作業療法士は本章の各項目について耳や目にすることが多く，「わかった気になっている」危険性もある．その意味でも常に具体的な知識の習得に努める必要がある．

たとえば，浮腫は一目で判断がつく．しかしながらその原因は種々あり，それらが複雑に絡み合うことを知ったうえで理学・作業療法士として日々患者に接してほしい．また逆に，日々の患者の観察に基づく理学・作業療法士による視点から，浮腫緩和につながる方策がとられることも稀ではない．

●引用文献
1) 長寿科学振興財団：言語障害．健康長寿ネット，高齢者の病気．
   https://www.tyojyu.or.jp/net/byouki/rounensei/gengo-shogai.html（2024 年 10 月アクセス）
2) 小島みさお，東畠弘子：地域在住高齢者における軽度尿失禁に関する相談意向．厚生の指標 68(3):25-32, 2021
3) Ebell MH（著），近藤芳夫（監訳）：EBM 実践診断ハンドブック．p129, シュプリンガー・フェアラーク東京, 2002
4) 日本褥瘡学会（編）：褥瘡ガイドブック 第 2 版．p24, 照林社, 2015

5) 日本救急医学会：熱中症診療ガイドライン 2024. p6, 日本救急医学会, 2024

●参考文献
1) 日本老年医学会（編）：老年医学―系統講義テキスト. pp112-120, 西村書店, 2013
2) 長寿科学振興財団：老年症候群. 健康長寿ネット, 高齢者の病気.
https://www.tyojyu.or.jp/net/byouki/rounensei/index.html（2024年10月アクセス）

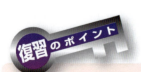

- 症状からどのような老年症候群が考えられるか説明できる.
- 老年症候群にどのように対処していけばADL改善につながるか説明できる.
- リハビリテーションの場ではどのようにして老年症候群を把握できるか説明できる.

第13章

サルコペニア・フレイル

学習目標
- 超高齢社会で健康寿命を延伸するうえでのサルコペニア・フレイルの重要性を学ぶ.
- サルコペニア・フレイルへの対応を学ぶ.

現在わが国は超高齢社会を迎え, 65歳以上の高齢者の割合は29%と多くを占めている. 平均寿命も長く, 2019年時点で女性87歳, 男性81歳となるが, 健康寿命といわれる日常生活に制限のない年齢は女性75歳, 男性72歳である. そのため, なんらかの障害や介護を要する状態である期間が10年前後認められる.

介護を要する状態に至る原因としては, 認知症, 脳血管障害があるが, 骨折・転倒や高齢による衰弱も多くを占める. 転倒は加齢に伴う骨格筋量の低下, 筋力の低下(サルコペニア)との関連が考えられ, 高齢による衰弱はフレイルにあたると考えられる. そのため, 健康寿命の延伸を目指すためには, サルコペニアやフレイルについて理解し対応することが重要となる.

A サルコペニアとは

a 概念・定義

高齢者では若年者と比べて速筋線維や運動神経の減少がみられる. 加齢に伴い性ステロイドや成長ホルモンの減少, 慢性炎症やミトコンドリア異常の増加, 筋再生能の低下などから筋蛋白質の合成が減り, 分解が進行して筋量の低下を生じると考えられる. 筋量の低下は個人差が大きいが, あ

る一定以上の減少を認めた場合に機能低下や予後の悪化につながりうると考えられる. 生理的な骨格筋量低下と区別するために, Rosenbergが1989年, ギリシャ語での筋肉を表す "sarx" と, 減少を表す "penia" を組み合わせて「サルコペニア」という概念を提唱した[1].

診断に関しては, 当初は四肢骨格筋量を身長の2乗で除した値である骨格筋量指標を用いて行われた. その後, 転倒・骨折やADL低下, 死亡などと関連するのは骨格筋量よりも筋力であることが示され, 筋力, 身体機能も含めて評価されるようになった. 国際的な合意としてEWGSOP[2]や, 日本人を含むアジアの疫学データを基にしたAWGS[3]からそれぞれ骨格筋量や筋力, 身体機能に基づいた定義が出され, 2016年国際疾病分類第10版(ICD-10)では独立した疾患として認められた.

現在ではサルコペニアは骨格筋量が低下し, 身体機能が低下することにより転倒・骨折, ADL低下, 死亡などのリスクが増加する進行性かつ全身性の骨格筋疾患として定義される[4].

b 疫学・病態

サルコペニアの有病率は用いる診断基準によって変わるが, 山村・漁村在住の60歳以上を対象としAWGS2014の基準(➡ 次ページ参照)を用いた基準では, 8.2%(男性8.5%, 女性8.0%)と報

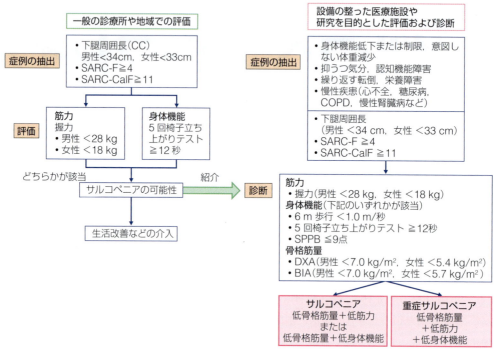

▶図13-1　AWGS2019でのサルコペニア診断の流れ
〔Chen LK, et al: Asian Working Group for Sarcopenia: 2019 Consensus Update on Sarcopenia Diagnosis and Treatment. J Am Med Dir Assoc 21:300-307, 2020 より転載〕

告されている[5]．また対象の属性によっても変わり，施設入所高齢者では14〜33％との報告や，回復期やリハビリテーション病棟では78％が該当するともいわれる．なお，AWGS2019での診断（▶図13-1）に基づいた，65歳以上の1,851人を対象とした調査では，14.1％（男性11.5％，女性16.7％）と報告されている[6]．高齢者では女性の比率が高く，女性の有病者数が多くなることが考えられる．

サルコペニアの要因としては加齢による一次性サルコペニアのほか，寝たきりや不活発な生活スタイルなど活動に関連するもの，重症臓器不全や炎症性疾患，悪性腫瘍などに付随する疾患に関連するもの，食欲低下やエネルギー・蛋白質摂取不足などの栄養に関連するものなど二次性サルコペニアもあげられる．

C 診断・評価

サルコペニアの評価方法は多様であり，スクリーニングとしては，SARC-Fによる質問票（▶表13-1），下腿周囲長，指輪っかテスト[7]などが知られ，ペットボトルの開栓可否なども参考となる[8]．診断基準は，わが国ではAWGS2014の基準に基づいており，握力低下または歩行速度低下と，DXA法（二重エネルギーX線吸収測定法）や生体インピーダンス（bioelectrical impedance analysis; BIA）法を用いた筋量測定による診断基準が広く知られていた．その後，骨格筋量の測定が困難と考えられる地域やプライマリ・ケアの現場でのスクリーニングに対応して，早期にサルコペニアへ介入するため，AWGS2019の診断基準に改訂された．

この基準は日本サルコペニア・フレイル学会からも推奨されており[9]，プライマリ・ケアの現

▶表 13–1　SARC-F

内容	質問	スコア
握力 (Strength)	4～5 kg のものを持ち上げて運ぶのがどれくらい大変ですか	● 全く大変ではない＝0 ● 少し大変＝1 ● とても大変，または全くできない＝2
歩行 (Assistance in walking)	部屋の中を歩くのがどれくらい大変ですか.	● 全く大変ではない＝0 ● 少し大変＝1 ● とても大変，補助具を使えば歩ける，または全く歩けない＝2
椅子から立ち上がる (Rise from a chair)	椅子やベッドから移動するのがどれくらい大変ですか	● 全く大変ではない＝0 ● 少し大変＝1 ● とても大変，または助けてもらわないと移動できない＝2
階段を昇る (Climb stairs)	階段を 10 段昇るのがどれくらい大変ですか	● 全く大変ではない＝0 ● 少し大変＝1 ● とても大変，または昇れない＝2
転倒(Falls)	この 1 年で何回転倒しましたか	● 0 回＝0 ● 1～3 回＝1 ● 4 回以上＝2

〔Malmstrom TK, et al: SARC-F: A simple questionnaire to rapidly diagnose sarcopenia. *J Am Med Dir Assoc* 14:531–532, 2013 より転載〕

場では，下腿周囲長(calf circumference; CC)，SARC-F (▶表 13–1)，SARC-CalF(SARC-F と CC を組み合わせた指標，CC がカットオフ値以下で SARC-F≧ のスコアに 10 点追加して評価)によりスクリーニングが行われる．カットオフ値は CC では男性 <34 cm，女性 <33 cm となり，SARC-F では 4 点以上，SARC-CalF では 11 点以上となる．基準に該当したときに両手または利き手での最大握力測定(男性 <28 kg，女性 <18 kg)，5 回椅子立ち上がりテスト(≧12 秒)を行い，いずれかが該当した場合にサルコペニア疑いとして介入を行うとともに，適切な医療機関への紹介が推奨される.

一方，設備の整った医療施設や研究目的での診断においては，プライマリ・ケア同様の CC，SARC-F，SARC-Calf によるスクリーニングを行うとともに，身体機能の低下または制限，意図しない体重減少，認知機能障害，抑うつ気分，転倒歴，栄養障害や心不全などの慢性疾患についてスクリーニングを行い，これらの病態がある場合にサルコペニアの診断を行うことが推奨される.

診断としては，筋力の評価としての握力，身体機能の評価としての 5 回椅子立ち上がりテスト(≧12 秒)，6 m 歩行速度(<1.0 m/秒)，バランステスト・歩行速度・椅子立ち上がりテストの 3 項目からなる SPPB(Short Physical Performance Battery；≦9 点以下)の評価がなされた．また筋量については DXA 法(男性 <7.0 kg/m^2，女性 <5.4 kg/m^2)，BIA(男性 <7.0 kg/m^2，女性 <5.7 kg/m^2)を用いた．これらの結果から，低筋量に低筋力または低身体機能をもつ場合はサルコペニア，すべての項目をもつ場合は重症サルコペニアの診断となる(▶図 13–1).

d 予防・治療

予防・治療としては筋蛋白質を維持・向上させるための運動や栄養が重要となる．運動については，運動習慣ならびに豊富な身体活動量がサルコペニア発症を予防する可能性が指摘されている．運動介入は，四肢骨格筋量，膝伸展筋力，通常歩行速度，最大歩行速度の改善効果が認められ，推奨される．栄養については，適切な栄養摂取と蛋白質

の摂取（特に適正体重 1 kg あたり 1.0 g 以上）が予防のために有効である可能性が指摘されている．

過去の報告では，サルコペニアへの必須アミノ酸を中心とする栄養の介入により膝伸展力の改善効果が認められており，栄養介入は推奨されるが，長期的なアウトカム改善効果については不明である．また運動と栄養を組み合わせ，レジスタンストレーニングを含む包括的な運動介入，蛋白質，必須アミノ酸，ビタミン D 投与などの栄養介入が行われたところ，どちらか単独の介入に比べてサルコペニア改善に有効であった．そのため，サルコペニアは運動と栄養を組み合わせた介入が重要と考えられるが，長期的なアウトカム改善効果については明らかではない．

B フレイルとは

a 概念・定義

フレイルとは英語での "frailty" を指す用語である．もともとは老衰のような不可逆的な変化，すなわち老化により多くの慢性疾患をもち，身体機能や認知機能の低下や精神的な変化をきたし，社会的にも孤立して包括的な医療提供が必要となる状態ととらえられていた．しかし 1990 年代に欧米で，フレイルを種々の介入により改善しうる可逆的な状況ととらえ，「体の予備力が低下し，身体機能障害に陥りやすい状態」と定義し，日常生活動作が障害された要介護状態の前段階として位置づけられた[10]．その後，Fried ら[11] の cardiovascular health study（CHS）frailty と呼ばれる体重減少，筋力低下，疲労感，歩行速度の遅延，身体活動量の低下からなる身体的な要素を考慮した表現型モデルによるフレイルや，Rockwood ら[12] の生命予後や施設入所などにかかわる因子の累積を計算する欠損累積型モデルとされる基準が提唱された．

わが国では 2014 年に日本老年医学会からフレイルに関するステートメント[13] が発表され，"frailty" の日本語訳として「虚弱」から「フレイル」を用いることとなった．このなかで，フレイルの概念は「高齢期に生理的予備能が低下することでストレスに対する脆弱性が更新し，生活機能障害，要介護状態，死亡などの転帰に陥りやすい状態」とされている．

また，フレイルの多面的な要素として身体的，精神・心理的，社会的な側面のニュアンスをもち，「しかるべき介入により再び健常な状態に戻るという可逆性を包含」していることが指摘されている．そのためフレイルには，サルコペニアの概念に近似した身体的フレイルや，明確な基準はないが精神・心理的フレイル，社会的フレイルなどの面が提唱されている．

精神・心理的フレイルは老年期での社会的な役割の低下，パートナーの喪失などにより引き起こされる意欲の低下，抑うつ，認知機能低下などの面が含まれると考えられる．社会的フレイルは家族や知人との交流機会が減少した状況を指し，独居，外出頻度や友人の訪問の減少，社会経済的な欠乏などの要素が含まれることが考えられる．近年では口腔機能の低下が，咀嚼機能の低下，滑舌の低下，嚥下機能の低下などを介してサルコペニアや低栄養につながり，全身的な機能低下へ進むことが示され，オーラルフレイルという概念も提唱されている．

b 疫学

フレイルの有病率は地域在住高齢者で改訂前の J-CHS 基準では 11.2% とされる．また年齢が上がるにつれて割合が増え，85 歳以上では 34% に達するとも報告されている[14]．

c 診断・評価

フレイルは種々の評価方法が知られるが，一般的には表現型モデルである CHS 基準の日本語バージョン（改訂版 J-CHS 基準）で評価され，体重減少，筋力低下，疲労感，歩行速度，身体活動

▶表 13-2　改訂版 J-CHS 基準

項目		内容
1	体重減少	6 か月で 2 kg 以上の(意図しない)体重減少
2	筋力低下	握力:男性 <28 kg,女性 <18 kg
3	疲労感	(ここ 2 週間)わけもなく疲れたような感じがする
4	歩行速度	通常歩行速度 <1.0 m/秒
5	身体活動	1. 軽い運動・体操をしていますか? 2. 定期的な運動・スポーツをしていますか? 上記の 2 つのいずれも「週に 1 回もしていない」と回答

上記 5 項目のうち 3 項目以上該当でフレイル(Frailty),1〜2 項目でプレフレイル(Prefrailty),0 項目で健常(Robust)とする。
〔Satake S, et al: The revised Japanese version of the Cardiovascular Health Study criteria (revised J-CHS criteria). Geriatr Gerontol Int 20:992-993, 2020 より転載〕

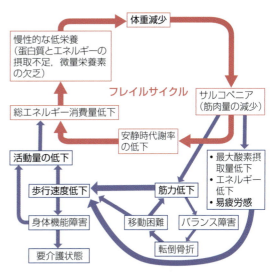

▶図 13-2　フレイルサイクル
〔Xue QL, et al: Initial manifestations of frailty criteria and the development of frailty phenotype in the Women's Health and Aging Study II. J Gerontol A Biol Sci Med Sci 63:984-990, 2008 より作成〕

の 5 項目のうち 3 個以上当てはまる場合をフレイル,1〜2 個当てはまる場合をプレフレイルと診断する(▶表 13-2).このほかにも厚生労働省が作成した基本チェックリスト〔第 8 章の表 8-9(▶71 ページ)参照〕と呼ばれる指標も使用できることが報告されている[15].これは日常生活,運動,栄養,口腔,閉じこもり,認知機能,抑うつなどの 25 項目から構成され,改定前の CHS 基準で評価されたフレイルと比較して,8 点以上で感度 89.5%,特異度 80.7% とされる.

d 予防・治療

フレイルの対応としては身体面ではサルコペニアとの関係が強く(▶図 13-2),介入方法としては運動・栄養療法による介入が重要となる.そのほか,糖尿病や腎疾患,心疾患,呼吸器疾患などの慢性疾患の合併,ポリファーマシー,社会的孤立や閉じこもりはフレイルの危険因子となり,各疾患の管理,適切な薬物の減薬や社会参加の促進などが重要と考えられる.

C 理学・作業療法との関連事項

サルコペニア,フレイルともに理学療法,作業療法を含む運動療法は重要である.しかし,運動のみならず,サルコペニアでは栄養療法と組み合わせることの重要性が指摘され,フレイルについても身体面のみならず社会的・精神的な要素もふまえた総合的な対応が望まれる.また高齢者の場合,原疾患によっては治癒が不能な状況であったり,予後が決まっていたりすることも考えられる.

これらのことからサルコペニア,フレイルをもつ患者とは,身体機能のみならず,栄養を含めた生活習慣,家族・介護者の状況を含めた社会的背景,認知機能,精神的な状態,死生観など個々の事情に配慮し,時に患者本人の思いを傾聴しながら双方向的にかかわることが重要となる.医師,看護師,薬剤師,管理栄養士,医療ソーシャルワーカーなど多職種との連携もはかり,よりよい医療を提供していただきたい.

療法士の視点から

サルコペニアやフレイルの予防・改善に運動は重要で，一般にレジスタンストレーニングやバランストレーニングが推奨されている．しかし，高齢者のなかには運動への意欲があっても，疼痛や身体機能の制限により，これらの推奨される運動を実施することが困難な者も少なくない．

理学・作業療法士は個々の状態を評価し，個別的な運動処方を行う能力を有している．単に一般的な運動プログラムを提供するのではなく，各対象者の状況に応じた安全で効果的な運動方法を提案することが求められる．また，単なる運動指導にとどまらず，高齢者の身体機能と社会的側面をとらえた包括的なアプローチを行う必要がある．

たとえば，運動プログラムを家事や趣味活動などの社会参加の機会と結びつけることで，より効果的なフレイル・サルコペニア対策が可能となる．

●引用文献

1) Rosenberg IH: Summary comments: Epidemiologic and methodologic problems in determining nutritional status of older persons. *Am J Clin Nutr* 50:1231–1233, 1989
2) Cruz-Jentoft AJ, et al: Sarcopenia: European consensus on definition and diagnosis: Report of the European Working Group on Sarcopenia in Older People. *Age Ageing* 39:412–423, 2010
3) Chen LK, et al: Sarcopenia in Asia: Consensus report of the Asian Working Group for Sarcopenia. *J Am Med Dir Assoc* 15:95–101, 2014
4) 日本サルコペニア・フレイル学会（編）：サルコペニア・フレイル指導士テキスト．新興医学出版社，2020
5) Yoshimura N, et al: Is osteoporosis a predictor for future sarcopenia or vice versa? Four-year observations between the second and third ROAD study surveys. *Osteoporos Int* 28:189–199, 2017
6) Kitamura A, et al: Sarcopenia: prevalence, associated factors, and the risk of mortality and disability in Japanese older adults. *J Cachexia Sarcopenia Muscle* 12:30–38, 2021
7) 飯島勝矢：サルコペニア危険度の簡易評価法「指輪っかテスト」．臨床栄養 125:788–789, 2014
8) Sawaya Y, et al: The inability to open a polyethylene terephthalate bottle cap can predict sarcopenia. *Geriatr Gerontol Int* 22:682–684, 2022
9) サルコペニア診療ガイドライン作成委員会（編）：サルコペニア診療ガイドライン 2017 年版一部改訂．ライフサイエンス出版，2020
10) Buchner DM, et al: Preventing frail health. *Clin Geriatr Med* 8:1–17, 1992
11) Fried LP, et al: Frailty in older adults: evidence for a phenotype. *J Gerontol A Biol Sci Med Sci* 56:M146–M157, 2001
12) Rockwood K, et al: Frailty in relation to the accumulation of deficits. *J Gerontol A Biol Sci Med Sci* 62:722–727, 2007
13) 日本老年医学会：フレイルに関する日本老年医学会からのステートメント．2014 https://www.jpn-geriat-soc.or.jp/info/topics/pdf/20140513_01_01.pdf（2024 年 10 月アクセス）
14) Satake S, et al: Prevalence of frailty among community-dwellers and outpatients in Japan as defined by the Japanese version of the Cardiovascular Health Study criteria. *Geriatr Gerontol Int* 17:2629–2634, 2017
15) Satake S, et al: Validity of the Kihon Checklist for assessing frailty status. *Geriatr Gerontol Int* 16:709–715, 2016

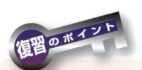

- サルコペニアの概念，診断の流れと評価を説明できる．
- フレイルの概念，診断の流れと評価について説明できる．
- サルコペニアとフレイルの関連を示すフレイルサイクルについて説明できる．

第14章

循環器疾患

> **学習目標**
> ・加齢に伴い，心筋・心内膜の肥厚や弁の硬化など，生理学的変化を認めることを理解する．
> ・高齢者は，血圧異常，不整脈，心不全など，循環器疾患を有する割合が多いことを理解する．
> ・粥状動脈硬化の成因を理解する．

A 循環器領域の老化と疾患

　高齢者では，併存疾患が多くなりやすく，特に循環器疾患を有する割合が多い．特に，高血圧症，心房細動などの不整脈，虚血性心疾患，大動脈弁狭窄症などの弁膜症，心不全，閉塞性動脈硬化症を有する患者は，年々増加している．わが国における死因としては，悪性新生物に続いて，心疾患，脳血管疾患が2位，4位（3位は老衰）を占めている[1]〔第25章の図25-1（➡ 272ページ）参照〕．

　加齢に伴う循環器系の生理学的変化としては，心筋，心内膜は肥厚し，弁は硬化，石灰化するため，心臓に拡張障害が認められ，心房細動，大動脈弁狭窄症の発症リスクが上がる．最大心拍数は加齢とともに低下するが，動脈硬化の進行により高血圧症を認めやすくなる．運動耐容能は低下し代償機能も乏しいため，大量出血時などの急性ストレス時には循環動態が破綻しやすく，重症化しやすい[2]．高齢者では多くの併存疾患をもつ傾向があり，特に循環器疾患の患者においては薬物が多剤併用となりやすく，薬物の副作用にもより注意が必要となる．高齢者の生活の質（quality of life; QOL）をいかに向上させるかを考えていくことが重要である．

B 血圧異常

a 高血圧症

　加齢とともに，収縮期血圧は上昇し，高血圧症の有病率も増加することが知られている．わが国では，高血圧症は収縮期血圧 140 mmHg 以上，拡張期血圧 90 mmHg 以上と定義されている[3-5]．高齢者は，臓器血流量や予備能が低下しやすく，血圧自動調節能の障害などにより血圧の変動性が大きくなりやすい．また，高齢者は併存疾患により多種類の薬物を服用していることもあり，薬物誘発性高血圧にも十分な注意を要する．多くの漢方薬に入っている甘草や，痛み止めとして使用されやすい非ステロイド性抗炎症薬（nonsteroidal anti-inflammatory drugs; NSAIDs）などは，血圧上昇を誘発するだけでなく，降圧薬の効果を減弱させる可能性もあるため，注意が必要である．

　「高齢者高血圧診療ガイドライン 2017」では，「高度に機能が障害されていない高齢者に対する降圧治療は，年齢に関わらず心血管病の発症を抑制し生命予後を改善するので行う」と，高齢者であっても高血圧症では降圧を行うことがすすめられている[3-5]．一方で，高齢者に対する過度な降圧は，ふらつきなどの症状にかかわる可能性もあるため，個人の症状などを慎重に観察する必要が

ある.

合併症のない高齢者の高血圧症に対する第一選択薬としては，非高齢者と同様に，カルシウム拮抗薬，アンジオテンシンⅡ受容体拮抗薬（ARB），アンジオテンシン変換酵素（ACE）阻害薬，少量のサイアザイド系利尿薬がすすめられる．高齢者に対する初期投与量は，過度の降圧を避けるため常用量の1/2量から開始することがすすめられている．また，新規に降圧治療を開始した際には，転倒リスクが増加し，フレイルに移行しやすくなる可能性があることに注意する.

また，食後の低血圧も考慮して，食後のめまい，ふらつき，失神などの症状に関する問診を行うことがすすめられる．薬物開始後は，立ちくらみや胸部症状などの症状を確認しながら，緩徐に1～3か月の間隔で薬物を増量することがすすめられる.

b 低血圧症

低血圧症とは，血圧が低くなり，全身に十分な血液が供給されないことで，めまいや失神などの症状が認められる状態をいうことが多い．しかしながら，低血圧症に対する国際的な診断基準や基準値は明らかではなく，患者の症状が中心であることに留意が必要である．高齢者では，起立時に一過性の血圧低下をおこす起立性低血圧（臥位に比べて立位で20 mmHg 以上血圧が低下するもの）を認めることが多い.

自覚症状がなければ経過観察するだけでよいが，転倒などの症状を認めるようであれば，その原因を究明する．脱水，貧血，電解質異常，睡眠薬や抗コリン薬などの内服，長時間の臥床，神経疾患の合併などが多い．脱水が原因であれば，適度な水分摂取を心がけるなど，各原因に応じた対応が必要となる．起立時に安定したものにつかまり，時間をかけて立ち上がるなど，生活指導によって解決できることも多い．特に高齢者に対しては，個々の生活様式を考慮した対応を行うことが再発防止に役立つ.

C 不整脈

高齢者は不整脈を認めやすく，動悸，めまい，ふらつき，失神，胸部不快感などの症状を伴うことも多い．加齢に伴う心臓の刺激伝導系の変性が主な原因と考えられるが，電解質異常，併存疾患，併用薬などの影響も要因となりうる．不整脈の検査では，ホルター心電図検査や，携帯型心電計が有用であるが，近年はスマートウォッチなどのウェアラブルデバイスによって不整脈が発見されることも多い.

不整脈は，主に上室性（心房）によるものと心室性によるものに分けられる．上室性の不整脈は一般的には予後はよいといわれているが，心室性の不整脈は致死的になりやすいため，加療が必要となることが多い．期外収縮は，上室性・心室性ともに，頻回に続くことがなく，基礎疾患がなければ加療の必要性は乏しいため，経過観察するのみでよいことが多い.

洞不全症候群，房室ブロックなどに代表される徐脈性不整脈は，失神や心不全の症状が認められればペースメーカーの適応を考慮する．特に，心房の興奮（P 波）に対して，電気刺激が心室に伝わらない（QRS 波が急に途絶える）状態（＝心室の問題）の Mobitz（モビッツ）Ⅱ 型房室ブロック，もしくは Ⅲ 度房室ブロック（完全房室ブロック）に対しては，ペースメーカーの適応を積極的に考慮する．一方，頻脈性不整脈，特に症候性の心室頻拍や，心室細動の既往に対しては，植込み型除細動器（implantable cardioverter defibrillator; ICD）の適応も考慮する[6, 7].

高齢者に多い不整脈の心電図を図 14-1 にあげるとともに，各疾患の簡単な解説を行う.

a 心房細動

心房細動は加齢とともに増加し，65歳以上の高齢者の 5～10% に認められる．上室性不整脈は予後との関係性は大きくないと考えられているが，

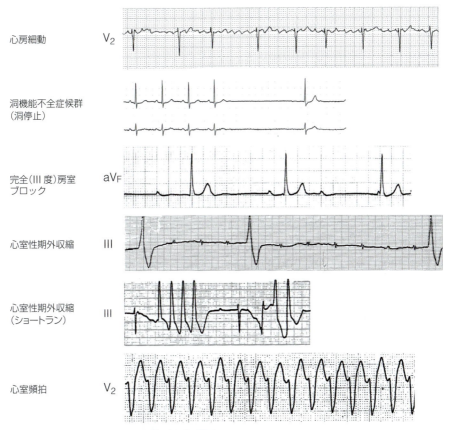

▶図 14-1　高齢者に多い不整脈の心電図
〔岩井邦充：循環器疾患．大内尉義（編）：標準理学療法学・作業療法学専門基礎分野 老年学 第5版，医学書院，2020 より〕

　心房細動は心不全や予後とも関連する可能性が高い．心房細動の原因としては，加齢のほかに，甲状腺機能亢進症や睡眠時無呼吸症候群などがあげられる．

　心房細動への対応のポイントは，主に①心房細動による頻脈に伴って生じる症状のコントロールと，②心房内血栓からの脳塞栓症の予防の2つである．

(1) 症状のコントロール

　心房細動を認めていても，約40%は無症候であるといわれているが，頻脈を伴う心房細動の患者では動悸，胸部不快感，労作時呼吸困難などの症状を認めることも多い．頻脈を認める場合には，β遮断薬をはじめとした抗不整脈薬を使用し，心拍数を80〜100 bpm 未満にコントロールすることが望まれる．また，心房細動の発症初期や，持続性ではない発作性心房細動の場合には，アブレーション（カテーテルにより，心臓内の不整脈の起源となる局所を焼灼する治療）によって主に肺静脈から左房内の異常な伝導路を遮断する治療が有効となる．

　しかしながら，高齢者は手術による合併症のリスクも高いため，患者個人の年齢，ADL，脳梗塞や出血のリスクなどを総合的に考慮し，手術適応を決める必要がある．

(2) 脳塞栓症の予防

　心房細動では，心房が300/分以上の頻度で電気的に興奮するため，能動的な収縮と弛緩が消失

する．そのため心房内の血液がよどみ，主に左心耳内に血栓を形成しやすくなり，脳を含め全身の塞栓症の原因となりうる．脳塞栓症全体の約3割を占める心原性脳塞栓症は他の脳梗塞に比べ予後不良なことが多く，抗凝固薬による脳塞栓症の予防が有効である．

抗凝固療法の適応は，CHADS2スコア〔Congestive heart failure（うっ血性心不全），Hypertension（高血圧），Age（年齢75歳以上），Diabetes mellitus（糖尿病）を各1点，Stroke/TIA（脳卒中/一過性脳虚血発作）を2点〕を用いて，1点以上の場合は抗凝固療法が推奨される．75歳以上の高齢者においては，「Age：年齢」の項目がもれなく合致するため，抗凝固療法が行われる場合が多い．

抗凝固療法中の患者に対しては，転倒などによる出血が生じやすいことに留意する必要がある．抗凝固療法は，以前はワルファリンによる加療が一般的であったが，現在は2011年よりわが国でも使用可能となった直接作用型経口抗凝固薬（direct oral anticoagulant；DOAC）が一般的となっている．DOACには，直接トロンビン阻害薬であるダビガトラン，第Xa因子阻害薬であるリバーロキサバン，アピキサバン，エドキサバンの4種がある．服用回数はダビガトランおよびアピキサバンが1日2回，リバーロキサバンおよびエドキサバンが1日1回であり，高齢者で服薬管理に介助が必要な場合は1日1回の薬物を選択するなどの配慮が必要である．

なお，弁膜症性心房細動（僧帽弁狭窄症，人工弁置換術後）ではDOACは有効性に乏しいので，ワルファリンが一般的に使用される．

ⓑ 洞不全症候群

洞機能不全は，洞結節自動能の低下や洞房間伝導障害が生じるために引き起こされる病態で，自律神経，薬物による一過性の原因，心疾患に伴っておこる慢性の原因が考えられる．このうち，慢性的な原因によって高度な障害が生じ，失神〔Adams-Stokes（アダムス・ストークス）症候群〕，

心不全，易疲労感が出現するものを洞不全症候群と呼ぶ．心電図では，P波の一過性の消失が特徴的な所見である．一般的には生命予後は良好とされるが，長時間の徐脈（3秒以上の心停止）や，失神などの症状を伴う場合には，ペースメーカーによる治療適応になる．

ⓒ 房室ブロック

房室ブロックとは，「心房から心室へ刺激が伝達される際に，刺激伝導系のいずれかの部位において，伝導の遅延または途絶が認められるもの」と定義される．房室ブロックには，PR間隔 >0.2秒となるI度房室ブロック，PR間隔が漸次延長して房室ブロックが出現するWenckebach（ウェンケバッハ）型房室ブロックとPR間隔の延長を伴わずに突然房室ブロックが出現するMobitz II型房室ブロックの2種類のII度房室ブロック，房室伝導がまったくなくP波とQRS波がまったく無関係に出現する完全房室ブロック（III度房室ブロック）に分類される．そのなかで，Mobitz II型房室ブロックと完全房室ブロックは，急激な心停止を生じる可能性があるため，ペースメーカーによる治療が必要となることが多い．

ⓓ 期外収縮

前述のとおり，期外収縮にも上室性と心室性のものがある．上室性期外収縮については，症状を強く認めなければ，経過観察とすることが多い．心室性期外収縮も，頻度が少なく単発性の場合は経過観察を行うが，多源性や3連発以上続く場合は，β遮断薬などの治療を検討する．また，1日1万回以上と頻度が多く，心不全などを合併する場合には，アブレーションによる治療も検討される．

ⓔ 心室頻拍，心室細動

心室頻拍は，血行動態が悪化している場合には除細動の適応となる．脈を触れない無脈性心室頻拍は，心室細動の場合と同様に，致死的な不整脈

であり，胸骨圧迫を開始するとともに，迅速な電気的除細動を行うことが重要である．心室頻拍でも，脈が触れ，状態が安定している場合には，薬物的除細動としてリドカインやアミオダロンを使用することもある．症候性の心室頻拍や，心室細動の既往に対してはICDの適応が考慮される．

D 虚血性心疾患

虚血性心疾患は，冠動脈の狭窄・閉塞などにより，心筋における酸素の需要と供給のアンバランスを特徴とする心疾患をいう．冠動脈内のプラーク（血管内膜にコレステロールが蓄積した部分的肥厚；粥腫ともいう）の破綻によって生じた非塞栓性血栓による冠動脈狭窄が最も多い原因と考えられているが，冠動脈硬化による狭窄も原因となる．急性心筋梗塞と不安定狭心症の違いは，心筋逸脱酵素の上昇の有無（心筋障害の有無）であるが，急性冠症候群（acute coronary syndrome; ACS）としてまとめられることが多い．また，冠動脈の攣縮による冠攣縮性狭心症（異型狭心症）も虚血性心疾患に含まれ，安静時や朝方に症状を認めることが多い．

虚血性心疾患の特徴的な症状としては，腕部，背部，頸部，顎部，上腹部への放散痛を伴う胸部不快感があげられるが，上記の放散痛を伴わない胸部不快感，息切れ，全身倦怠感，発汗，悪心，めまい，歯痛などの非典型的な症状で来院することもある．高齢者では非典型的な症状をきたしやすいことも留意する必要がある．胸痛をきたすその他の疾患としては，急性大動脈解離，肺血栓塞栓症，心膜・心筋炎，気胸，肋間神経痛などがあげられる．

a 急性心筋梗塞

前胸部圧迫感など胸部症状を認める場合や，心電図変化がある場合，心筋逸脱酵素の上昇を認める場合など，急性心筋梗塞が疑われる場合には，

▶表14-1　Killip分類：急性心筋梗塞の初診時の聴診所見→心機能障害の分類と予後

分類	所見	評価
class 1	聴診上正常	心不全なし
class 2	全肺野の1/2未満でラ音聴取（下肺野で）	軽度〜中等度心不全
class 3	全肺野の1/2以上でラ音聴取	肺水腫，重症心不全
class 4	心原性ショック	血圧≦90mmHg，尿量減少

〔原典はKillip JT: *Am J Cardiol* 20:457-464, 1967〕

早期の治療介入も兼ねて心臓カテーテル検査を行うのが適切である．急性心筋梗塞の際には，心不全の有無が予後にかかわるとされ，聴診の所見によるKillip（キリップ）分類（▶表14-1）が重要となる．

高齢者に対する，心臓カテーテルによる経皮的冠動脈形成術（percutaneous coronary intervention; PCI）の初期成功率に関しては，若年者と同等とする報告が多く，PCI成功例では80歳以上であっても長期予後は良好とされ，急性心筋梗塞に対しては早期のPCIを行うことがすすめられる．また，冠動脈バイパス術も同様に，合併症のない高齢者の手術死亡は90歳以上でも低率であるという報告がある．高齢という理由だけで侵襲的な治療の除外とはならず，身体能力や認知機能や個人の考え方を尊重して，治療適応を検討する必要がある．一方で，高齢者に対しては，治療の遅れや未実施により，予後が不良となりやすいことも報告されている[8]．

b 狭心症

狭心症の評価としては，問診で症状をよく聞き，身体診察を行い，12誘導心電図，胸部単純写真，血液検査，心エコー図検査などで初期評価を行う．胸部症状が安定しており，心筋逸脱酵素の上昇がなく，緊急性の低い状態では，低侵襲的検査を優先することが望まれる．可能なかぎり非侵襲的検査から始め，診断が困難であるときに心臓

カテーテル検査などの侵襲的検査に進むという考え方が大切である．緊急性の低い場合には，高齢者に対する心臓カテーテル検査を含む侵襲的な診断や治療の是非は，合併症の可能性も考慮し，慎重な判断が求められる．

ⓒ治療

虚血性心疾患に対して心臓カテーテルによるPCIを行う際には，治療部位の再狭窄（ステント内再狭窄）の予防のため，アスピリンにクロピドグレルなどのチエノピリジン系抗血小板薬を併用する抗血小板薬 2 剤併用療法（dual antiplatelet therapy; DAPT）が必要となることが多い．高齢者では，しばしば心房細動を併発し，抗凝固薬と抗血小板薬の併用療法が施されることも多く，特に抗凝固薬と DAPT の 3 剤併用は抗血小板薬単独療法と比較して頭蓋内出血リスクが数倍に及ぶため，可能なかぎり抗血栓薬多剤併用を避けることが望ましい．

また，病態により多少の違いがあるものの，PCI後 3〜12 か月後を目安に，DAPT から抗血小板薬単剤療法（single antiplatelet therapy; SAPT）に切り替えることがすすめられている．心筋梗塞後など心筋の障害がある場合には，ACE 阻害薬，β遮断薬，最大量のスタチンの併用が，心筋の線維化の予防や，冠動脈疾患の再発予防に有用とされる．また，冠攣縮性狭心症に対しては，Ca 拮抗薬の定期内服と，症状発作出現時に硝酸薬での対応が有用とされる[9]．

Ⓔ 弁膜症

加齢に伴い，心臓の弁も硬化や退行性変化が生じやすくなり，弁膜症の頻度が増加する．特に，大動脈弁狭窄症の頻度が増加しており，適切な治療が望まれる．一方で，リウマチ熱に対する適切な治療がなされるようになり，僧帽弁狭窄症の頻度は減少している．

弁膜症の評価は，症状の問診，聴診，12 誘導心電図，胸部単純 X 線写真，心エコー図検査などが有用である．大動脈弁狭窄症などの場合には，心臓 CT 検査による大動脈弁の評価も有用となる．手術適応は，臨床症状，心エコー図検査所見などを総合的に評価して，循環器内科，心臓外科を含む，多職種で組織されたハートチームで決めていく必要がある[10]．

ⓐ大動脈弁狭窄症

大動脈弁狭窄症（aortic stenosis; AS）は加齢との関連性が強く，症状が出現すると急速に予後が悪化する．心不全症状が出現すると予後 2 年，失神を認めると予後 3 年，胸痛などの狭心症症状が出現すると予後 5 年といわれており，症状を認める AS に対する大動脈弁置換術（aortic valve replacement; AVR）は強い推奨とされている．また，近年の医療の進歩により，経カテーテル的大動脈弁植え込み術（transcatheter aortic valve implantation/replacement; TAVI/TAVR）の治療も急速に広がってきている．

AS では，聴診で特徴的な収縮期駆出性雑音を聴取する．重症 AS と診断され，症状のある症例に対しては，基本的に手術が推奨される．AS に高血圧を合併する場合は過度な血圧低下をまねかないように，降圧薬は低用量から開始し，漸増する必要がある．

また，重症 AS では心拍出は前負荷（拡張期に左房から左室に流入する血液量）に依存するため，前負荷を軽減する硝酸薬の使用は避ける．また，重症 AS の患者に対して，強度の高い運動は，症状を悪化させる可能性が高く，避ける必要がある．

ⓑ僧帽弁逆流症

僧帽弁逆流症（mitral regurgitation; MR）は加齢により増加するが，弁尖または腱索，乳頭筋の器質的異常によって生じる一次性（器質性）と，左室や左房の拡大または機能不全に伴って生じる二次性（機能性），また発症時期により急性 MR と慢

性 MR に分けられる.

　器質性 MR は，先進国では僧帽弁逸脱症，高齢者や透析患者における弁尖・弁輪の硬化・石灰化に伴うものなど，リウマチ性以外の器質性 MR の頻度が高くなっている．機能性 MR は，急性心筋梗塞や陳旧性心筋梗塞に伴う左室の拡大や収縮不全に起因する僧帽弁尖のテザリングによるものや，心房細動に伴う心房拡大や弁輪拡大によるものが知られている．

　急性 MR の成因として，特発性あるいは感染性心内膜炎，外傷性による腱索断裂，急性心筋梗塞に伴う乳頭筋断裂あるいは急性の機能性 MR などがあげられる．重症 MR が急性に生じた際には，心収縮による十分な代償が行えない場合に，低心拍出量と肺うっ血を生じ，ショック状態に陥るため緊急治療が必要となる．一方，慢性 MR では，左室の拡大によって心拍出量の減少が代償され，低心拍出量や肺うっ血をきたさず無症状で経過することが多い．

　慢性 MR 患者で，全身状態などから外科手術による治療が困難である場合には利尿薬，血圧が保持されている場合には血管拡張薬などによる内科治療での長期フォローアップが必要となる．慢性心不全に対する治療としては，ACE 阻害薬/ARB，ARNI（アンジオテンシン受容体ネプリライシン阻害薬），MRA（ミネラルコルチコイド受容体拮抗薬），β 遮断薬や SGLT2（ナトリウム・グルコース共役輸送体）阻害薬がすすめられる．

　MR の急性増悪時には早期に利尿薬を使用し，心不全軽減に努める．また，心臓リハビリテーションも有効であり，積極的に行う．

🆑 僧帽弁狭窄症

　僧帽弁狭窄症（mitral stenosis; MS）の主病態は，弁狭窄に伴う左房から左室への血液流入障害であり，左房圧が上昇することにより肺静脈圧も上昇し，呼吸困難を主とする症状が出現する．病状の進展とともに心拍出量は低下し，また肺高血圧のために右心系の拡大をきたす．

　リウマチ性 MS の主な原因は，溶血性連鎖球菌感染に対し抗菌薬治療が不十分なことによるリウマチ熱とされるが，その発生率は大幅に減少している．一方で，高齢者で弁輪石灰化などの変性による MS が増加しているが，重症化することは稀である．

　MS に対する治療は，経皮経静脈的僧帽弁交連裂開術（PTMC）あるいは手術が原則であるが，手術の適応外と判断された有症候性重症 MS に対して，利尿薬，β 遮断薬をはじめとした心不全に対する対症療法を行うことが多い．MS は高率に心房細動を伴い，その場合は抗凝固療法が必須とされる．

🆔 大動脈弁閉鎖不全症

　大動脈弁閉鎖不全症（aortic regurgitation; AR）は先天性または後天性のなんらかの異常により，大動脈弁尖間の接合が障害されて逆流が生じる状態である．AR の機序としてはリウマチ性や加齢変性のように弁自体に器質的変化をきたしている場合と，上行大動脈の拡大により弁尖間の接合が浅くなって逆流を生じる場合がある．

　慢性 AR 患者における内科治療では，血圧コントロール（収縮期血圧 <140 mmHg）が重要である．血管拡張作用をもつ内服薬（Ca 拮抗薬，ACE 阻害薬/ARB）を用い，収縮期血圧を下げることが有効である．一方，β 遮断薬に関しては，AR を増悪させ，心不全を引き起こす可能性があるので要注意である．

🅴 人工弁置換術後

　機械弁置換術後患者では，血栓の予防目的に，全例でワルファリンによる抗凝固療法が必要となる．抗血小板薬の併用は一般的には推奨されていない．一方で，適切な抗凝固療法中であっても明らかな血栓塞栓症を発症した患者に対しては，より強力な抗凝固療法やアスピリンの併用を考慮してもよい．なお，機械弁患者に対する DOAC は

推奨されていない[10].

f 感染性心内膜炎

感染性心内膜炎(infective endocarditis; IE)は,弁膜や心内膜,大血管内膜に細菌集簇を含む疣腫を形成し,菌血症,血管塞栓,心障害などの多彩な臨床症状を呈する重篤な全身性敗血症性疾患である.IE はいったん発症すると,適切に奏効する治療を行わなければ,心不全や全身の感染性塞栓症などの合併症を引き起こす.

IE はなんらかの基礎心疾患を有する例にみられることが多い.基礎心疾患を有する例で,尿路感染症,肺炎,蜂窩織炎などの菌血症を誘発する感染症を合併したり,歯科治療など菌血症を生じうるような手技ののちに持続する不明熱を訴える場合や,心雑音が新たに出現したような場合は,IE を疑う.

IE の診断は,敗血症に伴う臨床症状,血液中の病原微生物の確認,心エコー図検査による疣腫をはじめとした感染に伴う心内構造の破壊の確認に基づいてなされる.治療は,原因菌を死滅させ再発を防ぐために,高用量で長期の抗菌薬治療が行われる.また,患者の状態により,弁置換手術などの外科的治療が必要になることもある[11].

F 心筋,心膜疾患

a 心筋症

心筋症は「心機能障害を伴う心筋疾患」と定義され,拡張型心筋症,肥大型心筋症,拘束型心筋症,不整脈原性右室心筋症,家族性突然死症候群,ミトコンドリア心筋症,心 Fabry(ファブリー)病,たこつぼ心筋障害などがあげられる.肥大型心筋症,拡張型心筋症は比較的頻度が多く,別個に取り上げる.

(1) 肥大型心筋症

肥大型心筋症(hypertrophic cardiomyopathy;

HCM)は,「(1)左室ないしは右室心筋の肥大と(2)心肥大に基づく左室拡張能低下を特徴とする疾患群」と定義される[12].心エコー検査や心臓 MRI 検査で,15 mm 以上の最大左室壁厚(肥大型心筋症の家族歴がある場合は 13 mm 以上)を認める.HCM の約 60% に家族歴を有し,原因として,心筋の収縮単位であるサルコメアなどの遺伝子変異が指摘されている.症状は無症候性から,胸痛,呼吸困難,動悸,立ちくらみ,めまい,失神など多様である.

左室流出路の狭窄の有無で,閉塞性肥大型心筋症(HOCM)と非閉塞性肥大型心筋症(non-obstructive HCM)に分類するが,そのほかに心室中部閉塞性,心尖部肥大型,拡張相肥大型などの病態もある.治療は,病態にもよるが,β 遮断薬やカルシウム拮抗薬が使用されることが多い.突然死は HCM 関連死の約 40% を占めると報告されており,リスクにより ICD 植込みが適応となる[12].

(2) 拡張型心筋症

拡張型心筋症(dilated cardiomyopathy; DCM)は,「(1)左室のびまん性収縮障害と(2)左室拡大を特徴とする疾患群」と定義され[12],慢性心不全症状を特徴とし,急性増悪を繰り返す予後不良・進行性の疾患である.致死性不整脈による突然死や動脈の血栓塞栓症を生じることもある.遺伝性(家族性)と非遺伝性(非家族性)の要因があるが,両成因が関与した症候群という考えが主流となっている.心エコー検査などで,「収縮性が低下し,拡大した心室」を認める.

β 遮断薬などの心不全や不整脈に対する治療が主であるが,標準的治療で改善しない患者に対しては,予後を改善する心臓代替療法として心臓移植や植込み型補助人工心臓治療も検討される[12].

b 心筋炎

心筋炎は心筋を主座とした炎症性疾患であり,臨床像,臨床経過は多種多様である.感染,薬物への曝露,免疫系の賦活化などの結果として生じ,

炎症細胞浸潤と心筋細胞傷害を病理学的な特徴とする．心膜まで炎症が及ぶと心膜心筋炎と呼ばれる．

心筋炎の病因分類は，感染性と非感染性に大別され，感染性としてはウイルスが最多であり，非感染性として薬物・ワクチンを含む化学物質，膠原病やサルコイドーシスなどの全身性疾患，過敏性反応，放射線などがあげられる．症状は無症候性のものから，心原性ショックや重度の心不全症症状を伴うものまで多様である．心筋炎のなかには，日単位，時に時間単位で進行する劇症型心筋炎もあり，患者の状態によっては大動脈内バルーンパンピング（IABP）や IMPELLA（左室内の血液を大動脈内に送り出す超小型のポンプを内蔵したカテーテル装置．わが国では 2017 年 9 月より保険適用），経皮的心肺補助装置（ECMO）などの補助循環が必要となる場合もある．

心筋炎は，極期を乗り切れば自然軽快が期待できるため，自然回復の時期までの橋渡しが重要な治療戦略となる[13]．

❻ 心膜炎

心臓のまわりを覆う心膜に炎症が生じることで生じる．高齢者では，急性心筋梗塞後や，腎機能低下に伴う尿毒症による線維素性心外膜炎，癌性によるものが多い．ウイルス性，結核性などの感染や，全身性エリテマトーデス（SLE）などの膠原病によるものもあるが，原因が特定できない特発性のものも多い．

症状としては，先行する発熱や感染症状を認めたり，体位変換や呼吸により変動を伴う胸痛や，呼吸困難，動悸などを伴うこともある．聴診で心膜摩擦音を聴取できることも多い．12 誘導心電図で，PR 低下（P 波と R 波の間の部分が低下していることをいう）や，広範囲の ST 上昇が特徴的な所見である．また胸部単純写真や心エコー検査で心膜液（心嚢液）の貯留が認められることも多い．心膜液の貯留により，血行動態が破綻しショックをきたす病態を心タンポナーデといい，心膜穿刺

が必要となる場合もある．

急性心膜炎の治療としては，安静に加えてNSAIDs とコルヒチンが有用である．

Ｇ 心不全

高齢者の増加とともに，心不全患者は増加しており，「心不全パンデミック」とも称される．心不全の主な原因としては，虚血性心疾患，高血圧性心不全，大動脈弁狭窄症や僧帽弁逆流症をはじめとした弁膜症，心房細動などの不整脈があげられる．心不全は，「なんらかの心臓機能障害，すなわち，心臓に器質的および/あるいは機能的異常が生じて心ポンプ機能の代償機転が破綻した結果，呼吸困難・倦怠感や浮腫が出現し，それに伴い運動耐容能が低下する臨床症候群」と定義される[14, 15]．

❶ ステージ分類

心不全は，A〜D の 4 つのステージに分けられる（A：器質的心疾患がなく危険因子あり，B：器質的心疾患あり，C：既往も含めた心不全症候あり，D：治療抵抗性の心不全）．そのなかで，心不全を発症していない段階（ステージ A，B）に対する予防も重要である．具体的には，高血圧症，冠動脈疾患，肥満，糖尿病，脂質異常症，高尿酸血症，慢性腎臓病の治療，また禁煙，節酒が推奨される．身体活動・運動を積極的に行うことも重要である．

また心不全は再入院を繰り返しやすく，入院のたびに予後も悪くなる．心不全の進展は個人差が大きいため，終末期はいつ訪れるか予測が困難であり，病状末期のステージ D に限定されるのではなく，ステージ C の段階から推奨されている．

▶ 表 14-2　NYHA の心機能分類

Ⅰ度	心疾患があるが症状はなく，通常の日常生活は制限されない．
Ⅱ度	心疾患患者で日常生活が軽度から中等度に制限されるもの．安静時には無症状．日常生活における身体活動で疲労・動悸・呼吸困難・狭心痛を生じる．
Ⅲ度	心疾患患者で日常生活が高度に制限されるもの．安静時は無症状だが，平地の歩行や日常生活以下の労作によっても症状が生じる．
Ⅳ度	心疾患患者で非常に軽度の活動でもなんらかの症状を生ずる．安静時においても心不全・狭心症症状を生ずることもある

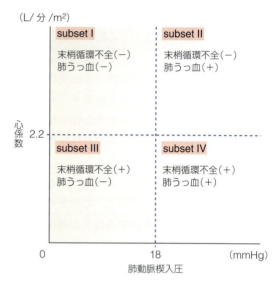

▶ 図 14-2　心不全の Forrester 分類
〔Forrester JS, et al: Medical therapy of acute myocardial infarction by application of hemodynamic subsets. NEJM 295:1404-1413, 1976 をもとに作成〕

2 症状

　心不全では，労作時や夜間を中心とした呼吸困難，起坐呼吸，下腿浮腫，頻脈などの症状を認めることが多い．NYHA（ニューヨーク心臓協会）の心機能分類（▶表 14-2）が，身体活動による自覚症状の程度をもとにした心疾患の重症度分類指標として使われる．

3 検査

　検査としては，体重測定，胸部の聴診，動脈血ガス分析，血液検査による BNP（脳性ナトリウム利尿ペプチド）測定や，胸部単純写真，心エコー検査が診断に有用である．また，右心カテーテル検査を施行し，肺動脈血楔入圧と心係数（単位体表面積当たりの心拍出量）を測定し，肺動脈血楔入圧 18 mmHg，心係数 2.2 L/m² をカットオフとして，心不全の重症度分類を Forrester（フォレスター）分類（▶図 14-2）で行い，治療に役立てることも多い．

4 左室駆出率（LVEF）による心不全の分類

　心エコー図検査により，心機能を反映する左室駆出率（LVEF）評価を行うことは，心不全の治療

方針の決定などに重要である．LVEF の変化は予後と関連することが示されており，経過を加味した患者の病態評価も必要である．
　LVEF が 50% 以上と正常で，主に左室拡張障害が原因と考えられる心不全を，LVEF の保たれた心不全（heart failure with preserved ejection fraction; HFpEF），LVEF が 35～40% 以下と心機能の低下した心不全を，LVEF の低下した心不全（heart failure with reduced ejection fraction; HFrEF）と分類する．また上記の LVEF の中間に属する心不全を，LVEF が軽度低下した心不全（heart failure with mid-range ejection fraction; HFmrEF）と分類することもある．

5 治療

　心不全の治療としては，ACE 阻害薬，ARB，β遮断薬，MRA，利尿薬が使用される．また，ARNI や SGLT2 阻害薬も心不全に対する予後改善効果が示され，使用頻度が増加している．「β遮断薬，MRA，ARNI，SGLT2 阻害薬」の 4 剤はア

メリカン・コミックに出てくるスーパーヒーローチームの名にちなみ「Fantastic 4」と呼ばれ，予後の改善を期待して，心不全患者にはできるかぎり導入することがすすめられる．

6 心不全患者の管理

心不全患者に対する疾病管理プログラムは，多職種によるチーム医療が求められる．多職種チームで，患者のセルフケア行動を評価・支援するとともに，高齢者，独居者，認知機能障害の合併患者など，自己管理に限界があると判断される患者に対しては，家族への教育・支援，社会資源の積極的活用などを検討する必要がある．日常生活における塩分管理，栄養管理，感染予防は，心不全の再発予防に重要である．また，心不全に対する心臓リハビリテーションは予後改善にも寄与する．心不全症状を認めない範囲での継続的な有酸素運動や，レジスタンス運動が有用である．

H 高齢者の血管疾患

脳血管や冠動脈を除くと，高齢者では大動脈やその末梢血管の疾患が臨床的に重要である．

1 動脈硬化

a 動脈硬化とは

動脈硬化とは，動脈壁の肥厚・硬化を意味するが，次の3型に分類される．①粥状動脈硬化，②Mönckeberg（メンケベルク）型動脈硬化，③細動脈硬化，の3つである．

それぞれ成因・病態は異なるが，主要な脳・心血管疾患であるアテローム血栓性脳梗塞や急性心筋梗塞などの疾患は，粥状動脈硬化が原因で発症するため，粥状動脈硬化を中心に述べる．

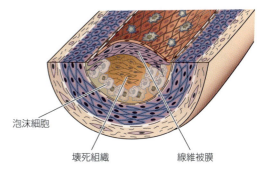

▶図 14-3　動脈硬化病変
血管の内腔側からの所見．プラークの形成過程で，マクロファージ，T細胞などの細胞が関与する．

b 動脈硬化の種類と成立機構

動脈硬化は加齢とともに進行する．すなわち，加齢とともに血管は硬化し，粥状動脈硬化病変（プラーク）が進展する．動脈硬化はさまざまな臓器の加齢変化の原因と考えられるため，「ヒトは血管とともに老いる」ともいわれる．図14-3に示すようにプラークにはマクロファージがコレステロールエステルを取り込んだ泡沫細胞やリンパ球，平滑筋細胞などの細胞成分とともに，細胞外基質やコレステロール結晶などの蓄積がみられる[16]．血管は内膜，中膜，外膜の3層から成り立っているが，このような粥状動脈硬化は内膜に生じる変化である．Mönckeberg型動脈硬化は中膜に石灰化病変が形成されるものであり，糖尿病や透析患者においてよく認められる．また，細動脈硬化は脳や腎臓の細い動脈が硬化するタイプであり，高血圧が主たるリスクである．

粥状動脈硬化は加齢とともに脂質異常症，高血圧，糖尿病，慢性腎臓病（CKD），喫煙，遺伝素因などの危険因子によりその進展が加速されると考えられる．また，血管は屈曲や分枝があるため，血液の流れが血管壁に及ぼすずり応力もプラーク形成に寄与すると考えられており，プラークは血管分岐部に多く認められる．

一般的には動脈硬化が進んでも主要臓器における血管に有意な狭窄が生じない限り，症状をお

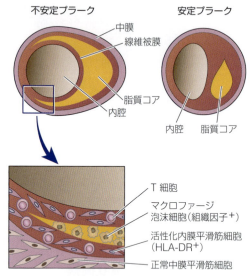

▶図14–4 安定プラークと不安定プラーク

こすことは少ない．最終的なイベントであるアテローム血栓性脳梗塞や急性心筋梗塞は，プラークの進展とともにプラークが不安定化し，プラークが破裂して発症すると考えられている．図14–4に示すようにプラークは，線維被膜が薄くなっており，マクロファージなどの炎症細胞に富む不安定プラークと線維被膜が厚い安定プラークに分けられる[17]．線維被膜が薄いとそこが破裂して，血栓が形成され，血管を閉塞し，急性心筋梗塞などの急性冠症候群を発症する．

C 動脈硬化性疾患予防ガイドラインと脂質異常症の薬物療法

動脈硬化性疾患の予防は危険因子をできるだけ少なくすることであり，そのためには生活習慣の改善が最も有効である．食事療法，運動療法により脂質異常症，糖尿病，高血圧などの危険因子は改善することが多く，禁煙は疾患発症予防に非常に効果的である．これらの生活習慣の改善により危険因子の軽減が十分にはかれないときに，薬物治療を行うことになる．

「動脈硬化性疾患予防ガイドライン2022年版」では，患者のリスク評価のため，絶対リスクによるリスク評価を行うことが推奨されている[18]．久山町研究のリスクチャートを用いて10年間の動脈硬化性心血管疾患（冠動脈疾患とアテローム血栓性脳梗塞）発症の確率を求めることになるが，リスクチャートを活用し（▶図14–5），年齢，LDLコレステロール，HDLコレステロール，性別，収縮期血圧，喫煙，耐糖能異常，早発性冠動脈疾患（男性55歳未満，女性65歳未満）の家族歴の有無で絶対リスクを求める．なお，このリスクチャートは80歳以上の高齢者には適用できない．また，このリスクチャートを用いた冠動脈疾患発症予測のためのアプリが学会より提示されており，以下のサイトからダウンロードできる（https://www.j-athero.org/jp/general/ge_tool/）．

一次予防患者はリスクの程度に応じて低リスク（10年間の動脈硬化性心血管疾患発症率2%未満），中リスク（同2～10%未満），高リスク（同10%以上）に分類され，それぞれのリスクで目標とするLDLコレステロールが決まる（▶表14–3）．すなわち冠動脈疾患とアテローム血栓性脳梗塞の発症リスクを久山町スコアにより計算することとなった．糖尿病，慢性腎臓病，末梢動脈疾患を合併している場合には，その存在のみで高リスクに分類され，トリグリセリド（TG）が高い患者の場合，LDLコレステロールの管理目標値を達成したあとの二次目標としてnon-HDLコレステロールを用いることが推奨される．その目標値はLDLコレステロールに30を加えた値である．また，今回の改訂で非空腹時に採血されたTGの目標値が設定され，175 mg/dL以上であれば，高TG血症と診断できることとなった．さらに，二次予防の定義がこれまでの冠動脈疾患の既往から冠動脈疾患＋アテローム血栓性脳梗塞の既往となり，これらのいずれかがある場合に二次予防に分類されることとなった．

これまで一次予防における心血管イベント抑制を目指した脂質低下薬による治療は，スタチンによる大規模臨床試験などにより65～74歳の高齢者において推奨されてきた．わが国において行わ

①性別	ポイント
女性	0
男性	7

②収縮期血圧	ポイント
<120 mmHg	0
120-129 mmHg	1
130-139 mmHg	2
140-159 mmHg	3
160 mmHg -	4

③糖代謝異常（糖尿病は含まない）	ポイント
なし	0
あり	1

注1：過去喫煙者は⑥喫煙はなしとする。

④血清 LDL-C	ポイント
<120 mg/dL	0
120-139 mg/dL	1
140-159 mg/dL	2
160 mg/dL -	3

⑤血清 HDL-C	ポイント
60 mg/dL -	0
40-59 mg/dL	1
<40 mg/dL	2

⑥喫煙	ポイント
なし	0
あり	2

①～⑥のポイント合計	点

ポイント合計	40-49歳	50-59歳	60-69歳	60-69歳
0	<1.0%	<1.0%	1.7%	3.4%
1	<1.0%	<1.0%	1.9%	3.9%
2	<1.0%	<1.0%	2.2%	4.5%
3	<1.0%	1.1%	2.6%	5.2%
4	<1.0%	1.3%	3.0%	6.0%
5	<1.0%	1.4%	3.4%	6.9%
6	<1.0%	1.7%	3.9%	7.9%
7	<1.0%	1.9%	4.5%	9.1%
8	1.1%	2.2%	5.2%	10.4%
9	1.3%	2.6%	6.0%	11.9%
10	1.4%	3.0%	6.9%	13.6%
11	1.7%	3.4%	7.9%	15.5%
12	1.9%	3.9%	9.1%	17.7%
13	2.2%	4.5%	10.4%	20.2%
14	2.6%	5.2%	11.9%	22.9%
15	3.0%	6.0%	13.6%	25.9%
16	3.4%	6.9%	15.5%	29.3%
17	3.9%	7.9%	17.7%	33.0%
18	4.5%	9.1%	20.2%	37.0%
19	5.2%	10.4%	22.9%	41.1%

右表のポイント合計より年齢階級別の絶対リスクを推計する。

▶図 14-5　久山町スコアによる動脈硬化性疾患発症予測モデル

〔日本動脈硬化学会（編）：動脈硬化性疾患予防ガイドライン 2022 年版. p69, 日本動脈硬化学会, 2022 より転載〕

れた EWTOPIA75 試験では，75 歳以上の一次予防高齢者に対するエゼチミブによる治療が心血管イベントを抑制することが明らかになったことにより[19]，75 歳以上の高 LDL-C 血症に対しても，スタチンやエゼチミブなどの脂質低下治療により冠動脈疾患や脳卒中の一次予防効果が期待される．

　一方，二次予防の場合は前期・後期高齢者いずれも成人と同様，LDL コレステロールは 100 mg/dL 未満を目標とすべきである．また，表 14-3 にあるように急性冠症候群，家族性高コレステロール血症，糖尿病，冠動脈疾患とアテローム血栓性脳梗塞の 4 病態のいずれかを合併する場合，70 mg/dL 未満を目標とすることも考慮する．

　また，高血圧に関しては成人と同様に高齢者においても 140/90 mmHg 未満を目指す．ただし，75 歳以上またはフレイル高齢者においては 150/90 mmHg を目標に緩徐に降圧し，ADL，QOL などに配慮し，可能であれば 140/90 mmHg 未満を目指す．糖尿病に関しては，血管合併症を予防するための目標は HbA1c 7.0%（NGSP 値）とされているが，フレイル高齢者や余命が短い

と推定される場合には目標値を高めに設定する．詳細については日本糖尿病学会，日本老年医学会による高齢者糖尿病の血糖コントロール目標（HbA1c 値）[20] を参照する．

❷ 大動脈疾患

　主な疾患は大動脈瘤と大動脈解離である．

ⓐ 大動脈瘤

　原因は，高齢者ではほとんどが動脈硬化性である．胸部大動脈瘤は胸部単純 X 線，腹部大動脈瘤は腹部の視診と触診，血管雑音聴取により発見できることが多い．その一方，非特異的な腹痛・背部痛・腰痛を訴え他臓器疾患との鑑別が困難な腹部大動脈瘤もある．確定診断は，CT，MRI，エコー，大動脈造影などによる．大動脈瘤は増大すると周辺臓器に圧迫症状を呈する．さらに破裂，突然死がおこりうるので，随伴する高血圧を是正し，大きさを CT で経時的にフォローして手術時機を逸しないようにしなければならない．

▶表 14-3　リスク区分別脂質管理目標値

治療方針の原則	管理区分	脂質管理目標値（mg/dL）			
		LDL-C	Non-HDL-C	TG	HDL-C
一次予防 まず生活習慣の改善を行った後薬物療法の適用を考慮する	低リスク	<160	<190	<150（空腹時）*** <175（随時）	≧40
	中リスク	<140	<170		
	高リスク	<120 <100*	<150 <130*		
二次予防 生活習慣の是正とともに薬物治療を考慮する	冠動脈疾患またはアテローム血栓性脳梗塞（明らかなアテローム****を伴うその他の脳梗塞を含む）の既往	<100 <70**	<130 <100**		

- ●＊糖尿病において，PAD，細小血管症（網膜症，腎症，神経障害）合併時，または喫煙ありの場合に考慮する．
- ●＊＊「急性冠症候群」，「家族性高コレステロール血症」，「糖尿病」，「冠動脈疾患とアテローム血栓性脳梗塞（明らかなアテロームを伴うその他の脳梗塞を含む）」の 4 病態のいずれかを合併する場合に考慮する．
- ●一次予防における管理目標達成の手段は非薬物療法が基本であるが，いずれの管理区分においても LDL-C が 180 mg/dL 以上の場合は薬物治療を考慮する．家族性高コレステロール血症の可能性も念頭に置いておく．
- ●まず LDL-C の管理目標値を達成し，その後 non-HDL-C の達成を目指す．LDL-C の管理目標を達成しても non-HDL-C が高い場合は高 TG 血症を伴うことが多く，その管理が重要となる．低 HDL-C については基本的には生活習慣の改善で対処すべきである．
- ●これらの値はあくまでも到達努力目標であり，一次予防（低・中リスク）においては LDL-C 低下率 20～30% も目標値となり得る．
- ●＊＊＊ 10 時間以上の絶食を「空腹時」とする．ただし水やお茶などカロリーのない水分の摂取は可とする．それ以外の条件を「随時」とする．
- ●＊＊＊＊ 頭蓋内外動脈の 50% 以上の狭窄，または弓部大動脈粥腫（最大肥厚 4 mm 以上）．

〔日本動脈硬化学会（編）：動脈硬化性疾患予防ガイドライン 2022 年版．p71，日本動脈硬化学会，2017 より転載〕

b 大動脈解離

　動脈の内膜に突然に亀裂を生じ，そこから血液が流入し，中膜が内外の 2 層に解離する疾患で，解離の結果，真腔，偽腔を形成する．A 型と B 型に大別される（▶表 14-4）．主症状は突然の引き裂かれるような背部痛・胸痛で，解離の進展に伴って疼痛は下方に移動する．大動脈の各分枝の閉塞による重要臓器血流障害が生じることがあり，緊急対応が必要である．脳梗塞，心筋梗塞，腎不全，下肢壊死などをおこすことがある．解離が心嚢内に破裂すると心タンポナーデとなり，致死的となる．しかし，高齢者では，痛みを訴える時間がなく意識障害に陥ってしまう場合もあり，診断が難しいこともある．

　大動脈瘤あるいは大動脈解離に対する外科的治療法としては，直接開胸・開腹して行う人工血管

▶表 14-4　大動脈解離の Stanford 分類と治療方針

分類	解離の解剖学的到達度	治療方針
A 型	上行大動脈に解離があるもの	心臓合併症を引き起こし，急性期予後が悪いので，基本的に手術療法を行う
B 型	上行大動脈に解離がないもの	基本的には内科的降圧療法のみであるが，臓器灌流障害を合併していれば手術を行う

置換術のほか，高齢者にはより低侵襲な経皮的カテーテルによるステントグラフト治療術も行われるようになった．さらに，両者併用のハイブリッド手術もある．

3 末梢血管疾患

a 急性動脈閉塞症

(1) 動脈塞栓症

大動脈あるいは左心内にできた血栓が遊離し，末梢の動脈で閉塞をきたす．原因としては心房細動，心室瘤，僧帽弁疾患，大動脈瘤などがあり，高齢者では心房細動による塞栓の頻度が高い．

(2) 急性動脈血栓症

粥状動脈硬化による内腔狭窄に内膜の潰瘍，血栓形成をきたした結果，動脈閉塞がおこる．

b 末梢動脈疾患

粥状動脈硬化性が主で，内膜の粥状硬化，血栓形成と中膜の退行変性が関与し，最終的には血栓性閉塞となる．上肢より下肢に多く，特徴的な症状は間欠性跛行で，これは歩行開始時には無症状であるが，100〜500m歩行すると疼痛・脱力が出現し，歩行不能となる．しかし，短時間の休息により再び歩行可能となる．

重症度分類として，Fontaine（フォンテイン）の重症度分類がある（▶表14–5）．診断には自覚症状の有無，皮膚温，脈拍の左右差，上・下肢差，四肢の血圧，ドプラ法による血流速度の測定が有用である．

末梢動脈疾患の治療としては，薬物療法（抗血小板薬・血管拡張薬）で末梢の虚血が改善しないときに経皮的カテーテルによる血栓内膜摘除術，バルーン拡張・ステント留置術，バイパス術が行われるが，壊死を伴う症例では切断術が施行される．

c 血栓性静脈炎

長期臥床，外傷，脱水などが誘因となり，血栓形成，静脈炎と進む．下肢静脈に好発し，腫脹，疼痛，チアノーゼが3主徴である．肺血栓塞栓症の原因となるので注意が必要である．診断には静脈造影を行う．

▶表14–5　Fontaineの重症度分類

重症度	症状
Ⅰ 度	冷感，しびれ
Ⅱ 度	間欠性跛行
Ⅲ 度	安静時痛
Ⅳ 度	潰瘍，壊死

I 理学・作業療法との関連事項

心臓リハビリテーションは，運動療法はもちろんのこと，患者と家族への教育，カウンセリング，栄養・食事指導，服薬指導，生活指導，禁煙指導，ストレスコントロール，職業復帰訓練などを含めた，多職種連携による包括的な患者支援が求められる．また，高齢心疾患患者が増加しており，基本的な身体能力の評価，特に筋力や下肢の歩行能力，サルコペニア，フレイルの評価を行うことも重要である．運動療法においては，有酸素運動に加え，レジスタンス運動などを組み合わせることも有用とされる[21]．

心大血管リハビリテーションは，①急性心筋梗塞，狭心症発作その他の急性発症した心大血管疾患またはその手術後の患者，②慢性心不全，末梢動脈閉塞性疾患その他の慢性の心大血管疾患によ

Advanced Studies

❶高齢者救急

循環器疾患のうち，緊急対応の必要なものを列挙する．
- 重症不整脈（心室頻拍，心室細動，著しい徐脈）
- 急性心筋梗塞
- 急性大動脈解離
- 大動脈瘤破裂
- 一般のうっ血性心不全でも，呼吸困難を伴ったとき

急性心筋梗塞，急性大動脈解離，大動脈瘤破裂は緊急手術となる．

万が一，リハビリテーション中に急変があった場合には，すぐに人を呼ぶこと．各疾患の臨床症状を覚えておこう．

り，一定程度以上の呼吸循環機能の低下および日常生活能力の低下をきたしている患者が対象となる．理学療法士，作業療法士，医師，看護師，いずれかの監視と指導が必要であるが，集団療法による方法も可能である．

また，2022年度診療報酬改定により，急性心筋梗塞，狭心症発作その他急性発症した心大血管または手術後の状態の患者に対しても，回復期リハビリテーション病棟入院料が認められており，循環器疾患に対するリハビリテーションのニーズがさらに拡大している．

心筋梗塞後における心臓リハビリテーションは，骨格筋血流，代謝改善に有効で，生命予後の延長効果が期待できる．心臓リハビリテーションは，医師・看護師・理学療法士の監視と指導のもとで行うこととなっており，多職種連携が重要である．

心臓リハビリテーションというと有酸素運動が中心となると思われやすいが，サルコペニア，フレイル対策からレジスタンス運動を適切に取り入れることが重要であり，栄養士との連携も重要となっている．現在，心臓リハビリテーションの適応となるのは，①急性心筋梗塞，②狭心症，③開心術後（冠動脈バイパス術・弁膜症手術など），④慢性心不全，⑤大血管疾患（大動脈瘤・大動脈解離など），⑥末梢動脈疾患である．

● 療法士の視点から

循環器疾患には致死的なものもあるが，循環器を専門としない臨床現場ではあまり注意をはらわれていない場面に出会うことがある．これはきわめて危険なことであると強く認識する必要がある．

循環器疾患とその症状について，文献によって知識を身につけることはもちろんとして，近年の心臓リハビリテーションの動向にも注意を向け，理学・作業療法士としての循環器機能に関するセンスを磨いておくことも大切である．

● 引用文献

1) 厚生労働省：令和5年（2023）人口動態統計月報年計（概数）の概況.
2) Homeier D: Aging: physiology, disease, and abuse. *Clin Geriatr Med* 30:671–686, 2014
3) 日本高血圧学会高血圧治療ガイドライン作成委員会（編）：高血圧治療ガイドライン2019. ライフサイエンス出版, 2019
4) 高齢者高血圧診療ガイドライン2017（2019年 一部改訂）. 日老医誌 56:343–347, 2019
5) 日本老年医学会「高齢者の生活習慣病管理ガイドライン」作成ワーキング：高齢者高血圧診療ガイドライン2017. 日老医誌 54:236–298, 2017
6) 日本循環器学会, 日本不整脈心電学会, 日本心臓病学会：2022年改訂版 不整脈の診断とリスク評価に関するガイドライン. JCS/JHRS 2022 Guideline on Diagnosis and Risk Assessment of Arrhythmia. 2022
7) 日本循環器学会, 日本不整脈心電学会合同ガイドライン：不整脈非薬物治療ガイドライン（2018年改訂版）. 2018 JCS/JHRS Guideline on Non-Pharmacotherapy of Cardiac Arrhythmias. 2019
8) 急性冠症候群ガイドライン（2018年改訂版）. JCS 2018 Guideline on Diagnosis and Treatment of Acute Coronary Syndrome. 2019
9) 2022年 JCS ガイドライン フォーカスアップデート版. 安定冠動脈疾患の診断と治療. JCS 2022 Guideline Focused Update on Diagnosis and Treatment in Patients with Stable Coronary Artery Disease. 2022
10) 日本循環器学会, 日本胸部外科学会, 日本血管外科学会, 日本心臓血管外科学会合同ガイドライン：2020年改訂版 弁膜症治療のガイドライン. JCS/JATS/JSVS/JSCS 2020 Guideline on the Management of Valvular Heart Disease. 2020
11) 感染性心内膜炎の予防と治療に関するガイドライン（2017年改訂版）. Guidelines for Prevention and Treatment of Infective Endocarditis（JCS 2017）. 2018
12) 日本循環器学会, 日本心不全学会合同ガイドライン：心筋症診療ガイドライン（2018年改訂版）. JCS 2018 Guideline on Diagnosis and Treatment of Cardiomyopathies. 2019
13) 2023年改訂版 心筋炎の診断・治療に関するガイドライン. JCS 2023 Guideline on Diagnosis and Treatment of Myocarditis. 2023
14) 日本循環器学会, 日本心不全学会合同ガイドライン：2021年 JCS/JHFS ガイドライン フォーカスアップデート版. 急性・慢性心不全診療. JCS/JHFS 2021 Guideline Focused Update on Diagnosis and Treatment of Acute and Chronic Heart Failure. 2021
15) 日本循環器学会, 日本心不全学会合同ガイドライン：急性・慢性心不全診療ガイドライン（2017年改訂版）. Guidelines for Diagnosis and Treatment of Acute

and Chronic Heart Failure (JCS 2017/JHFS 2017). 2018
16) Ross R: The pathogenesis of atherosclerosis: A perspective for the 1990s. *Nature* 362:801–809, 1993
17) Libby P, et al: Involvement of the immune system in human atherogenesis: Current knowledge and unanswered questions. *Lab Invest* 64:5–15, 1998
18) 日本動脈硬化学会（編）：動脈硬化性疾患予防ガイドライン 2022 年版. 日本動脈硬化学会, 2022
19) Ouchi Y, et al: Ezetimibe Lipid-Lowering Trial on Prevention of Atherosclerotic Cardiovascular Disease in 75 or Older (EWTOPIA 75): A Randomized, Controlled Trial. *Circulation* 140:992–1003, 2019
20) 日本老年医学会ホームページ：高齢者糖尿病の血糖コントロール目標.
https://jpn-geriat-soc.or.jp/tool/tool_01.html
21) 日本循環器学会, 日本心臓リハビリテーション学会合同ガイドライン：2021 年改訂版 心血管疾患におけるリハビリテーションに関するガイドライン. JCS/JACR 2021 Guideline on Rehabilitation in Patients with Cardiovascular Disease. 2021

● 参考文献

1) 日本老年学会：高齢者高血圧診療ガイドライン 2017. 日老医誌 54:231–237, 2017
2) 日本循環器学会, 他：心房細動治療（薬物）ガイドライン (2013 年改訂版). 循環器病の診断と治療に関するガイドライン (2012 年度合同研究班報告), 2013
3) 日本心不全学会ガイドライン委員会（編）：高齢心不全患者の治療に関するステートメント. 日本心不全学会, 2016
4) 松本正幸：老年の診療. 最新内科学大系, 関連領域疾患 3, pp112–134, 中山書店, 1995
5) 井上 博, 他（編）：今日の循環器疾患治療指針 第 3 版. 医学書院, 2013
6) 日本老年医学会（編）：老年医学テキスト 改訂第 3 版. pp398–434, メジカルビュー社, 2008
7) 大友英一：老年者の脳疾患―診療のコツとポイント. pp77–175, 杏林書院, 1997
8) 松本正幸, 他：老年者高血圧の日常生活指導. 循環科学 17:16–18, 1997
9) 日本高血圧学会高血圧治療ガイドライン作成委員会：高血圧治療ガイドライン 2009. ライフサイエンス出版, 2009
10) 松本正幸, 他：心エコー図法による非対称性中隔肥大を呈する高齢者肥大型心筋症および健常老人における僧帽弁輪石灰化の検討. 日老医誌 27:728–735, 1990
11) Munehira J, et al: Application of flow convergence region method for the calculation of mitral valve area in elderly subjects with severe mitral annular calcification. *J Kanazawa Med* 20:10–16, 1995
12) 赤坂隆史, 他：心疾患の手術適応と至適時期. 心臓病診療プラクティス 4, pp112–185, 文光堂, 2004
13) 日本循環器学術委員会合同研究班：循環器病の診断と治療に関するガイドライン.
https://www.j-circ.or.jp/guideline/
（2024 年 10 月アクセス）
14) 日本心臓リハビリテーション学会 心臓リハビリテーション標準プログラム策定部会：心不全の心臓リハビリテーション標準プログラム (2017 年版). 日本心臓リハビリテーション学会, 2017

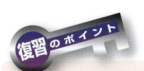

- 高齢者であっても高血圧症では降圧がすすめられるが，転倒などのリスクに注意する．
- 心房細動への主な対応は，頻脈に伴う症状のコントロールと，血栓による脳塞栓症の予防である．
- 高齢者であっても，急性心筋梗塞に対しては早期の PCI がすすめられる．
- 有症候性の大動脈弁狭窄症は予後が悪く，手術の適応となる．
- 高齢化に伴い心不全患者は増加しており，「心不全パンデミック」とも称される．
- 脂質異常症の管理は 75 歳以上の場合，フレイル，低栄養などの合併に注意し，総合的に判断する．

COLUMN　高齢者に優しい心臓外科手術

近年，高齢者に優しい，低侵襲な心臓外科手術が発展している．

低侵襲心臓手術（minimal invasive cardiac surgery; MICS）は，胸骨をまったく切らずに，もしくは胸骨を一部分だけ切って行う手術方法である．一部の施設では，内視鏡を用いて創を広げずに行う内視鏡下 MICS も行われている．従来の手術方法に比べ，傷の痛みが少なく，入院期間が短く済むメリットもある．また，手術支援ロボットを用いたロボット心臓手術も行われるようになってきている．

また，カテーテルによる弁膜症の治療も一般的になってきている．経カテーテル的大動脈弁置換術（transcatheter aortic valve implantation; TAVI）は，大動脈弁狭窄症に対するカテーテル治療であり，折り
たたんだ人工弁をカテーテルで心臓に運び，傷んだ大動脈弁の内側で広げて留置する．また，僧帽弁逆流症に対する MitraClip® による治療も近年増加している．大腿静脈からカテーテルを挿入し，心房中隔を通して左室内にクリップを挿入し，逆流をおこしている僧帽弁を挟み込むことで逆流を減少させる手術である．

TAVI や MitraClip® のメリットは，人工心肺によって心臓を止める必要がないため，患者の負担が少ないことである．また，開胸が不要なことが多く，入院期間も短い．

一方で，2 つ以上の弁膜症を認めたり，冠動脈病変（虚血性心疾患）を合併したりする場合には，開胸を伴う手術で，同時に治療するというメリットもあるため，患者の病状に応じた治療を選択する必要がある．

第15章 呼吸器疾患

学習目標
- 加齢による肺機能の変化，呼吸筋力の低下を理解する．
- 呼吸器感染症の分類および誤嚥性肺炎の発症機序を理解する．
- COPD，間質性肺炎，肺癌の病態を理解する．

A 呼吸器系の老化

生理学的にみると，呼吸器系の老化の特徴は，①肺弾性収縮力の低下，②胸郭弾性収縮力の上昇，③横隔膜をはじめとする呼吸筋力の低下，に基づくものと考えられる．

環境因子を除いた加齢のみの影響として，呼吸細気管支から肺胞道の拡張が認められ，これに喫煙などの環境因子が加わると，これらの変化で肺胞壁が破壊されることになる．したがって，加齢のみによっても肺の弾性収縮力は低下し，肺コンプライアンスは増加するが，肺胞壁の破壊が加わるとこれらの変化はさらに大きくなる．一方，加齢により，肋軟骨の石灰化，脊椎間の狭小化，胸郭の変形などにより，胸壁は固くなり胸郭のコンプライアンスは低下し，弾性収縮圧は増加する．呼吸器系全体の弾性収縮圧は，肺の弾性収縮圧と胸壁の弾性収縮圧の和であるが，これは全体として低下する形となり，結果としてコンプライアンスは多少上昇する．

そのため，加齢により残気量は増大することとなり，全肺気量も若干の増加傾向にある．そして胸郭と肺の弾性収縮力が釣り合うときの肺気量である機能的残気量はわずかに増加する（▶図 15–1）．加齢とともに肺活量も減少するが，その程度は円背の程度，胸椎圧迫骨折の罹患対数と相関がある[1]．同様に，加齢により努力性肺活量や一秒量も低下する．

加齢により，全身の骨格筋の筋力は低下する．加齢による筋変化は，筋線維そのものの変化よりも，筋肉量の低下が目立つ．加齢による筋力低下の本質は，筋の萎縮によるものであり，呼吸筋も同様であると考えられる．図 15–2 に呼吸筋とその脊髄分節の関係を示すが，これらの吸気筋と呼気筋のどちらも加齢により筋力は低下する．とりわけ横隔膜においては，残気量が増えるため横隔膜が低位となり，骨格筋の length-tension 関係の変化によって，収縮力を十分出せなくなることもかかわっている．

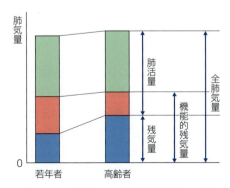

▶図 15–1　加齢による肺気量分画の変化

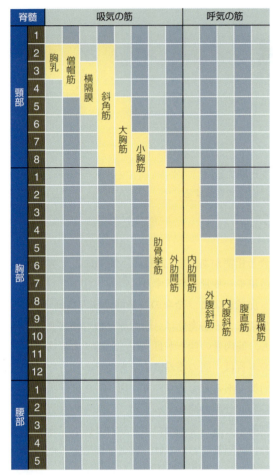

▶図 15-2　呼吸筋とその支配脊髄分節

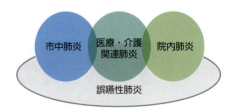

▶図 15-3　肺炎の分類

介護関連肺炎は，以下の4項目で定義される．①長期療養型病床群または介護施設に入所している，②90日以内に病院を退院した，③介護を必要とする高齢者，身体障害者，④通院にて継続的な血管内治療（透析，抗菌薬，化学療法，免疫抑制薬などによる治療）を受けている．高齢者肺炎の多くはこれに当てはまる．

b 病因

肺炎を発症するには，病原体が肺の最も奥の肺胞に達する必要がある．病原体が肺胞に至る経路として，①病原体や咳やくしゃみ（飛沫感染）で感染する，②口の中にもともといた菌（口腔内常在菌）が気道に落ちて吸い込まれる，または③肺以外のところに病巣をつくっていた細菌が血液を通して肺に流れ着く，などがある．一般的には①の機序であるが，高齢者では②の機序に基づく肺炎（誤嚥性肺炎）が多い（→ Advanced Studies ❶）．

Advanced Studies

❶ COVID-19 肺炎

2019年12月に発生した新型コロナウイルス感染症（COVID-19）は，新型コロナウイルス SARS-CoV-2 によって生じる感染症である．本ウイルス感染による肺炎の病態は，上皮やその他の細胞へのウイルスによる直接傷害と，その後に引き起こされる宿主側の過剰な免疫応答（炎症あるいはサイトカインストーム）による障害という一連の経緯で説明される．

ウイルスによる直接傷害で惹起される「ウイルス肺炎」と，宿主免疫の過剰な応答である「免疫性肺炎」は，つながりをもった一連の反応であり，両者の明確な区別は困難であり，また過剰な免疫応答が間質性肺炎となる場合もある．

主たる症状として，咳嗽，強い倦怠感，高熱であり，発症当初は味覚・嗅覚障害が存在したが，その後のオミクロン変異株では味覚・嗅覚障害は稀になった．

B 呼吸器感染症

1 肺炎

a 概念

肺炎は，肺の最も奥に存在する肺胞の炎症である．肺炎の分類にはさまざまなものがあるが，肺炎を発症した場所による分類（▶図 15-3）が，抗菌薬使用の指針のなかでよく使われている．市中肺炎とは，日常生活を送っていた人が病院・医院などの外で感染し発症した肺炎で，病院内で発症した院内肺炎とは，対比する用語である．医療・

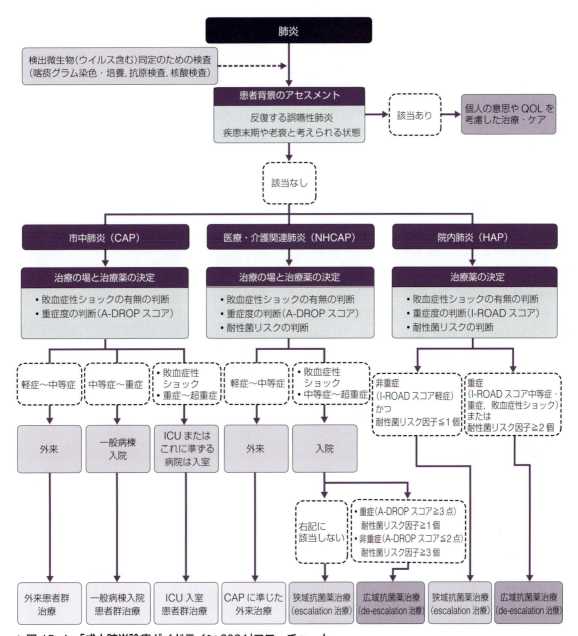

▶図 15-4 「成人肺炎診療ガイドライン 2024」フローチャート
〔日本呼吸器学会成人肺炎診療ガイドライン 2024 作成委員会（編）：成人肺炎診療ガイドライン 2024. p iv, 日本呼吸器学会, 2024 より〕

c 症状

典型例の臨床症状としては，咳，痰，咽頭違和感，悪寒，発熱（高熱），呼吸困難，胸痛などである．しかし高齢者の肺炎では，発熱を伴わない，咳や痰が出ないこともある．微熱があり，なんとなく元気がない，わけのわからないことを言う，というだけで肺炎の場合があり，注意を要する．

d 治療

微生物による感染症の際には，抗菌薬による治療が中心となる．しかし高齢者においてはまず，

反復する誤嚥性肺炎であるか，または疾患末期・老衰などの不可逆的な死の過程にある終末期の状態であるかが判定され，もし後者である場合には，個人の意思やQOLを考慮した治療やケアを，通常治療に加えて選択肢の1つとして考慮することが含まれる(▶図15-4)．

2 誤嚥性肺炎

a 概念

　食物や唾液などの口腔内分泌物，さらには食道からの逆流物などが，なんらかの理由で，誤って喉頭から気管に入ってしまう状態を誤嚥(aspiration)と呼ぶ．誤嚥によって引き起こされるさまざまな呼吸器症候群のうち，感染を契機として発症するものの代表が誤嚥性肺炎(aspiration pneumonia)であり，侵襲的な化学刺激を契機として発症するものを誤嚥性肺臓炎(aspiration pneumonitis)と呼ぶ．高齢者肺炎の大多数を占め，年齢が上昇すればするほど頻度が上がる．

b 病因

　病因としては誤嚥をきたしやすい病態(▶表15-1)が背景にある．そして誤嚥を契機に肺炎を発症するリスク因子として，全身衰弱，長期臥床，慢性の気道炎症性疾患，急性脳血管障害や低栄養などがある．

　誤嚥を防ぐ主要な生体防御には2つある．1つは，飲食物の飲み込みに関連する嚥下反射(swallowing reflex)，もう1つは気管・気管支内に入り込もうとする異物の喀出に関連する咳反射(cough reflex)である．特に嚥下反射の障害は，不顕性誤嚥の主要な原因になる．たとえば，不顕性誤嚥のある患者では，口腔内に唾液が溜まっていても，それを溜まっていると感知できず，嚥下反射がおこらない．このような患者では咳反射も低下している．

　嚥下反射と咳反射を正常に保つ生体内物質にP物質(substance P)がある．P物質は11個のア

▶表15-1　誤嚥をきたしやすい病態

1	神経疾患
	● 脳血管性障害(急性期，慢性期) ● 中枢性変性疾患[Parkinson(パーキンソン)病，Alzheimer(アルツハイマー)病，Lewy(レビー)小体型認知症] ● 脳血管障害
2	寝たきりの状態(原因疾患を問わず)
3	口腔の異常
	● 多量の口腔内雑菌(齲歯，歯周病含む) ● 歯の組み合わせ障害(義歯不適合) ● 口腔乾燥 ● 口腔内悪性腫瘍
4	胃食道疾患
	● 食道憩室 ● 食道運動異常(アカラシア，強皮症) ● 悪性腫瘍 ● 胃-食道逆流(食道裂孔ヘルニアを含む) ● 胃切除(全摘，亜全摘)
5	医原性
	● 鎮静薬，睡眠薬 ● 抗コリン薬など口腔内乾燥をきたす薬物 ● 経管栄養

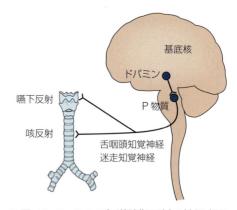

▶図15-5　2つの気道防御反射の神経支配

ミノ酸からなる生理活性ペプチドの一群で，中枢神経系，交感神経節，消化管神経叢などに多く含まれる神経伝達物質である．

　図15-5に示すように，このP物質は迷走神経と舌咽頭神経の知覚枝の頸部神経節で合成され，2つの知覚神経をさかのぼって口腔と気管に運ばれ，そこで嚥下反射と咳反射をおこさせ

B　呼吸器感染症 ● 145

▶ **表 15–2　誤嚥性肺炎の症状・徴候**

呼吸器症状		呼吸器以外の症状	
呼吸困難	頻呼吸	発熱	ぐったり
咳	胸膜痛	せん妄	錯乱
喘鳴	水泡音	転倒	食事量低下
ラ音	低酸素	ADL 低下	体重減少
湿性痰		不活発	意識障害

ADL：日常生活活動

▶ **表 15–3　誤嚥性肺炎の予防方針**

1	肺炎球菌ワクチンおよびインフルエンザワクチンの接種
2	口腔ケア
3	摂食・嚥下リハビリテーション（嚥下調整食含む）
4	嚥下機能を改善させる薬物療法を考慮（ACE 阻害薬，カプサイシンなど）
5	意識レベルおよび ADL を高める努力
6	嚥下困難を生じる薬物（鎮静薬，睡眠薬など）の減量・中止
7	栄養状態・サルコペニアの改善
8	就寝時や食事のときのポジショニング

る．この P 物質は大脳の基底核で合成されるドパミン（dopamine）の刺激によって生成され，ドパミンの動向と密接な関連がある．脳血管障害や Parkinson 病などの神経変性疾患によってこのドパミン–P 物質系が障害されて P 物質の生成が低下すると，不顕性誤嚥（誤嚥しても咳やむせなどの症状が出ない誤嚥）がおこりやすくなる．

症状

高齢者では肺炎の症状が潜在性であったり，欠如したりすることがあるので，疑わしい場合は早目に胸部画像検査（単純 X 線，CT）や採血検査をするほうがよい．特に，発熱，呼吸数増加，頻脈などを見逃さないことが重要である．食欲減退，不活発，会話の欠如，意識レベルの低下などが現れた場合にも肺炎を疑う．つまり呼吸器以外の症状しか前面に出ていない場合も多い（▶ **表 15–2**）．

治療

多くの場合，初回は抗菌薬で速やかに改善する．しかしながら，嚥下障害などの生体防御機能の低下した状態を放置していると誤嚥性肺炎を繰り返すこととなる．誤嚥性肺炎を繰り返すことにより，身体の消耗が激しくなり耐性菌なども増加して難治性となっていく．誤嚥性肺炎をおこす状態そのものが予後不良因子であり，耐性菌に対する適正な抗菌薬治療が必ずしも予後を改善するとは限らないことが報告され，誤嚥性肺炎は，非誤嚥性肺炎に比して入院時死亡や 30 日死亡のリスクが高いことがメタ解析の結果で明らかとなっている．

誤嚥性肺炎においては治療もさることながら予防に重点をおくことが肝要である．その予防の主眼は，生体防御機構の活性化による誤嚥予防である．P 物質を増加して嚥下反射・咳反射を正常化する作用が要求される．さらに，口腔ケアや腸管蠕動運動の改善，栄養状態，日常生活活動（ADL）の向上，ワクチンなどの総合戦略が重要である（▶ **表 15–3**）．

3　肺結核症

概念

わが国の結核は第二次世界大戦後，公衆衛生の進歩や治療薬および公費負担制度により著しく減少したが，ここ 20 年はその減り方が鈍っている．2021 年から結核の低蔓延国とはなったが，現在でも 年間約 1.5 万人弱が新たに結核と診断されており，そのうち半数以上が 65 歳以上の高齢者である．若年者の結核は外国人が多い．

病因

結核を発症し，病原菌である *Mycobacterium tuberculosis* が肺などで増殖すると，咳やくしゃみに菌が混じって体外に出るようになる．咳やくしゃみにより，結核菌が混じった飛沫が飛散し，その水分が蒸発すると，結核菌だけの"飛沫核"となり肺の奥まで到達しやすく，これが結核の感

染をおこす．つまり結核の感染様式は，飛沫核感染（空気感染）である．

高齢者に結核の発症が多い理由として，多くが結核既感染者であり，高齢のため容易に再燃をきたしやすいことがあげられる．加齢に伴って免疫力は次第に低下するが，特にリンパ球 T 細胞機能の質的・量的な低下が結核に対する抵抗性の減弱の背景にあると考えられている．さらに高齢者では全身状態や免疫力を低下させるような基礎疾患を有するものが多く，再燃に追い討ちをかけている．代表的なものとして，脳血管障害，悪性腫瘍，肝疾患，循環器疾患，慢性閉塞性肺疾患（COPD）などの慢性呼吸器疾患，上部消化管切除術後，膠原病，糖尿病などがあげられる．

c 症状

一般に肺結核の発症初期は症状に乏しいことが多く，進行すると呼吸器症状や全身症状が明らかとなる．典型的な症状は，持続する微熱，盗汗，食欲不振，体重減少などである．

d 治療

結核は病初期に正しい治療を行えば，多くは治療可能である．最新の方式は，リファンピシン，イソニアジドという 2 種類を軸に最初 4 剤，続いて 2～3 剤を合計 6 か月使うというものである．菌感受性の観点から他の抗結核薬が使われる場合もある．また，高齢者においては抗結核薬の副作用が出現しやすく，4 剤併用が行えず治療が長引く場合が多い．結核菌に"耐性"をつくらせないためには，薬をきちんと服用することが大切である．

C 慢性閉塞性肺疾患（COPD）

a 概念

慢性閉塞性肺疾患（chronic obstructive pulmonary disease; COPD）は，タバコ煙を主とする有害物質を長期に吸入曝露することなどにより生ずる肺疾患であり，呼吸機能検査で正常に復すことのない気流閉塞を示す．気流閉塞は末梢気道病変と気腫性病変がさまざまな割合で複合的に作用することによりおこり，通常は進行性である．臨床的には徐々に生じる労作時の呼吸困難や慢性の咳，痰を特徴とするが，これらの症状に乏しいこともある．

COPD の気流閉塞は気腫性病変と末梢気道病変がさまざまな割合で複合的に作用しておこるため，その病型として気腫性病変が優位である気腫型 COPD と末梢気道病変が優位である非気腫型 COPD がある．これらは完全に 2 分されるわけでなく，個体間で連続性をもって分布し，どちらが優位であるかとなる．

b 病因

タバコ煙などの有害物質による気道や肺の炎症反応が最も重要な危険因子であるが，ほかにも大気汚染や粉塵吸入，化学物質，幼少時の繰り返す気道感染，喘息などが考えられる．酸化ストレスおよび肺における過剰なプロテアーゼによって炎症反応がさらに増強され，COPD に特徴的な病理学的変化が引き起こされる．幼少期の肺の低栄養や環境要因による発育障害も COPD の病因の 1 つである．

c 症状

初期は無症状か咳，痰などがみられるのみ．気道感染（増悪）を契機にして症状が顕在化することも多い．徐々に労作時の息切れが顕在化する．進行すると呼吸不全となり，軽労作や安静時でも息切れが生じるようになる．

これらの症状は気道の閉塞性障害によっておこる．COPD 患者においては，気道が細いうえに脆弱であるため（▶図 15-6），呼気をゆっくり吐かないと気道がつぶれて閉じてしまう．フローボリューム曲線にて，強制呼気が安静呼気よりも気流が小さい状態となり（▶図 15-7 矢印），こ

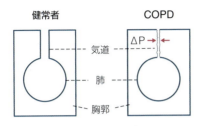
▶図 15-6 COPD 患者の気道

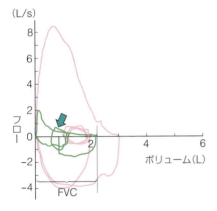
▶図 15-7 フローボリューム曲線
ピンク：正常, 緑：COPD

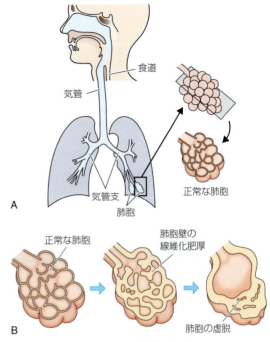
▶図 15-8 間質性肺炎の病態と経過
A：肺の正常構造. B：間質性肺炎の慢性経過による肺胞の変化.〔B は石橋賢一：Navigate 呼吸器疾患. 医学書院, 2015 より〕

れを dynamic compression と呼ぶ. したがって, COPD の気流制限は主として呼気制限であり, スパイログラムにおいて肺活量(VC)≫ 努力性肺活量(FVC；できるだけ早く呼気を行った場合の肺活量)となる.

d 治療

治療には薬物療法と非薬物療法がある. 薬物療法の中心は吸入長時間作動性気管支拡張薬である. 喘息の合併例や頻回の増悪かつ末梢血好酸球増多例には, 吸入ステロイド剤を含んだ吸入配合薬を使用する. 非薬物療法は, 禁煙, 感染予防, 呼吸リハビリテーション, セルフマネジメント教育, 栄養管理, 酸素療法, 換気補助療法などがある. 禁煙は COPD の疾患進行を遅らせるので, 禁煙指導が重要である.

D 間質性肺炎

a 概念

間質性肺炎は, 肺胞隔壁や広義の間質(小葉間間質, 血管気管支束, 胸膜固有層など)に炎症や線維化病変がおこる病態の総称である(▶図 15-8). 原因が不明のものが特発性間質性肺炎(idiopathic interstitial pneumonias; IIPs)と呼ばれている. IIPs は病理パターンに基づいて分類され, 特発性肺線維症(idiopathic pulmonary fibrosis; IPF)を筆頭に 9 つに分けられる(▶図 15-9). IIPs のなかでも IPF の頻度が高く, IPF は慢性かつ進行性の経過をたどり, 高度の線維化が進行して不可逆性の蜂巣肺形成をきたす予後不良で原因不明の肺疾患である. IPF は 60 歳以上の高齢者で男性, 喫煙者に多い.

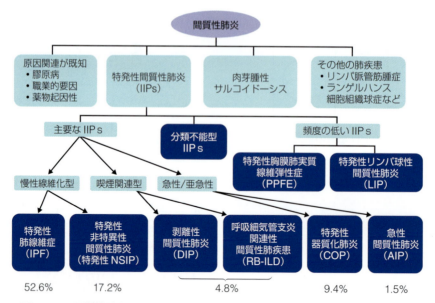

▶図 15-9 間質性肺炎の分類
〔千田金吾,他：厚生科学研究特定疾患対策研究事業びまん性肺疾患研究班平成 13 年度研究報告書. pp106-108, 2002；Travis WD, et al: An official American Thoracic Society/European Respiratory Society statement: Update of the international multidisciplinary classification of the idiopathic interstitial pneumonias. Am J Respir Crit Care Med 188:733-748, 2013 より筆者作成〕

b 病因

間質性肺炎の原因は，薬物や健康食品，粉塵の流入，膠原病やサルコイドーシスなどの全身性疾患に付随して発症するものなどさまざまだが，IIPs には原因不明のものも多い．

c 症状

臨床症状としては，発作時の乾性咳嗽や労作時の呼吸困難がみられることが多い．聴診上は肺底部の捻髪音(fine crackles)が特徴的で，KL-6, SP-D, SP-A などのマーカーが血清検査で高値を示す．画像所見としては，胸部 X 線はびまん性網状影が両側中下肺野，外側優位に広がり，多くは肺の容積減少を認め，高分解能 CT(HRCT)所見では肺全体においても小葉内においても，病変の不均一さ，すなわちすりガラス陰影(ground-grass opacity)，末梢血管の不規則な腫大，小葉間隔壁の肥厚，牽引性気管支拡張や蜂巣肺の混在として描出される．

呼吸機能検査では，一般的に拘束性換気障害が認められ，肺拡散能(DLCO)は低下し，DLCO の低下は肺活量や全肺気量の減少よりも先にみられることが多い．また，IPF 患者では運動時の低酸素血症が著しく，安静時動脈血ガスが正常域にあっても運動時には低酸素血症に陥ることがある．

d 治療

治療としては，現在 2 種類の抗線維化薬（ピルフェニドン，ニンテダニブ）がある．これらは線維化の進行抑制と急性増悪予防効果があり，国内外のガイドラインで推奨されている．そのほか，急性増悪時に高用量のステロイドや免疫抑制薬を使用されることがあるが，予後は不良である．重症，難治例には肺移植が検討されることもある．また，近年間質性肺炎に対しても呼吸リハビリテーションの有効性が報告され，呼吸困難や健康関連 QOL の改善が可能との報告もある．

運動療法としては，筋力強化訓練，持久力訓練が中心となるが，COPD よりも運動時の著しい

低酸素血症や回復時間の大幅な遅延がみられるため，運動時の酸素吸入や休憩などでの対処が必要となると考えられる．

E 肺癌

a 概念

肺に原発する腫瘍においては良性のものは少なく，ほとんどが上皮性悪性腫瘍，いわゆる肺癌である．日本における 2019 年の統計で肺癌による死亡者数は，男性では臓器別癌死の 1 位であり，女性でも 2 位となっている[1]．米国では禁煙対策が功を奏し，肺癌の罹患率，死亡率ともに低下傾向にあるのに対し，日本では高齢化の影響もあり，いまだ上昇傾向である．2017 年の全国データによると日本人が生涯のうちに肺癌になる割合は，男性で 10.1%，女性で 5.1% と報告されている[1]．

肺癌の組織型により，腺癌，扁平上皮癌，大細胞癌，神経内分泌腫瘍に分類され，これらに 4 種の組織型で全体の 90～97% を占める．神経内分泌腫瘍はさらに小細胞癌と大細胞神経内分泌癌に分類される．それぞれの組織型の臨床的特徴を表 15–4 に示す．

b 病因

肺癌の発症を促進する因子として最も重要なのは喫煙である．非喫煙者に対する喫煙者の発症リスクは，日本のメタ解析において男性で 4.4 倍，女性で 2.8 倍となっている．喫煙または間接喫煙以外の肺癌の発症リスクとしては，大気汚染やアスベスト，電離放射線などの環境要因，遺伝的要因，肺線維症などの慢性肺疾患，肺結核や HIV などの感染などが，肺癌発症のリスクを高めることが知られている．

c 症状

肺癌に伴う臨床症状としては，呼吸器症状（血

▶表 15–4　肺癌の組織型からみた臨床的特徴

組織型		発生部位	増殖速度	遠隔転移
腺癌		末梢が主体	すりガラス型ではきわめてゆっくり，充実型では比較的速い	多い
扁平上皮癌		中枢＞末梢	比較的速い	比較的少ない
大細胞癌		末梢	比較的速い	多い
神経内分泌腫瘍	小細胞癌	末梢＞中枢	速い	きわめて多い
	大細胞神経内分泌癌	末梢	比較的速い	比較的多い

痰，咳，呼吸困難，喘鳴）や消耗症状（倦怠感，微熱，食欲低下，体重減少）が重要であるが，いずれも初期には発生頻度が低い．腫瘍による直接的な浸潤や圧迫による症状以外にも，肺癌は間接的な要因による腫瘍随伴症候群（▶表 15–5）がおこることがある．

d 治療

肺癌の治療法を決めるうえで重要な因子は，組織型，臨床病期，全身状態，臓器機能，年齢および合併症であり，それらを総合的に考慮して治療方針を決定する．一般的に生物学的特性の違いから，小細胞肺癌と非小細胞肺癌に分けて治療法を考える．治療のモダリティとしては，手術療法，放射線療法および化学療法（細胞障害性抗癌剤に加え，小分子化合物や抗体による分子標的治療薬を含む）の 3 大療法があり，これらを単独あるいは組み合わせて治療方針を決定していく．

F 理学・作業療法との関連事項

COPD や間質性肺炎などの慢性呼吸器疾患において，呼吸リハビリテーションを行うことが，患者の呼吸困難，健康状態，そして運動耐容能向

▶表 15-5 肺癌患者での主な腫瘍随伴症候群

名称	主な症状・所見	機序（自己抗体など）	多い組織型
脳脊髄炎	記銘障害，意識障害，錐体路症状，不随意運動，感覚障害，筋力低下	自己抗体（抗 Hu，抗 CRPM5，抗 Ma2 など）	小細胞癌
亜急性小脳変性症	小脳失調	自己抗体（抗 Yo，抗 Ri，抗 CRPM5，抗 VGCC など）	小細胞癌
Lambert-Eaton（ランバート・イートン）症候群	近位筋筋力低下，眼瞼下垂，口渇などの自律神経症状	自己抗体（抗 VGCC）	小細胞癌
肥大性骨関節症	ばち指，四肢長管骨の遠位側の関節痛	不明	腺癌・扁平上皮癌
高カルシウム血症	全身倦怠感，悪心，食欲減退，意識障害	異所性 PTHrP 産生，骨破壊	扁平上皮癌
Cushing（クッシング）症候群	低カリウム血症，高血糖，浮腫，高血圧，筋力低下，体重減少	異所性 ACTH 産生	小細胞癌
SIADH（syndrome of inappropriate antidiuretic hormone）	低ナトリウム血症，多くは無症状	異所性 ADH 産生	小細胞癌
白血球増加症	白血球増加	異所性 G-CSF 産生	大細胞癌・腺癌
Trousseau（トルソー）症候群	血管内凝固亢進による血栓塞栓症	多岐にわたる	腺癌

上に効果があることが強いエビデンスで示されている．このような呼吸リハビリテーションが大きな効果を発揮する最大の機序は，呼吸リハビリテーション介入により，慢性呼吸器疾患患者における「呼吸困難→不活発→筋力低下→呼吸困難さらに増悪」という悪循環（負のスパイラル）を逆方向に回転させることによる．

慢性呼吸器疾患患者においては，身体活動レベル低下が予後の最大の危険因子である．したがって，呼吸リハビリテーションにより身体活動性を向上させることが，患者の生命予後改善につながる．

●療法士の視点から

呼吸器疾患は，その臓器の特徴から呼吸困難を伴い，動作の質を低下させる．そのため，理学・作業療法士は動作ができるかどうかという量的な側面だけでなく，いかに楽に動作ができるかという質的な側面を改善することも重要である．

近年増加している誤嚥性肺炎は，予備力の低下した高齢者にとって予後不良となる因子であり，食事の姿勢や嚥下機能などの改善による再発予防はきわめて重要である．

●引用文献
1) 国立がん研究センターがん情報サービス「がん統計」（厚生労働省人口動態統計）．

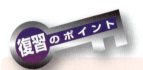

- 肺炎は発症した場所によって，市中肺炎，医療・介護関連肺炎，院内肺炎に分類される．
- 誤嚥を防ぐ主要な生体防御反射に嚥下反射と咳反射がある．
- COPD は気道の閉塞性障害によっておこる．

第16章

消化器疾患

学習目標
- 加齢に伴う消化器臓器の変化を知る.
- 高齢者で問題になる消化器疾患についての知識を深める.
- 各病態に及ぼす加齢の影響を知り，理学・作業療法に生かせるようにする.
- 高齢者の肝胆膵疾患における症状，診断，治療を学ぶ.
- 高齢者の肝胆膵疾患の治療選択において注意する点を学ぶ.

Ⅰ 消化管疾患

A 消化管領域の老化と疾患

1 消化管領域に及ぼす加齢の影響

消化器臓器は加齢による変化を受けにくいとされてきたが，超高齢社会の到来とともに加齢に伴う消化管の生理的変化とそれに伴う疾患もおこりやすくなっている.

口腔では粘膜上皮が菲薄化，唾液腺が減少し，唾液分泌が減少する. 口腔内は乾燥し，味覚の低下や食欲不振の原因となる.

食道では粘膜や粘膜筋板，固有筋層が萎縮し，運動機能や内圧の異常がおこる. また食道壁内神経叢の機能低下や横隔膜食道靱帯の強度の低下もあり，逆流性食道炎や汎発性食道痙攣，食道運動異常の発症につながる.

胃については，以前は加齢変化により胃粘膜萎縮がおこり，胃酸が減少するといわれていた. しかしヘリコバクター・ピロリ（*Helicobacter pylori; H. pylori*）菌に関する知見が集積されるとともに，

胃粘膜萎縮は *H. pylori* 菌感染が原因であり，加齢のみでは胃粘膜萎縮や胃酸低下がおこらないことが判明した. 一方，胃粘膜の防御機能は加齢によって低下する. そのため，非ステロイド系抗炎症薬（non-steroidal anti-inflammatory drugs; NSAIDs）による胃粘膜障害が生じやすくなる.

小腸では粘膜の萎縮により吸収面積が低下するが，正常の長さの腸管がある場合は消化吸収能の低下は臨床的には問題とならない. 一方，腸液分泌は低下するため便が硬くなり，便秘になりやすくなる. また局所免疫を担当するパイエル（Peyer）板も減少する. 粘膜下層の線維化や筋層の萎縮により運動能が低下する.

大腸では，加齢により固有筋層や結合組織が萎縮して脆弱となるため，大腸憩室が発生しやすくなる. また筋層間神経叢の減少は大腸運動機能の低下につながる. 高齢者では直腸の感覚も低下する. これらの変化は便秘の頻度を増加させる.

151

2 高齢者における消化管検査の注意点

高齢者では，腎機能，心肺機能などの低下に加え，認知機能低下により検査への協力が得られにくく，急性期の侵襲的検査はリスクが高い．内視鏡検査はその有用性よりも危険性が上回ると考えられる場合は，禁忌となる．侵襲的検査を行う前に，その適応と代替検査の可能性について考えること，また検査に対しては十分なインフォームドコンセントを得ることが大切である．

消化管内視鏡検査では検査中の出血や穿孔といった偶発症が上部で 0.005%，下部で 0.012% と，頻度は低いがゼロではない．また下部内視鏡では，イレウスがある場合は前処置自体が穿孔のリスクとなるので，あらかじめ問診や身体所見，腹部 X 線検査などを行い，イレウスのないことを確認する必要がある．近年，内視鏡検査にあたり，鎮静薬が投与されることが多くなっている．とりわけ認知症の患者では鎮静薬の必要なことが多いが，鎮静薬による呼吸抑制を回避するため，薬物の少量からの投与や，バイタルサインをモニタリングし，急変時すぐに対応できる準備をして検査を行う必要がある．

高齢者では基礎疾患のため抗凝固薬や抗血小板薬などを内服している患者も多く，この場合，生検や内視鏡的治療の際，出血のリスクが高くなる．一方，出血のリスクを避けるための抗血栓薬を休薬することにより，血栓塞栓症が誘発されやすくなることにも配慮が必要となる．これらについては，出血の危険度に応じた休薬期間や他剤への置換などが消化器内視鏡学会からのガイドライン[1]にまとめられている．これらを参照して治療に臨む必要がある．

また誤嚥のある患者では，咽頭麻酔や内視鏡が咽頭を通過する際の唾液の気道への流入に注意する．誤嚥性肺炎の患者では，発熱時や気道分泌物の多い場合は検査を見合わせることも必要である．

高齢者では潜在的に腎機能が低下している．腎機能低下者では，ヨード造影剤を用いた腹部造影 CT 後の造影剤腎症の発生や，ガドリニウム造影剤を用いた造影 MRI 後の全身線維症の発症が報告されている．造影検査の必要性を十分検討すること，検査施行時は検査前後の補液などにより，腎保護を行ったうえで施行する必要がある．

3 高齢者における消化管疾患の治療選択

近年，内視鏡治療の進歩が著しく，早期の癌であれば，食道癌，胃癌，大腸癌は内視鏡的粘膜切除術(endoscopic mucosal resection; EMR)や内視鏡的粘膜下層剝離術(endoscopic submucosal dissection; ESD)など，侵襲性の低い治療が行われるようになってきた．開腹術よりも侵襲性が低いということで内視鏡的治療が選択されるが，合併症を無視できない現状がある．高齢者では基礎疾患のため抗血栓薬を内服している患者が多い．抗血栓薬による出血やその対処の困難さ，周術期の誤嚥性肺炎の併発，それによる長期入院や，入院によるせん妄の発症などがおこりやすく，侵襲性の低さが特徴の内視鏡的治療であっても，高齢者ではハイリスクと考えなければならない．

患者の生活の質(quality of life; QOL)や治療によるリスクとベネフィット，基礎疾患による生命予後なども十分検討し，本人・家族の希望を確認のうえ，十分なインフォームドコンセントを行って治療法を選択する必要がある．

4 高齢者総合機能評価の有用性

高齢者総合機能評価は，高齢者の日常生活動作(activities of daily living; ADL)，意欲，運動能力，栄養，口腔の状態，閉じこもり，認知機能，うつ状態など，患者の状態を総合的に評価する指標である．

I. B　高齢者の消化管疾患　● 153

消化管疾患の侵襲的治療を行う前にこれらを評価しておくことは，術後合併症の予測に有用であり，また術前術後リハビリテーションへのスムーズな移行や早期介入の指標として応用できる．

B 高齢者の消化管疾患

1 高齢者の消化管癌

a 食道癌

(1) 疫学・病因

食道癌は男性に多く（男女比 5：1），60～70 歳代が約 70% を占める．扁平上皮癌の主な発生要因は飲酒と喫煙である．栄養状態の低下や果物・野菜を摂取しないことによるビタミンの欠乏も危険因子である．一方，腺癌はわが国では発生頻度が 6.9% と低い．胃食道逆流症（gastroesophageal reflux disease; GERD）に起因するバレット上皮が，その発生母地として知られている．

(2) 症状

高齢者の食道癌は進行癌で見つかることが多く，症状としては食物の「つかえ」感や「しみる」感じ，飲食時の胸の違和感，胸や背中の痛みなどがある．癌が内腔をふさぐと，唾液も飲み込めず嘔吐する．食欲は低下し，体重が減少する．癌が反回神経や気管や気管支に浸潤すると，嗄声や，誤嚥による肺炎がおこることもある．

(3) 診断

確定診断には内視鏡検査が必須である．特に早期癌の発見には，内視鏡下に行うヨード染色法と狭帯域分光内視鏡（narrow band imaging; NBI）検査が有用である．さらに生検を行い病理組織学的検査を行う．

病変の広がりや進行程度検索のため，食道 X 線造影検査や超音波内視鏡検査，CT，MRI，PET など，各種画像診断を組み合わせて行う．

(4) 高齢者における治療

高齢者に特化した治療はない．リンパ節転移のない粘膜内癌で全周に及んでいない癌か，全周性で長さが 5 cm 以下の癌は内視鏡的切除を行う．しかし，癌が粘膜層より深く食道壁に浸潤していたり，広範囲であったり，多発している場合は，外科的治療や化学療法，放射線療法を適宜組み合わせて行うことになる．全身状態の悪い高齢者の進行癌では，患者の QOL を考慮して，狭窄解除の目的で食道ステント（self-expandable metallic stent）を留置するだけで様子をみることもある．

b 胃癌

(1) 疫学・病因

胃癌の年齢調整死亡率は 1960 年代をピークに減少傾向にあり，悪性新生物死亡全体に占める割合も低下傾向にある（2019 年では男性 12.7%，女性 9.5%）．これは，塩分摂取量の減少など食生活の変化や，医療技術の進歩による早期胃癌の発見，治療の進歩が寄与している．

胃癌罹患者のほとんどは男女ともに 60 歳代以降の高齢者であり，胃癌は高齢者において重要な疾患である．

胃癌の危険因子としては，H. pylori 菌感染が最も重要で，胃癌患者での陽性率は 99% と高い．2013 年に H. pylori 菌除菌治療が保険適用となり，除菌治療が普及した．このことも胃癌発症の減少に貢献している．

(2) 症状

早期胃癌の場合は症状のないものが多く，健康診断などで偶然発見されることが多い．癌の進行につれ，食欲不振，上腹部痛，黒色便などがみられるようになる．吐血や腹水貯留によって発見されることもある．

(3) 診断

上部消化管内視鏡検査が基本である．特殊光や色素内視鏡などの検査を組み合わせ，さらに生検により確定診断を行う．病変の広がりを調べるため，腹部エコーや CT，MRI，PET などの画像検

査を行う．胃内での病変部位を確定するために胃X線を行うこともある．高齢者では体位変換による血圧の変動や，透視台からの転落などに注意が必要である．

（4） 高齢者における治療

基本的には日本胃癌学会から出されている「胃癌治療ガイドライン」（2021年7月改訂第6版）の中の「日常診療で推奨される治療選択のアルゴリズム」に従う．

高齢者は隆起型の分化型腺癌が多いため，早期であれば侵襲性の低い内視鏡的切除術のよい適応になる．しかし高齢者では臓器予備能が低下していることもあり，偶発症が致命的となりうることを念頭におく必要がある．進行癌に対する外科手術を行う場合も，根治性と安全性のバランスを考慮し，パフォーマンスステイタスや高齢者総合機能評価などを参考に，合理的な縮小手術の選択も治療の選択肢に加える必要がある．

C 大腸癌

（1） 疫学・病因

2019年の統計によると，大腸癌の罹患数は男女ともに2位と罹患数の多い癌である．大腸癌罹患率は40歳代から上昇し始め，80歳代までは加齢とともに上昇する．2022年の死亡数は男性で2位，女性では1位である．全年齢のうち大腸癌による死亡者の割合は，65歳以上が86.5％と高齢者が大半を占める．65歳以上の大腸癌の罹患率は1970年代以降上昇しているが，死亡率はほぼ横ばいとなっている．これは大腸癌の生存率が比較的高いことと関連している．

大腸癌の好発部位は直腸およびS状結腸で，全体の約3/4を占めている．70歳以上では右側結腸癌の割合が多くなる傾向がある．高齢者では若年者に比べ，進行癌として発見される頻度が高い．

大腸癌の発生は，生活習慣とかかわりがあるとされている．喫煙，飲酒，肥満，加工肉や赤肉（牛，豚，羊などの肉）の摂取により大腸癌を発生する危険性が高くなる．また，一部の大腸癌の発生や

進展には，*APC* や *K-ras*, *p53*, *DCC* など多段階の癌遺伝子および癌抑制遺伝子の変異が関与していることが知られている．

（2） 症状

初期には自覚症状はないが，進行すると血便，便通異常（便秘や下痢），腹痛，腹部膨満，貧血などの症状が認められる．高齢者はもともと便秘の患者も多く，発見が遅れやすい．

（3） 診断

大腸癌のスクリーニングには免疫学的便潜血反応が用いられるが，陽性者が大腸癌である確率は約3％である．精査は主に大腸内視鏡検査が行われる．

大腸癌の局所の広がりと転移の評価には，腹部超音波検査や超音波内視鏡（EUS），腹部CTやMRI，PETなどの検査が併用される．

（4） 高齢者における治療

早期の大腸癌のうち，癌の浸潤が粘膜内および粘膜下の浅い層にとどまっている癌では，リンパ節転移の可能性がきわめて低く，内視鏡切除のみでの根治が可能となる．それ以上に進行した癌では，外科手術や抗癌剤治療などが選択される．最近では切除不能進行大腸癌であっても分子標的治療薬（ベバシズマブなど）の導入で延命治療が可能となってきた．

胃癌の治療の場合と同様に高齢者では臓器予備能が低下しており，低侵襲性の治療であっても偶発症をおこしやすいことや，患者背景を考慮した安全性と根治性のバランスを考慮した治療法を選択すべきである．

2 上部消化管の炎症性，出血性疾患

a 逆流性食道炎・胃食道逆流症（GERD）

（1） 疫学・病因

胃食道逆流症は「胃内の酸が食道に逆流することにより引き起こされる食道粘膜傷害と，胸やけや呑酸などの不快な症状のいずれかまたは両者を引き起こす疾患」と定義される．食道粘膜傷害を

I. B　高齢者の消化管疾患　●　155

有するものが逆流性食道炎，症状のみを認めるものが非びらん性胃食道逆流症（non-erosive reflux disease; NERD）である．逆流性食道炎は胃酸の食道への逆流と停滞により生じるが，NERD は食道粘膜の知覚過敏が関与しているのではないかと考えられている．

逆流性食道炎は加齢に伴い増加し，重症者の割合も増える．高脂肪食や飲酒，骨粗鬆症による圧迫骨折やそれによる亀背，前傾姿勢が発症に関与する．

その発症メカニズムには，加齢に伴う下部食道括約筋圧の低下や食道裂孔ヘルニアの併存，亀背などによる腹圧の上昇，食道運動機能の低下による胃への酸排出能の低下など複合的に関与している．高血圧など併存疾患の治療のために内服している薬物（Ca 拮抗薬など）が GERD の誘因となることもある．

（2）症状

主な症状は胸やけ・呑酸などの食道症状だが，胸のつかえ感，胸痛，喉の違和感，嚥下困難など食道外症状を訴える患者もいる．

（3）診断

診断は上部内視鏡検査により食道粘膜傷害の有無をみることで行う．酸性胃内容物の食道内逆流を証明するため，24 時間 pH モニタリングが行われることもあるが，保険適用はされていない．

（4）高齢者における治療

まずは食事や生活習慣の指導を行い，改善のない場合，酸分泌抑制薬や消化管運動改善薬が使われる．高齢者でも第一選択薬はプロトンポンプ阻害薬（proton pump inhibitor; PPI）やカリウムイオン競合型アシッド阻害薬（potassium competitive acid blocker; P-CAB）である．難治例では内視鏡的治療や外科的治療が選択される場合もある．

ⓑ 胃・十二指腸潰瘍

（1）疫学・病因

消化性潰瘍は粘膜防御因子と攻撃因子のバラン

スが崩れ，攻撃因子側に傾くことによって生じる．その 2 大要因が *H. pylori* 感染と NSAIDs の使用である．

消化性潰瘍の有病率は，若年者の *H. pylori* 感染の減少と除菌療法の普及により年々減少している．一方，高齢者では基礎疾患に対する抗凝固薬や抗血小板薬，疼痛性疾患に対する NSAIDs の使用が多く，結果として消化性潰瘍は高齢者での有病率が高くなっている．

（2）症状

高齢者の消化性潰瘍では腹痛などの自覚症状に乏しいことが多く，食欲不振，なんとなく具合が悪い，気持ちが悪いなど，普段と様子が違うということで気づかれることも稀ではない．結果として，潰瘍からの出血や穿孔した状態で発症することもある．

（3）診断と治療

診断には上部内視鏡検査を行う．出血を伴う潰瘍を認めた場合は，高齢者でも内視鏡的止血術を施行することが推奨されている．内視鏡での止血が困難な場合は，interventional radiology（IVR）止血術（➡ NOTE 1），あるいは外科手術が行われることもある．

出血など合併症のない消化性潰瘍であれば，「消化性潰瘍治療ガイドライン 2020 改訂第 3 版」に従い治療を行う．NSAIDs 潰瘍であれば，NSAIDs 内服の中止を検討する．中止が困難であれば，PPI やプロスタグランジン製剤を併用する．なお，*H. pylori* 陽性であれば除菌治療を行う．そのうえで PPI など酸分泌抑制薬を併用する．

NOTE

1 IVR

「画像下治療」や「画像支援下治療」のこと．血管造影，CT，超音波などの画像を見ながら行う，体に負担の少ない低侵襲医療のこと．ここでは，カテーテルを用いた経皮的血管内治療を指す．

C 上部消化管出血

(1) 疫学・病因

上部消化管出血は食道・胃・十二指腸からの出血からなる．消化管出血の主な原因である *H. pylori* に関連した消化性潰瘍出血は減少している．一方，高齢化に伴い，併存する心筋梗塞，狭心症，脳梗塞などの心脳血管障害や整形外科疾患の患者の増加から，低用量アスピリンやNSAIDsに起因する上部消化管出血が増加している．このほか，慢性ウイルス肝炎や肝硬変のある症例では，食道静脈瘤破裂による出血も考える必要がある．

(2) 症状

吐血・下血が主な症状である．胃酸によりヘモグロビンが塩酸ヘマチンに変化するため，暗赤色から黒色の排泄物になることが多い．高齢者では予備力が低く，出血による貧血からショック状態になったり，基礎疾患が増悪する危険性も高い．

(3) 診断

緊急上部消化管内視鏡検査を行い診断を確定させ，出血部位が確定できたら，そのまま内視鏡的治療に移ることが多い．

(4) 高齢者における治療

消化性潰瘍や静脈瘤に対しては内視鏡的治療により，ほぼ止血されるが，胃癌からの出血では止血困難なことも多い．輸血や外科的治療も検討する．止血後，PPIやP-CABの併用投与により，治癒促進や出血リスクを軽減することも重要である．

3 下部消化管疾患

a 炎症性腸疾患

(1) 疫学・病因

炎症性腸疾患(inflammatory bowel disease; IBD)は，主に潰瘍性大腸炎(ulcerative colitis; UC)とクローン病(Crohn's disease; CD)からなる，腸の原因不明の慢性炎症である．

UCは20歳代に発症のピークがあるが，65歳以上での発症も10％程度ある．高齢UCには若年で発症して高齢になった「高齢化UC」と「高齢発症のUC」がある．「高齢発症のUC」は「高齢化UC」に比べて，腸管外合併症や家族歴は少ないが，重症例が多く，ステロイド使用率や入院率，手術率が有意に高い．

CDは若年者に発症が集中するため「高齢化CD」は認めるが，「高齢発症CD」は少ない．

(2) 症状

若年者発症のUCでは血便や腹痛，CDでは下痢，腹痛，体重減少，発熱といった症状が一般的だが，高齢者ではこのような典型的な症状を示さないことが多い．UCでも便秘を示すこともある．「高齢発症UC」では疾患活動性が高く，罹患範囲も広いこと，また種々の基礎疾患を有しているものも多いことから，容易に脱水や貧血，低栄養を引き起こしやすい．

(3) 診断

大腸内視鏡検査を行う．病変の広がりを見るため上部内視鏡検査や小腸カプセル内視鏡検査(腸管閉塞がないことを確認のうえ)や小腸内視鏡検査を行うこともある．

(4) 高齢者における治療

メサラジン，サラゾスルファピリジンなどの5-アミノサリチル酸(5-ASA)製剤やステロイド，免疫調整薬，生物学的製剤，白血球除去療法(leukocytapheresis; LCAP)，外科治療を含め，若年者と適応について本質的な違いはない．

しかし，薬の副作用や合併症，併存疾患の治療薬との相互作用などに注意して治療を行う必要がある．

b 虚血性腸炎

(1) 疫学・病因

虚血性腸炎は，高血圧や糖尿病，脂質異常，動脈硬化など腸肝循環障害をきたしやすい基礎疾患に，慢性便秘などに伴った腸管内圧上昇が誘因となっておこる．好発部位は下行結腸やS状結腸を中心とする左側結腸である．好発年齢は60歳前後の中高齢で，やや女性に多いが，若年者でも

20〜30％は認められる．再発率は10％前後といわれている．

(2) 症状

突然の左下腹部痛（圧痛を伴う），それに引き続く下痢（水様性），下血（一過性）がみられる．

(3) 診断

上記の症状の出現から，本疾患を疑う．診断は内視鏡検査によるが，できれば内視鏡前に非侵襲的検査として，腹部超音波検査や腹部CTを行うことが望ましい．これらの検査では，罹患部位に腸管壁肥厚像や周囲の脂肪組織浸潤像などの炎症を示す所見がみられる場合が多い．

下部内視鏡検査で，左側結腸を中心に粘膜の浮腫やびらん，粘膜下出血，縦走潰瘍などを区域性に認める．また注腸X線検査では母指圧痕像（thumb printing）や縦走潰瘍が認められる．症状やこれらの所見から虚血性腸炎と診断する．

(4) 高齢者における治療

虚血性腸炎は重症度により，一過性型（60％），狭窄型（30％），壊死型（10％）に分類される．

治療は腸管安静，絶食，補液，必要に応じて鎮痙薬や鎮痛薬，抗菌薬の投与を行う．1〜2週間で治癒することが多い．狭窄が残るタイプでは急性期が過ぎてからバルーン拡張術を行う場合や，高度な狭窄や罹患部位が長い症例では手術を行うことがある．炎症反応の増悪や腹膜刺激症状が出現する壊死型では，穿孔の危険があり，緊急手術が必要である．

c 憩室炎

(1) 疫学・病因

大腸憩室の合併症の1つである．憩室内腔が糞便などで満たされ，内部で細菌が増殖することで憩室周囲に炎症が生じる．中〜高齢者で憩室があり，便秘気味の人に好発する．

わが国では40〜60歳では右側結腸に多く（70％），高齢者では左側結腸に多い（60％）．また左側のほうが合併症を伴いやすく，重症化しやすい．

(2) 症状

下腹部（右＞左）の自発痛や圧痛や，軽度の発熱を認める．血液検査では白血球やCRP上昇などを認める．

(3) 診断

腹部CTや腹部超音波検査で，上行結腸やS状結腸などに憩室とその周囲の腸管の壁肥厚や周囲への炎症の波及などの所見がみられる．症状とこれらの所見から大腸憩室炎と診断する．

(4) 高齢者における治療

大部分は保存的治療（絶食，補液，抗菌薬など）で軽快する．膿瘍形成や消化管穿孔などをおこしている場合や狭窄を伴う例では外科的治療（大腸切除術）も考慮する．

再発防止には，治癒後に高繊維食と便通コントロールを指導する．

d 下部消化管出血

(1) 疫学・病因

下部消化管出血をきたす疾患は多彩である．原因疾患を**図16-1**にまとめた．若年者では感染性大腸炎や炎症性腸疾患による出血が多いが，高齢者では大腸憩室出血の頻度が高い．また長期臥床例では，急性出血性直腸潰瘍も念頭におく．

(2) 症状

血便，あるいは新鮮血の排出を認める．肛門に近い出血ほど新鮮血になる．

急激な失血や多量の出血では，循環動態の異常や意識レベルの低下，呼吸困難などを合併することがある．

(3) 診断

高齢者では，バイタルサインが安定してから，造影CTなど非侵襲的検査を行い，ある程度出血の原因を把握してから内視鏡検査を行うほうが安全である．

小腸からの出血を疑う場合は，腸管狭窄がなければカプセル内視鏡を行う．

(4) 高齢者における治療

循環動態が不安定な場合は，まず輸液や輸血で

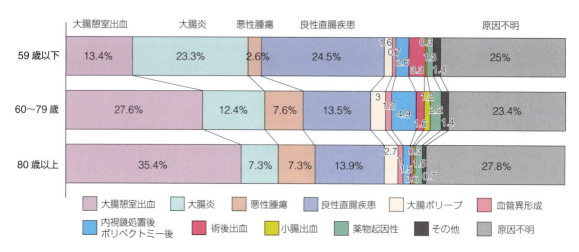

▶図16-1　下部消化管出血の原因疾患と頻度
〔Oakland K, et al: Acute lower GI bleeding in the UK: Patient characteristics, interventions and outcomes in the first nationwide audit. Gut 67:654-662, 2018 を参考に作成〕

循環動態を安定させてから，内視鏡を行って出血源を確認し，可能であれば内視鏡的止血術を行う．

下部消化管出血の大部分は，止血が得られれば日常生活への復帰が可能であるが，再発するケースも多い．再出血や合併症により長期臥床となったり，生命予後が悪化することもあるので注意が必要である．なお，癌からの出血の場合は外科手術が必要となることもある．

e 慢性便秘

(1) 疫学・病因

便秘の頻度は加齢とともに増加し，60歳以上の日本人の約25%が便秘と感じている．慢性便秘の有病率は生活環境やADLの影響を受ける．地域在住の高齢者の便秘の有病率は11〜35%だが，在宅療養患者では50〜60%に増加し，介護施設入居者では約80%に上る．

高齢者では，フレイルの人ほど便秘の頻度が高く，また便秘はフレイルサイクルのなかでフレイルを増悪させる因子として作用する．高齢者の便秘の原因は多岐にわたる（▶図16-2）．

(2) 症状

「便通異常症診療ガイドライン2023—慢性便秘症」（以下，「ガイドライン2023」）によると，便秘は「本来排泄すべき糞便が大腸内に滞ることによる兎糞状便・硬便，排便回数の減少や，糞便を快適に排泄できないことによる過度な怒責，残便感，直腸肛門の閉塞感，排便困難感を認める状態」と定義される．これらが便秘の症状である．さらに慢性便秘症という疾患名は「慢性的に続く便秘のために日常生活に支障をきたしたり，身体にも様々な支障をきたしうる病態」と定義される．

(3) 診断

同じく「ガイドライン2023」では，問診で「症状，病歴，服薬状況，排便様式および排便に関する環境，警告症状[*1]や危険因子[*2]」を聞く．腹部所見，直腸肛門診を行う．また二次性便秘を除外するため，血液検査，大腸内視鏡検査，腹部X線，腹部超音波検査，注腸X線検査などを必要に応じて行う．

(4) 高齢者における治療

まず，食事・生活習慣の改善，運動療法を行う．食事療法では食物繊維の摂取と飲水を励行する．

[*1]：排便習慣の急激な変化，血便，6か月以内の予期せぬ3kg以上の体重減少，発熱，関節痛，腹部腫瘤など異常な身体所見など，器質的疾患を示唆する所見

[*2]：50歳以上での発症，大腸癌など器質的疾患の既往歴や家族歴のあるもの

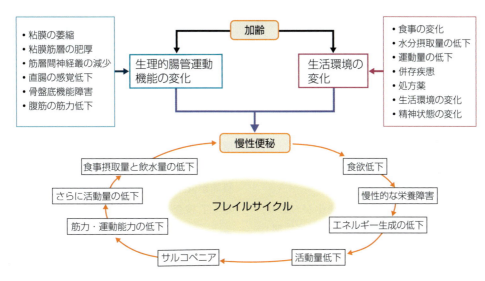

▶図16-2 高齢者の便秘の要因とフレイルサイクル

その際,食物繊維の割合を水溶性1:不溶性2とするとよい.フレイル予防のための運動介入は便秘の改善にもつながる.これらを行っても改善が得られないときに,薬物療法を併用する.

薬物療法では,習慣性のない緩下剤をベースに刺激性下剤を頓用で用いる.緩下剤として,酸化マグネシウムが長年使われてきたが,高齢者は潜在的に腎機能低下しているものも多く,投与中は高マグネシウム血症の発症に注意する.少量から開始し漸増し,2g/日を超えての使用は控える.また定期的に血清マグネシウム濃度をチェックする.刺激性下剤は耐性や習慣性があるため,必要最小限度の使用に止める.

近年,新たな機序の便秘治療薬が次々と保険適用になり,治療の選択肢が増えた.浸透圧下剤としてラクツロースやポリエチレングリコール(PEG)が,また上皮機能変容薬としてルビプロストンやリナクロチドが,また胆汁酸トランスポーター阻害薬のエロビキシバットが使用可能となっている.それぞれの特徴を理解し症例に応じた治療薬を選択する.主な便秘薬の使用時の注意を表16-1にまとめた.

なお,高齢者では整形外科的疾患などの疼痛に対し,オピオイドが使用されることも多い.オピオイドによる便秘に対しては,末梢性オピオイド拮抗薬のナルデメジンが有効である.

▶表16-1 主な便秘治療薬と使用上の注意
(太字は特に注意する点)

酸化マグネシウム	●高齢者・腎機能低下者では高Mg血症に注意 ●**血清Mg値を定期的にモニタリング**する ●**併用注意薬**が多い
刺激性下剤	●電解質異常・腹痛・長期連用による**耐性・依存**に注意 ●妊婦・授乳婦には投与を避ける
ルビプロストン	●若い女性で投与初期に悪心・頭痛の報告が多い ●食後服用の徹底・馴化について説明する ●禁忌:腫瘍などによる器質的な腸閉塞,妊婦
リナクロチド	●内臓知覚過敏を改善させる効果あり ●リナクロチド摂取時間と食事時間が近いと下痢になりやすい.少なくとも**食前30分までに服用**させる.
エロビキシバット	●血清コレステロールを約10%低下させる ●**食前内服**併用薬に注意(血中濃度:ウルソデオキシコール酸低下,ジゴキシン上昇,ミダゾラム低下など) ●禁忌:器質的な腸閉塞

⓫ 肝胆膵疾患

Ⓐ 肝胆膵領域の老化と疾患

1 肝胆膵領域に及ぼす加齢の影響

加齢に伴い人体にはさまざまな変化がおこり，肝胆膵領域に関しても例外ではない．胆管に関しては加齢に伴い，胆管が経時的に拡張していくことが知られている．また膵臓に関しては加齢に伴い，膵実質が萎縮し，主膵管が拡張していくことが知られているが，膵外分泌機能低下はない，もしくは臨床的に問題にならない程度の軽微なものであると考えられている．加齢性変化と鑑別を要する疾患には悪性腫瘍や悪性腫瘍のリスク因子となりうる疾患が含まれている．したがって，胆膵領域で，病的変化との鑑別に苦慮した場合には，まず侵襲の少ない画像診断で加齢性変化の範囲内かどうかの鑑別を行うことが重要である．

肝臓は加齢により肝臓の細胞数は減少し，血流も減少するため，肝の合成能や排泄能が低下するが，臨床症状をきたすことは少ない．肝臓のさまざまな物質を代謝する働きは，加齢とともに低下する．そのため薬物のなかには，高齢者の体内では，若い人ほど速やかに不活化されない場合がある．その結果，若い人では副作用をおこさないはずの用量でも，高齢者では用量依存性の副作用がおこることがある．したがって，高齢者ではしばしば薬物の使用量を減量する必要がある．

2 高齢者における肝胆膵検査の注意点

高齢者は非高齢者に比して併存疾患も多く，内視鏡の施行自体がハイリスクである．また，偶発症をきたした際には非高齢者に比べ重症化しやすいという特徴もあるため，より慎重な内視鏡操作を要する．高齢者に対する胆膵内視鏡施行においては，非高齢者に比した高齢者の特徴を十分に理解したうえで，前処置・後処置も含めた内視鏡施行の管理徹底が求められる．さらに，高齢者は腎機能が低下していることが多く，造影剤を使用するCT検査後の腎機能障害には注意を要する．

3 高齢者における肝胆膵疾患治療選択の注意点

高齢者では，加齢に伴う身体の衰えや内臓機能の低下だけでなく，抑うつや不安などの精神的，心理的問題をかかえることも多い．心身の脆弱性は，年齢や見た目だけで評価できるものではなく，多角的，客観的に評価する必要がある．フレイルやサルコペニアなどの高齢者に特徴的な障害は周術期合併症だけでなく，長期予後にも影響を与える．一方，こうした高リスクの患者でも，術前の適切な治療介入，プレリハビリテーションにより改善できる可能性も示されている．肝胆膵領域の癌外科治療では，高度手術侵襲に加え，手術後の長期予後も不良である場合も少なくない．手術の施行，術式選択に際して，手術により期待される利益がリスクを上回るのか，十分に検討されなければならない．

4 高齢者総合機能評価の有用性

患者を多面的に評価する老年医学の手法である高齢者総合機能評価は，高齢者における個人差を可視化し，潜在的な脆弱性を明らかにできるため，がん診療においても有用である．さらに高齢者では，身体機能，併存症，薬物，栄養，認知機能，気分，社会支援，老年症候群の有無などを評価することが重要であるが，時間を要するため，全例に

行うには不向きである．そこで，数分で実施可能なスクリーニングを広く実施し，さらに詳細な評価が必要な患者を選択するのが効率的で，実際の運用として現実的である．スクリーニングに用いられる代表的なツールは，G8，VES-13，fTRST，Mini-Cog などがあり，中でも G8 スコアは栄養状態を反映しやすく，胆膵癌患者における有用性も報告されている．

B 高齢者における肝疾患

a 慢性肝疾患（慢性肝炎・肝硬変）

(1) 疫学・病因

慢性肝疾患の原因はウイルス性肝疾患（B 型肝炎，C 型肝炎），脂肪性肝疾患〔非アルコール性脂肪性肝疾患（病名変更に伴い metabolic dysfunction associated steatotic liver disease; MASLD），アルコール関連肝疾患（alcohol-associated liver disease; ALD）〕，自己免疫肝疾患〔自己免疫性肝炎（autoimmune hepatitis; AIH），原発性胆汁性胆管炎（primary biliary cholangitis; PBC），原発性硬化性胆管炎（primary sclerosing cholangitis; PSC）〕に分けられる．これらは，いずれも放置することで肝硬変へと進展し，肝発癌のリスクが高まる疾患である．

B 型肝炎，C 型肝炎は，血液などの体液を介して感染する．B 型肝炎は母子感染，C 型肝炎は C 型肝炎ウイルス（HCV）発見前の血液製剤や輸血が主な感染の原因であったが，最近では覚醒剤の注射の回し打ちなどの HCV 感染例が増加している．これまで C 型肝炎が肝硬変の主な原因であったが，2023 年の肝硬変成因別実態調査では，直接作用型抗ウイルス薬の登場により HCV が体内から排除され，肝硬変，肝癌に進行する症例が減少したことが示されている．

現在，肝硬変の原因として増加傾向にあるのは，脂肪性肝疾患（MASLD と ALD）由来の肝硬変で

あり，C 型肝炎に代わり ALD が肝硬変の主な原因となっている．

(2) 症状

肝臓は沈黙の臓器とも呼ばれ，慢性肝炎や肝硬変の代償期の段階で自覚症状は目立たない．多くは食欲不振や全身倦怠感，腹部膨満感などの漠然とした症状である．肝硬変が非代償期まで進行すると，浮腫，腹水，黄疸，手の震え（羽ばたき振戦），意識障害（肝性脳症）などの症状が出現する．肝硬変由来の食道胃静脈瘤が破裂すると，吐血，下血症状が出現する．

(3) 診断

ウイルス性肝炎の診断は，採血で B 型肝炎，C 型肝炎を含む各種ウイルスマーカーの評価を行い，抗核抗体，抗ミトコンドリア M2 抗体，IgG/IgM などから AIH，PBC を確認する．サプリメントや薬物の服用歴，飲酒歴の聴取から薬物性肝障害や ALD の診断をしていく．MASLD は脂肪肝を有し，飲酒量が少なく，メタボリック症候群を合併していることから診断される．肝臓の線維化進行例は肝癌の危険因子であるため，肝線維化進行度の評価を行う必要がある．

最近は，高齢者にも使用可能な肝硬度測定（超音波・MR エラストグラフィー）といった非侵襲的な画像検査が主流となり，侵襲的な肝生検による病理診断まで行う機会は減少している．現在肝生検まで行っているのは PBC や AIH が疑われる症例や，原因不明の肝障害が主体である．

(4) 高齢者における治療

ウイルス性肝炎は内服薬のみで肝炎を鎮静化できる時代となったため，高齢者であっても積極的に治療が行われている．肝炎の鎮静化は肝硬変，肝癌への進行を抑制することにつながる．C 型肝炎は内服の直接作用型抗ウイルス薬でほぼ全例でウイルスを排除できる．B 型肝炎も内服の核酸アナログ療法で，ウイルス排除まではできないが，肝炎を鎮静化させることができる．PBC はウルソデオキシコール酸で肝炎を抑制できる．いずれの内服薬も重篤な副作用はないため，高齢者でも

162 ●【第 III 部：高齢者に特徴的な症候と疾患】第 16 章：消化器疾患

使用できる．AIH はステロイド療法で肝炎を鎮静化できるが，高齢者におけるステロイドの長期投与は易感染性，骨粗鬆症などの副作用をもたらすため今後の課題といえる．脂肪性肝疾患で推奨されている治療は食事運動療法である．

1 肝癌

(1) 疫学・病因

肝癌のなかでも，特に肝細胞が癌化したものを肝細胞癌という．肝細胞癌の約 75% には肝硬変が合併しており，慢性肝炎などの慢性肝疾患を含めた併存率は 90% 以上にのぼり，正常肝に肝細胞癌が発生することは稀である．発癌の危険因子としては，肝炎ウイルス感染（C 型・B 型肝炎），飲酒，肥満や糖尿病などがあげられる．C 型肝炎は慢性肝炎から肝硬変に至る長期間の HCV 感染を経て発癌することが多いが，B 型肝炎は線維化が進行する段階を経ず，キャリアから突然発癌することも少なくない．

肝癌の成因は 2023 年の肝硬変成因別実態調査[2]を反映する結果となっている．これまで C 型肝炎が肝癌の主な原因であったが，直接作用型抗ウイルス薬の登場により HCV が排除され，肝硬変，肝癌に進行する症例が減少したことにより，現在，肝癌の原因として増加傾向にあるのは，脂肪性肝疾患（MASLD と ALD）由来の肝癌である．ただし，HCV が排除されても，肝硬変や高齢者では発癌の可能性があるため定期的な画像評価を行う必要がある．

(2) 症状

肝臓癌の場合も初期には無症状であることが多く，発見が遅れることがある．肝臓癌由来の症状というよりは，背景の肝硬変が非代償期まで進行すると，浮腫，腹水，黄疸，手の震え（羽ばたき振戦），意識障害（肝性脳症）などの症状が出現する．また，肝臓癌が破裂して腹腔内出血をおこす場合があり，腹部の激痛と血圧の低下がおこり，貧血のみならず急速に生命が危険な状態になることも

ある．肝臓癌が肝臓内の門脈に進展すると，食道静脈瘤破裂を引き起こすことがある．

(3) 診断

腫瘍マーカーとしては，AFP/PIVKA-II の特異性が高い．各種画像検査（腹部超音波，CT，MRI）を組み合わせて診断する．

(4) 高齢者における治療

内科的治療として，経皮的ラジオ波焼灼療法（radiofrequency ablation; RFA）と経カテーテル肝動脈化学塞栓術（transcatheter arterial chemoembolization; TACE）があげられる．外科的切除は，肝機能良好で，他臓器やリンパ節への転移がない，腫瘍数 3 個までの症例に推奨されている．特に，RFA と外科的切除術は腫瘍の根治が期待できる．

全身薬物療法は，外科的切除不能で，内科的治療でも病勢制御が困難となり，かつ肝機能が良好な症例に選択される．免疫チェックポイント阻害剤および分子標的治療薬が使用されている（▶図 16-3）[3]．放射線治療では，定位放射線治療が近年高い腫瘍制御率をあげている．高齢者における治療選択は暦年齢だけで決定されるべきではなく，全身状態，予後予測，肝予備能，社会的な支援体制まで加味して，総合的に決定されている．

C 高齢者における胆膵疾患

1 高齢者における胆膵系の癌

a 膵癌

(1) 疫学・病因

膵癌は，近年増加している癌の 1 つであり，50〜80 歳に多く，男性にやや多い傾向がある．2 型糖尿病，肥満，喫煙，慢性膵炎は発癌リスクを高め，運動や緑黄色野菜の摂取はリスクを軽減する．比較的予後のよい膵癌として膵管内乳頭粘液性腫瘍（intraductal papillary-mucinous

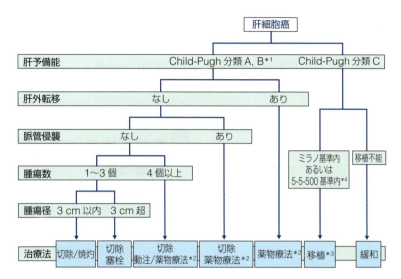

▶図 16-3　肝細胞癌治療アルゴリズム
〔日本肝臓学会　編「肝癌診療ガイドライン 2021 年版」p76, 金原出版, 2021 年より〕

neoplasm; IPMN)や粘液性囊胞腫瘍(mucinous cystic neoplasm; MCN)からの発癌が知られている．IPMN は高齢者に多いとされる．

(2) 症状

膵癌は症状が出にくく，早期発見が難しい癌である．進行すると，腹痛，食欲不振，腹部膨満感，黄疸，腰や背中の痛みなどの症状が出現する．そのほか，糖尿病の発症や悪化を契機に発見されることもある．

(3) 診断

スクリーニング検査としては腹部超音波検査が非侵襲的で有用であるが，停滞する消化管ガスの影響から，膵尾部までの描出が不十分なこともあるため，採血で CA19-9 などの腫瘍マーカーを測定することも補助的診断として有用である．精査には各種画像診断〔超音波内視鏡(endoscopic ultrasonography; EUS)，CT, 磁気共鳴胆膵管造影(magnetic resonance cholangio-pancreatography; MRCP)〕などが行われる．内視鏡的逆行性胆膵管造影(endoscopic retrograde cholangio-pancreatography; ERCP)や経皮経肝胆管造影(percutaneous transhepatic cholangiography; PTC)は，膵臓や胆道系の腫瘍の診断にも有用であり，検査に引き続いて閉塞性黄疸に対する減黄術(胆管ドレナージ術；胆汁を体の外に出す処置)を行うことができる．

(4) 高齢者における治療

高齢者では進行癌で発見されることが多く，外科的治療よりも，化学療法に加えて減黄術，疼痛コントロールなどの緩和医療で経過をみることも多い．外科的治療として，80 歳以上の切除可能膵癌患者の予後は 80 歳未満の患者に比較して不良であり，原因として低栄養状態および術後補助療法実施の低さがある．高齢膵癌患者に対しては，周術期栄養療法も含めた集学的治療を行い，慎重に対応していかなければならない．また，高齢者における化学療法の適応を一律の暦年齢で規定することは困難であり，高齢者総合機能評価の有用性も期待される．

高齢者に多い IPMN の治療方針は国際診療ガ

イドラインに沿って決定される．通常，発癌高リスクな IPMN は切除対象となるが，膵切除術は高侵襲であり，高齢者に対しては慎重な判断が求められる．切除対象とならない IPMN の場合でも，IPMN 自体の悪性化や併存膵癌発症リスクがあるため長期的な経過観察が必要だが，至適観察期間は明確ではない．高齢者の IPMN に対して治療方針を決定する際には，リスクとベネフィットのバランスを考慮し，十分なインフォームドコンセントのうえでなされるべきである．

b 胆道癌

（1）疫学・病因

胆道癌は，肝外胆管に発生する胆管癌と胆嚢癌とに分類される．胆管癌は男性に多く，胆嚢癌は女性に多い．胆嚢癌は 60 歳以上に多く，死亡率のピークは 80 歳代と高齢化している．合併疾患として胆石症や膵胆管合流異常症などが知られ，これらの疾患に伴う慢性炎症が発癌に影響している可能性がある．

（2）症状

胆道癌は初期には無症状で，黄疸や胆管炎，胆嚢炎に伴う腹痛，発熱で初めて診断されることが多い．

（3）診断

膵癌と同様，各種画像検査の組み合わせで診断される．ERCP や PTC は胆道系腫瘍の診断に有用であり，検査に引き続いて閉塞性黄疸に対する減黄術を行うことができる．

（4）高齢者における治療

早期癌については外科的治療が選択されるが，切除不能癌に対しては化学療法による延命治療が行われている．高齢者では進行癌で発見されることも多く，閉塞性黄疸のある症例については減黄術のみ行い経過をみることも多い．

外科治療として，胆嚢癌などの胆道癌に対する胆道再建を伴う拡大肝切除時の加齢リスクは十分判明していない．さらに，肝門部領域胆管癌に対する肝切除術と，遠位胆管癌に対する膵頭十二指腸切除術は複雑で高侵襲，術後合併症も多い術式であるため慎重な術前評価が必要である．また，膵癌同様に，高齢者における化学療法の適応を一律の暦年齢で規定することは困難であり，高齢者総合機能評価の有用性が期待される．

2 高齢者における胆膵系の炎症性疾患

a 急性膵炎

（1）疫学・病因

急性膵炎は，さまざまな要因により活性化された膵酵素による膵の自己消化によってもたらされた炎症であり，一過性の軽症例から多臓器不全を併発するような重症例までさまざまである．肥満によって急性膵炎は重症化しやすい傾向にある．高齢者の膵炎の特徴は，胆石性と特発性が多く，アルコール性が少ないことである．

（2）症状

上腹部痛や悪心・嘔吐を呈することが多いが，高齢者の場合，膵壊死をきたすほどの重症例においても症状に乏しいことがある．また，基礎疾患の存在や予備能の低下から，多臓器不全に進展する症例も少なくない．

（3）診断

採血上，炎症所見に加え，膵酵素（膵型アミラーゼ，リパーゼなど）の上昇を認めることが多い．腹部超音波検査では，停滞する消化管ガスの影響で，膵臓が見えにくい症例が多く，炎症の程度や経過を知るうえで CT が有用である．

（4）高齢者における治療

膵臓の安静のために絶食とし，十分な補液を行う．そのうえで，蛋白質分解酵素阻害薬，抗菌薬などの投与を行う．重症例については血漿交換などの特殊治療や外科治療が考慮される．高齢者の急性膵炎は症状が顕在化しにくく，合併疾患を有することも多い．加齢により侵襲時の血液凝固反応が亢進し，急性膵炎では高齢そのものが独立した重症化のリスク因子である．高齢者急性膵炎で

II. C　高齢者における胆膵疾患 ● 165

は個々の基礎疾患や呼吸循環動態に注意して発症早期の全身変化を乗り切ることが重要である.

b 慢性膵炎

(1) 疫学・病因

膵臓の持続的な炎症による膵実質の破壊とそれに伴う線維化により, 膵の内外分泌機能が障害された状態で, 臨床的には, 膵炎が 6 か月以上続いている場合をいう. 慢性膵炎全体としてはアルコール性が多いとされる. わが国の慢性膵炎患者の約 20% が 75 歳以上の高齢者であり, 高齢者慢性膵炎はアルコール性や遺伝性が少なく, 原因不明の特発性とされる頻度が多いとされる. さらに, 高齢者の慢性膵炎は膵癌のリスク因子であることに注意する必要がある.

(2) 症状

反復する上腹部痛, 背部痛を認めることが多いが, 長期間を経た症例では腹痛よりも脂肪性下痢や糖尿病が顕著となることもある. 高齢者は症状が非典型的であるため注意を要する.

(3) 診断

腹部超音波, EUS, CT, MRCP, ERCP などの画像検査のほか, 膵内外分泌機能検査による評価を行う. 検査結果も加齢性変化や併存疾患の影響を受けやすいため, 診断に難渋することがある.

(4) 高齢者における治療

急性増悪期には急性膵炎の治療に準じる. 保存的には脂肪制限などの食事療法に加えて, 蛋白分解酵素阻害薬や消化酵素薬の内服投与を行う. 膵石や膵囊胞を合併する症例については, 内視鏡治療や外科的治療の適応が個々に選択される.

高齢者の治療としては, サルコペニア・フレイルや骨粗鬆症, 心血管疾患など合併症の観点から, 膵外分泌機能不全例に対して十分な膵消化酵素補充療法と栄養療法を行うことが重要である.

c 胆石症

(1) 疫学・病因

胆石症は, 胆囊あるいは胆管内に胆汁の構成成分による結石を生じた状態である. 保有率は加齢とともに上昇し, 70 歳を超えると約 20% になる. 一般に胆囊結石症ではコレステロール胆石が多く, 胆管結石症ではビリルビンカルシウム石などの色素胆石が多い. 近年, わが国の生活様式の欧米化に伴い, コレステロール胆石が約 60% を占めている. 一般に女性に多いが, わが国では女性の胆石症は男性の 1.2〜1.3 倍程度で, 欧米ほどの性差はない.

高齢者の胆囊結石症や総胆管結石症の特徴としては, いずれも増加傾向にあり, 加齢とともに増加するものと予測される. 高齢者においてもコレステロール胆石の割合が増加傾向にあり, 総胆管結石症は結石の個数は多く, 結石径や胆管径は大きい傾向にある. 胆囊結石症が胆囊癌のリスク因子とする明らかなエビデンスは現時点ではないが, 胆囊結石を保有する高齢者は保有しない高齢者と比較し, 胆囊癌の合併率が高いとされる.

(2) 症状

無症状胆石が 50〜80% を占めるが, 胆囊炎や胆管炎を生じると右季肋部痛や発熱, 黄疸などの症状を呈する. 高齢者においては循環器疾患や呼吸器疾患などの基礎疾患を有していたり, 自覚症状が乏しい症例が多く, 診断されたときにはすでに炎症が重症化していたり, 重篤な合併症を併発していたりすることも少なくない. そのため, 迅速に診断を行い, 早期に治療介入を開始することが重要となる.

(3) 診断

腹部超音波, CT, MRCP, EUS, ERCP などの画像検査で評価を行う.

(4) 高齢者における治療

「高齢者胆石症診療ガイドライン」[4] によれば, 高齢者の無症状胆囊結石は, 原則として手術を行わないことが提案されており, 有症状胆囊結石は原則として胆囊摘出術を行うことが推奨されている. ただし, 有症状胆囊結石のうち, 急性胆囊炎合併胆囊結石に対する早期の胆囊摘出術が全身状態などによって困難な場合には, まずは経皮

経肝胆道ドレナージ術(percutaneous transhepatic biliary drainage; PTBD)を行い，全身状態の回復を待って手術を行うことが提案されている(▶図16–4)．

高齢者の無症状総胆管結石は，原則として内視鏡的に治療することが推奨されている．胆嚢摘出術はおおむね安全に施行可能であるが，黄疸，中枢神経障害，呼吸機能障害などの重篤な合併症を有する場合には，代替療法を含めた治療選択を行うことが提案されている．有症状総胆管結石に対しては，内視鏡的胆道結石除去術や内視鏡的胆道ドレナージ術(endoscopic biliary drainage; EBD)を第一選択とすることが推奨されている(▶図16–4)．

高齢者と非高齢者で治療内容の大きな相違はないが，基礎疾患の影響で処置に伴う偶発症の発生率は高く，重篤な合併症を併発することもあるため，慎重な対応が必要となってくる．一方で，高齢者の背景因子を十分に考慮したうえで診断を適切に進め，治療や術後管理を行い，万一偶発症が発生した場合にも早期に診断して迅速な対応を行うことによって，高齢者においても非高齢者と同様に安全な治療が可能である．

d 胆道感染症(胆嚢炎・胆管炎)

(1) 疫学・病因

胆嚢管や胆管の通過障害に細菌感染が加わって生じることが多く，90％以上の症例で結石の合併をみる．高齢者の場合，胆道癌や膵癌による閉塞機序が背景となっていることがあり，注意を要する．

(2) 症状

右季肋部痛や発熱，悪心，嘔吐，などを認め，

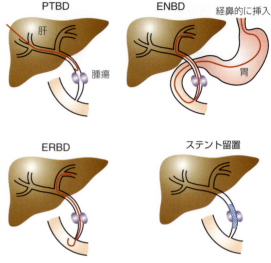

▶図16–4 胆道ドレナージ術の実際
PTBD：経皮経肝胆道ドレナージ
　　　 (percutaneous transhepatic biliary drainage)
ENBD：内視鏡的経鼻胆管ドレナージ
　　　 (endoscopic naso-biliary drainage)
ERBD：内視鏡的逆行性胆道ドレナージ
　　　 (endoscopic retrograde biliary drainage)
〔梶山 徹，千葉 勉：消化器疾患．大内尉義(編)：標準理学療法学・作業療法学 専門基礎分野 老年学 第5版，医学書院，2020 より改変〕

胆管炎を伴えば黄疸症状を呈する．高齢者ではこれらの臨床症状に乏しいことがあり，細菌による敗血症性ショックを生じるまで気づかれないこともある．

(3) 診断と治療

急性炎症の診断には，血液検査に加え，腹部超音波やCTが有用である．治療において重要なことは，胆道感染症の場合，致命的な敗血症性ショックに至る危険性が高く，早急に胆道内圧の減圧(PTBD，EBD)を行うかどうかの判断をする必要がある．保存的治療としては，絶食のうえ，補液や抗菌薬の投与を行う．

Ⅲ 理学・作業療法との関連事項

消化器系外科手術にあたっては，術後の廃用症候群や呼吸器合併症などを予防するため，運動療法や呼吸器リハビリテーションを行う．また化学療法を行う場合も，治療に伴う心身機能低下に対し，定期的な身体機能チェックと運動療法が有効である．

便秘はフレイルと関連する．フレイル予防の運動療法はもちろん，便秘予防のための腹筋の強化，腸の蠕動運動を促すためのマッサージや腸に刺激を与えるストレッチ運動，排便時の姿勢や息み方などの指導も便通改善に有効である．

脂肪性肝疾患において，ガイドラインで推奨されている治療は食事運動療法であり，体重減少が肝機能と肝組織像を改善するとされる．具体的には，有酸素運動とレジスタンス運動を組み合わせて，運動強度は中等度以上で行うことの有用性が示されている．体重減少は 7％ 以上を目指すことが望ましいとされる．特にレジスタンス運動は，エネルギー消費量が有酸素運動よりも低いにもかかわらず，肝臓の脂肪を改善することが報告されている．心肺系への負担が少ないため，高齢者を含む心肺機能低下や整形外科的疾患を有するケース，肥満のため有酸素運動が困難なケースにおける運動療法として代替できる可能性がある．

● 療法士の視点から

消化器疾患では保険診療の特性上，主に外科症例に対して介入する理学・作業療法士が多く，早期離床や呼吸器合併症の予防が求められることが多い．そのため，疾患の知識に加えて手術に関する知識も必要となる．

また，消化・吸収機能の低下によって低栄養状態となることも多い．そのため，フレイルやサルコペニアに陥る患者も少なくなく，理学・作業療法士だけでなく多職種での包括的なアプローチが求められる．

●引用文献

1) 藤本一眞, 他：抗血栓薬服用者に対する消化器内視鏡診療ガイドライン. *Gastroenterol Endosc* 54:2075–2102, 2012
2) 日本肝臓学会, 吉治仁志(監)：肝硬変の成因別実態 2023. 文光堂, 2024
3) 日本肝臓学会(編)：肝癌診療ガイドライン 2021 年度版. 金原出版, 2021
4) 日本高齢消化器病学会：高齢者胆石症診療ガイドライン. 日本高齢消化器病学会誌 Supplement, 2019

●参考文献

1) 梶山 徹, 他：消化器疾患. 日本老年医学会(編)：老年医学テキスト 改訂第 3 版, メジカルビュー社, 2008
2) 下瀬川 徹, 他(監), 木下芳一, 他(編)：専門医のための消化器病学 第 3 版. 医学書院, 2021
3) 特集：高齢者(75 歳以上)の膵胆道疾患の特徴と診断・治療方針. 胆と膵 43(10), 2022
4) 日本消化器病学会, 日本肝臓学会(編)：NAFLD/NASH 診療ガイドライン 2020(改訂第 2 版). 南江堂, 2020

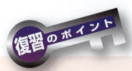

- 高齢者では内視鏡的治療など低侵襲治療であっても，併存疾患や内服薬などからハイリスクとなりうる．
- 高齢者の検査，治療にあたっては，患者のQOL，基礎疾患による生命予後，治療や検査によるリスクとベネフィットを十分検討し，本人・家族の希望を確認のうえ，十分なインフォームドコンセントを行ったうえで行うことが大切である．
- 高齢者の薬物療法では，画一的に治療を行うのではなく，本人の心身状況に合わせたテーラーメードの治療が必要となることが多い．
- 高齢者における肝胆膵悪性腫瘍の治療方針は，リスクとベネフィットを考慮して選択されるべきである．
- 高齢者総合機能評価は，肝胆膵疾患の治療方針の選択に有用である．
- 高齢者の胆膵疾患は，症状に乏しく非典型的であるため注意を要する．
- 高齢者の胆石症には，「高齢者胆石症診療ガイドライン」が存在する．

第17章

脳卒中とParkinson病

学習目標

- 高齢者では心原性脳塞栓が多く，皮質症状を合併しやすいことを理解する．
- 高齢者では多発性ラクナ梗塞，嚥下障害，認知症が多いことを理解する．
- 高齢者脳卒中ではアパシーが多いことに留意する．
- 高齢Parkinson病では認知症，精神症状が出やすいことを理解する．
- 高齢者で転倒があったら慢性硬膜下血腫を念頭におくことを理解する．

A 神経系の老化と疾患

　老化関連疾患のなかで最も目立ちやすく，また日常生活に影響が大きいのが神経疾患であろう．神経筋組織のなかで最も老化しやすいのが複雑系の脳である．しかし，局所的に脳機能が損なわれても，"やる気"が出れば回復することがあり，これは高齢者にもしばしばみられることである．アリストテレスの「全体とは，部分の総和以上の何かである」という言葉は，人間の"やる気"（motivation）のもつパワーを示唆しているのであろう．

　脳の老化関連疾患には，脳血管障害のように血管系を介するものと，Alzheimer（アルツハイマー）病のように神経細胞変性によるものがある．最近，両者の合併が認知症の出現を加速させることが注目され，リハビリテーションの認知機能悪化予防効果が期待されている．また，脳の予備能の低下により，熱中症や血圧下降などで意識レベル低下やせん妄を容易にきたすという特徴がある．

　老年症候群の代表的症状である意識障害，認知症，抑うつなどの精神症状，めまい，しびれ，言語障害，歩行障害なども，脳の老化と密接に関係

しており，結果として生じる廃用症候群の最大の原因である．

　ここでは高齢者，特に後期高齢者に特徴的でかつ頻度の高い老年神経疾患を中心に述べる（一般的な神経筋疾患については，本書のシリーズ「標準理学療法学・作業療法学 専門基礎分野」の『神経内科学 第6版』を参照のこと）．

B 脳血管障害（脳卒中）

1 心原性脳塞栓

a 疫学的背景

　高齢者で圧倒的に多いのは，心原性脳塞栓である．脳卒中データバンク（JSDB）[1]の集計では，心原性脳塞栓のみが加齢とともに直線的に増加している（▶図17-1）．その理由は，非弁膜症性心房細動を主とする心房細動が加齢とともに増加するためである．久山町の疫学研究結果（➡NOTE**1**）でも，1960年代に比して男女ともに最も増加したのは心原性脳塞栓である．欧米と日本はほぼ同様であり，筆者らの調査によると，中国の瀋陽では2000年ころには，心原性脳塞栓，心房細動と

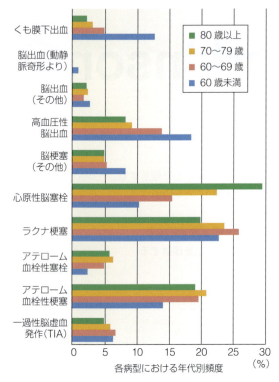

▶図 17-1　年代別にみた病型別頻度
後期高齢者になっても加齢とともに直線的に上昇するのは心原性脳塞栓だけである.
〔山口修平ほか：脳卒中データバンクからみた最近の脳卒中の疫学的動向. 脳卒中 36：378-384, 2014 より作成〕

もに日本に比して極端に低かったが（当時の瀋陽の患者の平均寿命は日本より 7 歳以上若かった），心房細動と心原性脳塞栓の増加は高齢化がその主要因であると思われる.

b 重症度と症状

　心原性脳塞栓では主幹脳動脈閉塞が多いため広範な脳梗塞をきたしやすく，失語と半側無視などの皮質症状の合併や意識障害の合併が多いのが特徴である．脳卒中データバンク[1]の集計によると，National Institutes of Health Stroke Scale (NIHSS) でみた入院時重症度は，心原性脳塞栓で平均 13.05 と，アテローム血栓性脳梗塞の 7.4 に比して有意に高値である.

　心原性脳塞栓は皮質症状を伴うような主幹脳動脈閉塞例では，発症 2 日以内に高率に閉塞血管の再開通をきたし，出血性梗塞を合併するのが特徴である．したがって，一般的には早期リハビリテーションが推奨されてはいるが，心原性脳塞栓で意識障害が少しでもあれば，リハビリテーションは 1 日程度様子をみてからにしたほうがよい.

2 多発性ラクナ梗塞

a 疫学的背景

　多発性ラクナ梗塞が高齢者に多い理由は，一度に多発するのではなく，症候性脳梗塞の発症前にすでに高率に無症候性脳梗塞を有しているからである．筆者らの島根難病研究所脳ドックの成績でも，無症候性脳梗塞の頻度は 50 歳代までは数パーセントだが 70 歳以上では 30％ に跳ね上がる．さらに高血圧のある高齢群では 50％ にも達する．また，筆者らの長期追跡調査では，無症候性脳梗塞や高度白質病変は脳卒中のハイリスク群であり，発症の危険度が 3～4 倍上昇することを確認している.

　脳ドック追跡研究でも無症候性脳梗塞群では認知機能や，やる気スコアが経年的に悪化することが示されている．したがって，無症候性脳梗塞群はアパシー（意欲障害）に関連する廃用性認知障害のハイリスク群である.

NOTE

1 久山町疫学研究

　脳卒中や心血管疾患の疫学調査を行うコホート（集団）として，九州大学第 2 内科が中心となり，1961 年から福岡市に隣接した久山町（人口約 7,000 人）の住民を対象に検診，調査を継続している．この研究のきっかけは当時，わが国で脳出血死亡が圧倒的に世界一だったころ，診断に疑問をもった第 2 内科の勝木司馬之助教授が，人口変動の少ない久山町で全死亡者の剖検を前提とした疫学調査を開始したことによる．実際に 80％ 以上の剖検率で，世界で最も精度の高いものである．この前向きコホート研究は半世紀以上も継続し，多くの新知見を報告している．有名な米国の Framingham 疫学研究と並んで，国際的に高く評価されている.

ⓑ ラクナ梗塞に多い嚥下障害や歩行障害

潜在性に対側に病変があると，両側性の障害が出現し，仮性球麻痺による嚥下障害をきたしやすいことが知られている．多発性基底核病変などでは脳内ドパミンが減少するため，迷走・舌咽神経頸部交感神経節のサブスタンス P の合成低下が生じ，咽頭や気道へのサブスタンス P 放出が減少して，咳反射や咽頭反射が抑制され，嚥下障害がおこるとされている．また，高齢者では高度な白質障害も 18% にみられ，これに関連する歩行障害〔Parkinson（パーキンソン）症候群〕が出やすくなり，転倒しやすくなることにも注意が必要である．

3 アテローム血栓性脳梗塞

ⓐ 症状と診断

アテローム血栓性脳梗塞では皮質枝梗塞が多く，失語症などが多いが，心原性脳塞栓に比し軽症であることが多い．

高齢者では頸動脈のアテローム硬化による狭窄が増加するが，中等度以上では血管雑音が聞こえるので，リハビリテーションを行う例では全例，頸動脈聴診を行うべきである．血管雑音があれば，心雑音（特に大動脈弁狭窄による駆出性雑音の放散）でないことを確認後，直ちに頸動脈エコーを行う．

ⓑ 合併症

起立性低血圧のチェックも必要である．高齢者，特に寝ていることが多い脳梗塞の例では機能的な起立性低血圧をおこしやすく，脳血流を一定に保つ脳循環自動調節能も障害されやすい．急に起こすと血圧が下がって，血管狭窄部位で脳血流が低下し脳梗塞再発をきたすおそれもあるので，十分な注意が必要である．

また，アテローム血栓性脳梗塞では，潜在性に冠動脈硬化も高率に合併しており，心筋梗塞もお

こしやすいので循環器での精査も必要である．

Framingham 研究によると，糖尿病患者で無症候性血管雑音があった群では 5 年後の心血管疾患による死亡率が 6 倍高かったと報告されている．糖尿病性ニューロパチーは自律神経障害をきたしやすく，起立性低血圧をおこすことも関係しているかもしれない．リハビリテーション中の合併症を防ぐためにぜひ注意してほしい点である．

4 高齢者の脳血管障害の退院時予後

すべての病型の脳卒中において，後期高齢者の入院時重症度と退院時予後を比較してみると，入院時には 75 歳未満群と，それほど大きな差がない．しかし退院時は，modified Rankin Scale（mRS）（▶表 17-1）の Grade 0〜1 に相当する家庭復帰例が明らかに少なく，Grade 4〜5 の寝たきりが明らかに多い．退院時には認知症の症状が現れる頻度も有意に高い．これは無症候性脳血管障害の合併が多いことと，誤嚥性肺炎などの合併症などによる廃用症候群が多いためであると考えられる．

5 精神症状

高齢者の脳血管障害には，精神症状が出現する頻度が高い．

ⓐ 血管性認知症

血管性認知症では，発症前からの白質病変や多発性ラクナ梗塞があることが発症基盤として重要である．それに症候性脳卒中が加わることにより，脳のネットワーク障害が顕在化し，最高次機能である前頭前野機能障害が高度になって血管性認知症をきたすことが多い．

血管性認知症の特徴は，図 17-2 に示すように実行機能を司る前頭前野の脳血流低下（機能低下のための二次性血流低下）である．この点が物忘

▶表 17–1 日本版 modified Rankin Scale(mRS)判定基準書

modified Rankin Scale	参考にすべき点
0 まったく症候がない	自覚症状および他覚徴候がともにない状態である
1 症候はあっても明らかな障害はない： 日常の勤めや活動は行える	自覚症状および他覚徴候はあるが，発症以前から行っていた仕事や活動に制限はない状態である
2 軽度の障害： 発症以前の活動がすべて行えるわけではないが，自分の身の回りのことは介助なしに行える	発症以前から行っていた仕事や活動に制限はあるが，日常生活は自立している状態である
3 中等度の障害： 何らかの介助を必要とするが，歩行は介助なしに行える	買い物や公共交通機関を利用した外出などには介助*を必要とするが，通常歩行†，食事，身だしなみの維持，トイレなどには介助*を必要としない状態である
4 中等度から重度の障害： 歩行や身体的要求には介助が必要である	通常歩行†，食事，身だしなみの維持，トイレなどには介助*を必要とするが，持続的な介護は必要としない状態である
5 重度の障害： 寝たきり，失禁状態，常に介護と見守りを必要とする	常に誰かの介助*を必要とする状態である
6 死亡	

* 介助とは，手助け，言葉による指示および見守りを意味する．
† 歩行は主に平地での歩行について判定する．なお，歩行のための補助具（杖，歩行器）の使用は介助には含めない．
〔篠原幸人，他：mRS 信頼性研究グループ．modified Rankin Scale の信頼性に関する研究―日本語版判定基準書および問診表の紹介．脳卒中 29：6–13, 2007 より〕

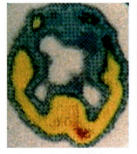 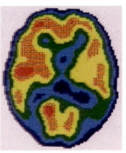

▶図 17–2 血管性認知症と Alzheimer 型認知症の脳血流分布の違い
血管性認知症では前頭前野脳血流低下が著明なのに比して，Alzheimer 型認知症では脳の後半部（側頭葉–頭頂葉–後頭葉連合野）の血流低下が著明であるのが特徴である．この点を理解しておくと症状も推測できる．

れを主体とする Alzheimer 型認知症と大きな相違点である．認知機能障害が疑われた場合，前頭前野機能を反映する処理速度も測定可能な iPad を用いた検査 CADi2[2)] が簡便でリハビリテーションの現場でも有用である（App Store で入手可）．

精神症状としては，せん妄，徘徊，易怒性，暴力行為，アパシー，抑うつなどが多い．これらは認知症の周辺症状としてよく知られているものである．

b アパシー（意欲障害，やる気低下）

脳血管障害の急性期から亜急性期では，せん妄をきたす頻度が高い．その後に最も頻度の高いのはアパシー（意欲障害）である．

アパシーの評価は，筆者らが日本人向けに翻訳・標準化した「やる気スコア」[3)] で簡便にスクリーニング可能である（▶表 17–2）．抑うつスコアよりもリハビリテーションの実施・効果に影響するので，リハビリテーション前後で評価してみていただきたい．以前は，アパシーはうつ病の症状の1つに分類されていたが，最近は独立した症候群であるという考えが強くなっている[4)]．島根大学の Onoda ら[5)] は，脳のネットワーク解析が可能な安静時機能的 MRI を用いて，アパシーとうつ状態が前帯状回でまったく異なる反応を示すことを初めて明らかにした．

脳卒中後うつ状態の頻度も高いが，以前に注目されていたほどではなく，やる気スコアを用いた

▶表 17–2　やる気スコア（アパシースケール）（島根大学第3内科版）

やる気スコア	まったくない	少し	かなり	大いに
1) 新しいことを学びたいと思いますか？	3	2	1	0
2) 何か興味をもっていることがありますか？	3	2	1	0
3) 健康状態に関心がありますか？	3	2	1	0
4) 物事に打ち込めますか？	3	2	1	0
5) いつも何かしたいと思っていますか？	3	2	1	0
6) 将来のことについての計画や目標をもっていますか？	3	2	1	0
7) 何かをやろうとする意欲はありますか？	3	2	1	0
8) 毎日張り切って過ごしていますか？	3	2	1	0
	まったく違う	少し	かなり	まさに
9) 毎日何をしたらいいか誰かに言ってもらわなければなりませんか？	0	1	2	3
10) 何事にも無関心ですか？	0	1	2	3
11) 関心を惹かれるものなど何もありませんか？	0	1	2	3
12) 誰かに言われないと何もしませんか？	0	1	2	3
13) 楽しくもなく，悲しくもなく，その中間位の気持ちですか？	0	1	2	3
14) 自分自身にやる気がないと思いますか？	0	1	2	3
		合計	_____	

16点以上で「やる気低下」と判定.
Starkstein SE, et al: Apathy following cerebrovascular lesions. *Stroke* 24:1625–1630, 1993 より翻訳作成，日本人向けに標準化した．評価は原典と同じで，点数が高いほどアパシーが強い．
〔岡田和悟，他：やる気スコアを用いた脳卒中後の意欲低下の評価. 脳卒中 20:318–323, 1998 より一部改変〕

検討では，その過半数は抑うつよりもむしろアパシーの要素が強いものである．脳卒中慢性期例で筆者らが調査した結果では，"アパシー単独"と"アパシー＋うつ状態"の頻度が明らかに高い．通常の抗うつ薬が血管性うつ状態にあまり効果がないというのは，うつ病よりもアパシーが主体であることを示唆している．

6 合併症の予防・治療

a 嚥下障害の治療

脳血管障害発症前に元気であった症例で，意識レベルのよい例では，できるだけ早期からリハビリテーションを始め，合併症を予防することが必要である．とりわけ嚥下リハビリテーションにより食事がとれるかどうかは，褥瘡を含めたすべての機能回復に影響する．

アンジオテンシン変換酵素（angiotensin converting enzyme; ACE）阻害薬が誤嚥性肺炎の予防に効果があることが証明されている．これは咳の副作用を逆手にとったもので，サブスタンスP

の増加で咳反射が増強され，誤嚥が減少するという機序である．さらに抗血小板薬のシロスタゾールも同様な作用により誤嚥性肺炎の予防に有効性が証明された．また，サブスタンスPを増加させるドパミン放出促進作用をもつアマンタジン塩酸塩や，漢方薬の半夏厚朴湯も同様の効果が明らかにされ，誤嚥性肺炎も薬物である程度予防可能な時代に入ったといえる．

食品にもこのような効果があるものが報告されており，ラーメンに黒胡椒をかけたら施設入所者の食欲が増進，血中サブスタンスP濃度も上昇したという報告がある．これにヒントを得て，東北大学老年科では胸に貼る"黒胡椒のパッチ"を開発し有効性を証明している．唐辛子に含まれるカプサイシンにも同様の効果があり，一部ではカプサイシントローチやゼリーとして嚥下障害の治療に使われている．また，経管栄養実施例では，胃の排泄能を高め逆流を予防する六君子湯が有用である．このような治療法は医師の間ではまだ普及していないので，リハビリテーション部門からも積極的に主治医に要請すべきである．

b アパシーの治療

　アパシーはリハビリテーションの最大の阻害因子である．やる気がない患者にいくらすすめても効果は上がらない．逆に，やる気が出れば劇的な改善も期待できる．しかし，アパシーは抑うつ状態ほど十分に認知されておらず，臨床試験もあまり行われていない．今後，アパシーの認識が普及すれば，製薬会社も積極的に開発に取り組むものと思われる．

　以前に脳循環代謝改善薬と呼ばれていた薬物で，現在もニセルゴリンが使われているが，これは"自発性低下"に効能がある．やる気に最も関係する神経伝達物質はドパミンであるが，ドパミン放出促進作用をもつアマンタジン塩酸塩も，脳卒中後アパシーに有用である．

　やる気スコアで評価したパイロット研究でも，アマンタジン塩酸塩で脳卒中後アパシーが有意に改善した．ただ高齢者では精神症状などの副作用に留意する必要がある．

　すくみ足に使われる，脳内ノルアドレナリンを増やすというドロキシドパもアパシーに有効なことがあり，特に歩行障害を伴う例では有用である．

　最近，脳梗塞予防に使われているシロスタゾールがその多面的作用でアパシーにも有効である可能性が示唆され，興味深い．漢方薬では高血圧のある頭痛に適応のある釣藤散の血管性認知症に対する有効性が二重盲検試験で証明されている．釣藤散にはドパミン作用も知られており，この効果もやる気改善効果が主体のようである．筆者らも釣藤散が前頭前野機能を活性化することを事象関連電位 P3a を用いて証明している．釣藤散の成分の釣藤鈎に，脳アミロイド沈着抑制作用があることが実験的に証明され，Alzheimer 病の予防薬としても期待されている．

c 行動障害，精神症状の治療

　脳血管障害における急性期－亜急性期の意識障害や，慢性期の血管性認知症に伴うもので，治療者側，介護者側双方にとって最も厄介なのが，"認知症の行動・心理症状"（behavioral and psychological symptoms of dementia; BPSD）である．代表的な BPSD の精神症状として，興奮，幻覚，妄想，せん妄，不安感，うつ状態，不眠など，行動障害として，徘徊，攻撃，暴言，暴力，拒絶，収集などがあげられる．

　高齢で脳の予備能が落ちていると，軽度な脱水や血圧低下などでもせん妄が誘発される．せん妄などがひどいと，なんとか抑制しようと拘束衣を着せたり，クロルプロマジンのような強力な向精神薬で鎮静したりすることが一般的に行われていた．最近では，拘束衣も抑制帯も人権侵害とみなされて禁止の方向にあり，向精神薬の使用についても議論が多い．筆者もこのような患者を多く経験しており，実際の現場では暴言，暴力や徘徊がひどければ介護側も大変なストレスになるので，鎮静したいという気持ちはよく理解できる．

　しかし，抗ドパミン作用が主体の向精神薬を大量に投与して鎮静すると，当然のことながら薬物性 Parkinson 症候群が生じる．筋固縮や無動は当然だが，前述したようにドパミン枯渇はサブスタンス P 枯渇を引き起こし，著明な嚥下障害をきたす．したがって，このような例は食事をとらなくても，口腔内細菌を唾液と一緒に誤嚥して誤嚥性肺炎をおこす．開口が不十分なので，口腔ケアも十分にできない．経管栄養をしても，やはり逆流がおこる．やむなく抗菌薬を次々と使っているうちに MRSA のような耐性菌が主体となり，院内感染の原因になっていく可能性が高くなる．

　したがって，興奮がおさまったら速やかに薬物を中止し，リハビリテーションを再開する必要がある．脳梗塞後に高度せん妄となり，向精神薬で高度な Parkinson 症候群になってしまい，寝たきりで入院した高齢患者を経験したことがあるが，薬物をすべて中止することにより，短期間に日常生活活動（activities of daily living; ADL）正常まで回復した．

　最近では，高齢者をこのような副作用なしに治

療できないものかと，漢方薬による臨床試験が行われ，比較的良好な成績を上げている．その代表的なものが抑肝散である．抑肝散は中国の漢方書『保嬰撮要』に記載されており，もともと小児の癇（ひきつけ）が適応であったが，最近は認知症のBPSDに対する効果が注目され，広く使われるようになった．体力低下例には陳皮と半夏を加えた抑肝散加陳皮半夏も有用である．

抑肝散はParkinson症候群などをきたさず，強い催眠作用もないが，セロトニンの合成促進あるいは遊離促進に働き，BPSDの発現を抑制していると推測されている．暴言，暴力，拒絶などでリハビリテーションに支障があるような例では奏効する可能性がある[6]．

C Parkinson 病

1 Parkinson 病と Parkinson 症候群

Parkinson病の典型例の場合，中脳黒質緻密質のドパミン分泌細胞の変性で神経伝達物質であるドパミンが不足することにより，①硬直，固縮，②静止時振戦，③動作緩慢（無動），④バランス障害を伴う歩行障害が何年にもわたってゆっくり進行する．ドパミン受容体は比較的保たれ，これらの症状はレボドパ（L-dopa）製剤に反応するのが特徴である．

はじめからレボドパ製剤に反応しない場合はParkinson症候群（パーキンソニズム）を疑う．Parkinson症候群は，血管性パーキンソニズムや正常圧水頭症のように中脳黒質のドパミン産生神経細胞減少とは異なる機序によるものの総称である．

Parkinson病は10～80歳代まで幅広く発症するが，中年以降の発症が多く，高齢になるほど発症率および有病率は上昇する．日本における有病率は10万人あたり100～150人といわれる．ほとんどの症例が孤発性（非遺伝性）である．遺伝による発症もあり，いくつかの病因遺伝子が同定されている．

2 認知症を伴う Parkinson 病

Parkinson病の認知症の頻度については，メタ・アナリシスで30～40％とされている．また未治療で認知症のないParkinson病196例での検討[7]も，その18.9％が軽度認知障害（mild cognitive impairment; MCI）と診断され，正常対照群に比してオッズ比が2：1であった．

Parkinson病患者が全経過中に認知症を発症するリスクは健常者の約5～6倍と見積もられており，Parkinson病患者を8年間追跡調査した研究では，78％が認知症を発症したとされている．なお，早期から認知症が出現する例，幻覚が目立つ例ではLewy（レヴィ）小体型認知症を疑うべきである．

3 高齢者の Parkinson 病治療

Parkinson病治療の基本薬はレボドパ製剤とドパミンアゴニストである．高齢者および認知症を合併している患者は，ドパミンアゴニストによって幻覚・妄想が誘発されやすい．ドパミン系を刺激する治療そのものが，幻覚・妄想を誘発する可能性をもっている．

幻覚・妄想の治療について，「パーキンソン病診療ガイドライン2018」[8]は「最後に加えた薬物の中止」をすすめている．精神症状をおこしやすい薬から順次中止する．抗コリン薬→アマンタジン塩酸塩→（ドロキシドパ）→B型モノアミン酸化酵素（MAO-B）阻害薬→ドパミンアゴニストの順に休薬する．

D びまん性Lewy小体型認知症

初期に幻覚（特に幻視）や妄想が出やすいことが特徴で，そのうちに物忘れなどの認知症の症状が現れ，さらに筋固縮，無動，小刻み歩行などParkinson病に似た症状が出現する〔第18章B.3.b項「Lewy小体病」(➡ 182ページ)参照〕.

E 血管障害性パーキンソニズム

1 機序と疫学

脳血管障害により，特に高齢者ではParkinson病と類似した歩行障害などの症状を呈することがあり，血管障害性パーキンソニズムと呼ばれている.

血管障害性パーキンソニズムは認知症を合併する頻度が高く，また薬物治療が有効である可能性も高いので，見逃してはならない．臨床的病理学的には多発性ラクナ梗塞や前頭葉皮質下の高度白質病変があり，中脳黒質病変やLewy小体がなく，Parkinson症候群を呈するものとされている．わが国での血管障害性パーキンソニズムの頻度は，パーキンソニズムを呈する患者の11〜16%と考えられており[8]，欧米(1.8〜7.8%)と比べて多い．これは，わが国にラクナ梗塞や高度白質障害によるBinswanger(ビンスワンガー)型血管性認知症が多いことによる.

2 症状の特徴

血管障害性パーキンソニズムでは歩行障害が初発症状になることが多い．血管障害性パーキンソニズムの歩行障害は，小刻みで，すり足，すくみ足が目立つが，小脳失調の歩行と同様にスタンスを広げ，両手を何かにつかまろうとする姿勢をとる．また，血管障害性パーキンソニズムでは表情の乏しさや，上肢の運動障害が軽度であることが多く，下半身型パーキンソニズムとも呼ばれている．また，血管障害性パーキンソニズムでは血管性認知症を合併することも多い.

3 治療と注意点

血管障害性パーキンソニズムの歩行障害に対する治療については，レボドパ製剤やドパミンアゴニストはほとんど無効である．アマンタジン塩酸塩は血管性認知症に有効であるという報告があるが，特にパーキンソニズムを伴う血管性認知症では有効な可能性が高く，まず試みてみる価値がある.

筆者らも，パーキンソニズムで歩行困難が強くなり車椅子で受診したBinswanger型血管性認知症患者でアマンタジン塩酸塩150mg/日 分3投与が著効を呈し，独歩可能となるとともに，改訂長谷川式簡易知能評価スケール(HDS-R)が15点から25点にまで改善した症例を経験している.

また，すくみ足や突進歩行に有効とされるドロキシドパも有用な場合がある．特に，突進歩行にアパシーを合併した例では著効する場合がある．脳梗塞の再発予防として，アスピリンなどの抗血小板薬の投与がよく行われるが，血管障害性パーキンソニズムを呈しやすい多発性ラクナ梗塞例では，脳出血を発症しやすくなることが示されており，出血をきたしにくく，アパシーにも有効とされるシロスタゾールのほうが望ましい.

F 正常圧水頭症による パーキンソニズム

1 概念と疫学

　正常圧水頭症によるパーキンソニズムは，外科的な脳室‒腹腔(または腰椎‒腹腔)シャント術が有効な場合が多いので見逃さないようにする必要がある．通常はくも膜下出血に続発するが，高齢者では原因不明のものが多いことも知られており，特発性正常圧水頭症として治療ガイドライン[9]も作成され，注目されている．

　特発性正常圧水頭症の疾患概念は，明らかな先行疾患が不明で，歩行障害を主体として認知障害，排尿障害をきたし，髄液循環障害に起因する脳室拡大を伴う病態である．中年〜高齢者に多くみられ，症状はゆっくり進行する．適切なシャント術によって症状の改善〔早期群で49名中32名(65％)〕を得ることができる[10]．正確な発生頻度は不明であるが，65歳以上の原因不明例を特発性とみなすと，成人水頭症の8.7％であったとされている．

2 症状

　正常圧水頭症では，歩行障害，排尿障害，認知障害が3大症状とされているが，初発症状は歩行障害である．歩行障害は，歩幅の減少，足の挙上低下，歩隔の拡大が特徴である．このため，歩行はゆっくりで，不安定となる．外股，方向転換困難などもみられる．歩幅は歩行中に著明に変動する．起立時や方向転換時には特に不安定になり，転倒することもある．Parkinson病とは異なり，号令や目印となる線などの外的なきっかけによる歩行の改善効果は少ない．この点はリハビリテーション上留意すべき点である．

　排尿障害は切迫性尿失禁である．認知症は

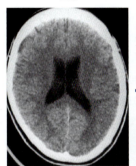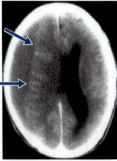

正常　　　　　　慢性硬膜下血腫

▶図17‒3　慢性硬膜下血腫の典型例のCT画像
左の正常例と比較すると脳の表面を血腫(矢印)が圧迫しているのがよくわかる．通常の出血とは異なり，モーターオイル様の液体がたまって，脳を圧迫している．したがって，頭蓋骨に穴を開けて硬膜を切るとモーターオイル様の液体が吹き出してくる．昏睡になる前であれば劇的に回復することが多い．

Alzheimer型認知症と違って，注意障害，思考スピードの緩徐化，保続など，前頭前野症状が特徴である．SPECTなどの脳血流検査でも前頭前野の血流低下が特徴的である．症状の発現頻度として，120例の検討で最終診断時に，歩行障害が94.2％，認知障害が88.3％，排尿障害が76.7％に認められている．

G 慢性硬膜下血腫

　脳卒中ではないが，高齢者で常に注意しておく必要があるのが，図17‒3に示す慢性硬膜下血腫である．原因は一般には軽微な頭部外傷で，脳と硬膜をつなぐ橋静脈の破綻などにより，硬膜下に脳表の髄液などと混ざった血性貯留液が徐々に被膜を形成しつつ，血腫として成長するとされている．

　特に高齢者では若年者に比して，頭部外傷が軽度なことが多く，また，健忘などが出やすいこともあり，頭部外傷の病歴が聴取できないことが多い．したがって，当初は本症を疑わず，意識障害になって初めて診断されることも稀ではない．筆

者の経験例でも布団の上で尻餅をついたとか，雪の上で滑って尻餅をついたといった軽度な原因によるものがあり，いずれも患者本人は覚えていなかった．

高齢者では頭痛の頻度は低く，亜急性の認知症様の症状が多い．認知症かと思っていたら次第に軽度の片麻痺が出てきたというような場合は，まず本症を疑って，頭部CTを撮ることが大事である．わかりにくい場合はMRIを撮る．Alzheimer型認知症が週単位で出現することはないので，高齢者だからといって簡単に認知症だと思い込まないことが重要である．

軽度な意識障害までならば穿頭術で全快するが，昏睡になってしまうと予後不良となってしまう．診断さえつけば全快する病気なので，見逃さないよう注意が必要である．

H 理学・作業療法との関連事項

高齢者では脳血管障害をきたす前に高率に無症候性脳血管障害を合併しており，発症前にすでに日常の社会的活動性が低下していた高齢者では特に，潜在性脳血管障害だけでなく潜在性にAlzheimer型認知症が始まっている例も多い．発症前の社会的活動性を本人や家族から十分聞いておく必要がある．

また，極端に几帳面な性格や頑固一徹，無趣味，非社交性などは認知症の危険因子として知られているので，これらの点についても聞いておくとよい．逆に，趣味ややりたいことを聞き出して，それを目標に掲げることはモチベーションを上げるうえできわめて有用である．

環境因子として家庭環境，家族・親族との人間関係も重要である．当然のことであるが，患者の症状だけでなく，患者の病前生活の基本的レベルを知り，家庭環境に配慮してリハビリテーションの目標を定めないと，本当の意味でのリハビリ

テーションにはならない．ただ運動機能を改善させるために無理な運動を強いることは，患者や家族にとってストレスとなり，症状が悪化する場合もある．

これは，医師に対しても同様である．脳梗塞で寝たきりになり胃瘻を入れている高齢の小柄な糖尿病患者に1,200kcalの高カロリー栄養を入れて，マニュアルどおりインスリンを4回打ちする指示を出している医師が少なからず見受けられる．この治療がいかに患者と介護者に負担をかけているかを理解していない．まさに「木を見て山を見ず」である．しかも，寝たきりでこのカロリーを入れると体重が重くなって介助が大変になる．この場合，800kcal程度に落とすと糖尿病は改善し，インスリンも不要になる．完全な寝たきり高齢者の必要カロリーはこれで十分であることが多い．

意欲のある外来患者と，運動障害の高度な，あるいはアパシーを伴う認知症患者では，リハビリテーションの目標と方法が大きく異なることを理解して，テーラーメイド医療を心がけるべきである．こんなことは常識だと思われる方も多いと思うが，急性期病院で急性期リハビリテーションのみやっていると，つい忘れがちになる点でもある．

また，医師の指示どおりにやるだけでなく，日常の多職種カンファレンスで積極的に新しい評価法や訓練方法を提案して，よりよいリハビリテーションができるよう常に向上心をもつことが重要である．まさに患者と介護者の生活の質（quality of life; QOL）は療法士の肩にかかっているといってもよい．

療法士の視点から

人口動態の変化から，神経疾患をかかえる高齢者数が増加することは容易に予想される．

これに応じて，理学・作業療法士は医療機関にとどまらず，在宅や，特別養護老人ホーム・グループホーム・老人保健施設などの介護保険施設，ケアハ

ウス・サービス付き高齢者住宅などにおいて，症状のみではなく，その人の ADL や生活全般にかかわる機会が増える．

このような場面で，理学・作業療法士は対象者の ADL，その結果として現れる当事者や家族の QOL に常に目を向けるべきである．高齢者にさまざまな生活障害を引き起こす神経疾患に対処するためには，impairment に対するアプローチもさることながら，具体的に disability を改善して支える対応がきわめて重要である．

●引用文献

1) 小林祥泰(編)：脳卒中データバンク 2015．中山書店，2015
2) Onoda K, Yamaguchi S: Revision of the Cognitive Assessment for Dementia, iPad version (CADi2). *PLoS One* 9:e109931, 2014
3) 岡田和悟，他：やる気スコアを用いた脳卒中後の意欲低下の評価．脳卒中 20:318-323, 1998
4) 小林祥泰(編)：脳疾患におけるアパシー(意欲障害)の臨床 改訂版．新興医学出版社，2016
5) Onoda K, Yamaguchi S: Dissociative contributions of the anterior cingulate cortex to apathy and depression: Topological evidence from resting-state functional MRI. *Neuropsychologia* 77:10-18, 2015
6) Matsuda Y, et al: Yokukansan in the treatment of behavioral and psychological symptoms of dementia: A systematic review and meta-analysis of randomized controlled trials. *Hum Psychopharmacol* 28:80-86, 2013
7) Aarsland D, et al: Cognitive impairment in incident, untreated Parkinson disease: The Norwegian ParkWest study. *Neurology* 72:1121-1126, 2009
8) 日本神経学会(監)：パーキンソン病診療ガイドライン 2018．医学書院，2018
9) 「特発性正常圧水頭症の診療ガイドライン作成に関する研究」班 日本正常圧水頭症学会(監)：特発性正常圧水頭症診療ガイドライン 第3版．メディカルレビュー社，2020
10) Kazui H, et al: Lumboperitoneal shunt surgery for idiopathic normal pressure hydrocephalus (SINPHONI-2): An open-label randomised trial. *Lancet Neurol* 14:585-594, 2015

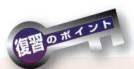

- 高齢者脳神経疾患の特徴を理解する．
- 脳血管障害や Parkinson 病で合併症(嚥下障害，寝たきりなどによる肺炎や認知症候群)をきたしやすい機序を理解する．
- 高齢者では合併症や周辺症状の治療が予後を左右することを理解する．

第18章

認知症とうつ病

学習目標
- 老化による高齢者の精神機能の低下を理解し，リハビリテーションの実践に活用する．
- 認知症高齢者の病態・診断・治療・介護を理解する．
- 高齢者のうつ病を理解する．

A 精神領域の老化と疾患

高齢者は老化とともに，精神機能が低下する．精神機能の老化は，記憶力の低下，精神活動の速度低下，考えの柔軟性のなさ，性格の先鋭化などとして観察される．

このような精神機能の老化のために，高齢者の精神疾患では，若年者にみられるような定型的な症状が見えにくい．さらに高齢者では，身体的因子に加えて心理的・社会的因子が加わり，症状が複雑となることも多い．また，高齢者は複数の疾患を合併していることが多く，必ずしも1つの基礎疾患だけで説明がつかない場合も多い．精神疾患を有する高齢者への対応にあたっては，症状の多様性と非定型性とを念頭において対応することが重要である．

B 認知症

わが国の65歳以上の高齢者が総人口に占める割合（高齢化率）は2000年に19％となり，学童期人口を超えた．2023年時点で65歳以上人口は3,623万人（高齢化率29.1％）であり，今後もこの比率は上昇し続け，2070年には高齢化率約40％となる見込みである．2012年当時の有病率

を参考に少なく見積もっても高齢者の15％が認知症患者とすると，2023年時点で，約543万人の認知症患者がいることになる．超高齢社会に突入するなかで認知症高齢者の問題に対応すべく社会システムの大きな変革が求められている．

2024年から共生社会の実現を推進するための認知症基本法が施行され，新しい枠組みでの社会的な対応がなされるようになった．

1 定義

精神疾患に対する社会の偏見と差別はいまだ十分に払拭されていない．精神疾患に対するスティグマをなくすため，2002年に日本精神神経学会は，1937年から使用されてきた「精神分裂病」という "schizophrenia" の訳語を改めて，「統合失調症」を提唱した．「痴呆」についても，その語源に否定的な意味合いがあることから，2004年12月に厚生労働省は，「痴呆」に替わって「認知症」を行政用語として用いることを決定し，老年精神医学会，認知症学会，認知症ケア学会なども，"dementia" の訳語として「痴呆」の用語を廃止して，「認知症」を使用するようになった．

認知症患者は，すべての大脳機能を喪失するわけではない．このような意味からすれば dementia の原語そのものも適当な用語とはいえない．dementia という原語は，「脱」「喪失」を意味する

▶表 18–1　認知症あるいは軽度認知障害の原因となりうる疾患・状態

1	Alzheimer 病
2	前頭側頭葉変性症
3	Lewy 小体病
4	血管性疾患
5	外傷性脳損傷
6	物質・医薬品誘発性
7	HIV 感染
8	プリオン病
9	Parkinson 病
10	Huntington(ハンチントン)病
11	他の医学的状態による
12	複数の病因による

接頭語 “de-” と「精神」を意味する語幹 “-mentia” からなり，精神機能の喪失を意味しているからである．

2013 年に発表された DSM-5[1) では，認知症の項目が大きく改められ，それは 2023 年の DSM-5-TR でも踏襲された．

neurocognitive disorders（神経認知障害群）のカテゴリーのなかに，delirium（せん妄），major neurocognitive disorder，mild neurocognitive disorder とが大きく区別されることになった．

日本精神神経学会では，major neurocognitive disorder には「認知症」，mild neurocognitive disorder には「軽度認知障害」の訳語を当てることを提唱した．認知症および軽度認知障害の下位分類として，その原因となりうる 12 の疾患・状態が並べられている（▶表 18–1）．

2 病態

認知症において障害される機能は，記憶，感覚連合野，運動連合野，辺縁系を中心とした大脳機能の一部分であり，必ずしも大脳機能全体が障害されるわけではないことを知っておく必要が

ある．

認知症とは，記憶と高次判断能力の障害を基本とする症候群である．

①記憶障害：早期から “エピソード記憶” が障害され，重症になると “意味記憶” も障害される．“手続き記憶” はかなりの重症に至るまで保持される〔第 4 章 A.4 項「記憶機能」（➡ 32 ページ）参照〕．

②高次判断能力障害：失語，失行，失認，行為遂行障害をいい，現実に即した適切な行動ができないことをいう．

前述したように，認知症の責任病巣については，感覚連合野，運動連合野，辺縁系に求められており，それぞれの障害により，認知，判断，記憶の障害が引き起こされる．

3 認知症の鑑別

認知症は症候群であり，その原因となる疾患は数多い．外傷，感染，代謝異常，脳血管障害，変性のいずれによっても，大脳に広範な障害が生じた結果として認知症が惹起されうる．認知症をきたす疾患は ICD 分類に従った病名だけでも 60 以上にのぼる．原因疾患の治療法が確立している認知症は，治療可能な認知症（treatable dementia）であり，認知症が非可逆性であるとの認識はない．

a 治療可能な認知症

特発性正常圧水頭症（idiopathic normal pressure hydrocephalus; iNPH），甲状腺機能低下症，ビタミン B_1（チアミン）欠乏症，薬剤性の認知症などがある．iNPH は，認知機能低下に加えて，歩行障害，尿失禁を三徴とするが，腰椎穿刺により脳脊髄液を排出するタップテストにより症状改善がみられる場合には，脳外科にてシャント術を施行することにより認知機能の改善が期待できる．甲状腺ホルモンの低下，ビタミン B_1 低下によっても認知症様症状が出てくる場合があり，このような場合には，甲状腺ホルモン投与，あるいはビタミン B_1 の補充により認知機能が改善する．高

齢者では多くの薬物を投与されている場合も多く，抗精神病薬，抗うつ薬など中枢に作用する薬物が漫然と使用されている場合にも認知症様の症状を呈することがあり，このような場合には，当然のことながら，不要な薬物を中止することにより認知機能が改善する場合もある．

高齢者における認知症の大多数は，神経変性認知症と血管性認知症による．以前は神経変性認知症のほとんどは Alzheimer（アルツハイマー）病とされたが，現在は多くの非 Alzheimer 型変性認知症が独立した疾患として扱われており，Lewy（レヴィ）小体病，前頭側頭型認知症，大脳皮質基底核変性症などを Alzheimer 病と区別する．

b Lewy 小体病

変性性認知症のなかで，Lewy 小体病は Alzheimer 病に次いで頻度が高い疾患で，大脳皮質に出現する Lewy 小体を特徴とする．認知能力障害は変動しやすいことが特徴であり，幻視を中心とした幻覚妄想を訴え，一過性意識障害を呈することも多い．経過中に Parkinson（パーキンソン）症状が出現することなどから鑑別する．Parkinson 症状が先に出現し，その後認知症が顕在化するものは，"認知症を伴う Parkinson 病"（Parkinson's disease with dementia; PDD）と，区別する場合もある．

Lewy 小体病や Parkinson 病においては，交感神経障害により心筋メタヨードベンジルグアニジン（MIBG）の集積低下が認められており，MIBG シンチグラフィー（心筋交感神経シンチグラフィー

とも呼ぶ）（➡ NOTE■）が鑑別診断として有用である．また，Lewy 小体病では，SPECT による脳血流量検査において後頭葉皮質を中心とした血流低下が認められることがあり，Alzheimer 病との鑑別に有用である（➡ Advanced Studies❶）．

c 前頭側頭型認知症

前頭側頭型認知症（frontotemporal dementia; FTD）は，病変が前頭葉と側頭葉に限局しており，人格変化，行動異常，言語症状などを呈する．記銘力障害よりもむしろ判断や意欲の障害が目立つ疾患であり，前頭連合野の障害による症状が前景に出る．無関心，脱抑制，自発性の低下，常同行動，被影響性の亢進などが認められ，このような問題行動のために日常生活は大きく障害されるが，それと比べて記銘力障害は目立たない．

前頭側頭型認知症の上位概念として，前頭側頭葉変性症（frontotemporal lobar degeneration; FTLD）が提唱されており，FTLD は臨床分類として，行動障害型前頭側頭型認知症（behavioral variant FTD; bvFTD），進行性非流暢性失語（progressive non-fluent aphasia; PNFA），意味性認知症（semantic dementia; SD）が区別される．FTD は神経病理学的に，前頭葉変性型，Pick（ピック）病型，運動ニューロン型に分けられる．FTLD のマンチェスター分類を図 18–1 に示す．

前頭側頭型認知症のなかでも Pick 病は古くか

NOTE

■MIBG シンチグラフィー（心筋交感神経シンチグラフィー）

^{123}I-MIBG 心筋シンチグラフィーは，節後性の心臓交感神経機能を知る核医学検査であり，各種の心臓疾患に用いられるが，Lewy 小体病，Parkinson 病でも心臓への MIBG の集積が低下することから診断の補助として利用される．

Advanced Studies

❶ DAT-scan（ダットスキャン®）検査

ドパミントランスポーター（DAT）に結合する放射性リガンドを静注したのち，SPECT 撮影により DAT 量を定量する核医学検査である．2014 年に放射性医薬品 ^{123}I-イオフルパンが保険収載となり，認知症鑑別のための検査として利用されている．Parkinson 病や Lewy 小体病では黒質線条体のドパミン神経の変性により DAT が減少するが，Alzheimer 病では線条体のドパミン神経変性はない．健常者や Alzheimer 病患者では，SPECT 画像で線条体の DAT が三日月状に描出されるが，Parkinson 病では症状に左右差が出やすく，症状のある側の線条体で集積が低下する．

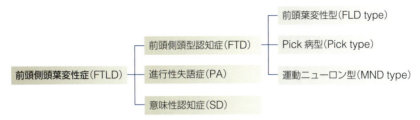

▶図 18-1　前頭側頭葉変性症のマンチェスター分類〔1996 年〕

ら知られている代表的な初老期発症の認知症である．性格変化，行動異常，道徳観念の低下，特有の言語障害などの症状が中心であり，若年性認知症の大部分を占める．

4 認知症の精神症状と問題行動

多くの認知症患者は，高次判断能力障害と記憶障害に加えて，徘徊，妄想，興奮，暴言などの多彩な精神症状，問題行動を呈する．これらは認知症の行動・心理症状(behavioral and psychological symptoms of dementia; BPSD)と呼ばれる．認知症患者の診療現場では，患者の呈する BPSD をいかにコントロールするかが求められている．

BPSD は，患者だけでなく，家族や介護者にとっても大きな負担を強いるものであり，それぞれの認知症患者に特有な BPSD をいかに上手にコントロールするかが，治療や介護の大きな目的となる．BPSD を単なる認知障害により引き起こされる二次的随伴症状として理解するのではなく，認知障害から独立した症状として理解し，BPSD の発症機序とその対応方法を理解することが必要である．

5 Alzheimer 病

a 分類と概念

以前は若年発症型を Alzheimer 病とし，高齢発症型を Alzheimer 型老年認知症として区別していたこともあるが，現在では両者をまとめて Alzheimer 病と呼ぶ．発症年齢により若年発症型，高齢発症型，遺伝性の有無により家族性，非家族性(孤発性)とに区別する．

Alzheimer 病は，大脳皮質にびまん性に出現する神経原線維変化，アミロイド β 沈着，神経細胞脱落を病理学的特徴とする(皮質性認知症)．これらの病変は，海馬，頭頂葉，側頭葉，前頭葉に認められ，大脳は全体的に萎縮するが，中心溝の後方の萎縮が目立つ(後方型認知症)．

Alzheimer 病の認知症症状は，大脳連合野と辺縁系とに求められる．前頭葉の前方連合野は意思発動をまとまった行動としてまとめ上げる領域であり，頭頂葉の後方連合野は感覚情報を統合して認知するための領域である．これらの連合野の障害により，感覚情報の処理や四肢の随意運動のような基本的なモジュールは機能していても，個体としてのまとまった現実に応じた適切な判断行動ができないことが，認知症症状の発症基盤である．

また，当然のことながら，辺縁系障害により経験や記憶との照合が十分になされないことも，適切な行動がなされない原因となる．

b 頻度

認知症の有病率は，65 歳以上に急増する．5 歳刻みで比較すると，5 歳年齢が上がるごとに認知症の有病率はほぼ 2 倍となり，85 歳以上では 20% と推定される．Alzheimer 病は認知症全体の約半数とされていることから，65 歳以上の高齢者の約 5〜10% が Alzheimer 病と推定される(▶図 18-2)．

高齢者数においては女性の比率が高くなることが知られているが，この比率を補正しても，

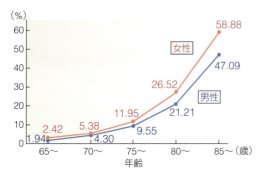

▶図 18−2　性・年齢別にみた認知症の有病率
認知症は5歳ごとに倍々で増加する．値は数学モデルをもとに算出された2012年の有病率を示す．
〔二宮利治：日本における認知症の高齢者人口の将来推計に関する研究．厚生労働科学研究費補助金（厚生労働科学特別研究事業），平成26年度総括・分担研究報告書，2015より改変〕

Alzheimer病の有病率には性差があり，やや女性に多い（→ Advanced Studies❷）．

発症年齢により65歳以上での発病を高齢発症型，それ以前の発病を若齢発症型とする．若齢発症型Alzheimer病は40歳代以降に多い．一部には家族性発症を示すものがあり，家族性Alzheimer病の大部分については遺伝子診断が可能である．

Advanced Studies
❷認知症と生活習慣病

脂質異常症，高血圧，糖尿病，メタボリックシンドロームなどの生活習慣病と認知症に関しては多くの研究が行われている．認知症のなかでも血管性認知症はこれらの生活習慣病によりその発症リスクが高くなると考えられるが，Alzheimer病もまたこれらの生活習慣病との関連が報告されている．特に中年期における脂質異常症，高血圧，糖尿病，メタボリックシンドロームは高齢期におけるAlzheimer病の発症と関係する．一方，高齢期におけるこれらの生活習慣病と認知症発症との関連を示す報告はほとんどなく，これら生活習慣病に対する薬物治療による認知症発症予防効果を示した報告もない．しかしながら，高齢者における生活習慣病の治療が心血管イベントを抑制することは明らかであり，必要に応じて薬物治療を行う必要がある．もっとも，血糖降下薬の使用による低血糖発作が認知症の発症リスクをあげるという報告があるため，低血糖をきたしにくい薬物選択が望ましい．

C 症状

Alzheimer病の臨床経過は個人差が大きく，一概には記述しづらい．ここでは大まかに，前駆期，初期，中期，末期の症状について述べる．

(1) 前駆期

前駆期には，軽度の記銘力障害とともに，根気がない，疲れやすいなどの日常行動における無気力で気づかれるが，この時期はあとになり振り返って気づかれるものであり，この状態だけでAlzheimer病と診断することは困難である．

(2) 初期

初期には，物忘れが出現し，財布を置き忘れたり，大事なものをしまい忘れて探し回ったり，電話番号がどうしても覚えられなかったり，記銘力障害が目立つようになる．

記銘力障害に加えて，記憶の減退が著しくなり，いったん覚えていたことも忘れてしまう．古い記憶は新しい記憶よりも保持される傾向にある．いままでできていた道具の操作がわからなくなったり，計算が困難になったり，重要な約束ごとを忘れてしまったりして，日常生活上の支障が認められるようになる．複雑な事柄ができなくなり，特に新たな事態に対して適切に対応できなくなる．

患者の多くはこのような事態に困惑し，多くの場合，日常生活での活動が減少する．特に空間認知障害が目立つようになり，迷子になったり空間配置が理解できなくなる．

(3) 中期

認知症症状が中等度以上になると，記憶障害が著明となり，同じことを何度も繰り返して言うようになる．喚語障害，失名詞などのために言語能力が大きく障害され，単語の数も少なくなり，「あれ」，「これ」，「それ」などの代名詞で済ますようになり，意思疎通に困難が出てくる．構成失行，着衣失行，観念失行などのために，簡単なことであってもまとまった行為ができなくなり，毎日の生活において独立した生活ができなくなる．洋服の着脱，身辺整理，洗顔・歯磨きなどに介助が必要と

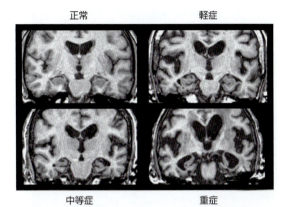

▶図18-3 Alzheimer病患者の海馬萎縮（MRI，冠状断）

なる．この時期には精神症状や問題行動も多い．落ち着きのなさ，攻撃性，拒絶，無頓着などが認められ，介護者に大きな負担となる場合も多い．

(4) 末期

末期になると，言語機能は崩壊し，無欲無動となり，失禁状態となる．四肢の運動機能も障害され，歩行困難となる．失外套状態となり，四肢が固縮し，寝たきりで経過する．

d FAST分類

やや細かく分けたステージ分類としてFAST分類がある．ステージ1が正常，ステージ2が健常高齢者に相当するとして，Alzheimer病の病期をステージ3から7までに分けるものである．境界状態（ステージ3），軽症（ステージ4），中等症（ステージ5），重症（ステージ6），最重症（ステージ7）に区分する．

ステージ3は，家庭での日常生活では支障がないが，職場や社会生活では問題が認められる段階，ステージ4は日常生活にも多少の問題が出てくる段階，ステージ5は基本的な日常生活が独力ではなしえない段階，ステージ6は着替え，入浴，トイレなどの基本的な身のまわりのことができない段階，ステージ7はほぼ寝たきりに近い状態をいう．

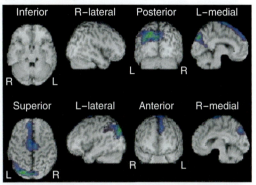

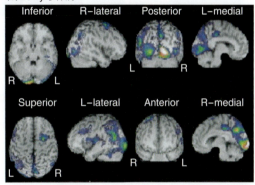

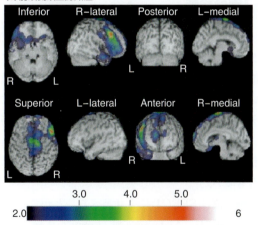

▶図18-4 病初期における脳血流の低下領域（SPECT画像）

〔Waragai M, et al: Evaluation of brain perfusion SPECT using an easy Z-score imaging system (eZIS) as an adjunct to early-diagnosis of neurodegenerative diseases. *J Neurol Sci* 260:57-64, 2007 より転載〕

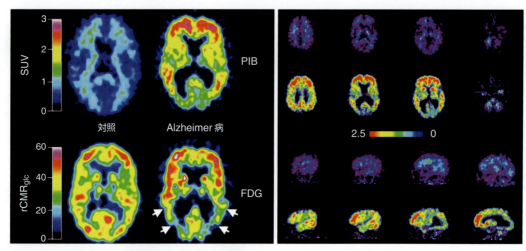

▶図 18-5　Alzheimer 病脳のアミロイド沈着とグルコース代謝低下部位の比較
　左：対照は，67 歳健常者のアミロイドイメージング(上)とグルコース代謝イメージング(下). Alzheimer 病は，同様の断面での 79 歳アルツハイマー病患者のアミロイドイメージング(上)とグルコース代謝イメージング(下). 矢印は Alzheimer 患者での後頭頭頂部におけるグルコース代謝の低下を示す.
　右：左図の健常者と Alzheimer 病患者の PIB イメージングによるアミロイド沈着の分布. 上 2 列は長軸に沿って下から上への 4 断面, 下 2 列は矢状断であり, 左から中央への 4 断面. 第 1 と第 3 列は健常者, 第 2 と第 4 列は Alzheimer 病患者のアミロイド沈着の分布.
〔Klunk WE, et al: Imaging brain amyloid in Alzheimer's disease with Pittsburgh Compound-B. Ann Neurol 55:306–319, 2004 より転載〕

e 画像診断

　Alzheimer 病においては，海馬，側頭葉，頭頂葉に萎縮が認められる．側頭葉内側部に位置する海馬は，軽症，中等症，重症と疾患が進行するに従い，萎縮を示す(▶図 18-3)．同時に，大脳皮質の萎縮，脳溝の開大，脳室の拡大も認められるようになる．Alzheimer 病においては，通常 1,400 g 程度ある大脳重量が萎縮により 1,000 g を切る場合も多い．

　脳血流は SPECT により調べることができる．図 18-4[2]) に，Alzheimer 病，Lewy 小体病，前頭側頭型認知症の SPECT 画像を示す．Alzheimer 病においては後部帯状回，角回における脳血流低下が病初期にみられることが特徴である．

　脳機能画像として，脳血流とともにグルコース代謝の評価も使用される．Alzheimer 病においては頭頂葉，側頭葉のグルコース代謝の低下が認められる．このような脳機能画像は基本的には脳の萎縮とそれに伴う脳血流量の低下，グルコース代謝の低下を評価しようとするものであるが，近年は，より直接的に Alzheimer 病の診断に役立つリガンドが開発されている．

　Alzheimer 病脳では，アミロイド β 沈着が特徴的であるとの知見に基づいて，アミロイド β 線維に結合するリガンドである Pittsburgh compound-B(PIB)を用いてアミロイド沈着を画像化できるようになった．Alzheimer 病においてはアミロイドの沈着を示す PIB の集積が，FDG(^{18}F-フルオロデオキシグルコース)の示すグルコース代謝低下の部位に一致して示されている(▶図 18-5)[3)]．このような新しい脳機能画像法を用いることにより，積極的に Alzheimer 病を診断できるようになった．

f 診断マーカー

(1) プレセニリン-1 遺伝子変異

　Alzheimer 病の約 1 割は家族性である．家族性

Alzheimer 病の原因遺伝子としてアミロイド前駆体蛋白質の変異，プレセニリン–1 遺伝子変異，プレセニリン–2 遺伝子変異が知られている．特にプレセニリン–1 遺伝子変異は最も頻度が高く，家族性 Alzheimer 病の 7〜8 割はこの遺伝子変異を有する．

(2) タウ遺伝子

家族性発症の Parkinson 症状を伴う前頭側頭型認知症(FTDP-17)は第 17 番染色体との連鎖が知られていたが，1998 年にタウ遺伝子変異が同定された．これらの遺伝子変異はいずれも浸透率 100% の顕性(優性)遺伝を示し，遺伝子変異があれば発症以前に診断が確定する．Alzheimer 病ではタウ遺伝子変異は報告されていない．脳脊髄液中のタウ蛋白レベルが上昇しており Alzheimer 病の診断に役立つ．また，リン酸化タウ蛋白レベルも上昇している．

(3) アポリポ蛋白 E

アポリポ蛋白 E は第 19 番染色体上の遺伝子によりコードされる脂質代謝にかかわる血清蛋白質であり，3 種類のアイソマー(E2，E3，E4)がある．一般人口におけるアイソマーの比率には人種差があり，欧米人では $\epsilon2 : \epsilon3 : \epsilon4$ の遺伝子頻度が 0.08 : 0.77 : 0.15 であるのに対して，日本人では 0.05 : 0.86 : 0.09 であり，欧米人と比較して $\epsilon4$ の比率が低い(E は蛋白，ϵ は遺伝子を表す)．

欧米人のデータでは高齢発症・家族性 Alzheimer 病患者群では $\epsilon4$ 頻度が 0.52 と，一般人口の 0.15 と比較して E4 型を有するものが有意に高い．その後，他の変性認知症，血管性認知症についても Alzheimer 病ほど高い比率ではないが，やはり疾患群で E4 の比率が高いことが報告された．アポリポ蛋白 E4 は加齢に伴う認知症症状の促進因子として作用している．

(4) アミロイド β 蛋白

脳脊髄液による認知症疾患の生化学的診断が可能である．タウ蛋白は Alzheimer 病患者群では高いレベルを示す．しかしながら，Alzheimer 病以外の認知症疾患においてもタウ蛋白レベルの上昇が認められる．

Alzheimer 病脳では老人斑コアおよび血管壁にアミロイド線維が沈着する．アミロイド線維を構成するアミロイド β 蛋白にはアミノ酸残基 39〜43 個のものがあり，短いアミロイド β 蛋白(Aβ40)よりも長いアミロイド β 蛋白〔Aβ42(43)〕のほうが神経細胞毒性も凝集性も強い．脳脊髄液中のアミロイド β 蛋白レベルを Aβ40 と Aβ42(43)とを区別して定量すると，アミロイド β42(43)蛋白レベルは Alzheimer 病群で有意に低値を示す．

(5) ユビキチン

ユビキチンは神経原線維変化を構成する蛋白質の 1 つであり，脳脊髄液中のユビキチン量は Alzheimer 病群では上昇している．

9 治療

(1) 症状改善薬

Alzheimer 病治療薬としてアセチルコリン作動性薬物が開発され，現時点ではアセチルコリンエステラーゼ阻害作用を有する 3 種類の薬物とグルタミン酸 NMDA 受容体拮抗作用を有する薬物が使用されている．

世界で初めて開発されたアセチルコリンエステラーゼ阻害薬である tacrine(タクリン)は，その肝臓毒性により広く使用されるには至らなかった．第二世代のコリンエステラーゼ阻害薬として，ドネペジル塩酸塩(➡ Advanced Studies ❸)，リバスチグミン，ガランタミン臭化水素酸塩が開発されて

Advanced Studies

❸ ドネペジル塩酸塩

ピペリジン誘導体構造を有する可逆性エステラーゼ阻害薬である．tacrine と比べて，アセチルコリンに対する特異性が高く，末梢のブチリルコリン分解阻害作用が少ない．したがって，末梢性のコリン系副作用が少ないという利点がある．ドネペジル塩酸塩は，1996 年に FDA(米国食品医薬品局)が承認したのに続いて，1999 年末にわが国においても承認された．

いる．また，NMDA 受容体アンタゴニストであるメマンチン塩酸塩は中等症から重症 Alzheimer 病への使用が認められている．

これらの薬物は広く使用されているが，いずれも認知機能低下を遅らせるものの，長期的には薬物を使用していても認知機能低下は進行する．そのような意味で対症療法薬としての限界がある．

(2) 病態修飾薬

症状改善薬の限界を打ち破るべく，直接的にAlzheimer 病の病態を抑制する薬物の開発が進められてきた．その作用機序は多岐にわたっているが，多くはアミロイド産生・沈着を抑制する薬物，タウの重合抑制剤などであった．2023 年末，アミロイド蛋白に対する抗体治療薬であるレカネマブが早期 Alzheimer 病（MCI と軽症 Alzheimer 病）に対する治療薬として承認された．

レカネマブは 2 週間に 1 回の点滴投与で脳内に沈着したアミロイド蛋白を除去し，認知機能とADL の低下を抑制することが期待されている．レカネマブ投与による脳内微小出血の可能性も考えられることから，定期的な頭部 MRI によりアミロイド関連画像異常（amyloid related imaging abnormalities; ARIA）の有無を調べることが求められている．

続いて 2024 年 9 月にはアミロイド蛋白の異なるエピトープに対するモノクローナル抗体治療薬ドナネマブも承認された．

(3) 非薬物療法

Alzheimer 病に対する多彩な非薬物療法が行われている．いろいろな分類があるが，治療介入の標的となる症状について分類すると**表 18–2** に示すようなものがある．

認知機能を標的とするものには，リアリティオリエンテーション，認知刺激療法，技能訓練などがあり，いずれも，自分の置かれた時間・場所・状況を正しく理解して，日常生活における排泄や食事などの生活技能を支援しようというものである．

"刺激"に焦点を当てた方法としては，芸術療法やアロマセラピーなどがある．芸術・音楽療法は，大きく受動的なものと能動的なものの 2 つに分けられるが，絵を描く，音楽を奏でるという行為は言語化できない気分，感情の不安定さを外に吐き出す（カタルシス）効果を有する能動的芸術療法として活用することができる．

"感情"に焦点を当てた治療法として，回想法，バリデーション療法なども広く行われている．回想法は，認知症患者が古い記憶を維持しているという原則に基づき，残っている記憶を適切な場面・適切な状況で再認する訓練である．バリデーション療法（validation therapy）は，徘徊などの"問題行動"の抑制を目指す治療法で，患者の失敗や問題行動を責めるのではなく，正しい行動をほめることにより強化し，適切な行動を誘発しようとするものである．

6 認知症患者への対応

a BPSD のコントロール

認知症患者の対応で最も難しいのは，BPSD（行動・心理症状）のコントロールである．活発な異常行動が認められる時期には，精神運動興奮の程度に応じて抗精神病薬が必要となる場合も多く，

▶表 18–2　Alzheimer 病に対する非薬物療法

認知に焦点を当てたアプローチ	●リアリティオリエンテーション ●認知刺激療法 ●技能訓練
刺激に焦点を当てたアプローチ	●活動療法 ●レクリエーション療法 ●芸術療法 ●アロマセラピー ●ペットセラピー ●マッサージ
行動に焦点を当てたアプローチ	●行動異常を観察し評価することに基づいて介入方法を導き出すもの
感情に焦点を当てたアプローチ	●支持的精神療法 ●回想法 ●バリデーション（是認）療法 ●感覚統合 ●刺激直面療法

極端な問題行動に対しても少量の抗精神病薬を使用する場合もある.

近年わが国でも広く使用されるようになったアリピプラゾール，リスペリドンなどの非定型抗精神病薬は錐体外路系の副作用が少なく，認知症高齢者の問題行動のコントロールにも有効であるとして用いられることが多くなったが，Alzheimer病患者に対しては，これらの非定型抗精神病薬の使用により死亡率が上昇するとの警告がFDAから出されており，安易な使用はすすめられない.

b ケアの大原則

認知症患者のケアの大原則は，残存する脳機能をできるだけ有効に活用することにある.認知症のタイプにより異なる障害機能と残存機能とを区別して，残存機能の保持を考える.

認知症患者は，記憶，認知，判断の障害により多彩な精神症状を呈しており，広い意味での精神障害と共通する特徴は，患者本人の疾病，障害，ハンディキャップ，苦悩もさることながら，周囲の家族・介護者，コミュニティー，社会に対する負担が大きいことにある.認知症患者の精神症状や問題行動は，周囲の者に多大な負担を強いるものであることはいうまでもないが，周囲の者がどのように対応してよいか判断できず，患者本人以上に困難な状況に追いやられることも多い.

このような場合にも，患者の認知症とそれに対応する脳機能の障害パターンとを厳密に確認しながら，患者の行動全体についてわからないとするよりも，患者の行動のすみずみに了解できる部分を見出すように努めるべきである（➡ Advanced Studies❹）.

近年の脳研究により，高齢のヒトの脳においても可塑性が保持されていることを示唆する事実が明らかになり，脳機能のリハビリテーション，ケアによる脳機能保持について認知予備力（cognitive reserve）の重要性を指摘する新たな考え方が導入されている.

C うつ病

初老期・老年期うつ病患者数は増加している.以前は，高齢者の重症うつ病有病率は1%程度，軽症を含めると3~5%と推定されてきたが，現在は，うつ病の有病率は高齢者の約6%と推定されている.

近年のうつ病患者についての特徴は，初老期・老年期うつ病患者が増加したこと，この増加は重症うつ病よりも軽症のうつ病の増加によること，さらにうつ病と不安症，あるいはうつ病と認知症などを併せもつ症例が増加したことがあげられる.

1 老年期うつ病の特徴

若年者のうつ病では生物学的因子による"内因性"要因の関与が大きいが，高齢者では身体的要因，心理的要因，社会的要因の関与が大きい.

老年期うつ病の発症に関与する心理的・社会的要因として，老化とともにおこる身体的・心理的・社会的"喪失体験"があげられる.

加齢による体力低下，身体機能低下とともに健

Advanced Studies

❹ 認知症患者の入院の契機

Alzheimer病患者の在宅療養には家族による"見守り"が大きな役割を果たす.患者生活のその場その場で必要な助言と援助を行うことで認知症患者は在宅生活を続けることができる.Alzheimer病患者を抱える多くの家族が，在宅介護を困難と思い始める最初のエピソードに，徘徊・迷子がある.患者はいつものように散歩や買い物に外出するのであるが，新しい建物とか工事中とか，ほんの些細な状況の変化により混乱して，いつもの通いなれた道であっても家に戻れなくなる.Alzheimer病患者には視空間認知障害があり，地理的見当識が障害されやすいからである.飲まず食わずでどんどんと歩き続け，離れた見知らぬ場所で保護されて緊急入院となり，家族がこの時点で在宅介護を断念することも多い.

一般論ではあるが，筆者はこの時期における在宅介護の断念は早すぎると考えている.脱水・全身衰弱などの身体的管理のための数日の入院が必要であったとしても，家族環境を整えたうえで，在宅療養を続けるほうがよい.

康状態が悪くなり，慢性疾患に罹患することが多くなる．これは身体的喪失体験として作用する．家族や友人，同僚との死別による心理的な喪失体験，さらには，職場からの退職，経済力や社会的地位の低下による社会的な喪失体験は，いずれも単独で，あるいは重なり合って，うつ病発症の契機となりうる．このような老年期うつ病にはいくつかの特徴がある．

a 身体的愁訴

まず身体的愁訴が多い．身体的不調を訴えて内科などの一般診療科を受診する高齢者の10〜15%に抑うつ症状がみられる．感情面の抑うつ症状が目立たずに，不眠，易疲労感，めまい，頭重，頭痛，肩こりのほか，食欲低下，便秘，下痢などの胃腸症状，胸部痛などの不定愁訴を訴えるうつ病を仮面うつ病（masked depression）と呼ぶが，これは老年期うつ病に多い．

一般に高齢者は感情の表出が穏やかであり，自らの悲哀感や抑うつ感を語ることは少ない．また，老年期のたび重なる"喪失体験"により自己防衛的となり，周囲からの援助を求めて自ら非力感，無力感を表明することは少ない．このような心理規制のために，感情表現よりも身体表現となって，仮面うつ病が発症する．

また，多くの高齢者は身体的不調を有しており，うつ病の発症とともに自分の身体症状に対する評価が悲観的となり，その身体症状が増悪したと感じられるために，まず身体症状の愁訴として表現される．

b 心気傾向

心気傾向を示すうつ病は高齢者に多い．前述したように，高齢者では身体的疾患を有していることが多く，身体的愁訴や心気的訴えが多いが，この心気傾向は，身体疾患が存在していないにもかかわらず，身体疾患が存在するに違いないとの主観的な思い込みによる．

身体的不調を訴えて身体諸科を受診する者の

なかには，うつ病による心気症状が原因である場合も含まれる．このような老年期うつ病の患者には，不安親和性ともいうべき性格傾向が認められる．不安感と抑うつ感の混在した状態から，身体症状に対する心気的訴えが増強して心気うつ病（hypochondriac depression）が発症する．また，強い不安・焦燥感が前景に出ているうつ病も高齢者には多く，極端な場合には激越うつ病（agitated depression）の型で発症する．

c 非定型性

老年期のうつ病では，症状に個人差が大きく非定型的な症状が多い．抑うつ感情，悲観的思考，精神運動抑制，不安・焦燥感などの他年代のうつ病と共通する基本症状に加えて，自発性低下が前景に出ており，うつ病を特徴づける感情の落ち込みが目立たない場合もある．微笑を絶やさず一見穏やかな表情に満ちており，自分からうつ気分を訴えないものもある．このようなうつ病を微笑みうつ病（smiling depression）と呼ぶが，これは高齢者に多い．

妄想を呈するうつ病も高齢者には多い．妄想の多くは罪業妄想，微小妄想，心気妄想であり，高齢者における物忘れ，記憶力の低下，感覚の鈍化などによる現実把握の不十分さがその原因となっていることも多い．極端な場合は，虚無妄想に支配された Cotard（コタール）症候群（➡ NOTE 2）を呈する．

一見，認知症と思われる症状が前景に出ているうつ病も高齢者には多い．抑うつ感情が目立たず，自発性の低下，意欲の減退，判断力の低下などから認知症症状との鑑別が困難な場合も多い．このような症例は仮性認知症と呼ばれ，抗うつ薬の使用により症状は改善する．逆に認知症患者で認知症症状が出現する以前に，あるいは認知症の初期段階において抑うつ状態が認められることも多いので，その鑑別には注意が必要である．

d うつ病の症状評価

うつ病の基本症状は気分(感情)障害であり，生気感情と欲動の障害が最も重要である．生気感情の障害とは，いわゆる抑うつ気分であり，悲哀感，絶望感にとらわれる．この感情の落ち込みが原因となり，微小念慮や思考抑制などがみられる．また，身体症状として，睡眠障害，食欲不振，自律神経症状がみられる．

うつ症状の評価のために，Zung(ツング)の自己評価うつ病スケール(self-rating depression scale; SDS)と，Hamilton(ハミルトン)のうつ病評価尺度(Hamilton's psychiatric rating scale for depression; HRSD)がよく使用される．前者は病者が自らの状態を4段階で評価する20項目からなる尺度であり，後者は他者による評価尺度で21項目からなる．

また，高齢者うつ病の評価には老年期うつ病評価尺度(Geriatric Depression Scale; GDS)も広く用いられるが，これには15項目版と30項目版がある〔第8章 B.3項「精神・心理機能」(➡ 65ページ)参照〕.

NOTE

❷Cotard 症候群

高齢者うつ病では，非哀感の訴えが少なく妄想にとらわれるケースも多く，若齢者と比較して非定型な病像や経過を呈することも多い．うつ病一般にみられる三大妄想として，罪業・貧困・心気妄想があげられることが多いが，高齢者うつ病では，この妄想が発展して否定妄想・虚無妄想にまで発展するものがあり，これは Cotard 症候群(Cotard's Syndrome)と呼ばれる．

臓器が腐敗しているとの心気妄想から始まり，身体の否定，自己の否定，外界の否定へと発展し，すべてを拒否・虚無的にとらえるようになり，未来永劫罰を受けて(永罰妄想)，死ぬことさえできない(不死妄想)との確信に発展する．病者はこの苦しみから逃れようと，しばしば自殺を企図する．

---

❷ 老年期うつ病の治療

うつ病の治療は，精神療法，薬物療法，生活療法による．それぞれ，心理的・生物学的・社会的因子に対応するものであり，症例によりそれぞれの因子の関与程度が異なる．症例ごとにそれぞれの因子の関与を正しく評価して対応することが求められる．

a 精神療法

うつ病に対する精神療法は，受容と支持につきる．特に老年期うつ病患者では，思考抑制のために話のテンポが遅く内容が乏しいことが多い．患者の話を十分に時間をかけて聞くことが必要である．高齢者の話す内容は，時に独断的で，冗長で，わかりづらいことが多い．このようなわかりづらさをどの程度許容できるかは，ひとえに治療者の許容度による．

カタルシス過程のなかで，治療者は心理的・生物学的・社会的要因のなかから最も重要な要因を判断し，さらに心理的要因について，前述した高齢者の喪失体験が，身体的・心理的・社会的喪失体験のどれによるか見当をつける．ポイントは，患者が重大と認知している事柄についての認知の歪みを見出し，それを受容することである．

b 薬物療法

(1) 三環系抗うつ薬

三環系抗うつ薬の多くは，モノアミン再取り込み阻害作用により抗うつ作用を示すが，抗コリン作用，抗ヒスタミン作用，抗ノルアドレナリン作用も併せもっており，副作用がおこりうる．

抗コリン作用による口渇，便秘，尿閉，洞性頻脈，抗ヒスタミン作用による過鎮静，眠気，めまい，抗ノルアドレナリン作用による起立性低血圧，反射性頻脈などは代表的な抗うつ薬の副作用である．

抗うつ薬による抗うつ効果発現には，規則的な

服薬開始から 10〜14 日の期間が必要であるが，副作用は服薬開始後，直ちに出現しうる．高齢者ではこのような副作用が出現しやすいこと，効果発現まで約 2 週間の服薬期間が必要なことを考えると，高齢者には三環系抗うつ薬よりも，以下に述べる四環系抗うつ薬あるいはセロトニン再取り込み阻害薬などの副作用の少ない抗うつ薬が第一選択薬となる．

(2) 四環系抗うつ薬

四環系抗うつ薬は，三環系抗うつ薬と比較して抗コリン作用による副作用が少ない．

マプロチリン塩酸塩は比較的選択的にノルアドレナリン再取り込みを阻害し，鎮静作用があり，不安・焦燥感の強いうつ病患者には有用である．

ミアンセリン塩酸塩は前シナプス性 α_2 受容体阻害作用と 5-HT$_2$ 受容体阻害作用を有しており，抗コリン作用は弱い．

セチプチリンマレイン酸もミアンセリン塩酸塩とほぼ同様の薬理作用を有する．

(3) セロトニン再取り込み阻害薬

トラゾドン塩酸塩には 5-HT$_2$ 受容体阻害作用に加えて，セロトニン再取り込み阻害作用とノルアドレナリン受容体のダウンレギュレーション惹起作用が報告されている．抗コリン作用が少なく心臓循環系への影響は少ないが，鎮静効果が強く不安・焦燥感を呈するうつ病患者に使用できる．稀に持続性勃起が報告されているが，これは抗 α_2 受容体作用による．

1999 年以来，選択的セロトニン再取り込み阻害作用を有する抗うつ薬が広く用いられるようになった．SSRI（selective serotonin reuptake inhibitor）と呼ばれるこれらの薬物はセロトニン再取り込みを阻害するが，三環系抗うつ薬に認められる副作用が少ない．抗うつ効果については三環系抗うつ薬と同等と考えられているが，副作用の少なさから抗うつ薬の第一選択とされる．

副作用は，悪心・嘔吐などの消化器症状と，傾眠，頭痛，焦燥などである．また，セロトニン作動薬には，いわゆるセロトニン症候群が惹起される可能性もある．一般には三環系抗うつ薬と比較して副作用は少なく，高齢者には使用しやすい．

また，セロトニン・ノルアドレナリン再取り込み阻害薬（SNRI）としてのミルナシプラン塩酸塩，デュロキセチン塩酸塩も使用されている．

D 理学・作業療法との関連事項

認知症患者に対して，脳機能の活性化をはかるためにさまざまな作業療法，脳活性化プログラムが行われている．Alzheimer 病に起因する脳機能の低下により活動の低下した患者に働きかけて，脳機能を活性化させることにより，廃用による二次的な脳機能障害を防ごうというプログラムである．体操，ボール遊び，手作業，折り紙，習字，音読，計算など，さまざまなプログラムがあるが，すべてのプログラムに共通して大切なことは，患者本人が自分から進んでやりたいとの姿勢を大事にすることであろう．

生活機能についても，"患者が今できていることをできるだけ長くし続ける" ことを目標にしたプログラムを個別的に考えるというきめ細かな対応が必要である．

身体機能のリハビリテーションプログラムにおいては，高齢者のうつ病の評価はきわめて重要である．脳卒中患者の多くには，卒中後うつ病が発症することが知られており，いったん発症したうつ病のためにリハビリテーションがうまく進まず大きな後遺障害を残すこともままみられるからである．リハビリテーションの成否はひとえに患者のモチベーションにかかっていることは周知のとおりであり，うつ病により自発性がなくなり意欲が低下した状態では，リハビリテーションそのものも進めることができない．高齢者においては，認知症，うつ病，せん妄はいずれも頻度の高い病態であり，このような病態は理学・作業療法の妨げとなる．

療法士の視点から

理学・作業療法士が認知症やうつ病といった疾患のある高齢者にかかわる機会は多く，今後，高齢社会の進展に伴い，いっそうその機会は増すだろう．

認知症状や抑うつについては，原因となる疾患について理解を深めておくことはもちろんであるが，症候に対する適切な対応のしかたについて理解を深め，実行できることが重要である．

認知症や抑うつの高齢者は，自分自身が今いる"時間"，"場所"，"なすべきこと"が不明になったときに不安が増大し，混乱に陥ることが多い．理学・作業療法士による介入が，このような不安を増大させてしまっては本末転倒である．特にADLを支援する場所でかかわる際には，目の前の利用者が"落ち着くことができるよう"に細心の注意をはらうことが不可欠である．そのためには，部屋の明るさや温度，香り，音，整頓の具合，療法士の動きなどのすべてが大きな影響因子になることを知っておく必要がある．

●引用文献

1) 日本精神神経学会(監修), 高橋三郎, 大野 裕(監訳)：DSM-5 精神疾患の診断・統計マニュアル. 医学書院, 2014
2) Waragai M, et al: Evaluation of brain perfusion SPECT using an easy Z-score imaging system (eZIS) as an adjunct to early-diagnosis of neurodegenerative diseases. *J Neurol Sci* 260:57–64, 2007
3) Klunk WE, et al: Imaging brain amyloid in Alzheimer's disease with Pittsburgh Compound-B. *Ann Neurol* 55:306–319, 2004

●参考文献

1) 武田雅俊：老化の生物学と精神医学. 診療新社, 2003
2) 中村重信：認知症の診断治療マニュアル. ワールドプランニング, 2003
3) 特集「レビー小体型痴呆」. *Cognition and Dementia* 4, 2005
4) 特集「前頭側頭葉変性症の臨床から分子病態まで」. *Cognition and Dementia* 4, 2005
5) Jürgs M(著), 池村義明, 他(訳)：アルツハイマー――無の世界への航跡. アークメディア, 2006
6) 日本神経学会(監)：認知症疾患治療ガイドライン 2017. 医学書院, 2017

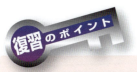

- 高齢者に特有な症状の多様性・非定型性の理由を理解する．
- 認知症性疾患の代表である Alzheimer 病の病態を理解する．
- 治療できる認知症について説明できる．
- Alzheimer 病と鑑別すべき変性認知症を3つあげる．
- Alzheimer 病の生物学的診断マーカーをあげる．
- 老年期うつ病の特徴を理解する．
- 老年期うつ病の診療原則を理解する．
- 認知症患者の残存機能の保持を考えた理学・作業療法を検討する．
- 老年期うつ病の身体的要因，心理的要因，社会的要因を理解する．

COLUMN 高齢者に多い精神疾患

高齢者に多い精神疾患として，認知症（Dementia），うつ病（Depression），せん妄（Delirium），妄想症（Delusion）の4D，あるいは，薬剤誘発性（Drug-induced）を加えた5Dを念頭において診療にあたる．本章では，うつ病と認知症について述べたが，せん妄については第12章（➡ 94ページ）で述べられる．多くの身体疾患を有している高齢者は多くの薬剤を使用している場合があり，薬剤誘発性精神障害にも留意する必要がある．

ここでは，高齢者の妄想症について述べる．1965年にM. Rothにより提唱された老年期妄想症（late paraphrenia）のことであるが，高齢期に入って初めて幻覚妄想を呈する病態をいう．若い時期に発症する幻覚妄想の代表は統合失調症であるが，高齢者に多い妄想症では，幻覚妄想による自我障害が統合失調症と比較して少なく，意欲低下や人格水準低下の程度も少ないことから，老年期妄想症は統合失調症とは異なる病態とする立場もある．

高齢者の不安症は，時として激しい焦燥感を伴う場合もある．強迫症は高齢期になり脳血管障害を原因として発症することもある．高齢者のパーソナリティ症は，もともとの性格がより先鋭化された形で現れることが多い．

COLUMN　認知症基本法について

経緯

認知症の人の数は高齢化に伴い増加しており，日本でもその数は急速に増加している．この現状に対応するためには，包括的な支援と計画的な取り組みが不可欠である．こうした背景から2012年に「認知症施策推進5か年計画（オレンジプラン）」が策定された．さらに，2019年には「認知症施策推進大綱」が策定され，2024年には「共生社会の実現を推進するための認知症基本法」（以下，「認知症基本法」）が施行された．

目的

認知症基本法の目的は，認知症の人が尊厳を保ちながら希望をもって暮らせる社会をつくり上げることである．認知症の人も皆さんと同様に個性や能力を発揮しながら，社会生活を営むことができる環境を整える必要がある．それには国と地方自治体が一体となって認知症施策を推進し，認知症に対する正しい理解や知識を広め，国民全体が共生社会の実現に向けて協力し合うことが重要である．

概要

認知症基本法は，以下の基本理念に基づいている．

- **認知症の人の尊厳と自立**：認知症の人の意思や希望を尊重し，安心して日常生活や社会生活を送れるよう支援する．
- **共生社会に向けた知識と理解の促進**：国民が認知症に関する正しい知識を深め，共生社会の実現に貢献する．
- **バリアフリー社会の推進**：認知症の人がどの地域でも安全に生活し，安心して社会活動に参加できる環境を整える．
- **保健医療・福祉サービスの提供**：認知症の人の意向を尊重し，質の高い医療・福祉サービスを途切れることなく提供する．
- **家族への支援**：認知症の人だけでなく，その家族も

支援する体制を整え，相談窓口を設ける．
- **研究の推進と認知症の予防**：認知症に関する研究や予防，治療のための科学的知見を普及し，活用する．科学的知見に基づき，予防策を推進し，早期診断と早期対応を強化する．
- **総合的な取り組み**：医療，福祉のみならず，教育，地域づくりなど関連分野とも協働する．

目指す「共生社会」とは

認知症基本法が目指す「共生社会」とは，認知症の人々がその個性や能力を十分に発揮し，皆で支え合いながらともに生活できる社会を指す．この社会では，認知症の人が日常生活で直面する困難を取り除き，積極的に社会に参加し，自らの意見を表明できる機会が保障される．そのためには，認知症に関する正しい理解が国民全体に広がり，彼らが孤立することなく，地域社会の一員として尊重されながら生活できる環境が必要である．

また，介護を担う家族への支援も欠かせない．介護の負担を軽減し，精神的なストレスを和らげ，家族も地域社会で支えられる体制が求められる．さらに，研究や予防策が進み，早期発見・診断から適切な治療に結びつけ，認知症になっても社会参加の機会が広がることが期待されている．

まとめ

認知症に対する誤解や偏見は，共生社会の実現を妨げる大きな要因となる．認知症の人々が尊厳を保ちながら安心して暮らすためには，私たち1人ひとりの正しい理解とやさしさが欠かせない．認知症は当事者だけではなく家族にも大きな影響を与える病であり，家族への支援も重要である．彼らが孤立せず，ごく普通の生活を送るためには，社会的な環境整備に加えて，私たちの心のバリアを取り除くことが必要である．

この理念を初めて法律として明文化したのが「認知症基本法」である．この法律には，障害があっても，

ともに暮らせる社会の実現に向けた希望が込められて
いる.

●**参考文献**
1) 内閣府：令和6年版高齢社会白書. 2024
   https://www8.cao.go.jp/kourei/whitepaper/
   index-w.html（2024年10月アクセス）
2) 井桁之総：認知症 ありのままを認め，そのこころを知
   る─虎の門病院認知症科の考え方. 論創社, 2020

COLUMN 認知症の診断名と異常蓄積蛋白質について

認知症の病名には，Alzheimer 病や Parkinson 病のように発見者の名によるもの，前頭側頭型認知症や皮質基底核変性症のように大脳の障害部位によるもの，嗜銀顆粒性認知症や神経原線維変化型老年期認知症のように病理像によるものなど，さまざまである．また，臨床症状による診断，病理による診断によりその分類が異なり，混乱をきたすことが多い．ここでは，これらの名称を整理し，その意味を理解する．

認知症の診断名は，その意味があいまいなまま使われていることが多い．ここでもう一度言葉の意味を整理し，認知症の知識を深めてもらいたい．

認知症の種類と蓄積蛋白

認知症の診断名や原因は**表 1**のようにきわめて多岐にわたる[1]．

このうち中枢神経変性疾患による認知症では，臨床症状で診断される場合と，**表 2**に示す病理学的に蓄積する異常蛋白質で診断される場合がある．

Alzheimer 病と Alzheimer 型認知症の違い

Alzheimer 病には，65 歳未満の若年で発症し，遺伝子異常をもつ常染色体顕性（優性）遺伝性 Alzheimer 病（autosomal dominant Alzheimer disease; ADAD）と，65 歳以降に発症し明らかな家族歴のない孤発性 Alzheimer 病に分かれる．剖検脳では神経細胞外に老人斑〔アミロイド β (Aβ) 蛋白質からなる〕と神経細胞内に神経原線維変化（リン酸化タウ蛋白質からなる）が生じる．さらに髄液検査では発症の約 25 年前から Aβ42 蛋白質が低下し，約 10 年前からリン酸化タウ蛋白質が増加する．このように原因遺伝子や病理学的に Aβ が証明されるか，もしくは髄液で Aβ42 の低下やアミロイド PET 検査で Aβ の脳内沈着が確認できると，症状とはかかわりなく，Alzheimer 病と呼ぶ．

一方，実際の臨床では異常遺伝子や蛋白質を証明することが難しく，症状のみで診断されるケースがほとんどである．つまり，典型的な近時記憶障害や見当識

▶ **表 1 認知症の診断名と原因**

中枢神経変性疾患による認知症

- Alzheimer 型認知症
- Lewy 小体型認知症
- 前頭側頭型認知症
- 進行性核上性麻痺
- 皮質基底核変性症
- 嗜銀顆粒性認知症
- 神経原線維変化型老年期認知症

脳血管性認知症

- 脳梗塞
- 脳出血
- くも膜下出血
- 慢性硬膜下血腫

認知症を引き起こす内科・外科疾患

1. 脳腫瘍

2. 正常圧水頭症

3. 頭部外傷

4. 低酸素脳症

5. 感染症
   髄膜炎（ウイルス性，細菌性，結核性，真菌性），ヘルペス脳炎，エイズ脳症，神経梅毒，脳膿瘍，Creutzfeldt-Jakob 病

6. 臓器不全および関連疾患
   腎性脳症，肝性脳症（肝炎，肝硬変，肝癌，門脈肝静脈シャント），慢性心不全，慢性呼吸不全（COPD，CO_2 ナルコーシス）

7. 内分泌疾患
   甲状腺機能低下症，下垂体機能低下症，副腎皮質機能低下症，副甲状腺機能低下症・同亢進症，Cushing 症候群，低血糖

8. 欠乏性疾患，中毒性疾患，代謝性疾患
   アルコール依存症，Marchiafava-Bignami 病，CO_2 中毒，ビタミン B_1 欠乏症（Wernicke-Korsakoff 症候群），ビタミン B_{12} 欠乏症（亜急性連合性脊髄変性症），ビタミン D 欠乏症，葉酸欠乏症，ナイアシン欠乏症（ペラグラ），薬物中毒（抗癌剤，向精神薬，抗菌薬，睡眠導入薬，ステロイド，抗てんかん薬など），金属中毒（水銀，マンガン，鉛など）

9. 自己免疫性疾患
   自己免疫性脳炎，多発性硬化症，急性散在性脳脊髄炎，Behçet 病，Sjögren 症候群など

▶表2　異常蓄積蛋白質による認知症の分類

アミロイドβ	Alzheimer 病(AD)(AD 型認知症)
タウ	Alzheimer 病(AD)(AD 型認知症) 前頭側頭型認知症(FTLD) 進行性核上性麻痺(PSP) 皮質基底核変性症(CBD) 嗜銀顆粒性認知症(AGD) 神経原線維変化型老年期認知症(SD-NFT)
α−シヌクレイン	Parkinson 病(PD) Lewy 小体型認知症(DLB) 多系統萎縮症(MSA) 純粋自律神経不全症(PAF)
TDP-43	筋萎縮性側索硬化症(ALS) 前頭側頭型認知症(FTLD)
FUS	筋萎縮性側索硬化症(ALS)
ハンチントン	Huntington 病(HD)

障害，物盗られ妄想や振り返りなどの症状や大脳 MRI 検査でみられる側頭葉内側面や頭頂葉の萎縮，脳血流シンチグラフィーでの後方帯状回や楔前部の血流低下などの画像所見を組み合わせて診断し，Alzheimer 型認知症と呼んでいる．言い換えると，Alzheimer 病と同様の症状を呈し，その原因遺伝子や生化学診断ができない認知症を Alzheimer 型認知症と呼ぶ．この Alzheimer 型認知症には純粋な Alzheimer 病も含まれるが，SNAP(suspected non-Alzheimer's disease pathophysiology；非 Alzheimer 病の病態生理の疑い)も含まれ，臨床症状だけで的確に診断することは困難である．この SNAP には，高齢者タウオパチーと呼ばれる神経変性疾患や脳血管障害などが含まれる．

● 高齢者タウオパチーとは何か

異常なタウ蛋白質により発症する認知症をタウオパチーと呼ぶ．そのなかで嗜銀顆粒性認知症と神経原線維変化型老年期認知症は，80 歳以上で発症し進行が遅いのが特徴で，高齢者タウオパチーと呼ぶ．これらは Alzheimer 型認知症と鑑別診断しにくい．

● Lewy 小体病と Lewy 小体型認知症との違い

α−シヌクレインという異常蛋白質からなる Lewy 小体が大脳皮質に蓄積し，幻視，変動する注意・集中力，レム睡眠行動障害や Parkinson 徴候を呈する認知症を Lewy 小体型認知症と呼ぶ．一方，Parkinson 病は，中脳や脳幹部に Lewy 小体が蓄積して振戦，固縮，無動，姿勢反射障害を呈し，認知症を呈さない．認知症が先行するか，もしくは Parkinson 徴候の出現から 1 年以内に認知症が発症すれば Lewy 小体型認知症(DLB)と呼び，1 年以降に発症すれば認知症を伴う Parkinson 病(PDD)と呼ぶ(one year rule)．しかし DLB と PDD を病理学的に分類することは困難である．さらに大きく Lewy 小体病と呼ぶことがあるが，これは Lewy 小体が蓄積するすべての疾患を指す．つまり，Lewy 小体型認知症，Parkinson 病，認知症を伴う Parkinson 病が含まれる．これらは，臨床症状による診断名と異常蓄積蛋白質による診断名が混じり合っており，注意が必要である．

●引用文献
1) 日本神経学会(監)：認知症疾患診療ガイドライン 2017. p7, 医学書院, 2017

●参考文献
1) 井桁之総：認知症の診断，対策，予防．皮膚臨床 60:779-787, 2018
2) 井桁之総：認知症の診断と主な疾患．プラクティス 36: 56-59, 2019
3) Jack CR Jr, et al: NIA-AA Research Framework: Toward a biological definition of Alzheimer's disease. *Alzheimers Dement* 14:535-562, 2018

第 19 章

糖尿病と内分泌疾患

学習目標
- 糖尿病の病態，診断，合併症，治療について理解し，特に運動療法の重要性を学ぶ．
- 高齢者の糖尿病の特徴を理解する．
- 甲状腺機能亢進症，甲状腺機能低下症，原発性副腎不全などの内分泌疾患について学習する．
- 内分泌ホルモンの加齢変化について学習する．

A 糖尿病

1 糖尿病とは

　糖尿病は，インスリンという血糖を下げるホルモンの作用が低下することにより血糖値が高値となり，それに伴う代謝異常により，合併症をきたしやすくなる疾患である．糖尿病は，1 型糖尿病と 2 型糖尿病，その他の糖尿病に分けられる．

　1 型糖尿病は小児におこりやすく，自己免疫の機序で膵臓のランゲルハンス島の β 細胞が壊されて，インスリン分泌が枯渇する疾患である．2 型糖尿病は高齢者に多く，インスリンの分泌低下とインスリン抵抗性によっておこり，遺伝的素因と生活習慣の両者が関係している．本章では主に 2 型について扱う．

　2 型糖尿病発症に関連する生活習慣は，過食，高脂肪食，身体活動量低下，喫煙，睡眠障害などがあり，糖尿病の家族歴，肥満，境界型耐糖能異常（impaired glucose tolerance; IGT），高血圧，メタボリックシンドローム，動脈硬化性疾患の既往，うつ病，感染症，加齢，妊娠糖尿病の既往なども糖尿病発症の危険因子となる．

　糖尿病患者はわが国では約 1,000 万人いると推定され，そのなかで約 70% が 65 歳以上の高齢者糖尿病である．糖尿病の頻度は加齢とともに増えることが知られており，高齢者の人口の約 15〜20% が糖尿病である．この加齢とともに糖尿病が増加することは，加齢に伴って内臓脂肪が増加し，筋肉量が低下し，身体活動量も低下することでインスリン抵抗性が増加することや，加齢によりインスリン分泌が低下することが原因であると考えられている．

2 糖尿病の診断

　糖尿病の診断は，血糖値と HbA1c 値の両者で診断される（▶図 19-1）．血糖値は空腹時血糖 126 mg/dL 以上または随時血糖 200 mg/dL 以上，または 75 g 糖負荷試験負荷後 2 時間値が 200 mg/dL 以上ある場合を糖尿病型とする．HbA1c 値は，過去約 2 か月間の血糖の平均値を表す血液検査であり，HbA1c 6.5% 以上が糖尿病型である．血糖値と HbA1c の両者が糖尿病型である場合に糖尿病と診断する．血糖値のみが糖尿病型の場合も，糖尿病の典型的な高血糖の症状または確実な糖尿病網膜症がある場合は糖尿病と診断する．

　糖尿病と正常の間は，境界型耐糖能異常（IGT）と呼ばれる．IGT の人は糖尿病になりやすく，動

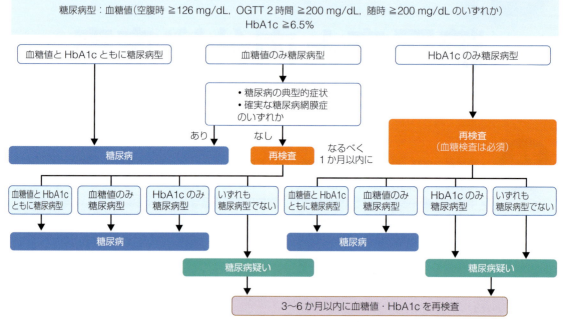

▶図 19–1　糖尿病の臨床診断のフローチャート
〔日本糖尿病学会：糖尿病の分類と診断基準に関する委員会報告(国際標準化対応版). 糖尿病 55:494, 2012 より一部改変〕

脈硬化性疾患をきたしやすいことが知られている.

3 糖尿病の合併症・併存疾患

糖尿病は高血糖を放置すると，種々の糖尿病合併症をおこしやすくなる．糖尿病合併症には，糖尿病網膜症，糖尿病性腎症，糖尿病性神経障害，虚血性心疾患(狭心症，心筋梗塞)，脳卒中(脳梗塞)，末梢動脈疾患，感染症，歯周病などがある(▶表 19–1)．認知症も糖尿病の合併症の 1 つとして考えられている.

合併症ではないが糖尿病に併存しやすい疾患として，脂肪肝，悪性疾患(膵臓癌，肝臓癌，大腸癌など)，サルコペニア，転倒・骨折などがある.

(1) 糖尿病網膜症

糖尿病網膜症は，放置して進行すると失明の原因となりうる．網膜症の病期は単純網膜症，増殖前網膜症，増殖網膜症に分類される(▶表 19–2)．網膜症の病変があっても無症状のことが多いの

▶表 19–1　糖尿病の合併症または併存疾患の評価

網膜症	眼科受診
腎症	微量アルブミン尿，1 日尿蛋白量，eGFR
神経障害	アキレス腱反射の減弱または消失，両足の温度覚，振動覚(C128 音叉，C64 音叉)，タッチテスト(モノフィラメント)，神経伝導速度，心電図 R-R 間隔の CV 値，ティルト試験，残尿測定，シストメトリー
動脈硬化	頸動脈エコー(IMT，プラーク，狭窄)，足背動脈拍動，ABI，PWV，脳 MRI，トレッドミル運動負荷心電図，心エコーなど
感染症	
歯周病	歯科受診
認知症	認知機能検査，脳 MRI，甲状腺機能など
悪性疾患	急に血糖コントロール悪化の場合は悪性疾患の除外を

IMT：intima media thickness(内膜中膜複合体厚)，ABI：ankle-brachial pressure index(足関節上腕血圧比)，PWV：pulse wave velocity(脈波伝播速度)

で，定期的に眼科を受診することが大切である．増殖前網膜症や増殖網膜症ではレーザー光凝固術または硝子体手術などによって失明のリスクを減

▶表 19-2 糖尿病網膜症病期分類(改変 Davis 分類)

網膜症病期	眼底所見
単純網膜症	● 毛細血管瘤 ● 網膜点状・斑状・線状出血 ● 硬性白斑・網膜浮腫 　(少数の軟性白斑)
増殖前網膜症	● 軟性白斑 ● 静脈異常 ● 網膜内細小血管異常 　(網膜無血管野:蛍光眼底撮影)
増殖網膜症	● 新生血管(網膜・乳頭上) ● 網膜前出血 ● 硝子体出血 ● 線維血管性増殖膜 ● 牽引性網膜剥離

▶表 19-3 糖尿病性末梢神経障害の診断基準 (糖尿病性神経障害を考える会)

必須項目:以下の 2 項目を満たす

● 糖尿病が存在する
● 糖尿病性神経障害以外の末梢神経障害を否定しうる

条件項目:以下の 3 項目のうち 2 項目以上を満たす場合を "神経障害あり" とする

● 糖尿病性多発神経障害に基づくものと思われる自覚症状
● 両側アキレス腱反射の低下あるいは消失
● 両側内果の振動覚低下(C128 音叉にて 10 秒未満)

参考項目:以下のいずれかを満たす場合は,条件項目を満たさなくても "神経障害あり" とする.
1. 神経伝導検査で 2 つ以上の神経でそれぞれ 1 項目以上の検査項目(伝動速度,振幅,潜時)の異常を認める.
2. 臨床的に明らかな糖尿病性自律神経障害がある(自律神経機能検査で異常を確認することが望ましい).

らすことができるので,眼科治療の機会を逸しないようにする.網膜症が進行している場合,急激な血糖コントロールはさらなる網膜症の悪化をまねくことがあることに注意する.

(2) 糖尿病性腎症

糖尿病性腎症は腎症ステージ分類の 1 期から 5 期に分類される.腎症 2 期が微量アルブミン尿の腎症初期段階で,腎症 3 期が顕性蛋白尿の段階,腎症 4 期が腎不全期,腎症 5 期が人工透析の段階である.腎症の病期分類は尿アルブミン(尿蛋白)と推算糸球体濾過値(estimated glomerular filtration rate; eGFR)を用いて分類できる.腎症 2 期は尿アルブミンが 30 mg/g Cr 以上,300 mg/g Cr 未満で,腎症の進行や心血管疾患発症のリスクとなる.この時期に降圧薬〔アンジオテンシン変換酵素(ACE)阻害薬またはアンジオテンシン II 受容体拮抗薬(ARB)〕で血圧コントロールを行うと腎症の進行を防ぐことができる.

(3) 糖尿病性神経障害

糖尿病性神経障害は,下肢閉塞性動脈硬化症とともに糖尿病壊疽,糖尿病足潰瘍の原因となり,悪化すると下肢切断に至る(▶表 19-3).糖尿病壊疽の予防のためにはチーム医療でフットケアを行うことが大事である.

(4) 動脈硬化

糖尿病患者は動脈硬化をおこしやすく,動脈硬化が原因の虚血性心疾患,脳卒中(特に脳梗塞),末梢動脈疾患をきたしやすい.虚血性心疾患には狭心症,心筋梗塞などがある.末梢動脈疾患(peripheral arterial disease; PAD)は下肢の動脈が狭窄し,閉塞する疾患である.PAD では一定の距離を歩行することで下肢の疼痛がおこり,休むと疼痛が軽減するという症状がおこり,間欠性跛行と呼ばれる.

こうした動脈硬化性疾患の危険因子としては,加齢,高血糖,重症低血糖,高血圧,高 LDL コレステロール血症,高トリグリセリド血症,低 HDL コレステロール血症,喫煙,肥満,メタボリックシンドローム,うつ病などがある.

(5) 認知症

高齢者糖尿病の患者は,糖尿病でない人と比べて認知症に約 1.5 倍なりやすく,軽度認知障害(mild cognitive impairment; MCI)にもなりやすい.糖尿病における認知症に至らない認知機能障害では,記憶力や遂行機能などが障害されやすく,そのため手段的 ADL 低下や服薬アドヒアランスの低下をきたしやすい.記憶障害,手段的 ADL 低下,セルフケアのアドヒアランス低下,うつ傾向や意欲低下がある場合は,認知機能障害のスク

リーニングを行うことが望ましい．

（6）ADL の低下，サルコペニア，フレイル

高齢者糖尿病では，ADL 低下，サルコペニア，フレイル，転倒・骨折などをおこしやすく，死亡のリスクとなる．ADL には外出，買い物，金銭管理などの手段的 ADL と，トイレ，食事，移動などの基本的 ADL とがある．糖尿病患者は糖尿病がない人と比べて，手段的 ADL が 1.65 倍，基本的 ADL が 1.82 倍低下しやすい．

サルコペニアは筋力低下かつ筋肉量低下（または身体能力低下）と定義される．筋力は握力などで，筋肉量は DEXA 法または生体インピーダンス（BIA）法で評価する．フレイルは加齢に伴う予備能が低下し，ストレスによって要介護になったり死亡に陥りやすい状態である．すなわち，フレイルは健康と要介護の間の状態である．フレイルは運動や栄養の介入によって健康に戻すことができる．歩く速度が遅いなどの身体的フレイル，認知機能障害などの精神的フレイルと，閉じ込もりなどの社会的フレイルがある．

④ 高齢者糖尿病の特徴

高齢者糖尿病のいくつかの特徴を示す（▶表 19–4）．

高血糖の症状である口渇，多飲，多尿などの症状が出にくい．また，高齢者は低血糖をきたしやすく，特に意識障害を伴う重症低血糖をきたしやすい．合併症である動脈硬化性疾患をきたしやすい．特に，症状も出にくいので，無症候性の脳梗塞や虚血性心疾患が多い．

高齢者糖尿病では医学上の問題だけでなく，家族や社会のサポート不足や経済的問題を有することが多い．

さらに老年症候群をきたしやすいのも高齢者糖尿病の特徴である．老年症候群とは医療，介護，看護を要する高齢者に多い徴候で，糖尿病では認知機能障害（認知症），うつ，サルコペニア，フレイル，ADL 低下，転倒・骨折，低栄養，多剤併用

▶表 19–4　高齢者糖尿病の特徴

1	高血糖の症状である口渇，多飲，多尿などの症状が出にくい
2	重症低血糖をおこしやすい
3	食後の高血糖をきたしやすい
4	脳梗塞，虚血性心疾患などの動脈硬化性疾患や心不全をきたしやすい
5	腎機能などの低下により薬物の蓄積がおこりやすく，有害事象をきたしやすい
6	社会・経済的な問題を伴いやすい
7	老年症候群（認知機能障害，うつ，サルコペニア，フレイル，ADL 低下，転倒，低栄養，多剤併用など）をきたしやすい

などをきたしやすいことが知られている．

⑤ 高齢者糖尿病の血糖コントロール目標

高血糖は，高齢者においても糖尿病細小血管症および動脈硬化性疾患の合併症（大血管症）の危険因子となる．したがって，血管合併症の発症，進展を抑制するために，高血糖のコントロールを行う必要がある．一方，低血糖は，転倒や QOL の低下をまねくだけでなく，重症低血糖は認知症，転倒・骨折，心血管疾患，死亡のリスクとなる．したがって，低血糖などの薬物有害事象や多剤併用などに注意しながら，適切な血糖コントロールを行う必要がある．

日本糖尿病学会と日本老年医学会の高齢者糖尿病の診療向上のための合同委員会により，高齢者糖尿病の血糖コントロール目標（HbA1c 値）が発表されている（▶図 19–2）．血糖のコントロール目標は，認知機能と ADL の評価に基づき，認知機能正常でかつ ADL が保たれているカテゴリーI，中等度以上の認知症または基本的 ADL 低下がみられるカテゴリーⅢ，その中間のカテゴリーⅡの 3 つのカテゴリーに分けて設定する．

低血糖のリスクが危惧される薬物を使用していない場合には，カテゴリーI とカテゴリーⅡで

患者の特徴・健康状態[注1]		カテゴリーI		カテゴリーII	カテゴリーIII
		①認知機能正常 **かつ** ②ADL自立		①軽度認知障害～軽度認知症 **または** ②手段的ADL低下, 基本的ADL自立	①中等度以上の認知症 **または** ②基本的ADL低下 **または** ③多くの併存疾患や機能障害
重症低血糖が危惧される薬物(インスリン製剤, SU薬, グリニド薬など)の使用	なし[注2]	7.0% 未満		7.0% 未満	8.0% 未満
	あり[注3]	65歳以上 75歳未満 7.5% 未満 (下限6.5%)	75歳以上 8.0% 未満 (下限7.0%)	8.0% 未満 (下限7.0%)	8.5% 未満 (下限7.5%)

▶ 図 19–2　高齢者糖尿病の血糖コントロール目標(HbA1c値)

治療目標は, 年齢, 罹病期間, 低血糖の危険性, サポート体制などに加え, 高齢者では認知機能や基本的ADL, 手段的ADL, 併存疾患なども考慮して個別に設定する. ただし, 加齢に伴って重症低血糖の危険性が高くなることに十分注意する.

注1：認知機能や基本的ADL(着衣, 移動, 入浴, トイレの使用など), 手段的ADL(IADL：買い物, 食事の準備, 服薬管理, 金銭管理など)の評価に関しては, 日本老年医学会のホームページ(www.jpn-geriat-soc.or.jp/)を参照する. エンドオブライフの状態では, 著しい高血糖を防止し, それに伴う脱水や急性合併症を予防する治療を優先する.

注2：高齢者糖尿病においても, 合併症予防のための目標は7.0%未満である. ただし, 適切な食事療法や運動療法だけで達成可能な場合, または薬物療法の副作用なく達成可能な場合の目標は6.0%未満, 治療の強化が難しい場合の目標を8.0%未満とする. 下限は設けない. カテゴリーIIIに該当する状態で, 多剤併用による有害作用が懸念される場合や, 重篤な併存疾患を有し, 社会的サポートが乏しい場合などには, 8.5%未満を目標とすることも許容される.

注3：糖尿病罹病期間も考慮し, 合併症発症・進展阻止が優先される場合には, 重症低血糖を予防する対策を講じつつ, 個々の高齢者ごとに個別の目標や下限を設定してもよい. 65歳未満からこれらの薬物を用いて治療中であり, かつ血糖コントロール状態が図の目標や下限を下回る場合には, 基本的に現状を維持するが, 重症低血糖に十分注意する. グリニド薬は, 種類・使用量・血糖値などを勘案し, 重症低血糖が危惧されない薬剤に分類される場合もある.

【重要な注意事項】糖尿病治療薬の使用にあたっては, 日本老年医学会編「高齢者の安全な薬物療法ガイドライン」を参照すること. 薬物使用時には多剤併用を避け, 副作用の出現に十分に注意する.

〔日本老年医学会・日本糖尿病学会(編・著)：高齢者糖尿病診療ガイドライン2023. pp93–95, 南江堂, 2023より〕

は, 糖尿病合併症を防ぐためのHbA1c 7.0%未満が目標となる. 一方, 低血糖のリスクが危惧されるスルホニル尿素(SU)薬やインスリンを使用している場合には, HbA1cの目標値をやや甘めにし, 目標下限値を設定している. たとえば, カテゴリーIとカテゴリーIIの後期高齢者では, 血糖コントロール目標をHbA1c 8.0%未満として, 下限値は7.0%となっている. DASC-8(認知・生活機能質問票)を用いると, このカテゴリー分類を簡易に行うことができる.

6 高齢者糖尿病の食事療法

糖尿病の食事療法は, 運動療法とともに糖尿病治療の基本である. 食事療法の基本は, ①適正な摂取エネルギー量の食事, ②バランスのとれた食事, ③誤った食習慣の是正である.

適正な摂取エネルギー(kcal/日)は(目標)体重に, 身体活動レベルと病態から求めたエネルギー係数をかけることで求められる. 身体活動レベルの目安は, 軽い労作(大部分が座位の静的活動)の

▶表 19–5　高齢者糖尿病の運動療法

1	運動の種類：歩行，水中歩行，ダンスなど有酸素運動筋力トレーニングを併用するとよい
2	運動強度：最大酸素摂取量($\dot{V}O_2$max)の50%　心拍数では100〜110/分に相当する
3	運動時間：1回少なくとも30分，1日1〜2回，1日6,000歩以上
4	運動頻度：週4日以上
5	運動の時期：食後1時間より開始
6	運動療法開始前に心疾患や骨関節疾患のメディカルチェックを行う
7	運動前の準備体操と運動後のストレッチを行う
8	身体機能低下，心機能低下，膝や腰に問題がある人は，リハビリテーションに組み入れて，監視下で運動を行う
9	運動中の低血糖に備え，砂糖またはブドウ糖を携帯させる

▶表 19–6　運動の強度(METs)と1単位(80 kcal)の運動時間

運動の強さ	種目	METs	80 kcal の運動 (体重60 kgとして)
非常に軽い	散歩	2.0	約30分
	草むしり	2.0	約25分
軽い	歩行(70 m/分)	3.0	約20分
	自転車 (10 km/時間)	4.0	約15分
	ゴルフ	4.5	約15分
中程度	階段(昇り)	7.0	約10分
強い	水泳(平泳ぎ)	10.0	約7分

場合：25〜30，普通の労作(座位中心だが，通勤，家事，軽い運動を含む)の場合：30〜35，重い労作(力仕事，活発な運動習慣がある)の場合：35以上である．肥満がある場合には25〜30，高齢者のフレイル予防のためには30〜35となる．

　バランスのとれた食事とは炭水化物，蛋白質，脂質のバランスがとれていることを意味し，炭水化物は50〜60%，蛋白質は15〜20%，脂質は20〜30%を目安とする．また，ビタミン・ミネラルを十分にとることも大切である．野菜，キノコ類，海藻に含まれる食物繊維をとることは血糖コントロールの改善の観点からもすすめられる．高血圧や脂質異常症(高LDLコレステロール血症)がある場合は，それぞれ食塩を減らしたり，コレステロールや飽和脂肪酸を含む食品を控えめにすることを指導する．しかし，制限によって食事摂取量の低下をまねかないように，QOLに配慮した指導を行う．

　食習慣を是正することも大切であり，夜食や糖分が含まれる清涼飲料水を避けることで血糖コントロールが改善する場合も多い．

　高齢者においては，エネルギー制限よりも食事のバランスを重視した指導を行い，極端なエネ

ルギー制限を避けることが大切である．サルコペニアやフレイルを予防するためには，十分な蛋白質を摂取することが必要である．高齢者の筋肉の量と質を保つためには，少なくとも1.0 g/kg体重/日以上の蛋白質の摂取がすすめられる．低栄養，重症疾患レジスタンス運動を行う場合はさらに多くの蛋白質の摂取が推奨されている(ESPEN 2019)．理学療法を行っている高齢患者でも，体重あたり1.2〜1.5 gの蛋白質の摂取が必要である．また，高齢者では咀嚼・嚥下能力の低下を考慮して食形態を変える必要もある．

7 高齢者糖尿病の運動療法(▶表 19–5)

　運動療法は高齢者糖尿病の治療のなかで，最も大切な治療の1つである．運動療法の種類は有酸素運動，レジスタンス運動，バランス運動，柔軟性運動(ストレッチ)などがある．種々の運動が80 kcal消費するのに要する時間を**表 19–6**に示す．

　有酸素運動は歩行，水中歩行，ダンス，水泳などの運動であり，ややきついと感じる強度〔Borg(ボルグ)の自覚的運動強度(rate of perceived exertion; RPE)の12〕(▶**表 19–7**)で1回少なくとも30分，1日1〜2回，定期的に週4日以上行うことがすすめられる．定期的な運動はインスリ

▶表 19–7　運動強度の分類（Borg の自覚的運動強度）

自覚的運動強度 (RPE)	強度の感じ方	$\dot{V}O_2max$(%)	1 分間あたりの脈拍数			
			40 歳代	50 歳代	60 歳代	70 歳代
10〜11	楽である	30〜49	95〜114	90〜109	90〜109	90〜99
12〜13	ややきつい	50〜74	115〜144	110〜139	110〜129	100〜119
14〜16	苦しい	75〜84	145〜159	140〜149	130〜139	120〜129

ン抵抗性を改善する効果がある．食後 1 時間から行ったほうが食後高血糖の改善に有効である．

レジスタンス運動は高齢者糖尿病において，筋力だけでなく血糖を改善することが明らかになっている．週 2 回以上行うことが大切である．市町村の運動教室（通いの場），ジムなどを利用したり，家でできる椅子を使ってのスクワットなどを指導したりする．介護保険のサービスであるデイケアを利用することもできる．

運動の開始時と運動終了前に柔軟性運動（ストレッチ）を行うことが大切である．また，運動療法開始前に心疾患や膝関節疾患などのメディカルチェックを行う．運動中の低血糖に備え，砂糖またはブドウ糖を携帯させることも必要である．

8 糖尿病の経口血糖降下薬

糖尿病の経口血糖降下薬は食事療法，運動療法で血糖コントロールが不十分な場合に使用する（▶表 19–8）．インスリン分泌促進系の薬物として，DPP-4 阻害薬，SU 薬，速効型インスリン分泌促進薬（グリニド薬），GLP-1 受容体作動薬などがある．SU 薬は重症低血糖をおこしやすい薬物であり，グリニド薬も低血糖に注意する．DPP-4 阻害薬は，血糖依存性に膵 β 細胞からインスリン分泌を促す消化管ホルモン（インクレチン）を分解する酵素の DPP-4 を阻害し，さらにグルカゴン分泌を抑制し，血糖を下げる薬物で，単独では低血糖をきたしにくい．

インスリン分泌非促進系の薬物には，ビグアナイド薬とチアゾリジン薬，α–グルコシダーゼ阻害薬，SGLT2 阻害薬がある．ビグアナイド薬は糖新生の抑制などの作用があり，インスリン抵抗性を改善する．単独では低血糖をおこしにくく，体重増加をきたしにくい作用もある．副作用として，消化器症状と乳酸アシドーシスに注意する．チアゾリジン薬は主に末梢組織でのインスリン抵抗性を改善する．単独では低血糖をおこしにくい．副作用として体重増加，浮腫，骨折，心不全に注意する．

α–グルコシダーゼ阻害薬は，多糖類から単糖類へと分解するグルコシダーゼを抑制することで糖の吸収を遅延させ，食後の高血糖を下げる．副作用として腹部膨満感，放屁，便秘，下痢，肝機能障害，腸閉塞に注意する．

SGLT2 阻害薬は，腎でのブドウ糖の再吸収阻害で尿中のブドウ糖排泄を促進させることにより血糖を下げる．心・腎の保護効果や心不全の抑制効果もある．副作用として脱水，尿路感染症，性器感染症，ケトアシドーシスに注意する．

9 GLP-1 受容体作動薬（注射製剤）

注射薬の GLP-1 のアナログ製剤で，血糖値に応じたインスリン分泌促進作用，グルカゴン抑制作用，食欲抑制作用，胃排泄遅延などがある．単独では低血糖をおこしにくく，体重減少作用が期待される．1 日 1〜2 回の注射製剤のほか，週 1 回の製剤もある．自己注射ができず，介護者のサポートもない場合は，訪問看護師による週 1 回投与を行うことができる．

▶表 19–8　2 型糖尿病の血糖降下薬の特徴

機序		種類	主な作用
インスリン分泌非促進系		α–グルコシダーゼ阻害薬(α-GI)	腸管での炭水化物の吸収分解遅延による食後血糖上昇の抑制
		SGLT2 阻害薬	腎臓でのブドウ糖再吸収阻害による尿中ブドウ糖排泄促進
		チアゾリジン薬	骨格筋・肝臓でのインスリン抵抗性改善
		ビグアナイド薬	肝臓での糖産生抑制
インスリン分泌促進系	血糖依存性	イメグリミン	血糖依存性インスリン分泌促進インスリン抵抗性改善作用
		DPP-4 阻害薬	GLP-1 と GIP の分解抑制による血糖依存性のインスリン分泌促進とグルカゴン分泌抑制
		GLP-1 受容体作動薬	DPP-4 による分解を受けずに GLP-1 作用増強により血糖依存性のインスリン分泌促進とグルカゴン分泌抑制
	血糖非依存性	スルホニル尿素(SU)薬	インスリン分泌の促進
		速効型インスリン分泌促進薬(グリニド薬)	より速やかなインスリン分泌の促進・食後高血糖の改善
インスリン製剤		①基礎インスリン製剤(持効型溶解インスリン製剤,中間型インスリン製剤)②追加インスリン製剤(超速効型インスリン製剤,速効型インスリン製剤)③超速効型あるいは速効型と中間型を混合した混合型インスリン製剤④超速効型と持効型溶解の配合溶解インスリン製剤	超速効型や速効型インスリン製剤は,食後高血糖を改善し,持効型溶解や中間型インスリン製剤は空腹時高血糖を改善する

食事,運動などの生活習慣改善と 1 種類の薬剤の組み合わせで効果が得られない場合, 2 種類以上の薬剤の併用を考慮する.
作用機序の異なる薬剤の組み合わせは有効と考えられるが,一部の薬剤では有効性および安全性が確立していない組み合わせもある. 詳細は各薬剤の添付文書を参照のこと.
〔日本糖尿病学会(編・著):糖尿病治療ガイド 2022–2023. p40, 文光堂, 2022 より〕

⑩ インスリン治療

(1)　インスリン療法の適応

　血中 C–ペプチドまたは尿中 C–ペプチドの測定でインスリン分泌を評価し,インスリン療法の適応を判断する(▶表 19–9, 19–10).

(2)　インスリン療法の注意点

　1 型糖尿病でも 2 型糖尿病でも,持効型インスリン,中間型インスリン,混合型インスリンを急にやめてはいけない.高齢者の 2 型糖尿病であっても,糖毒性をとるためや感染症のための血糖コントロールの場合には強化インスリン療法が望ましい.しかし,インスリン自己注射手技ができない高齢者では,家族の協力を得るためにインスリンの注射回数を 1 日 1 回注射に変更する場合もある(➡ Advanced Studies ❶, ❷).

⑪ 高浸透圧高血糖状態と糖尿病ケトアシドーシス

　高齢者では高浸透圧高血糖状態(hyperosmolar hyperglycemic state; HHS)をおこしやすい(▶表 19–11).HHS は感染症,中心静脈栄養,経管栄養,脳血管障害,薬物(降圧利尿薬,グルココルチコイド)を誘因に,著しい高血糖(600 mg/dL 以上)と高浸透圧(320 mOsm/L 以上),高度の脱水,時に意識障害をきたす.尿中ケトン体は陰

▶表 19–9　インスリン療法の適応

1	食事・運動療法かつ経口血糖降下薬でも血糖コントロール不良(HbA1c > 8.0% 以上)—糖毒性(➡ NOTE**1**)を解除することが目的
2	1 型糖尿病
3	緩徐進行 1 型糖尿病(SPIDDM)(➡ NOTE**2**)
4	急性感染症,脳血管障害や心筋梗塞の急性期
5	手術(小手術は除く)
6	高浸透圧高血糖状態,糖尿病ケトアシドーシス
7	肝硬変(特に非代償期)や腎不全など

▶表 19–10　インスリンの分泌の評価法

	1 型糖尿病	2 型糖尿病
空腹時血中 C–ペプチド(ng/mL)	0.5 未満	0.5 以上
食後 2 時間値血中 C–ペプチド(ng/mL)	1.0 未満	1.0 以上
グルカゴン負荷 C–ペプチドの変化(ng/mL)(➡ NOTE**3**)	1.0 未満	2.0 以上
24 時間尿中 C–ペプチド(μg/日)	10 未満	20 以上

NOTE

1 糖毒性

　血糖が著しく高いとそれがインスリン分泌を低下させたり,インスリン抵抗性を大きくしたりして,血糖値がさらに上昇する悪循環が生じる.強化インスリン治療などで,厳格な血糖コントロールが保たれて,糖毒性が解除されると,インスリン分泌や抵抗性が回復し,さらに血糖がよくなる.その結果,インスリン量が減量でき,経口血糖降下薬でコントロール可能となることもある.

2 緩徐進行 1 型糖尿病
(slowly progressive insulin-dependent diabetes mellitus; SPIDDM)

　一見,2 型糖尿病と思われる症例のなかに,自己抗体の抗 GAD 抗体が陽性で,経過とともに徐々に膵 β 細胞機能が低下し,数年後にインスリン依存状態にまで進行する 1 型糖尿病がある.

3 グルカゴン負荷試験

　グルカゴン 1 mg を静注し,注射前と 6 分後の血中 C–ペプチドを測定する.1 型糖尿病が疑われるときは,さらに自己抗体の抗 GAD 抗体,抗 ICA 抗体,抗 IA-2 抗体を測定する.

性または弱陽性である.アシドーシスがないか,あっても軽度である.片麻痺,錐体路徴候,共同偏視,痙攣などの神経症状を伴うことが少なくない(約 35%).

　治療は速効型インスリンの少量持続静脈内投与と,輸液による脱水の補正である.血糖 250 ± 50 mg/dL 以下となったとき,血清カリウムが高値でなければ,カリウムの含まれた 5% ブドウ糖を含む輸液に変更する.誘因となった疾患である感染症,心疾患,脳血管疾患に対する治療を行う.

12 低血糖

　高齢者糖尿病の低血糖の特徴を**表 19–12** に示す.血糖値が 70 mg/dL 以下になると血糖を上昇させるホルモンの分泌が増え,発汗,動悸,手のふるえがおこる.これを低血糖の自律神経症状という.高齢者では低血糖の自律神経症状が出にくく,無自覚性低血糖をきたしやすい.

　また,低血糖の症状が非典型的で,頭のくらく

Advanced Studies

1 インスリン注射の種類

①速効型インスリン:作用の発現が 30 分後で,5〜6 時間持続する.

②超速効型インスリン:注射して 10〜15 分後に作用が発現し,約 40 分でピークに達し,5 時間で消失.食直前に注射する.

③中間型インスリン/混合型インスリン:注射後 1〜2 時間で作用が発現し,20〜24 時間持続するが,最大効果は 8 時間後である.混合型は中間型インスリンと(超)速効型インスリンを混ぜたものである.

④持効型溶解インスリン:1 日 1 回の注射で,ピークがなくほぼ 24 時間効果が持続する.

2 インスリン注射の投与法

①(超)速効型インスリン:1 日 3 回,毎食前に注射する.

②強化インスリン療法:(超)速効型インスリンを 1 日 3 回,毎食前に注射し,持効型溶解インスリンを眠前に注射する.

③混合型または二相性インスリン:1 日 2〜3 回注射する.

④朝食前と昼食前に速効型インスリンを,夕食前に混合型インスリンを注射する.

▶表 19–11　高浸透圧高血糖状態と
　　　　　糖尿病ケトアシドーシスとの鑑別

	糖尿病ケトアシドーシス	高浸透圧高血糖状態
年齢	若年者に多い	高齢者に多い
病型	1 型糖尿病に多い	2 型糖尿病に多い
病因	インスリン中止，感染症，手術，妊娠，ストレスなど	脱水，感染症，脳血管障害，薬物(利尿薬，ステロイド)，高カロリー輸液，経管栄養など
身体所見	意識障害，脱水，アセトン臭(＋)，Kussmaul(クスマウル)呼吸，血圧低下	意識障害，高度脱水，アセトン臭(−)，血圧低下，神経学的所見(痙攣，振戦など)
血糖	＞ 300 mg/dL	＞ 600 mg/dL
尿ケトン体	＋〜＋＋＋	−〜±
動脈血 pH	低下(＜ 7.3)	正常〜やや低下(7.3〜7.4)
HCO₃⁻	高度低下(＜ 10 mEq/L)	正常〜やや低下
血漿浸透圧	上昇(＞ 300 mOsm/L)	著明に上昇(＞ 320 mOsm/L)
血清 Na	正常〜やや低下	＞ 150 mEq/L

▶表 19–12　高齢者糖尿病の低血糖の特徴

1	低血糖の典型的な自律神経症状の発汗，動悸，手のふるえなどが出にくい
2	頭のくらくら感，ふらふら感がおこることが多い
3	ろれつがまわらないことや片麻痺などの神経症状を発症することがある
4	慢性低血糖状態では，無気力，認知症様症状をきたす
5	せん妄，興奮状態がおこることもある
6	低血糖が不整脈，血圧上昇，心筋梗塞の引き金となったり，転倒の誘因となったりする

ら感，体のふらふら感，めまい，脱力感，動作がぎこちない，目がかすむ，ろれつ不良などでおこるので，見逃されやすい．さらに，無気力やせん妄などの精神症状でおこることがある．

意識消失などでおこる重症低血糖は，認知症，転倒，糖尿病性細小血管症，心血管障害のリスクになることが明らかとなっているので，その予防が大切である．

低血糖時には，ブドウ糖または砂糖を 10〜20 g をとる．効果がなければ，50％ ブドウ糖 20〜40 mL を静注する．重症低血糖のときも，50％ ブドウ糖 20〜40 mL を静注する．普段から，ブドウ糖または砂糖を 10〜20 g 携帯することを患者，家族に指導する．

B　甲状腺機能亢進症

a　疫学と原因

甲状腺機能亢進症の 15％ は高齢者である．最も多い原因は Basedow(バセドウ)病であり，そのほかは亜急性甲状腺炎，無痛性甲状腺炎，中毒性結節性甲状腺腫〔Plummer(プランマー)病〕などがある．Basedow 病は甲状腺自己抗体である抗 TSH 受容体抗体(TRAb)や，甲状腺刺激性抗体(TSAb)が陽性になることが多い．

b　症状

高齢者の甲状腺機能亢進症は体重減少，食欲低下，原因不明の頻脈，心不全などでおこることが多い．

若年者でおこる眼球突出や甲状腺腫がなく，体重減少，循環器症状が主症状であるので masked hyperthyroidism と呼ばれる．循環器症状は治療に反応しにくい心不全，心房細動，発作性頻脈などがおこりやすく，ミオパチー，錯乱状態，うつ状態，慢性下痢を伴うことがある．

また，apathetic hyperthyroidism ともいい，無表情または抑うつ的で嗜眠傾向，皮膚は乾燥し，筋萎縮，るいそうが著明であるが，微熱，眼球突出，甲状腺腫，手指振戦はない場合がある．

c　診断

血清甲状腺ホルモン値〔FT₄(遊離 T₄)，FT₃(遊離 T₃)〕の上昇，かつ血清甲状腺刺激ホルモン(TSH)の抑制で診断される．Basedow 病は甲状

腺自己抗体(TRAb, TSAb), 亜急性甲状腺炎と中毒性結節性甲状腺腫(Plummer 病)は甲状腺エコー, 甲状腺シンチグラフィーの所見, 慢性甲状腺炎の増悪, Hashitoxicosis は甲状腺自己抗体〔抗サイログロブリン抗体(抗 Tg 抗体), 抗甲状腺ペルオキシダーゼ抗体(抗 TPO 抗体)〕が参考になる.

d 治療

Basedow 病の場合は, 抗甲状腺薬のチアマゾール(MMI)またはプロピルチオウラシル(PTU)が使用される. 動悸, 頻脈がある場合には, β 遮断薬を併用する. チアマゾール 15〜20 mg/日で治療を開始し, 甲状腺ホルモン値が改善したら減量し, 2.5〜5 mg/日の維持量で継続する.

肝機能障害, 顆粒球減少症, 皮膚瘙痒(発疹)の副作用に注意する. 副作用がみられたら, アイソトープ治療や外科療法(甲状腺亜全摘術)に治療方針を変更する.

e 甲状腺クリーゼ

感染症や抗甲状腺薬の内服中止を契機におこる劇症の甲状腺機能亢進症であり, 脱水, 頻脈, 心不全, 精神症状(せん妄, 興奮), 意識障害などをきたす. ①副腎皮質ホルモンの投与, ②チアマゾール 90 mg/日の投与, ③無機ヨード(ヨウ化カリウムまたは内服用ルゴール), ④脱水, ⑤心不全の治療などが行われる.

C 甲状腺機能低下症

a 疫学

加齢とともに増え, 有病率は 65 歳以上の 5% とされ, 女性に多い. 原発性甲状腺機能低下症と中枢性甲状腺機能低下症に分けられるが, 9 割以上が原発性甲状腺機能低下症で, ほとんどが橋本病である. 橋本病では甲状腺の自己抗体である抗

Tg 抗体や抗 TPO 抗体が陽性になる.

b 症状

甲状腺機能低下症の自覚症状としては, 全身倦怠感, 易疲労感, 悪寒, 嗄声, 難聴, 便秘, 食欲低下, 動作緩慢, 記銘力低下, 無気力, うつ症状などがある. 他覚所見としては, 体重増加, 皮膚乾燥, 脱毛, 非圧痕性浮腫(non-pitting edema), 徐脈, 心嚢水貯留, 心電図異常(低電位, T 波異常)のほか神経・精神症状として難聴, 筋力低下, アキレス腱反射の弛緩相の遅延, 記銘力低下などがある. これらの症状は老化に伴う生理的変化と似ていることから, 甲状腺機能低下症は見逃されやすい. クレアチンキナーゼ(CK)高値, 貧血, γ-グロブリン高値, 赤沈亢進, 高コレステロール血症などの血液検査所見にも注意する. 甲状腺機能低下症は認知症やうつ病の鑑別診断の際に除外すべき疾患である.

c 原因

(1) 慢性甲状腺炎(橋本病)

自己免疫反応に伴う慢性炎症で甲状腺濾胞細胞が萎縮, 変性し, 甲状腺機能低下に至る.

(2) 薬剤性甲状腺機能低下症

抗甲状腺薬, アミオダロン, 炭酸リチウム, インターフェロン α でおこりうる.

(3) 術後甲状腺機能低下症

甲状腺癌や Basedow 病の外科治療後, Basedow 病のアイソトープ治療後におこる.

(4) 中枢性甲状腺機能低下症

下垂体腫瘍, 下垂体腫瘍の手術後, 脳腫瘍の放射線治療後におこる.

(5) 一過性甲状腺機能低下

ヨード過剰摂取でおこりうる.

d 診断

原発性甲状腺機能低下症は TSH 高値, FT_4 低値, FT_3 低値で診断される. 慢性甲状腺炎(橋本病)が多いので, 甲状腺自己抗体の抗 Tg 抗体, 抗

TPO抗体を測定する．甲状腺エコーでは，甲状腺内部エコーの低下や不均一化がみられる．

中枢性甲状腺機能低下症では FT_4 低値，FT_3 低値で，TSH は正常〜低値となる．

甲状腺機能低下を疑う検査所見としては，CK 高値，高コレステロール血症，中性脂肪高値，貧血，γ−グロブリン高値，赤沈亢進，アルカリホスファターゼ高値，心電図異常（徐脈，低電位，T 波平低化または陰性化），心エコー所見（心嚢水貯留）があるので注意をする．

e 治療

治療は甲状腺ホルモンを補充することである．高齢者ではサイロキシン（T_4）を $12.5〜25\,\mu g$/日の少量から投与開始し，1〜2週間ごとに $12.5\,\mu g$/日ずつゆっくり増量する．急な増量は，冠動脈疾患のある患者では狭心症，不整脈を誘発する危険がある．副腎不全が疑われる場合は，甲状腺ホルモン補充の前に副腎皮質ホルモンを測定し，副腎皮質機能低下がある場合には，ヒドロコルチゾンを先に補充する．

f 潜在性甲状腺機能低下症

FT_4，FT_3 は正常だが，TSH のみ高値となる．加齢とともにその頻度が増加する．将来，顕性甲状腺機能低下症へ移行するリスクがある．

g Low T_3 症候群

T_3 のみが低下，TSH は正常または低値となる．全身疾患（感染症，心筋梗塞，低栄養など），手術後，薬物（ステロイドホルモン）などで甲状腺自体に異常がないのに T_3 が低下する．基礎疾患の治療のみで経過観察する．

D 原発性副腎不全（Addison 病）

a 原因

原発性慢性副腎不全は，Addison（アジソン）病ともいわれ，後天性の成因による副腎不全を総称する用語として用いられている．原因不明の特発性と，感染症，その他によるものとがある．特発性 Addison 病は自己免疫機序による副腎皮質低下症であり，他の自己免疫性内分泌異常を合併することが多い．感染症は結核性が代表的であるが，真菌性や後天性免疫不全症候群（AIDS）に合併するものもある．

b 症状

食欲不振，悪心・嘔吐，下痢などの消化器症状，全身倦怠感，脱力感，筋力低下，体重減少，低血圧，精神症状（無気力，不安，うつ）などの症状がある．

c 診断

血漿コルチゾール低値と血漿副腎皮質刺激ホルモン（ACTH）の高値があり，迅速 ACTH 負荷試験で血漿コルチゾールの増加反応がなければ，原発性副腎不全と診断できる．軽度の貧血，白血球数の減少，好酸球増加，血清ナトリウム低値，カリウム高値がみられる．特発性 Addison 病では，抗副腎皮質抗体を検出することがある．

d 治療

急性副腎不全の発症時には，グルココルチコイドとミネラルコルチコイドの速やかな補充と，水分・塩分・糖分の補給が必要であり，治療が遅れれば生命にかかわる．その後も生涯にわたり，副腎皮質ホルモンの補充が必要である．発熱などのストレス時には，グルココルチコイドの内服量を通常の 2〜3 倍服用する．グルココルチコイドによ

る補充療法を生涯にわたって続けることにより，症状もなく良好な一生を過ごすことができる．

E その他

（1）続発性選択性低アルドステロン症

血中レニン，アルドステロンが低下し，高カリウム血症となる．易疲労感，脱力感，食欲不振などの非特異的な症状がある．

（2）ミネラルコルチコイド反応性低ナトリウム血症（mineralocorticoid-responsive hyponatremia of the elderly; MRHE）

高齢者に特異的にみられる低ナトリウム血症で，ミネラルコルチコイド投与で改善する．腎におけるナトリウム保持能が低下し，尿中ナトリウム排泄は増加する．血中抗利尿ホルモン（ADH）は高値となるが，細胞外液量は減少し，ADH不適合分泌症候群（SIADH）と鑑別を要する．低ナトリウム血症は，水制限によりSIADHでは改善するが，MRHEでは悪化する．

F 内分泌機能の加齢変化

加齢によって多くのホルモンは低下するが，変化しないホルモンとむしろ増加するホルモンがある（▶表 19-13）．

生命維持に必要なホルモンのコルチゾール，ACTH，FT_4 は，加齢による変化を認めない．FT_3 は加齢とともに低下し，非活性の rT_3 が増加する．全身性疾患による Low T_3 症候群がおこる．

副腎アンドロゲン（DHEA，DHEA-S）は加齢とともに直線的に低下する．テストステロンは加齢とともに低下する．女性は閉経を契機に血中エストロゲンは著明に低下，血中 LH，FSH は著明な高値となる．

睡眠や成長ホルモン放出ホルモン（GRH）に対

▶表 19-13　内分泌系の加齢による変化

ホルモン	加齢による変化
コルチゾール	不変
副腎皮質刺激ホルモン（ACTH）	不変
サイロキシン（T_4）と FT_4	不変
甲状腺刺激ホルモン（TSH）	正常または軽度増加
副甲状腺ホルモン（PTH）	増加
ノルアドレナリン	増加
心房性ナトリウム利尿ペプチド（ANP）	増加
プロラクチン（PRL）	軽度増加
黄体刺激ホルモン（LH）	増加（女性）
卵胞刺激ホルモン（FSH）	増加（女性）
エストリオール（E_3）	著明に低下（女性），不変（男性）
テストステロン	低下
レニン	低下
アルドステロン	低下
デヒドロエピアンドロステロン（DHEA）	著明に低下
デヒドロエピアンドロステロンサルフェート（DHEA-S）	著明に低下
成長ホルモン（GH）	10 歳代以降に低下
ソマトメジン C（IGF-I）	低下
トリヨードサイロニン（T_3）と FT_3	低下
インスリン	追加分泌の低下

する GH の分泌反応，血中 IGF-I 濃度は加齢とともに低下する．アルドステロンの分泌，血中レニン活性，食事負荷や立位負荷に対するレニン-アルドステロンの分泌反応は加齢とともに低下する．

G 理学・作業療法との関連事項

糖尿病の運動療法は食事療法，薬物療法とともに糖尿病の大切な治療法の1つである．高齢者糖尿病では身体機能が低下しやすいので，運動療法

が重要になる．有酸素運動だけでなく，レジスタンス運動が血糖コントロールに有効であることが明らかになっているので，理学・作業療法士が運動指導に関与することが望ましい．ADL低下や認知機能障害がある高齢糖尿病患者においても，ADLや認知機能の維持のためにレジスタンス運動を含む運動を行うことがすすめられる．介護保険における要介護の認定を受けると，施設での運動のサービスであるデイケアを受けることができる．したがって，こうした高齢者の施設においても理学・作業療法士が糖尿病の知識をもって運動指導を行うことが必要である．

糖尿病の治療は医師，看護師，栄養士，薬剤師，理学・作業療法士などがチームを組んで，糖尿病患者の療養を支援することが大切である．日本糖尿病協会においては糖尿病療養指導士という資格があり，理学療法士も資格を取得することができる．

● 療法士の視点から

適切な運動，有酸素運動とレジスタンス運動を"生活のなかにどう定着させるか"が重要である．

在宅で行われるべき習慣的な運動は，医療機関，介護保険施設などの設備・環境が整った場所で行われるものとは大きく異なることを念頭においておく．また，それには当事者のモチベーションが大きくかかわってくることも意識しておく必要がある．

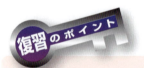

- 糖尿病は加齢とともに増える病気であり，血糖値とHbA1c値で診断される．
- 高齢者の糖尿病は種々の合併症だけでなく，認知機能障害，ADL低下，サルコペニア，フレイルをおこしやすい．
- 糖尿病の治療には，食事療法，運動療法，薬物療法がある．
- 高齢者糖尿病の運動療法は有酸素運動だけでなくレジスタンス運動を行う．
- 高浸透圧高血糖状態などの著しい高血糖や低血糖に注意する．
- 甲状腺機能亢進症や甲状腺機能低下症では，非典型的な症状や非特異的な症状に注意する．
- 加齢とともに増加するホルモン，低下するホルモン，不変のホルモンがある．

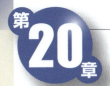

第20章 血液・免疫疾患

学習目標
- 造血機能の加齢に伴う変化について学ぶ.
- 免疫機能の加齢変化について学ぶ.
- 高齢者貧血の特徴, および高齢者に多い貧血について学ぶ.
- 血液悪性疾患, 特に急性骨髄性白血病, 骨髄異形成症候群, リンパ腫および多発性骨髄腫について学ぶ.
- 自己免疫疾患の1つである膠原病について種類と特徴を学ぶ.

A 造血・免疫機能の加齢に伴う変化

1 血液, 造血機能の加齢に伴う変化

末梢血液中には, 大きく分けて白血球, 赤血球と血小板という3系統の血液細胞が存在する. これらの細胞は, 骨の中にある骨髄という組織でつくられる. 骨髄中にはこれら3系統の細胞のもととなる造血幹細胞が存在し, 骨髄という環境のなかで, さまざまな増殖因子の影響を受けて, 分裂と分化を繰り返しながら成熟する.

小児では全身の骨髄で造血が行われているが, 加齢とともに骨髄中の造血細胞は減少し, 脂肪に置き換わる. 四肢の長管骨が最も早く脂肪に置き換わり, 脂肪髄となる. 脊椎骨などは造血能が比較的保たれる. 腸骨では, 65歳以上になると30歳代の60%まで造血細胞が減少するとされる.

造血幹細胞の加齢に伴う変化として, ①貧血の発症, ②骨髄球系遺伝子発現の増加による骨髄異形成症候群や白血病の増加, ③リンパ球系遺伝子発現の減少による免疫能の低下がみられるようになる.

2 免疫機能の加齢に伴う変化

免疫系は骨髄造血幹細胞から分化する. したがって, 老化に伴って造血幹細胞からT細胞, B細胞といったリンパ系への分化能が低下する. 一方でマクロファージ, 好中球といった骨髄系への分化能が相対的に上昇するが, マクロファージ, 好中球のもつ貪食能は老化により低下する.

免疫機能は大きく分けて, 2つに分類される. 1つは体液性免疫で, 生体の防御反応である免疫のうち, 液性抗体である免疫グロブリン(immunoglobulin; Ig)によって行われる免疫反応である. Igは骨髄でつくられるB細胞から産生され, IgE, IgG, IgM, IgA, IgDの5種類がある. 高齢者では, むしろIgは増加傾向を示すが, 外部からの病原体などに対する抗体産生能は低下していることが特徴である.

2つ目は細胞性免疫で, 主にT細胞が担当する. 若年者ではT前駆細胞は胸腺で分化し, 自己抗原に反応するT細胞が排除される. 自己抗原と反応しないナイーブT細胞(細胞傷害活性をもたない, つまり抗原と出会う前のT細胞)となり,

血液中に出るが，胸腺上皮細胞の老化による機能低下からナイーブT細胞の数も減少する．ナイーブT細胞が抗原と接触し，細胞傷害性T細胞になり，細胞性免疫能を発揮するが，一部がメモリーT細胞となり，記憶をとどめる．高齢者では，相対的にメモリーT細胞の割合が上昇する．

B 血液疾患

1 高齢者の貧血

a 高齢者の貧血の定義

貧血の定義は，なんらかの原因により赤血球数やヘモグロビン(Hb)量が低下することである．高齢者の貧血の定義は，海外では若年者と同様にWHO基準が用いられ，男性でHb 13.0 g/dL未満，女性でHb 12.0 g/dL未満とされている．わが国においては，白倉ら[1]の60歳以上の老人ホーム入所者の末梢血液像の検討より，Hb値が平均値 −2SDとなる11.0 g/dL未満を男女問わず高齢者の貧血と定義することが多い．

b 血液疾患の症状

(1) 貧血

高齢者の貧血で多い原因は鉄欠乏性貧血で，残りの多くは二次性貧血である(→ Advanced Studies❶)．高齢者の貧血は慢性に進行することが多く，貧血症状は典型的ではない．高齢者の貧血の症状の特徴は，合併する基礎疾患を悪化させることによる症状(意識障害，認知症の進行，歩行障

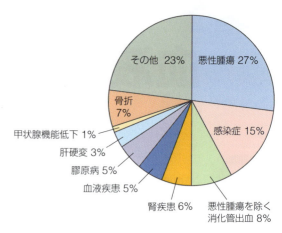

▶図20-1 高齢者貧血の原因
〔Ohta M: Management of anemia in the elderly. *JMAJ* 52:219-222, 2009 より改変〕

害などの精神神経症状，呼吸困難，狭心症，心不全，起立性低血圧などの呼吸器・循環器症状，食欲不振，味覚障害，体重減少，口内炎などの消化器症状)が前面に出ることである[2]．

(2) 白血球減少

白血球減少のみでは，症状は認めないが，感染症がおこると感染部位による症状が発現する．

(3) 血小板減少

血小板減少に伴う症状は，表在出血・粘膜出血が特徴的で，いわゆる皮下出血斑，点状出血が主なものであるが，重篤な活動性出血を認める場合(特に眼底，中枢神経系，肺，消化管などの出血)には，血小板輸血の適応となる．

(4) 凝固障害

線溶系が亢進した播種性血管内凝固症候群(disseminated intravascular coagulation; DIC)や，特に高齢者に頻度が高い後天性血友病に認められる出血傾向は，血小板減少に伴う出血傾向と異なり，斑状出血となりやすく，かつ関節・筋肉内などの深部出血が特徴である．

c 各疾患の検査

高齢者の貧血の原因は多岐にわたり(▶図20-1)，鉄欠乏性貧血，二次性貧血および

Advanced Studies

❶高齢者をみたら貧血があると思え

高齢者の貧血は，非典型的な症状を呈するために，見逃されやすいので，常に貧血が主訴の原因になっていないかを考慮する必要がある．

骨髄自体に原因のある高齢者に頻度が高い骨髄異形成症候群や多発性骨髄腫などの血液疾患に大きく分類されている[2].

一般的な血液検査を行い，赤血球恒数（指数）を確認する．平均赤血球容積（mean corpuscular volume; MCV）が 80 fL 以下であれば鉄欠乏性貧血を強く疑うが，慢性炎症や悪性疾患に伴う貧血でも同様に小球性貧血になることがあるため，鉄，総鉄結合能（TIBC あるいは，不飽和鉄結合能：UICB），フェリチンの測定を行う．

MCV が正常の場合は，腎性貧血や汎血球減少があれば再生不良性貧血も考慮する．

MCV が 101 fL 以上の場合は，葉酸欠乏やビタミン B_{12} 欠乏症の鑑別をする必要がある．さらに網状赤血球が高値の場合は，自己免疫性溶血性貧血を鑑別するために Coombs（クームス）検査を施行する．赤血球のみの異常ではなく，白血球，血小板数に異常がある場合は，骨髄異形成症候群や再生不良性貧血を鑑別する必要があり，骨髄穿刺が必要となる．

腰痛で整形外科を受診している症例で，貧血を認めた場合は，非ステロイド性抗炎症薬（NSAIDs）による消化管出血と多発性骨髄腫を考慮する必要がある．後者では，血清蛋白電気泳動，免疫電気泳動，Ig 定量や蛋白尿や尿中 BJP（ベンス・ジョーンズ蛋白）の確認が必要になる．

血液疾患の多くは骨髄穿刺あるいはリンパ節生検で診断することが多い．細胞表面マーカー，染色体異常，遺伝子異常の有無を確認し診断する．若年者でもそうであるように確実な診断と予後判定が治療戦略上重要である．

d 高齢者にみられる貧血

（1） 鉄欠乏性貧血

鉄欠乏性貧血と診断されれば，胃癌，大腸癌，胃十二指腸潰瘍などを考慮し，消化管出血の精査を行う．多くの高齢者は抗血小板薬やワルファリンカリウムなどを服薬していることが多いので，しっかりと病歴と処方薬を確認する．原因疾患の治療と鉄補充が治療となるが，貧血の回復には若年者と比較して時間がかかる．

（2） ビタミン欠乏性貧血

高齢になると，胃壁細胞から分泌される内因子が減少し，食事中のビタミン B_{12} の小腸よりの吸収の低下をきたす慢性胃炎を合併している症例が多い．胃切除術後 5 年以上経過した症例のみならず，高齢者ではビタミン B_{12} 欠乏症を考慮する（➡ Advanced Studies ❷）．検査上，大球性貧血を呈し，汎血球減少と LDH 高値を示す．貧血症状以外に，味覚障害を伴う舌の発赤・疼痛（Hunter 舌炎），精神症状，認知症，神経障害，消化器障害や循環器症状など多彩な症状を呈する．ビタミン B_{12} の非経口投与後，速やかに血小板や白血球の増加，LDH の低下が認められる．高齢者の場合，貧血の改善には時間を要することが多い．鉄欠乏性貧血を経過中に合併してくることがある．

（3） 再生不良性貧血

造血幹細胞障害により，骨髄で正常造血が行われなくなる疾患である．したがって，末梢血上は，正球性貧血を呈し，さらに汎血球減少症となる．原因の不明な特発性が多くを占めるが，二次性のものとして薬物性のものがある．

造血幹細胞障害のため，骨髄異形成症候群との鑑別が困難な症例や骨髄異形成症候群に移行する症例もある．

輸血，免疫抑制療法，蛋白同化ホルモン，サイトカイン療法，さらにトロンボポエチン受容体作動薬療法が行われる．

Advanced Studies

❷ 劇的に改善する貧血

ビタミン B_{12} 欠乏症は，血液障害以外の症状をきたす．味覚障害が前面に立ち，食欲低下，神経障害を呈し，日常生活活動（activities of daily living; ADL）が低下，さらに認知症をきたす．この状態が続くと脱水状態から寝たきり状態となり，時に救急外来を受診することがある．適切な診断治療とリハビリテーションで，血液障害はもちろん，神経障害や認知症も含めて回復することがある．

(4) 二次性貧血

二次性貧血の主な原因は，慢性疾患に伴う貧血（anemia of chronic disease; ACD）である．ACDは，血液疾患以外のなんらかの基礎疾患のために生じる貧血である．その基礎疾患は，感染や膠原病に伴う慢性炎症，悪性疾患，腎疾患，肝疾患や内分泌疾患があげられる．内分泌疾患では甲状腺機能低下症の頻度が高い．

ACDは，網内系細胞からの鉄放出障害により骨髄内でおこる赤血球系の鉄利用障害である．

治療は，基礎疾患の治療が重要で，基礎疾患が改善すれば貧血も改善する．しかし，必ずしも基礎疾患が治癒するとは限らない．腎性貧血に使用するエリスロポエチンを投与することで貧血が改善することが報告されているが，わが国では保険適用ではなく，Hb 7 g/dL 程度を目安に，貧血症状を考慮しつつ輸血が行われているのが現状である．

膠原病においては，ACD以外の貧血も考慮しなければならない．全身性エリテマトーデス（systemic lupus erythematosus; SLE）では，自己免疫性溶血性貧血，各種自己抗体やT細胞が造血細胞を傷害することでおこる骨髄不全，免疫抑制状態でのサイトメガロウイルス感染症，メトトレキサートなどの免疫抑制薬による骨髄抑制や骨髄異形成症候群や急性骨髄性白血病の二次性悪性疾患の合併，膠原病を基礎疾患とした血栓性血小板減少性紫斑病，血球貪食症候群，膠原病に合併する腎障害に起因する腎性貧血，NSAIDsによる消化管出血なども考慮する必要がある．

2 急性骨髄性白血病（AML）

急性骨髄性白血病（acute myeloid leukemia; AML）は，発症年齢中央値は65〜67歳といわれ，高齢者に多い疾患である（➡ Advanced Studies ❸）．

原因は不明であるが，骨髄異形成症候群（➡ 次ページ）より移行する症例も多い．

症状として，前出の各血球系減少に伴うものと白血病細胞自身による症状（発熱，倦怠感や臓器浸潤による症状）に分けられる．

診断は骨髄穿刺にて行う．そのときに染色体，細胞表面マーカーや遺伝子検査を施行する．

高齢者AMLの生物学的特徴は，染色体異常として5番・7番染色体異常や複雑染色体異常を代表とする予後不良な染色体異常が多いことである．逆にt(8;21)やinv(16)など予後良好な染色体異常の頻度が高齢者AMLに低い特徴がある．また，AMLに先行する骨髄異形成症候群や骨髄増殖症候群からの移行症例や，過去の化学療法，放射線療法に関連する治療関連AMLが多く，化学療法への反応性が乏しいと報告されている．さらに白血病細胞自体に細胞内に入った抗癌剤を細胞外にくみ出す作用を有していることが多い．

予後良好染色体を有している症例においても，若年者と比較して高齢者での治療成績が落ちること，特に70歳以上では，治療成績が落ちることが報告されている．このことはAMLの生物学的特徴のみではなく，年齢も大きく関与していることを示している．しかし，暦年齢のみが単純に関与しているだけではなく，合併している血液疾患以外の疾患，身体機能および認知機能を考慮する必要がある．

Advanced Studies

❸ 血液疾患における高齢者救急の特徴

● 高齢者は我慢強い

高齢者では，急性骨髄性白血病や骨髄異形成症候群の発症が，若年者に比較して多い．高齢者は我慢強いことが多く，たとえば，各種血液疾患で白血球減少に伴う感染症が重篤になってから受診することもしばしばである．感染症が合併していると，本来の抗癌剤治療が困難になる．

● 高齢者の腰痛には注意

腰痛に対してリハビリテーションを行っている症例は多いと思われる．多発性骨髄腫が腰痛の原因になっている可能性があり，特徴的な臨床像はなかなか改善しない腰痛や治療にもかかわらず悪化する腰痛と貧血症状である．このため些細なことで腰椎圧迫骨折をきたし，救急外来を受診し，血液検査で総蛋白の増加，貧血や高カルシウム血症が認められ，多発性骨髄腫と診断されることがある．

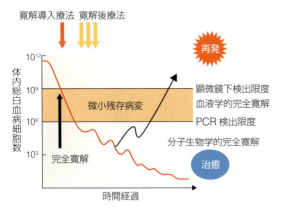

▶図20-2　急性骨髄性白血病細胞数からみた化学療法と治療効果

高齢者AMLの治療方法は若年者同様，図20-2に示すようにtotal cell kill（→ NOTE 1）が基本となる．すなわち，骨髄中の白血病細胞を正常造血細胞も含め減少させる，強力な寛解導入療法を行う[3]．その後，骨髄低形成期を経て，白血病細胞よりも早く正常造血細胞が回復し，一見正常な骨髄所見を呈する状態（完全寛解）に至る．高齢者の場合は寛解率が約50％といわれており，若年者の約70％よりも低い．完全寛解に到達したあとも白血病細胞は残存しているため，治療を打ち切るとすぐに再発する．そこで寛解後療法を繰り返し行うが，高齢者では全身状態の悪化など治療の継続が困難な場合が多い．また，移植医療の進歩も目覚ましく，自己移植や同種造血幹細胞移植（→ NOTE 2）も高齢者AMLに施行されるようになってきているが，まだ一般的ではない．

3 骨髄異形成症候群（MDS）

骨髄異形成症候群（myelodysplastic syndromes；MDS）はAMLと同様，高齢者に多く認められる．MDSは造血幹細胞のクローナルな異常により，骨髄における無効造血，末梢血における血球減少を特徴とする腫瘍性疾患で，骨髄は赤芽球系，巨核球系，顆粒球系細胞のうち1系統以上に形態的な異形成（dysplasia）を認め，しばしば芽球が増加している．原因はAML同様，不明である．

末梢血では白血球，赤血球，血小板のうち1系統以上の減少を認める．多彩な病型を含んだ疾患群であり，FAB分類が国際的なMDSの分類法として使用されてきたが，診断技術の進歩と予後に関する知見の集積より，WHO分類が作成された．

MDSの治療法の選択にはその予後を推定する必要があるため，国際予後スコアリングシステム（International Prognostic Scoring System；IPSS）が提唱された．骨髄中の芽球比率，血球減少をきたしている血球系の数，染色体異常の3種類の因子から構成されている．

低リスク群のMDSの臨床像は再生不良性貧血に近く，輸血などの保存的な支持療法が中心となる．赤血球輸血依存性の低リスク群MDSでは，輸血による鉄過剰症が生活の質（quality of life；QOL）や生命予後を悪化させるため，内服鉄キレート製剤であるデフェラシロクスが除鉄目的で使われている．

白血病に移行しやすい高リスクMDSでは長期寛解，治癒を目指す治療法としてAMLと同様の

NOTE

1 total cell kill

マウスの白血病では白血病細胞を1個残らず根絶させない限り治癒に導けないことが証明されており，ヒトでも同様に化学療法などによって白血病細胞（腫瘍細胞）をすべて根絶させ，治癒に導くという治療戦略の1つの概念．

2 造血幹細胞移植

白血病や骨髄異形成症候群により侵された骨髄を，大量放射線や抗癌剤で処置し，そのあとに造血幹細胞を移植することで，病気を治癒に導く治療である．自分の造血幹細胞を利用する自己造血幹細胞移植とHLAの適合した提供者から移植をする同種造血幹細胞移植に大別される．近年，高齢者でも施行可能なミニ移植が開発された．

同種造血細胞移植は，血縁者間／非血縁者間骨髄移植と末梢血幹細胞移植，および非血縁者間臍帯血移植に分けられる．

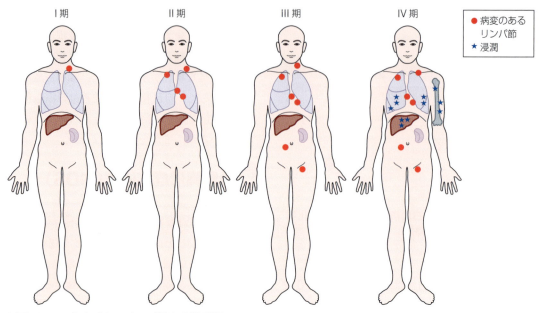

▶図 20-3　非ホジキンリンパ腫の病期分類
　Ⅰ期：1つのリンパ節領域やリンパ組織への浸潤
　Ⅱ期：横隔膜の片側にとどまる2つ以上のリンパ節領域への浸潤
　Ⅲ期：横隔膜の上下にわたる複数のリンパ節領域への浸潤
　Ⅳ期：所属リンパ節病変の有無にかかわらず，1つ以上のリンパ節外臓器へのびまん性または多発性浸潤
　B 症状：継続または繰り返す 38℃ 以上の原因不明の発熱，盗汗，過去 6 か月以内の 10% 以上の原因不明の体重減少

化学療法，移植が選択されることがある．

　MDS に対する分子標的薬が開発され，レナリドミド水和物は 5q− 症候群に対して有効で，貧血の改善と腫瘍クローンの減少効果が期待できる．また DNA のメチル化阻害薬であるアザシチジンは予後不良の染色体異常を有する MDS 患者においても有効で，移植の適応のない高リスク群に対する治療薬，あるいは移植の前治療薬として使用されている．

4 リンパ腫

　リンパ腫は，多様な病型のリンパ系組織の悪性腫瘍の総称で，その疾患分類については 50 以上の疾患単位から構成され，今でも分類作業中である．病型はホジキン（Hodgkin）リンパ腫と非ホジキンリンパ腫に大別され，日本人のホジキンリンパ腫は約 10% であり，ほとんどが非ホジキンリンパ腫で占められている．高齢者リンパ腫の生物学的特徴は，びまん性大細胞型 B 細胞性リンパ腫（diffuse large B-cell lymphoma；DLBCL）が多く，約 30% が限局期，70% が進行期といわれている．

　リンパ腫の治療戦略上重要なことは，病理組織の正確な診断と病期である．病期を決定するために CT，Ga シンチグラフィー，PET/CT，超音波，骨髄穿刺が行われる（▶図 20-3）．年齢，臓器機能，全身状態を含めた予後因子を用いた国際予後指標（International Prognostic Index；IPI）を評価する必要がある．

　分子標的薬であるリツキシマブを加えた R-CHOP（シクロホスファミド，ドキソルビシン塩酸塩，ビンクリスチン硫酸塩，プレドニゾロン）が，高齢者の未治療 DLBCL においても，CHOP 療法の生存率を上回る成績が報告されて以来，DLBCL の治療に関してリツキシマブは不可欠の

ものとなった[4]．

主に DLBCL の治療に関しては，限局期（最大腫瘤径 10 cm 以下の病期 I，II）の場合は，R-CHOP 4 コース＋ISRT や R-CHOP 6 コースが行われる．ISRT とは，放射線治療の進歩によって可能となった，より限局した部位へ放射線治療を行うことであり，副作用を軽減することができる．

一般的に DLBCL 非連続 II 期，III 期，IV 期の治療は，R-CHOP 8 コースが標準治療と考えられる．副作用を考慮し，高齢者 DLBLC の治療量を減量することにより，寛解率と生存率が低下するため，年齢だけからむやみに減量しないほうがよい．

5 多発性骨髄腫（MM）

多発性骨髄腫（multiple myeloma; MM）は，発症の平均年齢が 60 歳代と高齢者に多い疾患である．成熟 B 細胞である形質細胞の腫瘍性増殖と，その産物である単クローン性 Ig（M 蛋白）を特徴としている．そのため骨髄機能障害，易感染性，腎障害，溶骨性変化に伴う骨痛などの多彩な臨床症状を呈する（▶図 20–4，20–5）．

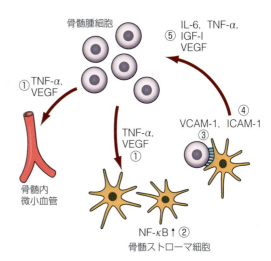

▶図 20–4　骨髄腫細胞と骨髄ストローマ細胞の関係
①骨髄腫細胞から分泌された TNF-α（tumor necrosis factor-α），VEGF（vascular endothelial growth factor）が骨髄ストローマ細胞や微小血管を刺激．
② NF-κB を活性化．
③ NF-κB の活性化により，骨髄ストローマ細胞表面上に接着分子 ligand（vascular cell adhesion molecule-1; VCAM-1, intercellular adhesion molecule-1; ICAM-1 など）の発現亢進し，腫瘍増殖が促される．
④さらに骨髄腫細胞との接着により，骨髄ストローマ細胞が刺激され，IL-6（interleukin-6），IGF-I（insulin-like growth factor-I）や VEGF などのサイトカインの産生・分泌が高まる．
⑤骨髄腫細胞の増殖がさらに亢進する．

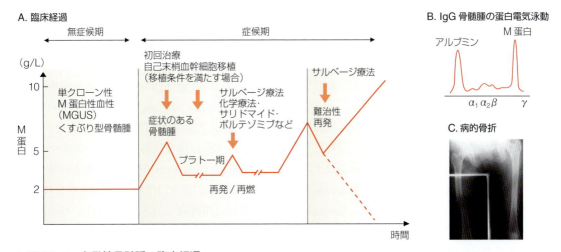

▶図 20–5　多発性骨髄腫の臨床経過
一部の症例では，骨髄腫細胞の幼若化により M 蛋白の産生能が低下する．必ずしも病勢と M 蛋白量は相関しない．

MMの治療は，メルファラン-プレドニゾロン（MP）療法が主に施行され，その奏効率は50％である．病勢がプラトー期に達しても，その持続期間が1〜2年間で再燃を繰り返し，治癒することがきわめて難しい病気である．その後VAD（ビンクリスチン硫酸塩，ドキソルビシン塩酸塩，デキサメタゾン）療法や自己末梢血幹細胞移植が開発されたが，多くの症例で再発することが問題である．自己造血幹細胞移植と対峙して骨髄破壊的同種造血幹細胞移植がMMに試みられたが，奏効率は自己造血幹細胞移植に比し高いものの移植後の治療関連死亡が多いことで相殺され，自己造血幹細胞移植を凌駕することができていない．サリドマイドやその誘導体であるレナリドミド水和物および分子標的薬であるボルテゾミブの導入により，従来の化学療法をしのぐ治療効果が認められ，従来の化学療法にこれらの新規薬物を併用した成績が報告され始めている．

6 慢性骨髄性白血病（CML）

慢性骨髄性白血病（chronic myeloid leukemia; CML）は，造血幹細胞レベルでおこる遺伝子異常・染色体異常により，造血細胞の過剰な増殖をもたらす．CMLの発症年齢中央値は52歳といわれ，61歳以上での発症は，全CMLの30％を占めている．

チロシンキナーゼ阻害薬（TKI）であるイマチニブを使用した治療は，標準療法との比較で，細胞遺伝子学的反応と無増悪生存率が明らかに優れており，CMLの治療を一変させた[5]．

第1世代TKIであるイマチニブ耐性や副作用などで継続投与が難しい不耐容に対しては変更基準に準じながら，第2世代TKIであるニロチニブ，ダサチニブやボスチニブへの切り替えが推奨されている．高齢者CMLは副作用の少ない分子標的薬であるTKIでコントロール可能となり，CML自体での死亡は激減した．

高齢者に多い合併症（肺梗塞，脳出血，認知症や心疾患）が，生存率を低下させるため，全身管理が重要といわれている．特に第3世代TKIとしてポナチニブ，アシミニブが使用可能であるが，心血管障害の副作用に注意が必要である．

7 老人性貧血・薬物性血液障害

"老人性貧血"という概念がある．加齢に伴う腎臓のエリスロポエチン産生低下/反応性の低下，自己幹細胞自己複製や造血能の低下およびアンドロゲンレベルの減衰による赤血球造血能の低下などが原因と考えられている．1年以上安定した貧血があり，貧血の原因が特定できないものをいうが，血液疾患を含めて十分に鑑別したうえで診断を下す必要がある．安易に老人性貧血と診断をしてはいけない．1回の検査で診断がつかない場合が多く，経過中に貧血の進行があるようであれば，再度検査を施行する必要がある．

また，薬物による血液障害は因果関係を直接証明することは難しく，その診断は容易ではないが，高齢者は多岐にわたる投薬を受けている場合が多く，日常診療では常に考慮すべきことである．

C 膠原病

膠原病とは，結合組織と血管を炎症の主座とし，自己抗体の出現を伴う原因不明の慢性炎症性・難治性疾患である．膠原病には，関節リウマチ（rheumatoid arthritis; RA），結節性多発動脈炎（polyarteritis nodosa; PN），全身性エリテマトーデス（SLE），全身性強皮症（硬化症）（systemic sclerosis; SSc），多発性筋炎（polymyositis; PM）/皮膚筋炎（dermatomyositis; DM）およびリウマチ熱（rheumatic fever; RF）の古典的6疾患に加え，混合性結合組織病（mixed connective tissue disease; MCTD）やSjögren（シェーグレン）症候群（Sjögren syndrome; SjS），Behçet（ベーチェット）病などの多くの類縁疾患がある（▶表20-1）．

C 膠原病 ● 221

▶表 20−1　膠原病および膠原病類縁疾患

- 関節リウマチ(RA)
  - リウマチ性多発筋痛症(PMR)
  - 若年性特発性関節炎(JIA)
  - Felty(フェルティ)症候群
  - 強直性脊椎炎
  - 反応性関節炎
  - 悪性関節リウマチ(MRA)
  - 乾癬性関節炎
  - 回帰性リウマチ
- 巨細胞性動脈炎(G-CA)
- 抗好中球細胞質抗体(ANCA)関連血管炎
- 結節性多発動脈炎(PN)
  - 側頭動脈炎
  - アレルギー性肉芽腫血管炎(AGA)
  - 多発血管炎性肉芽腫症(GPA)
- 全身性エリテマトーデス(SLE)
- 全身性強皮症(SSc)
- 多発性筋炎/皮膚筋炎(PM/DM)
- リウマチ熱(RF)
- 大動脈炎症候群
- Sjögren 症候群(SjS)
- 膠原病重複症候群(オーバーラップ症候群)
  RA と SLE，SSc，PM のいずれかの 2 つの間における重複症例が多い
- 混合性結合組織病(MCTD)
  SLE，SSc，PM/DM の重複症例，リウマチ熱
- Behçet 病

老年病疾患の鑑別診断のなかで高齢者の膠原病リウマチ疾患として重要な疾患は，RA，血管炎症候群，リウマチ性多発筋痛症，皮膚筋炎，強皮症があげられる．SLE の高齢での発症は稀である．

RA の好発年齢は 30〜50 歳代であり 70 歳代での発症は稀とされてきたが，近年，高齢発症の RA を日常診療において多くみかける．リウマトイド因子陰性例もあり診断が難しいケースもある．また，一部の高齢発症 RA は，短期間で関節炎が重症化し骨破壊が進行するため，適切な診断と治療が重要である．

また血管炎症候群の好発年齢は 50〜60 歳代であるが，顕微鏡的多発性血管炎は高齢者で発症することも多く，予後不良となるケースも多い．

リウマチ性多発筋痛症と側頭動脈炎は大部分が高齢発症で，高齢者の不明熱，原因不明の C 反応性蛋白質(CRP)高値の原因として，RA，顕微鏡

的多発血管炎とともに重要な疾患である．

皮膚筋炎，多発性筋炎は高齢で発症し予後不良となることがあり，初期診断が大切である．強皮症は緩徐に進行するため，高齢者になってから発見されるケースも多い．代表的な疾患を解説する．

1 関節リウマチ(RA)

RA の好発年齢は 30〜50 歳代であり，70 歳代での発症は稀とされてきたが，近年，高齢化に伴い高齢発症の RA は増加傾向にある．高齢者 RA は，60 歳未満で発症した RA (younger-onset rheumatoid arthritis; YORA)と 60 歳以降に発症した高齢発症 RA (elderly-onset rheumatoid arthritis; EORA)に分類される．

YORA は，慢性の経過で発症し，近位指節間関節，中指節関節，手関節の腫脹疼痛，手のこわばりを認めることが多いが，EORA は YORA と比較して，急性発症例が多く，大関節から発症し，リウマチ性多発筋痛症症状(体重減少，筋痛，リンパ節腫大)を伴うことが多い[6]．リウマトイド因子陰性例も多く，初期には分類不能関節炎として発症し診断が難しいケースもある．

リウマトイド因子陽性高齢者 RA は早期から関節破壊が進行しやすく，ステロイド中心の治療では生命予後が不良になることが報告されていることより，メトトレキサートを第一選択薬として考慮する．一方，リウマトイド因子陰性 RA では，少量ステロイドに反応がよい．

長期罹患，進行性の高齢者 RA では，身体機能が低下しており，肺，腎疾患合併例が多い．長期間ステロイドを投与されている例が多く，RA の病態解明とともに，生物学的製剤が使用可能となり，より高い治療目標を設定できるようになった．

2 リウマチ性多発筋痛症(PMR)

リウマチ性多発筋痛症(polymyalgia rheumatica; PMR)は女性に多く，通常 50 歳以上の中高

年に発症し，70歳代〜80歳代で最も発症頻度が高い．頸部，肩，腰部股関節，大腿の近位筋の疼痛とこわばりが特徴的である．急性発症で，筋痛は対称性であることが多い．皮膚筋炎や多発性筋炎と異なり，筋原性酵素の上昇は伴わない．典型的な症例では，リウマトイド因子や自己抗体は陰性で，赤沈40mm/時以上，CRP上昇を認める．大部分の患者は肩の疼痛を自覚することが多く，肩関節の運動時痛や肩関節周囲の筋把握痛が認められる．股関節や頸部の運動時痛や周囲の筋把握痛も認められることが多い．

プレドニゾロン（PSL）治療への反応性が良好であることが特徴である．通常10〜20mg/日の少量のPSLを用いる．

3 巨細胞性動脈炎（GCA）

巨細胞性動脈炎（giant cell arteritis; GCA）の発症は50歳以上が大部分であり，年齢とともに発症率が上昇する．臨床像は，頭部動脈を主に侵す頭蓋GCAと，頸動脈，鎖骨下動脈，腋窩動脈といった大動脈の分枝が主に侵される大血管GCAの大きく2つに分類される．前者は側頭動脈炎としても知られている．後者は高齢発症の高安病と臨床像から鑑別することは難しい．注意すべき症状は眼動脈領域の障害による虚血性視神経症で，失明は突然発症し，無痛性で永続的である．検査上CRPなどの急性期蛋白質の上昇，慢性炎症に伴う貧血など一般的な炎症所見を認める．確定診断には，浅側頭動脈の生検が重要である．

治療はステロイドで40〜60mg/日必要であるが，眼症状がなければ高齢者では30mg/日でもコントロールできる．眼症状を認める場合はステロイドパルス療法を考慮する．

4 抗好中球細胞質抗体（ANCA）関連血管炎

顕微鏡的多発性血管炎（microscopic polyangi-itis; MPA），多発血管炎性肉芽腫症（granulo-matosis with polyangiitis; GPA），好酸球性多発血管炎性肉芽腫症（eosinophilic granulomatosis with polyangiitis; EGPA）が含まれる．わが国ではMPAの頻度が高く，発症年齢は中央年齢65歳で，GPAやEGPAと比較して高齢者に多く発症する傾向にある．発熱，全身倦怠感，体重減少，関節痛，筋肉痛といった症状が持続し，赤沈の亢進やCRP高値が持続し，肺，心臓，腎臓，消化管，神経，皮膚に多彩な病変がおこる．

臓器病変としては糸球体腎炎が重要で，病理学的には半月体形成性糸球体腎炎を示し急速に腎不全が進行することがある．肺病変では間質性肺炎，胸膜炎，肺胞出血をおこすことがある．神経症状では多発性単神経炎が最も頻度が高く，稀ながら中枢神経病変をおこし脳出血につながる．また虚血性腸炎による消化管出血や心筋炎による心不全などの重篤な合併症をおこすこともある．これらの臨床症状を認めたら好中球中の脱顆粒であるmyeloperoxidase（MPO）とproteinase-3（PR-3）を対応抗原とするANCA（antineutrophil cytoplasmic antibody）を測定する．

ANCA関連血管炎は重症度に応じて治療を決定するが，急速進行性糸球体腎炎，急速に進行する肺出血などの肺病変，心筋病変，消化管出血や脳出血などの中枢神経病変が認められる場合はステロイドとシクロホスファミドの併用，さらに血漿交換を検討する．寛解維持療法にはアザチオプリンやメトトレキサートが使用されることが多い．

5 結節性多発動脈炎（PN）

中小動脈を中心に壊死性血管炎を認めることから，MPAと異なり糸球体腎炎や間質性肺炎の合併は稀とされている．腎動脈や腸間膜動脈に動脈瘤や動脈の狭窄を認めると顕微鏡的血尿や腎血管性高血圧，動脈瘤の破裂による腹腔内出血，腹部アンギナ（食後の腹痛），虚血性腸炎，胆嚢炎や虫垂炎などをおこす．血清学的に診断に有用な検査

はなく，ANCA は陰性であることが多い．MPA と異なり糸球体腎炎や間質性肺炎の合併は稀である．

治療は比較的高用量のステロイドを使用することが多く，シクロホスファミドも考慮される．

6 全身性エリテマトーデス(SLE)

50 歳以上での全身性エリテマトーデス(systemic lupus erythematosus; SLE)発症は，全 SLE 患者の 10〜20% といわれている．若年発症と比べ，非典型的な病像を呈することが多い．高齢 SLE は男性に多く，漿膜炎や間質性肺炎を呈することが多い．若年 SLE に多い，皮膚症状，日光過敏症やループス腎炎を呈することは少ない．また検査上も特異性の高い自己抗体陽性率は低い．

若年 SLE に比較してステロイドの量は少なくすむことが多い．死因は SLE そのものではなく，加齢とともに増加する心血管疾患，悪性腫瘍，感染症であるため注意が必要である．

7 全身性強皮症(SSc)

全身性強皮症(systemic sclerosis; SSc)は，皮膚や全身諸臓器の線維化，血管障害を呈する自己免疫疾患である．発症のピークは 35〜65 歳で，男女比は 1：10 とされる．

初期症状は Raynaud(レイノー)現象(冷たいものに触れると皮膚色が白色→紫色→赤色と 3 相性に変化する)，易疲労感，関節痛といった非特異的な症状が多い．その後手指の浮腫性腫脹，手背から前腕にかけての皮膚肥厚と硬化，顔面，体幹の皮膚肥厚と硬化に進展する．診断まで時間がかかることが多く，高齢者になってから診断されることも珍しくない．

強皮症は広範囲型と限局型に分類される．限局型全身性強皮症は肘や膝関節より遠位部のみに皮膚硬化がとどまる．臓器病変は軽微なことが多い

が，稀に肺高血圧症や指趾虚血，さらに指趾切断を要する閉塞性動脈疾患を合併することがある．検査では抗セントロメア抗体が陽性となる．

広範囲型全身性強皮症では肘や膝関節遠位部のみでなく近位部や体幹の皮膚硬化が 2〜3 年の経過で進行する．内臓病変を伴いやすく，肺，心臓，消化管，腎臓などの臓器症状は早い段階から伴うことがある．肺では間質性肺炎が認められ，定期的な画像と呼吸機能検査でのフォローを必要とする．心臓病変では心筋の線維化に伴う不整脈，心機能低下をきたす．抗トポイソメラーゼ I 抗体が陽性になる．

Raynaud 現象に対してはカルシウム拮抗薬，プロスタグランジン製剤が使用される．皮膚症状に対しては初期の浮腫性の変化が強いときに少量ステロイドを使用することがある．

しかし，SSc に対しての確立した治療法はなく，各臓器障害に対する治療が施行される．

8 多発性筋炎(PM)/皮膚筋炎(DM)

多発性筋炎/皮膚筋炎(polymyositis/dermatomyositis; PM/DM)は，頸部や四肢の近位筋(横紋筋)に炎症をおこす自己免疫疾患である．慢性ないし亜急性に進行する四肢の近位筋群の筋力低下は，階段の昇降，上肢の挙上，起床時の頭部挙上などを困難にする．高齢者においては加齢に伴う筋力低下を伴うため，筋炎の病勢が強くなくとも日常生活が障害されることに注意を要する．生化学検査でクレアチンキナーゼ(CK)などの筋原性酵素の持続的な上昇を認める．筋炎特異的自己抗体の抗 Jo-1 抗体の感度は 20〜30% と低い．PM/DM の間質性肺炎の合併頻度は 10〜50% 程度と考えられており，間質性肺炎を合併する症例のほうが生命予後は悪いとされている．PM/DM 診断時ないしは経過中に，肺，消化管，婦人科領域などの悪性腫瘍を合併する頻度が高い．特に高齢者では注意が必要である[7]．

基本的にはステロイドを中心とした免疫抑制薬を組み合わせて投与する．その他の免疫抑制薬としてはシクロホスファミド，シクロスポリン，メトトレキサートやアザチオプリンが用いられる．筋症状による筋力低下が著しい場合はリハビリテーションも並行して行われる．

D 理学・作業療法との関連事項

血液疾患や膠原病のリハビリテーション時に注意することは，まず，第一にスタッフの自己健康管理ができているかということである．これらの多くの疾患の患者は易感染性状態にあり，理学・作業療法中にスタッフからかぜなど感染を伝播させてはならない．

次に注意する事項は，院内感染である．多くの患者は感染症を合併し，抗菌薬を投与されているか，投与の既往がある．そのため，多剤耐性菌が常在している患者にも遭遇する可能性がある．標準的予防策を常に行いながら，医師，看護師，薬剤師や臨床検査技師も含めた医療スタッフの共通認識が必須で，リハビリテーション室が感染の伝播場所になってはならない．

■血液疾患

高齢者の血液疾患は貧血を伴うことが多く，またその症状は典型的でないことが多い．そのため，リハビリテーション中の愁訴には常に貧血の進行を考慮すべきである．

血小板減少も伴いやすい病態であるため，血小板数が3万/μL以下では，出血を誘発する可能性のあるリハビリテーションには注意を要する．

白血球減少時のリハビリテーションに関しては，施設の環境に左右される．無菌病棟内でのリハビリテーションは，全身状態を確認したうえで可能であるが，無菌環境が保てない場所でのリハビリテーションには，感染を誘発する可能性があ

るため，常に白血球数，特に顆粒球数に注意をはらう必要がある．一般的に顆粒球数が，コンスタントに500/μL以上あれば，感染症罹患の頻度は低下するとされている．

MMや長期間ステロイド治療を受けている血液疾患症例に関しては，易骨折性に注意を有する．主治医あるいは担当整形外科医と相談しながら進めるほうがよい．

高齢者血液疾患の治療による副作用や感染症でADLが低下し，治療継続が困難になることが，しばしば経験される．そのため，早期にリハビリテーションの介入が行われるようになってきた．特に造血幹細胞移植においてその有用性が証明されつつある．

■膠原病

RAに対しては，その変形予防，ADL獲得のためにリハビリテーションの方法が確立されている．RA以外の膠原病に対するリハビリテーションについては，各疾患に特異な臓器障害があり，特に腎臓，心臓，肺臓，消化管，血管病変の状態や活動性を把握しておくことが重要である．

● 療法士の視点から

理学・作業療法を必要とする利用者のなかには，血液・免疫の疾患や症候が背景にある場合が少なからずある．ところが，それが運動障害の主因でない場合，理学・作業療法を適応する際に十分な注意が払われていない場合もある．ことに運動による影響が，負荷を与えた直後に限らず，遷延的におこってくるため注意が必要である．

高齢者では，持病に隠れて自覚されにくいが高頻度で貧血の状態にあるとされている．貧血は時として運動機能の低下をまねき，寝たきりにさえつながりかねない．理学・作業療法士がかかわる臨床場面でも，食事などに関する聞き取りを心がけ，好ましい栄養状態への動機づけが重要である．

●引用文献

1) 白倉卓夫ほか：老年者末梢血液像と赤血球産生能の変化. 日本老年医学会雑誌 15:151–157, 1978
2) Ohta M: Management of Anemia in the Elderly. *JMAJ* 52:219–222, 2009
3) Löwenberg B, et al: High-dose daunorubicin in older patients with acute myeloid leukemia. *N Engl J Med* 361:1235–1248, 2009
4) Habermann TM, et al: Rituximab-CHOP versus CHOP alone or with maintenance rituximab in older patients with diffuse large B-Cell lymphoma. *J Clin Oncol* 24:3121–3127, 2006
5) O'Brien SG, et al: Imatinib compared with interferon and low-dose cytarabine for newly diagnosed chronic-phase chronic myeloid leukemia. *N Engl J Med* 348:994–1004, 2003
6) Deal CL, et al: The clinical features of elderly-onset rheumatoid arthritis. A comparison with younger-onset disease of similar duration. *Arthritis Rheum* 28:987–994, 1985
7) Sigurgeirsson B, et al: Risk of cancer in patients with dermatomyositis or polymyositis. A population-based study. *N Engl J Med* 326:363–367, 1992

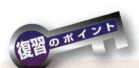

- 造血・免疫機能の加齢変化を理解する.
- 高齢者の貧血の特徴を理解する.
- 代表的な血液疾患と膠原病を理解する.

第21章

腎疾患

学習目標
- 高齢者の腎機能の低下を引き起こす要因と機序を理解する.
- 高齢者によくみられる主な腎疾患について学ぶ.
- 慢性腎臓病の定義, その治療・管理法を学ぶ.
- 急性腎障害と慢性腎不全の概念と臨床症状, 治療・管理法を学ぶ.

A 腎臓の働き

ヒトの腎臓の重量は 120〜150 g で, 通常は第 11 胸椎から第 3 腰椎の高さに左右 1 対で存在する. 腎臓には糸球体と尿細管より構成されるネフロンと呼ばれる機能単位が約 200 万個存在する. 腎動脈より供給を受けた血液は, 糸球体での限外濾過(糸球体濾過値: glomerular filtration rate; GFR で表す)により水分や分子量の小さい溶質が濾過され, 1 日約 180 L の原尿が生成される. 続いて, この原尿が尿細管を通過する間に, 生体にとって有用な物質を再吸収したり, 濃縮・希釈されたりしながら, 最終的には 1 日 1〜1.5 L が尿として排泄されることによって生体内部環境の恒常性を保っている.

腎臓にはこのほかに内分泌機能を介した働きもあり, レニン産生や副腎で産生されるアルドステロンを介したナトリウム(Na)保持やカリウム(K)排泄, ビタミン D の活性化を介した骨代謝の調整, エリスロポエチン(➡ Advanced Studies ❶)による赤血球産生調整などさまざまな機能をもつ.

B 高齢者における腎機能低下の特徴

わが国の 65 歳以上の高齢者における腎機能低下(GFR 60 mL/分未満)の頻度は約 30% であり, 加齢とともに患者数は増加する. 高齢者にみられる腎機能低下の進行機序としては, ①腎の加齢性変化, ②可逆的な原因病態の合併, ③腎疾患の合併に大別される.

1 腎の加齢性変化による腎機能低下

加齢による腎機能の低下は純粋に加齢によるものと心血管系の危険因子(高血圧, 糖尿病, 喫煙,

Advanced Studies

❶エリスロポエチン

エリスロポエチンは腎から分泌される糖蛋白質の造血因子であるが, 腎機能の低下に伴い産生が低下して腎性貧血がおこる. 1990 年代から遺伝子組換えエリスロポエチン製剤(rHuEPO)が製剤化され, 透析中および透析前の腎不全患者には広く使用されて病態改善に役立ってきた. 2007 年からは血中消失半減期のより長いダルベポエチン アルファやエポエチン ベータ ペゴルが腎性貧血患者に使用可能となった. さらに, 近年は, エリスロポエチンの転写を制御する低酸素誘導因子プロリン水酸化酵素阻害薬(HIF-PH 阻害薬)も腎性貧血の治療薬として日常臨床で使用されている.

脂質異常)が組み合わさっておこる血管性病変が入り交じり，これらを区別することは難しいが，特別な病気がなくても腎臓は加齢に伴い構造や機能が変化する．最も大きな特徴はネフロンの数の減少である．コラーゲンなどの細胞外基質の増加に伴い毛細血管が閉塞した糸球体(これを糸球体硬化という)の数が増加し，結果として GFR が低下する．さらに，尿細管も萎縮し，機能低下をきたした結果，尿の濃縮力が低下するため夜間尿が増加し，脱水になりやすい傾向にある．また，尿の希釈力も低下する結果，水負荷に対する排泄も遅くなり，低 Na 血症になりやすいとされている．内分泌的な変化としては，血漿レニン濃度の低下があげられ，アルドステロン濃度の低下と合わせて尿中の K 排泄が低下する結果，K 保持性利尿薬により高 K 血症が生じやすい．

2 可逆的要因による腎機能低下

先述のとおり，高齢者の腎機能はもともと低下していることが多いため，下記の要因により，さらに腎機能低下をきたす．一般にこれらの要因は可逆的といわれているが，高齢者の場合，不可逆となりやすく注意が必要である．

(1) 腎血流の低下

これらの原因には，脱水，低血圧，感染，心不全などのほかに，非ステロイド性抗炎症薬(NSAIDs)，アンジオテンシン変換酵素(angiotensin converting enzyme; ACE)阻害薬，アンジオテンシンⅡ受容体拮抗薬(angiotensin Ⅱ receptor blocker; ARB)に代表される薬物性のものがあげられる．高齢者に対する NSAIDs の投与機会は多く，できるだけ少量・短期間の投与とする．

(2) 腎障害を惹起する薬物の投与

アミノグリコシド系の抗菌薬，造影剤や抗腫瘍薬などがあり，高齢者に対するこれらの薬物投与時には特に注意が必要である．

(3) 活性型ビタミンD製剤の使用

高カルシウム血症や高カルシウム尿症の危険性

が高いため注意を要する．

(4) 尿路閉塞

尿路閉塞が原因の場合もある．原因不明の腎機能低下をみた場合には，腹部超音波による尿路閉塞の確認が必須である．

3 腎疾患合併による腎機能低下

腎疾患は，なんらかの原因によって腎臓自体に障害がおこるもの(原発性)と，全身の病気によっておこるもの(続発性)に分類される．

a 原発性腎疾患

原発性腎疾患は，さらに，糸球体腎炎と尿細管間質性腎炎に大別される．このうち，糸球体腎炎は臨床症候学的に次のように分類される．

(1) 急性腎炎症候群

先行感染のあとに発症し，経過良好である．

(2) 慢性腎炎症候群

多彩な尿所見が数年あるいは数十年にわたって存在する．

(3) ネフローゼ症候群

尿中に大量の蛋白質が排泄されるために低蛋白血症となり，循環動態や代謝が崩れることにより引き起こされる一連の臨床症候群である(▶表 21-1)．

高齢者のネフローゼ症候群を呈する原発性糸球体腎炎としては膜性腎症が最も多い．膜性腎症は原発性のみならず，悪性腫瘍や薬物，感染症に続発しておこることがあるため，背景にこれらの病態が存在するか精査することが必要である．

(4) 急速進行性腎炎症候群

急性に血尿・蛋白尿が発症し，数週間から数か月で急速に腎機能低下が進行する症候群である．抗好中球細胞質抗体(ANCA)をマーカーとする ANCA 関連腎炎や抗糸球体基底膜(glomerular basement membrane; GBM)抗体をマーカーとする Goodpasture(グッドパスチャー)症候群などがあげられるが，これらの疾患はわが国では

▶表 21-1　成人ネフローゼ症候群の診断基準

（平成 22 年度厚生労働省難治性疾患対策進行性腎障害に関する調査研究班）

1	蛋白尿：3.5 g/日以上が持続する（随時尿において尿蛋白/尿クレアチニン比が 3.5 g/gCr 以上の場合もこれに準じる）
2	低アルブミン血症：血清アルブミン値 3.0 g/dL 以下．血清総蛋白量 6.0 g/dL 以下も参考になる
3	浮腫
4	脂質異常症（高 LDL コレステロール血症）

注 1) 上記の尿蛋白量，低アルブミン血症（低蛋白血症）の両所見を認めることが本症候群の診断の必須条件である．
注 2) 浮腫は本症候群の必須条件でないが，重要な所見である．
注 3) 脂質異常症は本症候群の必須条件でない．
注 4) 卵円形脂肪体*は本症候群の診断の参考となる．
＊筆者注：ネフローゼ症候群において尿中にみられる，脂肪顆粒を含有した細胞を指す．尿細管上皮細胞やマクロファージが脂肪変性したものと考えられている．

〔厚生労働省難治性疾患克服研究事業進行性腎障害に関する調査研究班 難治性ネフローゼ症候群分科会（編），松尾清一（監）：ネフローゼ症候群診療指針 完全版．p5，東京医学社，2012 より〕

高齢者に多いのが特徴である．また，自己免疫疾患や他の疾患でも急速進行性腎炎症候群を認めることがある．

(5) 反復性または持続性血尿症候群

持続性の蛋白尿または血尿，あるいはその両者が認められるが，腎機能低下などの症候がみられないものをいう．慢性腎炎との鑑別も重要であるが，血尿のみの場合，高齢者においては尿路悪性腫瘍合併の可能性が高くなるので，必要に応じて尿細胞診などの泌尿器科的精査を行う．

b 続発性腎疾患

高齢者でしばしば遭遇する続発性腎疾患として最も重要なのは，糖尿病性腎症と，高血圧や動脈硬化を主な背景とする腎硬化症である．特に，糖尿病性腎症は，わが国の透析導入の原疾患として最も多く，今後も増加すると考えられている．その他の続発性腎疾患の原因としては，多発性骨髄腫による腎障害やアミロイド腎などがあげられる．

(1) 糖尿病性腎症から糖尿病性腎臓病へ

糖尿病性腎症による末期腎不全は全世界で急速に増加している重要な疾患である．腎症の発症には，通常，5 年以上（10〜15 年）の罹病期間を要する．その病態は腎の微小血管障害（マイクロアンギオパチー）であるので，腎症発症時には他のマイクロアンギオパチー（糖尿病性神経症や網膜症）を合併していることも多い．発症初期には微量アルブミン尿を呈するのみであるが，病勢進行に従いネフローゼ症候群を呈するようになり，次第に腎機能が低下し，最終的に腎不全に至る．さらに，高齢者の糖尿病性腎症の場合，先述の微小血管障害だけではなく，動脈硬化などの大血管障害より生じた虚血性変化や感染症による変化が加わることが多いとされている．

このような経過から，近年，典型的な経過をたどらない，たとえば，蛋白尿をきたさずに腎機能低下を呈する症例もみられるようになった．そこで，糖尿病に加えて，加齢，肥満，脂質異常，高血圧，動脈硬化など，糖尿病に合併しやすい病態の影響を含んだ腎障害を糖尿病関連腎臓病（diabetic kidney disease; DKD）と呼ぶようになった．すなわち，DKD は糖尿病性腎症を内含した概念といえる．

用語が変わっても，DKD の治療の原則は血糖・血圧・脂質管理である．特に，血圧管理には ACE 阻害薬や ARB の使用が疾患進展抑制に有効であることが示されているが，高齢者の厳格な血糖血圧管理は重篤な障害や ADL の低下につながる可能性もあることや，これらの薬物は腎機能低下の原因となる薬物でもあるため投与後の推算 GFR（eGFR）低下に注意する．近年は近位尿細管に発現するナトリウム/グルコース共輸送体（SGLT）の SGLT2 を阻害し，尿中への糖排泄を増加させる SGLT2 阻害薬において腎保護効果が示されており，DKD の治療薬として積極的に使用されている．

(2) 腎硬化症

基本的な病変は動脈硬化や細動脈硬化と糸球体硬化である．糸球体硬化は腎硬化症のみならず，加齢そのものや，糖尿病性腎症，あるいは先述の

原発性糸球体腎炎の多くの基本的病理像であるが，腎硬化症では進行は比較的ゆるやかである．

C 慢性腎臓病(CKD)

近年，前項で述べた各種の腎疾患から透析療法が必要となる末期腎不全へと進行する患者が著しく増えていることが大きな問題であり，さらに，このような患者では心血管疾患の併発が多く，対策が必要なこともわかってきた．そこで，これらの患者を慢性腎臓病(chronic kidney disease; CKD)と定義して早期の治療介入がなされている．CKD の定義は次のとおりである．

①尿異常，画像診断，血液，病理で腎障害の存在が明らか．特に蛋白尿の存在が重要
②GFR < 60 mL/分/1.73 m²
③①・②のいずれか，または両方が 3 か月以上持続する．

随時尿蛋白検査は，通常，随時尿クレアチニン補正(g/gCr)を用いる．これは随時尿蛋白量(g/dL)を随時尿クレアチニン濃度(g/dL)で除した値で，24 時間尿蛋白排泄量(g/日)とよく相関することが知られており，これが 0.15 g/gCr 以上であれば蛋白尿陽性と考えられる．一方，GFR は，血清クレアチニンと年齢・性別より日本人の GFR 推算式を用いて eGFR として評価する．

$$eGFR \ (mL/分/1.73 m^2)$$
$$= 194 \times (血清クレアチニン^{-1.094})$$
$$\times (年齢^{-0.287}) (女性では \times 0.739)$$

この式を使用するにあたっての注意点は，成人での適応になること，著しいいそうや四肢欠損，筋肉疾患で筋肉量が減少した症例では GFR が高く推算されることである．2012 年から，クレアチニンのほかに，血中シスタチン C(Cys-C)による筋肉量や食事運動に影響されない eGFR 推算式も開発され，利用可能になっている[1]．

CKD の管理で重要なことは，CKD の進行を遅らせるとともに，合併する心血管疾患の早期発見である．生活指導，食事療法，薬物指導により，その進行を遅らせることが可能であるが，その効果を判定するためにも，定期的に尿検査や eGFR 評価を行うことが重要である．

食事療法としては，過剰な蛋白質の摂取は，GFR の過剰な増加，窒素化合物の蓄積と関連することから，蛋白質制限食が CKD の食事療法の 1 つとして行われてきた．しかし近年は，画一的な指導は不適切であり，個々の患者の病態を総合的に判断して，蛋白質制限を指導することが推奨されている[1]．そのなかでも重要視すべきは後述のサルコペニアである．

生活指導としては，禁煙・減塩を目指した肥満の改善を行う．過労を避ける必要はあるが，基礎体力・筋力を維持する運動はすすめられている．脂質管理も重要である．

薬物治療として最も重要なものは降圧治療である．高血圧が慢性腎不全の進行因子であることは間違いないが，治療において重要なことは，過度な降圧を避けるということであり，特に高齢者においては，収縮期 110 mmHg 未満への降圧を避けることが推奨されている．

フレイルとは「加齢に伴うさまざまな機能変化や予備能力の低下によって健康障害に対する脆弱性が増加した状態」と提唱され，①体重減少，②歩行速度の低下，③筋力の低下，④疲労感，⑤身体活動量の低下の 5 項目のうち，3 つ以上当てはまる場合にフレイルとみなされる．

米国全国健康栄養調査(NHANES Ⅲ，1994～1998 年)によると，GFR の低下あるいはアルブミン尿陽性の CKD 患者は，筋肉量の減少を高頻度に認めている．腎機能が正常な高齢者ではフレイルの罹患率が 6% であったのに対し，高齢 CKD 患者では 15% と，フレイルの罹患率が高いという報告もある．末期腎不全になるとさらに罹患率は上昇し，40 歳未満で 44.4%，50～60 歳で 66.4%，80 歳以上で 78.8% に及ぶ．フレイルの合併は透析患者において，死亡や入院に対する独立した危

険因子となっている．サルコペニアは筋肉量と筋力の進行性かつ全身性の減少に特徴づけられる症候群で，筋肉量の低下に加えて，筋力の低下あるいは身体能力の低下を伴う場合に診断される．

蛋白質制限に伴うカロリー摂取不足や低栄養，テストステロンやビタミン D の低下は，筋肉量や筋力の低下をきたす．そのほか，腎性貧血やアシドーシスなどの要因により，CKD 患者はフレイルのリスクが高まる．サルコペニアの予防・改善のためには，十分な蛋白質摂取量が有効と考えられていることから，CKD の食事療法としての蛋白質制限とは両立しない．このため，サルコペニアを合併した CKD 患者では，時に蛋白質制限の緩和を検討することが提案されている[2]．

D 急性腎障害と慢性腎不全

この 2 つは，腎不全（糸球体濾過率の低下）の状態と経過を表す用語であって，上記の臨床症候群や腎疾患の分類とは概念が異なる．

1 急性腎障害（AKI）

急激な経過（数時間から数週間）で腎機能が低下し，尿毒症や電解質異常が出現する病態を指す．診断には血清クレアチニンを用い，0.3 mg/dL 以上または 50% 以上の増加，あるいは尿量が 1 時間あたり 0.5 mL/kg 以下へ低下する状態が 6 時間を超える場合，急性腎障害（acute kidney injury; AKI）と定義する．

AKI は障害された部位によって下記の 3 つに分類される．

①脱水や血圧低下など，腎血流の減少が原因となる場合（腎前性）

②腎毒性物質（薬物など）や腎疾患など，腎実質の障害が原因となる場合（腎性）

③尿路閉塞など，腎以降の尿流障害が原因となる場合（腎後性）

頻度は腎前性が外来患者の約 70%，入院患者の約 40% といわれているが，放置するとやがて腎実質性の障害をきたすので注意が必要である．腹部超音波による尿路閉塞の評価が腎後性の診断に有用であり，腎萎縮がないことを確認することは，後述する慢性腎不全との鑑別に重要な所見である．AKI は原因の除去により可逆性の場合が多いが，高齢者では不可逆的な場合も多く経過を観察する必要がある．また，高齢者の場合は AKI の背景に慢性腎臓病をかかえているケースも多く，このような状態を慢性腎不全の急性増悪（acute on chronic kidney disease）と呼ぶ．

2 慢性腎不全

加齢に伴う腎機能低下により，高齢者では，eGFR が 60 mL/分/1.73 m^2 未満の患者が増加し，わが国では 65 歳以上の約 30% を占めている．現在では eGFR が 15 mL/分/1.73 m^2 未満を腎不全と定義している．慢性腎不全とは，eGFR の低下に伴い，冒頭に述べた腎臓の機能が失われ，生体の恒常性維持が破綻した状態を指す．

慢性腎不全の原疾患としての慢性腎臓病の治療については，C 項で述べた．特に，慢性腎不全となると，腎でのエリスロポエチンの産生低下に伴って腎性貧血が生じる．この場合，鉄不足の合併がないことを確認し，血中ヘモグロビン（Hb）濃度が 10～13 g/dL を目標にエリスロポエチン製剤を用いる．また，腎不全でリン蓄積が進行すると低カルシウム血症から二次性（腎性）副甲状腺機能亢進症をきたすため，食事療法（リン制限食）も必要となる．

E 高齢者と透析導入

一般に GFR が正常の 10% 以下に低下し，血清クレアチニン値が 8 mg/dL 以上に上昇して尿毒症期に至ると透析療法の開始が必要になる．高

齢者の場合は，腎機能がそれ以上によくても，尿毒症症状や電解質異常（特に高 K 血症）や心不全などを発症する場合も多く，GFR が 10% 以下になる前に透析導入になることもある．

日本透析医学会の透析調査によれば，わが国の慢性維持透析患者は約 35 万人[3]で，65 歳以上の高齢者が約 69.5% を占めている．維持透析患者の療法別では血液透析（hemodialysis；HD）が約 97% に対し，腹膜透析（peritoneal dialysis；PD）は 3% にすぎない[3]．

高齢者の腎移植については患者生存率や移植腎生着率が若年者に比して低く，現時点では多くないものの，血糖管理，心血管疾患，癌，感染症に注意して症例を選べば，高齢者の腎移植も検討する意味があると考えられている．

F 理学・作業療法との関連事項

一般に腎機能は安静で最大の機能を示し，動作で機能が低下する．これは，交感神経の緊張に対して腎血管が敏感に反応して収縮し，腎血流を減少させるからである．GFR は自己調節作用によってある程度まで一定に保たれるが，極端な血圧の上昇や低血圧になると減少してしまう．したがって理学・作業療法では，血圧変動や発汗，交感神経緊張症などに注意しつつ実施する．

近年，腎疾患や透析医療に基づく身体的・精神的影響を軽減させることなどを目的とした運動療法を含む包括的なプログラムとして「腎臓リハビリテーション」という概念が提唱され，透析患者を含む CKD 患者において，年齢や身体機能を考慮しながら，可能な範囲で運動療法を行うことが提案されている[4]．

療法士の視点から

腎疾患に特化した理学・作業療法はまだ一般的とはいえない．一方で，腎臓が自律神経の活動と深くかかわることから，自律神経に大きな影響を及ぼす運動や介入をその手段とするリハビリテーションの場面では，注意深く臓器の反応をみておく必要がある．

自律神経の活動状況を簡便に測定・記録できる機器もあり，このような機器を利用して理学・作業療法が人に与える影響を検討することも有用なものである．

●引用文献

1) 日本腎臓学会（編）：エビデンスに基づく CKD 診療ガイドライン 2023. 東京医学社，2023
2) サルコペニア・フレイルを合併した CKD の食事療法検討 WG：日本腎臓学会 サルコペニア・フレイルを合併した保存期 CKD の食事療法の提言. 日腎会誌 61:525–556, 2019
3) 日本透析医学会統計調査委員会：わが国の慢性透析療法の現況（2022 年 12 月 31 日現在）. 透析会誌 56:473–536, 2023
4) CQ3 保存期 CKD 患者に運動療法は推奨されるか？, CQ4 運動療法は透析患者において有用か？. 日本腎臓リハビリテーション学会（編）：腎臓リハビリテーションガイドライン. pp56–74, 南江堂, 2018

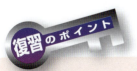

- 高齢者の腎機能を低下させる要因をまとめる．
- ネフローゼ症候群，糖尿病性腎症，腎硬化症の概要と治療・管理を説明できる．
- 慢性腎臓病，急性腎障害，慢性腎不全について説明できる．
- 慢性腎臓病とフレイルの関係について説明できる．

第22章

泌尿器疾患

学習目標
- 尿路の臓器(腎, 膀胱, 尿道)の疾患の概要を理解する.
- 男性生殖器, 骨盤底の疾患の概要を理解する.
- 高齢者に多い尿失禁をおこす病態・機能障害を理解する.

A 泌尿器の疾患

尿は腎臓でつくられて, 腎盂・尿管を通って膀胱にためられ, 尿道から排泄される. この尿の通り道のことを"尿路"と呼ぶ. 泌尿器科では, この尿路の臓器(腎, 膀胱, 尿道)に加え, 男性生殖器(前立腺, 精巣, 陰茎)のほとんどすべての疾患を扱っている. ほかには副腎, 後腹膜, 骨盤底の疾患も治療する. 多くの泌尿器疾患は高齢者で頻度が高く, その知識は高齢者を診療するうえで重要となる.

B 腎臓の疾患

腎臓は脇腹に左右1対ある臓器で尿の産生のほか, 血圧の調整なども行っている.

a 腎臓の癌

腎臓の癌には, 腎臓の実質に生じる腎細胞癌と腎盂に生じる腎盂癌がある.

腎細胞癌は腫瘍が大きくなると血尿, 腹部腫瘤, 痛みがみられるが, 最近は健康診断や他の病気の検査中に偶然に無症状のうちに見つかる例がほとんどを占めている. 腎不全で血液透析を受けている患者では高率に腎細胞癌が発生するので,

定期的な検査が必要である. 癌の進行度にかかわらず, 治療の主体は手術(腎摘出術)となる. 少しでも低侵襲な治療が望ましいという観点から, ロボット手術や腹腔鏡手術, 腫瘍と腎臓の一部を切除する方法(腎部分切除術)も広く行われるようになっている. 進行癌では分子標的薬(スニチニブなど)や免疫チェックポイント阻害薬が使用される.

腎盂癌は血尿で発見されることが多く, 治療は手術(腎尿管全摘術)が主体となる. 進行癌では化学療法を用いる.

b 腎盂腎炎

腎盂腎炎は腎臓の感染症で, 女性に多い. 高熱と側腹部痛で発症する. 膀胱炎が先行することもある. 一般には抗菌薬の投与で軽快するが, 他の合併症, 特に糖尿病やステロイド薬の使用中などの免疫能の低下状態, および, 尿路結石などの尿流の通過障害がある場合は, 重症化しやすい. そのような場合は, 治療が遅れると敗血症から死に至ることも稀ではない.

腎盂腎炎を反復する症例では, 膀胱尿管逆流(膀胱にたまった尿が腎臓に向かって逆流する病気)が疑われる. 膀胱造影検査で確認し, 逆流がある場合は手術治療の適応となる.

c その他の疾患

主要な疾患としては，囊胞性腎疾患（遺伝性疾患で，腎臓に囊胞が多発して中高年で腎不全となる）や腎臓結核がある．結核は血尿や尿路に症状のある高齢者，特に肺結核の既往のある患者では，常に鑑別診断に含めるべき疾患である．

C 尿管の疾患

尿管は腎臓（正確には腎盂）から膀胱への尿の輸送路である．

a 尿管の癌

尿管の癌は腎盂癌や膀胱癌と併発することが多い．症状や治療はそれらの癌に準拠する．

b 尿路結石

結石は，上部尿路結石（腎結石，尿管結石），下部尿路結石（膀胱結石，尿道結石）に分けられる．

わが国では 95％ 以上が上部尿路結石で，そのなかでも尿管結石が最も一般的である．尿中のシュウ酸カルシウムやリン酸カルシウム，尿酸などの物質が結石の生成分を形成する．これが一定以上の大きさになると臨床的な問題となる．結石ができる原因は，カルシウムや尿酸，クエン酸などの代謝異常，尿流の停滞，尿量の減少（尿の濃縮）などがある．最近ではメタボリックシンドロームとの関連も指摘されている．

結石が尿管に詰まって尿の流れを妨げると，激しい痛みとともに吐き気や嘔吐を催す．血尿も重要な症状である．感染があれば熱が出るときもある．腎臓から尿が流れないと，腎盂に尿が停滞して腫れる状態となる（水腎症）．まったく痛みのないまま水腎症となることもある．尿検査と CT を含む腹部 X 線検査，超音波検査などで診断する．

大きさが 5〜10 mm 以下であれば，自然排出を期待して薬物や水分摂取と運動で対応する．自然

排出が期待できない結石では外科治療が必要となる．小結石には，体外で発生させた衝撃波を体内の結石に収束させて結石を砕く治療法〔体外衝撃波砕石術（extracorporeal shock wave lithotripsy；ESWL）〕が広く行われる．それで治療が困難な場合は，尿道から細い内視鏡を膀胱・尿管・腎盂まで挿入し，結石を破砕する方法〔経尿道的砕石術（transurethral ureterolithotripsy；TUL）〕や，腎臓を貫いて尿路に入り結石を砕く方法〔経皮的腎結石破砕術（percutaneous nephrolithotomy；PNL）〕も行われる．

尿路結石は再発しやすいので，再発を防ぐための生活改善や薬物療法が必要となる．結石の成分や原因によって予防方法も異なる．

D 膀胱の疾患

膀胱は下腹部に位置する臓器で，尿をため，必要に応じて排出する役割を果たしている．

1 膀胱の癌

膀胱の癌は喫煙者に多く，通常は血尿から見つかる．診断は膀胱鏡検査で行う．尿の中に剝離した細胞を検査する尿細胞診も有用である．比較的早期の場合の治療は，内視鏡で腫瘍を切除する手術〔経尿道的膀胱腫瘍切除術（transurethral resection of bladder tumor；TURBT）〕が一般的である．再発の予防の補助療法として BCG（➡ NOTE 1）や抗癌剤の膀胱内注入を行う．癌が浸潤している場合は，膀胱全摘除術や放射線照射が行われる．膀胱を摘出したあとは尿路の変更が必要となる．回腸を一部切り取って尿管をつなぎ，回腸の先端を下腹部に開放して尿を誘導する方法（回腸導管），回腸を使って膀胱をつくる方法（回腸利用新膀胱造設術），尿管を直接皮膚に出す方法（尿管皮膚瘻）などがある．進行癌では抗癌剤や放射線による治療を行う．

2 膀胱炎

膀胱炎は膀胱の細菌感染症で，女性に多い．頻尿や排尿痛や血尿が症状となるが，発熱はない．通常は抗菌薬で軽快する．膀胱癌，膀胱結石，間質性膀胱炎などでも類似した症状を呈するので注意が必要である．

3 間質性膀胱炎

間質性膀胱炎は膀胱におこる原因不明の炎症性疾患で，症状としては頻尿や尿意切迫のほか，膀胱の不快感や疼痛が特徴的である．初期治療では過度のストレスや刺激の強い食事などを避けるなどの生活習慣の変更を行う．薬物は効果が限られる．骨盤底筋の過緊張が症状の原因ともされ，骨盤内のマッサージの有効性も証明されている．米国では初期治療として推奨され，理学療法士が治療を担当している．手術では，生理食塩水を強制注入して膀胱を拡張する手術（膀胱水圧拡張術）や特徴的な病変部位〔Hunner（ハンナ）病変〕の焼灼術が行われる．膀胱内に薬物を注入する治療（膀胱内注入療法）で症状が改善することもある．どの治療も効果がない場合は，膀胱摘出を余儀なくされることもある．

> ## NOTE
>
> ### 1 膀胱癌の BCG 療法
>
> 膀胱癌には，筋層にまで達していない癌と達している癌がある．そのいずれかにより治療方針が異なる．大別すると前者は内視鏡手術で治療可能であるが，後者は膀胱摘出が必要となる．しかし，前者でも内視鏡手術のあとに膀胱内の再発が頻回にみられ，その度に手術が必要となる．そのような再発を抑制するために，BCG を膀胱内に注入する治療が行われる．通常は，80 mg を週に 1 回，合計 8 回繰り返す．その後に維持療法を行うこともある．膀胱刺激症状や発熱が副作用としてみられる．関節痛や間質性肺炎などの重度な副作用もおこりうるので，治療中は注意深い観察が必要となる．

4 膀胱機能障害

症状を訴えるが，膀胱に癌や感染や結石など膀胱自体に明らかな異常がない場合も多い（膀胱機能障害）．

a 神経因性膀胱

膀胱機能障害の原因として神経疾患が明らかな場合，これを総称して神経因性膀胱という．神経疾患には，脳梗塞や Parkinson（パーキンソン）病などの脳疾患，脊髄損傷や脊髄腫瘍などの脊髄疾患，骨盤内手術術後や糖尿病性神経障害などの末梢神経疾患などが含まれる．神経の障害の部位や程度によって膀胱の障害の状態も大きく異なり，症状や病状は一様ではない．大別すると，蓄尿が困難な状態（蓄尿障害）と排尿が困難な状態（排出障害）の 2 つに分かれるが，実際はこの両者が共存することが多い．正確な病状の把握には，尿流動態検査が必要となる．つまり，神経因性膀胱は，膀胱の機能障害の原因が神経疾患という意味の用語であり，膀胱の機能障害の内容を表すものではない．

b 過活動膀胱

原因ではなく症状から分類した場合，頻尿，尿意切迫感，時に切迫性尿失禁からなる症状を特徴とする患者群がある．これを過活動膀胱（overactive bladder; OAB）という．神経疾患が原因ともなる（神経因性過活動膀胱）が，原因が明らかでないことも多い（非神経因性過活動膀胱）．前者のほうが一般に重症で，脳梗塞後の頻尿・尿失禁が典型例である．後者は比較的症状は軽く，病態として膀胱の虚血や軽度な神経の障害が想定される．抗コリン薬や β_3 受容体作動薬が有効である．神経刺激や，骨盤底筋の訓練，生活習慣の改善，合併する内科的な疾患（高血圧や糖尿病）の治療も重要である．

ⓒ 低活動膀胱

排出機能障害や排尿困難を特徴とする機能障害として低活動膀胱がある．脊髄や末梢の神経疾患に伴うこともあるが，それらのない高齢者でもしばしばみられる．有効な治療法はない．上記ｂ項と本項の機能障害は，加齢に伴いその頻度や重症度が増大する．

Ｅ 尿道の疾患

ⓐ 尿道炎

尿道は膀胱からの尿の排出路であり，女性では男性に比べてかなり短い．これが女性に膀胱炎がおこりやすい理由とされている．逆に男性では尿道炎がおこりやすい．症状としては，排尿痛，膿性の分泌物などがみられるが，発熱はない．性感染症の淋菌性尿道炎やクラミジア性尿道炎では，耐性菌の割合が近年高くなりつつあり，通常の抗菌薬で治療困難な場合がある．

ⓑ 尿失禁

尿失禁とは，本人の意思に反して尿をしたくない"時"や"場所"で漏れることをいう．尿道とその周囲の構造は，膀胱から尿が漏れなくする栓の役割を果たしている．この機能が低下すると尿失禁となる．

咳，くしゃみをしたとき，立ち上がったとき，階段を降りるときなど，腹部に力が加わる動作時に生じる尿失禁を腹圧性尿失禁という．女性に多く，軽いものを含めると，成人女性の約３割に経験があるといわれる．切迫した強い尿意でトイレまで我慢できずに尿が出てしまう症状（切迫性尿失禁）は，過活動膀胱などの膀胱の機能障害でみられ，男女を問わず高齢者に多い．

腹圧性尿失禁の治療は大きく分けて，保存的治療と外科的治療がある．保存的治療は，体操で骨盤底筋をトレーニングする方法（骨盤底筋訓練）が代表的である．腹圧性尿失禁以外に，切迫性尿失禁，便失禁などにも効果がある．薬物治療は腹圧性尿失禁に対してあまり有効なものはない．症状が強いものは，外科的治療としてテープを用いて尿道を釣り上げる方法〔経閉鎖孔式尿道スリング手術；TOT（transobturator tape）手術〕や経腟恥骨上式尿道スリング手術〔TVT（tension-free vaginal tape）手術〕が広く使われており，いずれも効果はかなり高い．

Ｆ 前立腺の疾患

前立腺は精液の産生や射精に関係する男性特有の組織で，膀胱の下にあり，その中を尿道が貫いている．

ⓐ 前立腺癌

前立腺癌は中高年，特に高齢者になるほど多く，人口の高齢化で前立腺癌は急増している．前立腺癌の症状は前立腺肥大症と似ているが，最近の前立腺癌の多くは，血中の前立腺特異抗原（prostate specific antigen; PSA）と呼ばれる腫瘍マーカーの高値が契機となって発見される．前立腺癌の診断には，肛門から超音波検査の器械を入れて見ながら，前立腺に針を刺して組織を採取し病理検査で行う（生検）．

早期癌の標準的な治療は手術（前立腺全摘出術）か放射線治療である．手術手技としては，最近はロボット支援腹腔鏡手術が広く普及してきている（➡ NOTE❷）．放射線治療も，一般的な外照射以外に，組織内照射（前立腺内に線源を刺入する）や重粒子線治療が行われる．前立腺癌は男性ホルモンが増殖を促しており，男性ホルモンの作用を抑える治療も広く行われる．進行癌では，この治療が主体となる．

b 前立腺肥大症

前立腺肥大症は高齢男性に多い疾患である．癌ではないが前立腺が大きくなり，その結果として尿の通過を障害したり尿道を刺激したりして症状が出る．トイレが近い，尿の勢いが悪い，切れが悪い，残尿感などが主な症状である．肥大が進行すると，尿がほとんど出せないような状態（尿閉）となり，さらに進行すれば腎臓からの尿が停滞して水腎症や腎不全となる．治療は，早期には前立腺の緊張の低下をはかる薬物（α_1遮断薬）や，肥大がある程度進行していれば前立腺を縮小させる薬物（5α還元酵素阻害薬）を用いる．効果が不十分な場合や尿閉になった場合は，手術を行う．ほとんどの場合で内視鏡的手術で治療が可能であり，最近では侵襲度の小さいレーザー治療が主流になりつつある．

c 前立腺炎

前立腺炎は細菌による前立腺の感染で，排尿痛や排尿困難が強く，高熱も出る．点滴治療が必要になることが多い．慢性前立腺炎は，上述の間質性膀胱炎と類似した症状を呈する疾患で，症状の割には検査の異常が明確でない．一般には治療が困難で病状も長期化する．

G 精巣の疾患

精巣では精子の形成と男性ホルモンの分泌を行う．

a 精巣の癌

精巣の癌は小児から高齢者まで発生する．通常は精巣の腫大で見つかるが，恥ずかしくて受診をためらい，来院時には進行癌となっている例も少なくない．治療としては精巣摘出が第一であるが，転移があれば化学療法や転移巣の切除手術で治療する．

b 精巣の感染症

精巣の感染症は（特に高齢者では）稀であるが，精巣の上にある精巣上体に感染がおこることは稀ではない（精巣上体炎）．精巣の痛みや発熱が症状となり，かなりの苦痛を伴うこともある．前立腺炎との合併も多い．一般には抗菌薬で軽快するが，症状がなくなるまでには比較的長い期間を要する．

c 精索捻転，停留精巣

小児に多く高齢者では稀であるが，精巣の血管がねじれて血液が止まり組織壊死となることがある（精索捻転）．しばしば壊死が進んでしまい，精巣摘出を余儀なくされることになる．早期診断で手術をすれば精巣を残すことができる．精巣が陰嚢内に下降しないで腹腔内や鼠径部にとどまることもある（停留精巣）．近年は乳児から小児の健診で発見されることがほとんどであるが，高齢まで放置されていることもある．

NOTE

2 ロボット支援前立腺全摘出術

前立腺癌に対する前立腺全摘出術は開腹手術が一般的であった．腹腔鏡手術も導入されたが，出血量は少ないものの技術的に困難であった．これに対し，手術支援ロボットを用いると，両眼視の拡大視野のもと，手指の動きを忠実かつより繊細に再現する手術用アームにより，精細な手術を行うことができる．本手術は，手術時間の短縮や術後尿失禁の低下などが明らかで，広く普及している．

H 陰茎の疾患

a 陰茎の癌

陰茎の癌は包茎の状態を不衛生な状態で長期間放置した場合に生じることが多い．早期であれば腫瘍部のみの切除で済むが，多くの場合は陰茎の切断が必要となる．包茎は余分な包皮が亀頭を覆い，亀頭が露出されない状態をいう．それ自体に病的意味はあまりないが，亀頭と包皮の間に恥垢がたまり，これが刺激となって痛みや癌の原因となることが問題である．高齢まで包茎の状態できた場合には，衛生状態を保つために包皮の切除を行うこともある．

b 勃起障害

陰茎の機能障害は勃起障害が代表的である．その原因には心因性も多いが，高齢者では陰茎への血流や神経の障害が原因となる場合が多い．特に糖尿病や動脈硬化や高血圧など，いわゆるメタボリック症候群の患者が最近は増えてきており，そのような患者には勃起障害がみられる．治療としては，メタボリック症候群の改善が第一である．薬物としては，陰茎への血流を改善する薬物（ホスホジエステラーゼ5型阻害薬）を用いる．比較的大きな血管に障害があり，それが理由となった勃起障害の場合は，血管に対する手術（血行再建）が行われる．

I 骨盤底の疾患

膀胱（➡ 233 ページ）や尿道（➡ 235 ページ）の項にも記載したが，骨盤底の脆弱化があると過活動膀胱や腹圧性尿失禁が生じることがある．さらに女性では骨盤底を支える筋肉などが弱くなると，膀胱，子宮，直腸などが腟口を通って下へ落ちてきてしまう（膀胱瘤，子宮脱，直腸瘤）．これらの状態を総称して骨盤臓器脱（pelvic organ prolapse; POP）という．遺伝，出産，肥満，加齢などが主な発症要因である．中心となる症状は腟から臓器が出てくることであるが，出てきた臓器が邪魔となって歩行困難となったり，腟の粘膜が損傷を受けて痛んだり，膀胱が変形して排尿が困難になったりする．

骨盤底筋訓練，ペッサリーなどによる保存的治療もあるが，多くの場合で手術が必要となる．従来は腹部を切開して固定する手術や腟閉鎖術が施行されていたが，最近はポリプロピレン製のメッシュを用いる低侵襲で効果のある手術（transvaginal mesh; TVM）や，ロボット支援腹腔鏡手術で臓器を引き上げて固定する治療〔腹腔鏡下仙骨腟固定術（laparoscopic/robotic assisted sacrocolpopexy）〕が普及している．

J 夜間頻尿

夜間頻尿とは，夜間の就眠時間中に排尿のために起床することをいう．1回でも定義に当てはまるが，生活の質に影響があるのは2回以上で，3回以上であれば影響が強いとされる．

原因には，夜間多尿（就眠中の尿量が多い），睡眠障害（睡眠が浅く中途覚醒し，その際に排尿する），膀胱機能障害（膀胱の機能的容量が小さい）の3つが考えられる．高齢者ではいずれの原因も生じやすく，高齢者の多くは夜間頻尿で困っている．注意すべきは，多飲（水分の摂りすぎ）である．特に就寝前から就寝中にかけて過剰に水分を摂取し夜間多尿となり，夜間頻尿を悪化させている例が多い．

毎回の排尿量を終日調査することで評価できる．そうでない場合は，他の原因に対する探索と治療が必要となる．

K 要介護高齢者の尿失禁

在宅要介護高齢者や入所高齢者には，その約半数に尿失禁がみられる．治療にあたっては，まず泌尿器科的な疾患がないかを鑑別することが肝要である〔第 12 章 B.12 項「尿失禁」(➡ 105 ページ)，第 35 章 B.12 項「排尿障害のリハビリテーション」(➡ 360 ページ)参照〕．特に癌や感染症では類似した症状を呈するので，注意が必要である．ただし，実際はその頻度はそう高くはない．むしろ，膀胱や尿道には明らかな異常がないのに，認知機能や身体機能の障害が原因で生じる尿失禁(機能性尿失禁)が問題となる．その背景となるのは，認知症，脳梗塞，関節リウマチ，腰椎症，大腿骨骨折などの疾患である．

評価では，おむつなどの失禁対応策を安易に用いていないかをまず検討する．特に急性期病院から退院してきた場合などは，上述のような疾患のためにカテーテル(➡ Advanced Studies ❶)やおむつが使用され，それらの用具がそのままとなり，必要性を検討しないまま継続して使用されている場合が少なくない．また，徐々に体力が低下して動けなくなってきた場合でも，失禁が出現すると十分な評価もなくおむつを使用し，そのままとなってしまうことが多い．いったんおむつに排尿する習慣となると，尿意を感じたり尿を我慢したりす

る必要がなくなるので，本来もっていたそれらの能力を失ってしまい，おむつを外せなくなってしまう．また，行動も制限されてしまい，寝たきり状態をさらに悪化させる(膀胱廃用症候群)．

L 理学・作業療法との関連事項

機能性尿失禁は，膀胱や尿道自体ではなく，一連の排尿行動(尿意を感じて，トイレに行って，用意をして，排尿して，後始末をする)が果たせないという点が問題である．したがって，治療ではいわゆる「トイレのリハビリ」が必要である．起床，移乗，歩行などの移動能力に問題があれば，リハビリテーションでそれらの回復をはかると，尿失禁が消失することも多い．環境整備という点では，ポータブルトイレ，車椅子，手すりなどの整備，トイレの場所の明示，使いやすい便座などの対応をする．排尿そのものに関しては，定時の排尿の促しや，尿意の確認，動機づけ(うまく排尿できればそれをほめる)なども有用とされる．膀胱の超音波検査で膀胱容量を推定し，一定量以上であれば尿意の有無にかかわらず排尿を促す方策も有用である．おむつが取れれば，介護負担が軽減されるだけでなく，本人は気分的にも爽快となり，認知機能が改善することが期待される．

Advanced Studies

❶尿道カテーテル留置の適応と管理

尿道カテーテルの短期留置(おおむね 1 週間以内)は，自排尿が可能であったが，一時的に安静や尿量測定が必要となった場合(術後など)に適応となる．無菌操作を厳密に行い，感染を防ぐ管理が必要である．排尿できない(尿閉)，重度の尿失禁，おむつでの管理困難などでは長期留置が適応となる．感染は必発なので，無菌操作よりも，尿の的確な排出(膀胱に尿が残らないように配置する)，カテーテル詰まりや結石形成の防止(膀胱洗浄を行う)，尿道口の保護(柔らかい素材を用いる)などが管理上重要となる．男性では，尿道瘻の防止(陰茎は腹部に向けて固定する)，交換時の尿道損傷の回避(尿道の途中でバルーンを膨らませない)が肝要である．

● 療法士の視点から

高齢者のリハビリテーションやケアの現場にいると，排尿にかかわる事柄に不安や煩わしさを覚える利用者に毎日のように出会う．トイレが気になって旅行はおろか，ちょっとした外出さえ控えている人，なかには，徹底して水分をとらない人もいるくらいである．

このような現実を認識したうえで，本章に記されたような症候をよく理解して，たとえば，利用者とかかわるさまざまな場面で，排尿に関する正しい知

識や，上手な尿漏れパッドの使い方などといった適切な対処方法を提供することは，理学・作業療法士にとって重要な役割である．

●参考文献
1) 日本泌尿器科学会：各種泌尿器科疾患のガイドライン一覧．
https://www.urol.or.jp/other/guideline/
（2024年10月アクセス）

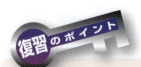

- 尿路の臓器(腎，膀胱，尿道)の疾患の概要を説明できる．
- 男性生殖器，骨盤底の疾患の概要と治療法を説明できる．
- 尿失禁をおこす病態・機能障害の理解に基づいて，療法士としてどのような対応が可能か検討する．

COLUMN 女性特有の泌尿器疾患

女性の下部尿路症状(lower tract symptoms; LUTS)をきたす主な疾患には,尿失禁と骨盤臓器脱(pelvic organ prolapse; POP)がある.日本排尿機能学会の疫学調査では,40歳以上の女性の44%が尿失禁を有するとされる.尿失禁のうち腹圧性尿失禁(stress urinary incontinence; SUI)が約50%,切迫性尿失禁(urgency urinary incontinence; UUI)が約20%,混合性尿失禁が約30%を占め,それ以外の尿失禁は5%弱とされる.尿失禁もPOPも,妊娠・出産,女性ホルモンの低下や加齢による骨盤底の脆弱化などにより,更年期以降に罹患率が増加する.

腹圧性尿失禁(SUI)

SUIは,労作時または運動時,もしくはくしゃみまたは咳の際に不随意に尿が漏れるという愁訴と定義される.妊娠,出産,肥満,加齢,子宮摘出などによって骨盤底が脆弱化し,膀胱や尿道が骨盤内で不安定になることが主な原因である.この結果尿道閉鎖圧が低くなり,腹圧負荷時に膀胱内圧が尿道内圧を上回ることによって尿が漏れる.

治療のfirst lineは骨盤底筋訓練(pelvic floor muscle training; PFMT)(▶図1)で,肥満患者には減量も有効である.薬物治療にはβ_2受容体作動薬のクレンブテロール塩酸塩があるが,効果は限定的である.保存的治療は軽症〜中等症で効果があるとされ,重症例やスポーツ希望者には中部尿道スリング手術のTVT(tension-free vaginal tape)手術やTOT(transobturator tape)手術(▶図2)が有効である[1,2].

過活動膀胱(OAB),切迫性尿失禁(UUI)

UUIの主な原因は過活動膀胱(overactive bladder; OAB)である.OABは,尿意切迫感を必須とし,通常は頻尿と夜間頻尿を伴い,UUIを伴うこともある症状症候群である.40歳以上の男女の13.6%で認め,女性では骨盤底の脆弱化ゆえに,OABの60%以上でUUIを伴う.OABの診断には膀胱癌,細菌性膀胱炎,子宮内膜症などの除外診断や,多尿や夜間多尿との鑑別が必要である.脳血管障害や脊髄傷害などを原因とする神経因性OABと明らかな神経系の原因のない非神経因性OABがあり,非神経因性OABは男性では

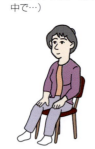

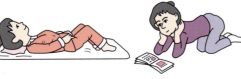

▶図1 骨盤底筋訓練
①腟や肛門の筋肉を10秒ほど引き締め,ゆるめて数十秒リラックスする.②「締める,ゆるめる」の繰り返し10回を1セットとし,1日5セット行う.③毎日継続することが大切!

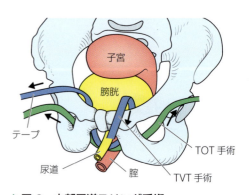

▶図2 中部尿道スリング手術
TVT手術(青のテープ)とTOT手術(緑のテープ)

前立腺肥大症，女性ではPOPによる下部尿路閉塞，骨盤底の脆弱化，加齢，特発性が原因とされる．

治療は飲水コントロール，膀胱訓練，PFMTなどの行動療法をfirst lineとして行う．薬物療法にはβ_3作動薬と抗コリン薬があり，抗コリン薬は副作用として口渇や便秘のほか認知機能障害を引き起こす可能性があることから，高齢者ではβ_3受容体作動薬をfirst choiceとする．難治性OABにはボツリヌス毒素膀胱壁内注入療法や仙骨神経電気刺激療法がある．ボツリヌス毒素膀胱壁内注入療法は，膀胱鏡下に膀胱壁内にA型ボツリヌス毒素100単位を約20か所に分注する．粘膜麻酔で施行するため外来治療で行える．

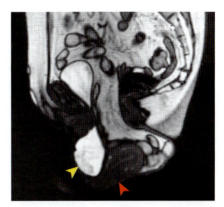

▶図3　骨盤MRI：膀胱瘤(△)と完全子宮脱(△)

骨盤臓器脱（POP）

POPには，膀胱瘤，子宮脱，直腸瘤，小腸瘤，腟断端脱などがあり，膀胱瘤が最も多い(▶図3)．経腟分娩，出産回数，加齢，肥満，子宮摘出術，便秘，荷重労働などがリスク因子である．POPでは脱出感や排尿困難，残尿感に加え，SUIやOAB症状などの蓄尿症状をしばしば伴う．SUIはPOP同様，骨盤底の脆弱化を原因とするため合併し，OABはPOPによる下部尿路閉塞が誘因となり約半数で合併する[3]．

治療はPFMTとペッサリーと手術がある．Stage IおよびIIでは，PFMTにより症状のみならずStageも改善するとの報告があるが，重症例では効果はない．ペッサリーや手術は，脱を整復し下部尿路閉塞が改善するためPOPに合併するOAB症状のうち過半数が改善されるが[3]，SUIはかえって悪化することがある．ペッサリーの初回fitting時成功率は80%前後で，多経産，子宮摘出術後，高BMI，短い腟長や広い腟口が失敗因子とされ，出血や感染などでも継続が困難となる症例がある．手術には腟閉鎖や腟壁形成術，子宮摘出術などのnative tissue repair，経腟メッシュ（transvaginal mesh; TVM）手術，腹腔鏡下仙骨腟固定術（laparoscopic/robotic assisted sacrocolpopexy; LSC/RSC）などがある．

閉経関連尿路性器症候群（GSM）

近年，閉経関連尿路性器症候群（genitourinary syndrome of menopause; GSM）が注目されつつある．更年期以降のエストロゲンなどの性ホルモン低下に伴う腟，外陰部，下部尿路の萎縮が原因で生じるさまざまな症状を総括した症状症候群で，大/小陰唇，クリトリス，腟前庭/腟口，腟，尿道，膀胱が変化することによっておこる症状や徴候の集合体として定義される．症状は，①性器症状；外陰部・腟の乾燥，灼熱感，掻痒，刺激感など，②性交関連症状；潤滑不全，性交痛または性交時不快感，性交後出血，性機能障害など，③LUTS，とされる．外陰腟萎縮症（vulvovaginal atrophy; VVA）の主な症状である外陰部痛と外陰部乾燥を質問することで得た疫学調査において，わが国におけるGSM（VVA）の罹患率は11.6%であった[4]．

理学・作業療法との関連事項

SUI，OAB，UUI，POPのいずれの疾患においてもPFMTは有効であり，治療のfirst lineである．PFMTは骨盤底筋群の筋力強化を目的とし，一朝一夕にはいかない．全員が正しく骨盤底筋を収縮させられるわけではないので，医師や助産師が内診で収縮を確認するか，患者自身や理学療法士が陰部や肛門周囲に触れて骨盤底筋群を収縮させることができていることを確認しながら行う．専門家の指導のもとに継続することにより，治療効果が上がるとの報告も多い．モチベーションの維持にも専門家のかかわりは重要と思われる．

●引用文献

1) Tomoe H, et al: Quality of life assessments in women operated on by tension-free vaginal tape (TVT). *Int Urogynecol J Pelvic Floor Dysfunct* 16:114–118, 2005
2) Tomoe H, et al: Surgical treatment of female stress urinary incontinence with a transobturator tape (Monarc): Short-term results of a prospective multicenter study. *J Obstet Gynaecol Res* 36:1064–1070, 2010
3) Tomoe H: Improvement of overactive bladder symptoms after tension-free vaginal mesh operation in women with pelvic organ prolapse: Correlation with preoperative urodynamic findings. *Int J Urol* 22:577–580, 2015
4) Tomoe H, et al: Epidemiological study of genitourinary syndrome of menopause in Japan (GENJA study). *Menopause* 30:447–453, 2023

●参考文献

1) 日本排尿機能学会, 日本泌尿器科学会(編)：女性下部尿路症状診療ガイドライン 第 2 版. リッチヒルメディカル, 2019
2) 日本排尿機能学会, 日本泌尿器科学(編)：過活動膀胱診療ガイドライン 第 3 版. リッチヒルメディカル, 2022

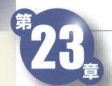

骨粗鬆症とロコモティブ症候群

学習目標
- 加齢に伴う骨・運動器系の変化と，それに伴って増加する疾患の理解を深める．
- 骨粗鬆症の診断と治療について理解し，高齢者の骨折予防を考える．
- ロコモティブ症候群とその現状について理解する．
- 変形性関節症の病態を理解したうえで，罹患関節ごとの治療法について考える．

A 骨・運動器領域の老化と疾患

骨，関節そして筋肉からなる運動器系の老化は高齢者の活動性を低下させるさまざまな疾患の発症母体となる．

加齢に伴う骨量減少は骨粗鬆症を引き起こし，関節の変性は変形性関節症の原因となる．筋肉の減少（サルコペニア；sarcopenia）は，疾患概念としては確立していないものの，高齢者の活動性を低下させるとともに転倒リスクの一端を構成する加齢に伴う重要な変化である．転倒は骨折発症の大きな危険因子であり，骨粗鬆症の診療における最大の目的である骨折予防において転倒対策は欠かせない．また，変形性関節症による疼痛は運動量の低下を介して筋肉の廃用性萎縮を促進し，転倒リスクを増大させる．

このように，骨，関節，筋肉の老化はそれぞれが他の老化を促進しうるものであり，それぞれを基盤とする疾患は容易に悪循環を形成しうる．転倒・骨折は，いわゆる寝たきりの原因として上位を占め，その原因疾患として骨粗鬆症が注目されているが，骨のみの問題としてよりも運動器全体，さらには認知能力や神経系の老化を包含する複合的要素からなる病態の総合的アウトカムとしてとらえるべきであろう．

B 老化に伴う骨折

高齢者に多く発症する老化に伴う骨折としては椎体骨折，前腕骨遠位端骨折，上腕骨近位部骨折，大腿骨近位部骨折などがある．骨折は高齢者の日常生活活動（activities of daily living; ADL）や生活の質（quality of life; QOL）を低下させる疾患であり，寝たきりの原因として重要な位置を占める．骨折発症後の生命予後が有意に悪化することも示されており，Cauleyら[1]によるメタ解析によると，大腿骨頸部骨折後の死亡率は6.7倍に，椎体骨折後の死亡率は8.6倍になるとされている．高齢者の骨折は単なる一臓器としての障害であるのみならず，全身的な老化の影響を表す重要なサインでもある．

高所からの転落や交通事故など，明らかに大きな外力による骨折以外に，高齢者では軽微な外力による骨折の頻度が上昇する．このような軽度の外力による骨折（low impact fracture）の背景には，骨の脆弱性亢進があり，脆弱性骨折とも呼ばれる．脆弱性骨折の原因として最も多いものが骨粗鬆症である．女性においては原発性骨粗鬆症の割合が圧倒的に多いが，男性では続発性骨粗鬆症

が鑑別診断の対象としてより重要である.

　骨脆弱性が亢進した状態で骨折がまだ生じていない状態では自他覚症状がないが，その段階で骨折予防を目的とした診療が開始されることが望ましい．骨折予防を目的とする骨粗鬆症の予防と治療のエビデンスについては，「骨粗鬆症の予防と治療ガイドライン2015年版」[2]にまとめられている.

　先に述べたように，骨粗鬆症の予防と治療の目的は骨折の予防であるが，現時点では，骨折が生じたことによって，なんらかの症状が出て初めて骨粗鬆症の診断と治療が開始されることのほうが多いであろう．骨折が発症してからの適切な治療とケアも重要であることはいうまでもない.

　高齢者における骨折発症要因として，骨以外の要因では転倒・転落が重要なものである〔**表23-6**（➡ 252ページ）参照〕.

▶表23-1　骨粗鬆症の分類

原発性骨粗鬆症		閉経後骨粗鬆症
		男性骨粗鬆症
		特発性骨粗鬆症（妊娠後骨粗鬆症など）
続発性骨粗鬆症	内分泌性	副甲状腺機能亢進症，甲状腺機能亢進症，性腺機能不全，Cushing（クッシング）症候群
	栄養性	吸収不良症候群，胃切除後，神経性食欲不振症，ビタミンAまたはD過剰，ビタミンC欠乏症
	薬物	ステロイド薬，性ホルモン低下療法治療薬，SSRI（選択的セロトニン再取り込み阻害薬），その他（ワルファリンカリウム，メトトレキサート，ヘパリンなど）
	不動性	全身性（臥床安静，対麻痺，宇宙飛行），局所性（骨折後など）
	先天性	骨形成不全症，Marfan（マルファン）症候群
	その他	関節リウマチ，糖尿病，慢性腎臓病（CKD），肝疾患，アルコール依存症

C 骨粗鬆症

1 定義

　骨粗鬆症とは，「骨強度の低下を特徴とし，骨折のリスクが増大しやすくなる骨格疾患」と定義される．骨粗鬆症の合併症として骨折を位置づけ，その予防策として骨量の維持ならびに増加をはかることが骨粗鬆症治療の目的となる.

　その一方で，骨折予防のためには骨量の面のみならず，筋力の増強，関節可動域の確保といった運動能力の維持，増進や転倒防止を念頭においた環境の整備も，特に高齢者においては重要である．骨粗鬆症治療における最大の目的は，骨の脆弱性亢進に基づく骨折の予防である．骨粗鬆症の治療は，食事療法，運動療法，ならびに薬物療法からなる.

　近年，薬物の選択範囲が広がった反面，それらのより効果的な使い分けを行うことが臨床的な課題となっている．合併症としての骨折予防，特に高齢者における骨折の予防については，転倒の予防を念頭においた運動指導や，環境の整備も重要なものである.

2 分類

　骨粗鬆症は単一の疾患ではなく，まず原発性骨粗鬆症と続発性（二次性）骨粗鬆症とに分けられる．一般に原発性骨粗鬆症には，稀な疾患である特発性骨粗鬆症も含まれるが，圧倒的に多いものは成長期以降のものであり，特に閉経後骨粗鬆症である（▶**表23-1**).

　続発性骨粗鬆症をきたす原因としては，各種内分泌疾患，胃切除，ステロイド薬の服用をはじめとして多数が知られている．続発性骨粗鬆症の治療においては，原疾患のコントロールが優先され，次いで，個々の病態に基づいた治療を考える.

3 病態

a 閉経後骨粗鬆症

骨密度，骨量は思春期から20歳くらいまでに最大値に達し，40歳くらいまではその値が保たれ，その後，減少する．閉経は卵巣機能の廃絶による女性ホルモン，特にエストロゲン分泌の欠落に基づくものである．閉経はすべての女性に訪れることであるが，その影響の程度には個人差が存在する．

閉経によりさまざまな変化が身体にもたらされ，いくつかの症状や疾病の頻度が高まる．早期のものとしては顔面紅潮（いわゆるホットフラッシュ）などがあげられ，骨粗鬆症や動脈硬化などは，遅れて発生するものの代表である．

女性においては閉経後の数年間に最も骨量減少速度が亢進する．この時期は骨吸収と骨形成の両者が亢進し，いわゆる高代謝回転型の骨代謝状態で骨量減少が進むと考えられている（▶図23-1）．閉経後の骨量減少が生理的な範囲を超え，病的なレベルに達した場合に閉経後骨粗鬆症と診断される．この場合，もともとの骨量が低く，それに閉経後の骨量減少が加わった場合や，若年期の骨量が正常範囲内にあったにもかかわらず，病的に速い閉経後骨量減少（いわゆる fast loser；年間3％以上骨量が減少するもの）が病態の主体である場合も考えられる．

b 加齢に伴う骨粗鬆症の増加

一方，一般的には閉経による内分泌代謝的な変化が落ち着いたと考えられる60〜65歳以降の女性でも，ゆるやかな骨量減少は進行している．また男性においても，40歳以降は骨量減少がゆっくり進む．70歳以降には骨粗鬆症とそれに基づく骨折の発症が男性においても臨床的課題となり，大腿骨頸部骨折の発症率も女性の数分の1程度にまで達する．

高齢者の骨代謝状態は一般には骨形成，骨吸収

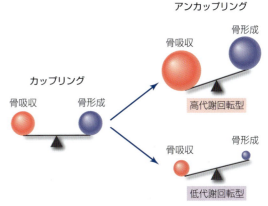

▶図23-1 骨吸収と骨形成の均衡の破れた状態（アンカップリング）を示す模式図

ともに低下しており，いわゆる低骨代謝（低代謝回転型）の状態で骨量減少が進むと考えられている（▶図23-1）．ただし，高代謝回転型の検査所見が得られることもあるので注意を要する．

また，高齢者のカルシウム代謝の特徴として，カルシウム摂取量や腸管からの吸収低下，ならびに体内ビタミン D_3 量の低下などが，二次性の副甲状腺機能亢進症とそれによる骨量減少をもたらすことが考えられ，加齢に伴う骨量減少の1つの機序として考えられる〔第2章の図2-5（➡19ページ）参照〕．

4 診断

骨粗鬆症は患者，あるいはその疑いがもたれる受診者が，整形外科，内科，老年科，産婦人科といった異なる診療科を訪れる点が特徴的な疾患である．このような状況のなかで，疾患に対する概念や診断基準がまちまちであってはならない．

a 骨粗鬆症の診断基準

わが国においては，1980年代から骨量の減少と臨床症状の2つを重視し，診断基準を提唱してきた．これをもととして，日本骨代謝学会の専門委員により検討がなされ，現在，診断基準には2012年度改訂版が用いられている（▶表23-2）．

▶表 23-2　原発性骨粗鬆症の診断基準
〔2012 年度改訂版〕

低骨量をきたす骨粗鬆症以外の疾患または続発性骨粗鬆症を認めず，骨評価の結果が下記の条件を満たす場合，原発性骨粗鬆症と診断する．

I. 脆弱性骨折[注1] あり

1. 椎体骨折[注2] または大腿骨近位部骨折あり

2. その他の脆弱性骨折[注3] があり，骨密度[注4] が YAM の 80% 未満

II. 脆弱性骨折なし

骨密度[注4] が YAM の 70% 以下または −2.5 SD 以下

YAM：若年成人平均値（腰椎では 20〜44 歳，大腿骨近位部では 20〜29 歳）

[注1] 軽微な外力によって発生した非外傷性骨折．軽微な外力とは，立った姿勢からの転倒か，それ以下の外力を指す．

[注2] 形態椎体骨折のうち，3 分の 2 は無症候性であることに留意するとともに，鑑別診断の観点からも脊椎 X 線像を確認することが望ましい．

[注3] その他の脆弱性骨折：軽微な外力によって発生した非外傷性骨折で，骨折部位は肋骨，骨盤（恥骨，坐骨，仙骨を含む），上腕骨近位部，橈骨遠位端，下腿骨．

[注4] 骨密度は原則として腰椎または大腿骨近位部骨密度とする．また，複数部位で測定した場合にはより低い % 値または SD 値を採用することとする．腰椎においては L1〜L4 または L2〜L4 を基準値とする．ただし，高齢者において，脊椎変形などのために腰椎骨密度の測定が困難な場合には大腿骨近位部骨密度とする．大腿骨近位部骨密度には頸部または total hip(total proximal femur)を用いる．これらの測定が困難な場合は橈骨，第二中手骨の骨密度とするが，この場合は % のみ使用する．

付記
骨量減少（骨減少）〔low bone mass(osteopenia)〕：骨密度が −2.5 SD より大きく −1.0 SD 未満の場合を骨量減少とする．
〔日本骨代謝学会，日本骨粗鬆症学会合同原発性骨粗鬆症診断基準改訂検討委員会：原発性骨粗鬆症の診断基準（2012 年度改訂版）．*Osteoporo Jpn* 21:9–21, 2013 より〕

この診断基準で採用されている骨量評価は，
①胸腰椎の X 線撮影
②二重 X 線吸収測定法（DXA）(➡ NOTE**1**)による大腿骨近位部または腰椎での値
の 2 つの方法を基本としている．腰椎の DXA 測定が困難な場合には，橈骨遠位端の X 線吸収度計や第二中手骨の MD 法による測定値に対する基準値があげられている．

腰椎の X 線写真では，椎体骨の側面像で椎体の変形（椎体骨折）の有無を判定し，以下のように評価する．

・肋骨，骨盤，上腕骨近位部，橈骨遠位端，下腿骨の軽微な外力による骨折が認められる場合：骨密度が若年女性の平均値を 20% 以上下回ることで判定する．

・胸腰椎の椎体骨折が認められない場合：胸腰椎 X 線写真上で骨粗鬆化があるか，DXA 法での腰椎(L_{2-4})骨密度が若年女性平均値を 30% 以上下回ることで診断する．

なお，椎体骨折または大腿骨近位部骨折がある場合は骨密度測定値の結果によらず，骨粗鬆症と診断する．

骨粗鬆症の診断プロセスにおいて胸腰椎の X 線撮影を行うことは，椎体骨折や骨粗鬆化の判定のみならず，自覚・他覚症状の鑑別診断や腰椎骨密度測定に影響しうる変形などの有無を確かめることにも非常に有用であり，診断上必須と考えるべきである．

ただし，骨萎縮度の判定には読影者間のばらつきも存在しうることや，撮影条件によっては判定に苦慮する場合もあり，骨塩定量との有機的な連携のうえで活用していくことが必要である．

b 骨代謝マーカー

血液と尿の検査は鑑別診断にも用いられるが，近年，骨代謝状態を把握するための骨代謝マーカー測定も行われる．骨では常に骨形成と骨吸収が進行しているが，その結果生じる物質の量を測定することによって，骨代謝回転の状態を

NOTE

1 二重 X 線吸収測定法

dual energy X-ray absorptiometry(DXA)の日本語訳である．X 線はそのエネルギーによって，骨，脂肪，筋肉における吸収特性が異なる．これを利用して 2 種類のエネルギーの X 線を体に透過させ，その際の吸収の度合いを解析し，骨の部分のミネラル量（主としてカルシウム）を推計するものである．1 回の検査に要する X 線線量は少なく，精度も高いことから，現時点で骨量測定のスタンダード法ともいえる．

推測する．骨形成マーカーとして臨床応用されているものは血清骨特異性アルカリホスファターゼである．骨吸収マーカーとしては，骨に特異的なコラーゲンであるⅠ型コラーゲン架橋部分の分解産物の測定が行われる．それらは，尿中デオキシピリジノリン（deoxypyridinoline; DPD），尿または血清中のⅠ型コラーゲン架橋 *N*-テロペプチド（type Ⅰ collagen cross-linked *N*-telopeptide; NTX）である．このほかにも酒石酸耐性酸ホスファターゼ（TRACP-5b）も骨吸収のマーカーとして用いられている．骨形成マーカーの高値は骨形成の亢進を，骨吸収マーカーの高値は骨吸収の亢進を示唆するが，骨代謝が亢進している状態，つまり高代謝回転の状態においては，両者ともに高値であることが多く，両者を合わせて骨代謝回転マーカー（bone turnover marker）と称せられる．骨代謝マーカーの適正使用に向けたガイドが日本骨粗鬆症学会の骨代謝マーカー検討委員会によって編集されている[3]．骨代謝マーカーが高値であることは，骨代謝の亢進を示す．また骨代謝が亢進している状態はそれ自体が骨折リスクの高まりを示すことが最近示唆されている．

ⓒ 診断の留意点

この診断基準は原発性骨粗鬆症に対するものであり，続発性骨粗鬆症をきたす疾患がある場合や，骨粗鬆症以外の骨量減少をきたす疾患を有している際には適用してはならない．骨密度の測定のみで骨粗鬆症が診断されてはならず，病歴の詳しい聴取が必要であることはもちろん，血算，血清ならびに尿中カルシウム/リンの測定，肝・腎機能の把握，その他，必要な情報を得ながら診断を進めていく．

5 治療

骨粗鬆症の治療目的は骨折の予防である．骨粗鬆症の診断が下る場合は，まだ骨折をおこしていない場合と，すでに骨折が発生している場合（既

▶表 23-3　骨粗鬆症の危険因子

除去しえない危険因子	加齢，性（女性），人種（白人＞黄色人種・黒人），遺伝因子，遅い初潮，早期閉経
除去しうる危険因子	カルシウム不足，ビタミン D 不足，ビタミン K 不足，運動不足，日照不足，喫煙，過度の飲酒，多量のコーヒー

存骨折あり）に分けられる．前者における骨折予防は初発骨折予防，後者における骨折予防は二次骨折予防である．骨密度が同じであっても二次骨折のリスクは初発骨折のリスクよりも高いため，既存骨折を有する人の治療必要性はさらに高い．

骨粗鬆症のみならず，疾患治療の基本には発症にかかわる因子（▶表 23-3）を除くことがあるが，いったん骨粗鬆症と診断された段階で，リスク因子を除くことによって治療目的である骨折予防を達成することはできないと考えられ，適切な薬物治療が必要である．薬物治療を行う際に，前記の発症リスク低減も併せて行うべきである．なかでもビタミン D とカルシウムを十分に摂取することは，薬物療法の効果を発揮するために欠かせない．ビタミン D の充足状態については，25-ヒドロキシビタミン D の血清濃度が指標になる．現在，化学発光酵素免疫測定法（chemiluminescent enzyme immunoassay; CLEIA 法）による測定が骨粗鬆症診療において保険適用を得ており，有効な活用が望まれる．

ⓐ 薬物治療の開始基準

骨粗鬆症における薬物治療の対象者は**表 23-2**の診断基準に当てはまる者となるが，「骨粗鬆症の予防と治療ガイドライン」においては薬物治療開始にあたって，診断基準には含まれていない骨折リスクを加味することがすすめられている．骨粗鬆症の薬物治療における最終的な目標は，骨粗鬆症性骨折を予防し，患者の ADL や QOL を維持・向上することである．このため，骨脆弱性が亢進し骨粗鬆症性骨折のリスクが高まっている患者は薬物療法の対象とすべきであり，骨粗鬆症の

診断基準が当てはまる患者も薬物治療の対象として考える．また，診断基準には達しないレベルの骨量の低下であっても，骨量の低下以外の骨折リスクを考慮することによって骨粗鬆症と診断される者と同等かそれ以上の骨折リスクがある場合も，治療対象とする．

これらの点をふまえ，既存骨折をもたない骨量減少者については，大腿骨近位部骨折の家族歴を有する場合には薬物治療を検討する．一方，過度の飲酒や現在の喫煙について検討する場合は，それらおよび他の危険因子との重複をふまえた総合的な評価である FRAX®（WHO による骨折リスク評価ツール）を用いて行うことが 2011 年版のガイドライン策定時に提案され，2015 年版のガイドラインにおいても継承されている．この場合の FRAX® の値として，主要骨粗鬆症性骨折の 10 年確率が 15% 以上という参考値も引き続き採用された．FRAX® を用いるのは，あくまでも骨密度測定を行い，その値が "骨量減少" の領域である．つまり，15% はスクリーニングに用いる値ではないことに留意すべきである．

b 治療薬の全体像

2015 年版のガイドラインにおいては，骨密度上昇効果と骨折予防効果についてのエビデンスをもとに，「有効性の評価」を**表 23-4** のような基準で付与することになった．

「骨粗鬆症の予防と治療ガイドライン」は，これまでの情報を系統的に収集し，客観的評価のもとに整理して提示するものである．診療現場での臨床的判断の助けになるものであり，実際の臨床に即した運用・活用が重要である．

前記の方針に沿って作成された薬物の有効性の評価をもとに，患者の治療目標に合った薬物を選択する．骨粗鬆症性骨折は 50 歳代後半から頻度が上昇する椎体骨折と，70 歳代から急速に増加する大腿骨近位部骨折のように予防の重点をおく骨折が年齢によって異なる．年齢をはじめとする骨折リスクを念頭に薬物を選択する必要がある．

▶ **表 23-4 薬物に関する「有効性の評価（A，B，C）」と基準**

骨密度上昇効果

A. 上昇効果がある
以下のいずれかの条件をみたす場合
①プラセボを対照にした RCT で有意な上昇効果を示す論文がある
②プラセボを対照として有意な上昇効果がすでに示されている薬剤を対照とした RCT で非劣性または優越性を示す論文がある

B. 上昇するとの報告がある
以下のいずれかの条件をみたす場合
①プラセボを対照にした RCT で上昇効果を示す論文があるが，結果の普遍性が確立されていない*
②有意な上昇効果がすでに示されている薬剤を対照とした RCT で非劣性または優越性を示す論文があるが，結果の普遍性が確立されていない*

C. 上昇するとの報告はない

骨折発生抑制効果（椎体，非椎体，大腿骨近位部骨折のそれぞれについて）

A. 抑制する
以下のいずれかの条件をみたす場合（post-hoc subgroup analysis は除く）
①プラセボを対照にした RCT で有意な抑制効果を示す論文がある
②プラセボを対照として有意な抑制効果がすでに示されている薬剤を対照とした RCT で非劣性または優越性を示す論文がある

B. 抑制するとの報告がある
以下のいずれかの条件をみたす場合（post-hoc subgroup analysis を含む）
①プラセボを対照にした RCT で抑制効果を示す論文があるが，結果の普遍性が確立されていない*
②有意な抑制効果がすでに示されている薬剤を対照とした RCT で非劣性または優越性を示す論文があるが，結果の普遍性が確立されていない*

C. 抑制するとの報告はない

RCT：ランダム化比較試験
*「結果の普遍性が確立されていない」とは，RCT の症例数が少ない場合や有効性が示されない報告もある場合などを指す．
〔骨粗鬆症の予防と治療ガイドライン作成委員会（編）：骨粗鬆症の予防と治療ガイドライン 2015 年版．p v，表 III，ライフサイエンス出版，2015 より〕

c 主な治療薬の特徴（▶ 表 23-5）

（1）ビスホスホネート

ビスホスホネート薬は強力な骨吸収抑制作用をもつ薬物であり，主要な骨粗鬆症治療薬の 1 つである．稀ではあるが，重篤な副作用として顎骨壊

▶表 23–5　骨粗鬆症治療薬の有効性の評価一覧

分類	薬物名	骨密度	椎体骨折	非椎体骨折	大腿骨近位部骨折
カルシウム薬	L–アスパラギン酸カルシウム	B	B	B	C
	リン酸水素カルシウム				
女性ホルモン薬	エストリオール	C	C	C	C
	結合型エストロゲン*1	A	A	A	A
	エストラジオール	A	B	B	C
活性型ビタミン D3 薬	アルファカルシドール	B	B	B	C
	カルシトリオール	B	B	B	C
	エルデカルシトール	A	A	B	C
ビタミン K2 薬	メナテトレノン	B	B	B	C
ビスホスホネート薬	エチドロン酸	A	B	C	C
	アレンドロン酸	A	A	A	A
	リセドロン酸	A	A	A	A
	ミノドロン酸	A	A	C	C
	イバンドロン酸	A	A	B	C
SERM	ラロキシフェン	A	A	B	C
	バゼドキシフェン	A	A	B	C
カルシトニン薬*2	エルカトニン	B	B	C	C
	サケカルシトニン	B	B	C	C
副甲状腺ホルモン薬	テリパラチド(遺伝子組換え)	A	A	A	C
	テリパラチド酢酸塩	A	A	C	C
抗 RANKL 抗体薬	デノスマブ	A	A	A	A
その他	イプリフラボン	C	C	C	C
	ナンドロロン	C	C	C	C

*1：骨粗鬆症は保険適用外，*2：疼痛に関して鎮痛作用を有し，疼痛を改善する(A)

薬物に関する「有効性の評価(A，B，C)」

骨密度上昇効果
  A：上昇効果がある
  B：上昇するとの報告がある
  C：上昇するとの報告はない

骨折発生抑制効果(椎体，非椎体，大腿骨近位部それぞれについて)
  A：抑制する
  B：抑制するとの報告がある
  C：抑制するとの報告はない

〔骨粗鬆症の予防と治療ガイドライン作成委員会(編)：骨粗鬆症の予防と治療ガイドライン 2015 年版. p158, 付表 9, ライフサイエンス出版, 2015 より〕

死や大腿骨骨幹部骨折がある．口腔内衛生管理の徹底や漫然とした長期の利用を避けることによって未然に防ぐことが可能と考えられる．

　第 1 世代ともいわれるエチドロン酸二ナトリウム以外は，構造上に窒素を含む窒素含有型である．これらにはアレンドロン酸ナトリウム水和物，リセドロン酸ナトリウム水和物，ミノドロン酸水和物，イバンドロン酸ナトリウム水和物，ゾレドロン酸水和物などが含まれる．内服，ワンショットの静脈注射，点滴静注など，複数の投与方法がある．また，投与間隔も毎日のものから 1 年に 1 回のものまで多彩であるため，患者の状態や希望，コンプライアンスとアドヒアランスの確保などを考慮して選択する．内服の場合は，朝食の 30 分以上前にコップ 1 杯の水か白湯でしっかりと飲み込み，その後 30 分以上横にならないことが必要で

ある．カルシウムとビタミンDの不足がないよう，栄養指導または補充することも欠かせない．

(2) デノスマブ

デノスマブは破骨細胞の分化，増殖，活動に欠かせないRANKLという物質に結合して，その作用を阻害するモノクローナル抗体である．強力な骨吸収抑制作用をもち，6か月に1回の皮下注射であることが特徴である．骨密度上昇効果，椎体骨折予防効果，大腿骨近位部骨折予防効果などのエビデンスをもち，特に高齢者において大腿骨近位部骨折の発症抑制を目的とする場合は第一選択薬の1つとなる．骨吸収抑制薬の1つとして，カルシウムとビタミンDの十分な補給が必要であり，それを目的とした処方薬（デノタス®）がデノスマブ使用時には利用可能である．

(3) 活性型ビタミン D_3 製剤

活性型ビタミン D_3 製剤は，わが国で長年にわたって汎用されてきた．1α 位が水酸化されているアルファカルシドールや 1α 位と25位の両方が水酸化されているカルシトリオールについては骨密度上昇効果や骨折予防効果が報告されてきたが，有効性の評価としては骨吸収抑制薬に比べると高いものではなかった．一方，その後に実用化されたエルデカルシトールは，骨密度上昇効果や椎体骨折などの予防効果においてより優れたエビデンスが得られており，現在広く使われている．

近年，血液中の25-ヒドロキシビタミンDを測定することによって，ビタミンDの充足状態をモニターすることができるようになった．一方，活性型ビタミン D_3 製剤の服用状態は，血中25-ヒドロキシビタミンD濃度に反映されないことに注意すべきである．

(4) 女性ホルモン薬

ホルモン補充療法（hormone replacement therapy; HRT）は，閉経後骨粗鬆症の原因を治療するものともいえるが，その評価は最近大きく変容した．

現在では，閉経後骨粗鬆症の治療薬としてホルモン補充療法は "golden standard" ではないものの，閉経後早期の更年期障害を伴った患者においては，適応を十分考慮したうえで活用すべき治療法であろう．

(5) 選択的エストロゲン受容体モジュレーター（SERM）

SERMはエストロゲン受容体に対する作用を介して骨吸収抑制に働く（➡ NOTE**2**）．代表的なSERMであるラロキシフェン塩酸塩は，骨や心血管系のエストロゲン受容体に対しては agonistic（作用促進的）に，子宮や乳腺においては antagonistic（抑制的）に作用する．

ラロキシフェンによる骨量増加効果や骨代謝マーカーの低下については再現性が高く，骨折予防効果については，大規模 RCT であるMORE（multiple outcomes of raloxifene evaluation）study によって明らかにされた．この試験によると，既存骨折のない閉経後女性において，新規椎体骨折の発症を68%，既存骨折があった群においても66% 減少させた．

また，NNT（➡ NOTE**3**）という指標からみると，

NOTE

2 選択的エストロゲン受容体モジュレーター（selective estrogen receptor modulator; SERM）

主要な女性ホルモンであるエストロゲンは，子宮，乳腺，神経，血管，骨，免疫系細胞など，さまざまな臓器に対して作用する．その作用は核内の受容体にエストロゲンが結合することによって惹起される．閉経後骨粗鬆症の治療においてエストロゲンが有用であることは認められていたものの，子宮癌や乳癌のリスクを増大させることが欠点である．子宮や乳腺のエストロゲン受容体に対しては抑制的に，骨のエストロゲン受容体に対しては作用促進的に作用する薬物が探索され，ラロキシフェン塩酸塩を皮切りにして SERM が骨粗鬆症領域で実用化され始めた．

3 NNT（number needed to treat）

NNT とは，臨床試験において有効例一例を得るために治療することが必要な症例数を示す．骨粗鬆症の治療における NNT は，1例の骨折予防例を得るために治療することが必要な症例数であり，その数字が小さいほど治療効果が大きいことを意味する．

ラロキシフェンの効果はアレンドロン酸ナトリウム水和物に近く，食後の服用が可能であることから服薬コンプライアンスの高さが期待される．同様の薬用にバゼドキシフェン酢酸塩がある．

(6) 副甲状腺ホルモン薬

テリパラチドは副甲状腺ホルモンの構造の一部を用いてつくられたものであり，骨形成を促進させる効果をもつ．現在は骨折リスクが高い骨粗鬆症患者について用いることができる．毎日 1 回自己注射するものと週に 1 回医療機関で注射するものがある．ただし 24 か月のみ使用可能である．

アバロパラチドは副甲状腺ホルモン関連蛋白質（PTHrP）の構造の一部を用いてつくられたものであり，テリパラチドと共通する作用をもつ．毎日 1 回自己注射をする薬物であり，使用期間は 18 か月までとなっている．

(7) 抗スクレロスチン抗体

抗スクレロスチン抗体（一般名：ロモソズマブ）は骨細胞がつくるスクレロスチンという物質に結合し，その作用を阻害する．その結果，骨形成促進作用と骨吸収抑制作用の両方が得られ，骨密度上昇と骨折リスクの低下が期待され，骨折の危険性が高い骨粗鬆症患者が対象とされる．月に 1 回，2 本ずつ皮下注射するのが特徴であり，12 か月継続する．その後，他の骨粗鬆症治療薬による治療を継続しながら経過をみていくことが必要である．

(8) ビタミン K₂

ビタミン K_2 は血液凝固や線溶系に必要なビタミンとして発見されたが，骨強度にも関連するビタミンとして骨粗鬆症の治療薬の 1 つとなっている．骨密度増加をあまり伴わない骨折予防効果が観察されているが，有効性の評価は高くはない．なお，血液凝固阻害薬であるワルファリン服用患者には絶対禁忌である．

(9) その他

植物由来のフラボノイドであるイプリフラボンについては，骨折予防効果に関して否定的な報告が相次いだ（現在は販売中止となっている）．

蛋白質同化ホルモンには骨粗鬆症に適応をもつものがいくつかあるが，他の治療が無効な重症例以外には応用される場合は少なく，骨粗鬆症治療における臨床データの集積は少ない．

また，骨粗鬆症の症状の 1 つとして腰背痛があるが，さまざまな疾患によって生じるため鑑別診断が必要である．骨粗鬆症による腰背痛の治療には，安静や湿布による局所療法のほかに，カルシトニン製剤による治療（筋注）が有用である．

🄳 骨折の治療と予防

骨粗鬆症の合併症として最も重要なものは骨折（→ Advanced Studies ❶）であるが，脊椎の椎体骨折は安静ならびに疼痛のコントロール〔カルシトニン，非ステロイド性抗炎症薬（nonsteroidal anti-inflammatory drugs; NSAIDs），湿布，コルセットなど〕といった保存的治療が主体となる．前腕骨，大腿骨頸部の骨折が発生した際には整形外科医に治療を委ねることはもちろんである．

骨粗鬆症に対する治療効果を骨量で評価する場合には，最も精密に測定ができると考えられる腰椎の DXA（→246 ページ，NOTE❶）をもってしても 6 か月あるいはそれ以上の期間を要する．6 か月から 1 年くらいのところで，それまでの治療を見直し，継続，追加，または変更をすることが望ましい．

骨折予防のためには骨自体の強度のみならず，筋力の増強，関節可動域の確保といった運動能力

Advanced Studies

❶高齢者救急

高齢者救急医療の現場で大腿骨近位部骨折患者は稀なものではない．この骨折は骨粗鬆症による骨折として代表的なものであるが，この骨折が発症するまで骨折予防を目的とした骨粗鬆症の治療を受けていることは稀であるというのが現状である．さらに大腿骨近位部骨折の治療（手術療法）後に再骨折予防を目的として骨粗鬆症治療薬が開始されない場合も多いと考えられる．術後リハビリテーションの現場において，理学・作業療法士の立場からも薬物治療を含めた再骨折予防対策が立案されているかチェックが必要であろう．

▶表 23-6　転倒を反復する要因

内因	心血管系	1. 不整脈 2. 起立性(姿勢)低血圧 3. 心不全 4. 脳循環障害(内頸動脈狭窄,椎骨脳底動脈不全など) 5. その他(頸動脈洞不全)
	神経系	1. パーキンソニズム 2. 脊髄後索障害 3. 末梢性ニューロパチー 4. てんかん 5. 小脳障害 6. その他(不随意運動など)
	下肢運動系	1. 関節痛(関節リウマチ,変形性関節症など) 2. ミオパチー 3. 骨折,脱臼 4. その他
	感覚受容器	1. 白内障 2. 屈折異常,眼鏡不適 3. 緑内障 4. その他
	薬物	1. 鎮静薬,安定薬 2. 睡眠薬 3. その他(低血糖薬,パーキンソニズムを生じやすい薬物など)
	心因性(転倒不安,うつ状態など)	
外因		1. 照明不良 2. 生活環境変化 3. カーペット,床などの凹凸 4. 路上(室内)障害物 5. その他

〔江藤文夫:歩行障害と転倒. 医学と薬学 19:37-42, 1988 より改変〕

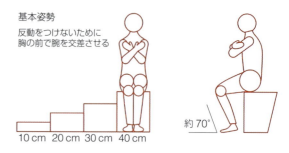

▶図 23-2　立ち上がりテスト
台は 40 cm, 30 cm, 20 cm, 10 cm の 4 種類の高さがあり,両脚または片脚で行う. 反動をつけずに立ち上がり, そのまま 3 秒間保持する.
〔日本整形外科学会:ロコモティブシンドローム予防啓発公式サイト ロコモオンラインより転載〕

の維持・増進や転倒防止を念頭においた環境の整備も, 特に高齢者においては重要な課題である.

繰り返す転倒の危険因子を表 23-6 にあげた. これらの把握と排除が重要である.

D　ロコモティブ症候群

1　概念・診断法

ロコモティブ症候群(略称はロコモ)とは 2007 年に日本整形外科学会が提唱した概念であり, 「運動器の障害によって移動機能の低下をきたした状態」と定義されている. ロコモは骨・関節・筋肉・神経といった運動器に障害がおこることで, 骨粗鬆症・骨折・変形性関節症・脊柱管狭窄症などを基礎疾患とし, 運動器に痛みや障害をきたす病態である. これにより歩行や日常生活になんらかの障害をきたし, 要介護状態に移行するリスクが高くなっている状態である. わが国の地域在住高齢者を対象にロコモの有病率について調査した疫学研究の結果から, 40 歳以上におけるロコモの該当者数は総数 4,590 万人(男性 2,020 万人, 女性 2,570 万人)と推定されている[4].

ロコモにおける移動機能を評価するための指標としてロコモ度テストがあり, 立ち上がりテスト, 2 ステップテスト, ロコモ 25 の 3 つからなる. 立ち上がりテストは高さの異なる台を用いて, それぞれの高さで片脚または両脚で立ち上がれるかどうかの脚力を測るテストである(▶図 23-2). 2 ステップテストはできるかぎり大股で 2 歩歩き, その 2 歩分の歩幅を測定し, 身長で除して 2 ステップ値を算出する. 2 ステップ値により, 下肢の筋力, バランス能力, 柔軟性などを含めた歩行能力を評価する(▶図 23-3). ロコモ 25 は問診票からなり, 過去 1 か月の間に体の痛みや日常生活の困難がなかったかどうかについての 25 項目の質問からなり, 0(最もよい状況)〜100 点(最も悪

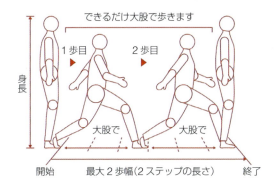

▶図 23-3　2 ステップテスト
できるかぎり大股で 2 歩歩き，両足を揃える．「2 歩幅 (cm)÷身長(cm)＝ステップ値」として測定する．
〔日本整形外科学会：ロコモティブシンドローム予防啓発公式サイト ロコモオンラインより転載〕

い状況)の得点がつけられる(▶図 23-4)．

ロコモはこれらのロコモ度テストにより，ロコモ度 1(移動機能の低下が始まっている状態)，ロコモ度 2(移動機能の低下が進行している状態)，ロコモ度 3(移動機能の低下が進行し，社会参加に支障をきたしている段階)の 3 つのステージに分類される．

ロコモをもたらす疾患について，次に述べる．

2 変形性関節症(OA)

a 加齢による関節の変化と変形性関節症の病態

骨において骨吸収と骨形成が常時進行しているように，関節においては軟骨細胞によるコラーゲンやプロテオグリカンの合成と分解が繰り返されている．生理的な状態ではこれらの間のバランスが保たれ，恒常性が維持されている．

加齢に伴う変化として，基質内コラーゲン線維の増加，プロテオグリカンの相対的増加などが認められ，これらに加えて積年の荷重による負担が高齢者における変形性関節症(osteoarthritis；OA)の増加をもたらしている．

変形性関節症は関節疾患のなかでも最も頻度が高いものであり，その病態は関節軟骨の変性を基盤に形成される．変性した軟骨基質がさらに関節運動で摩耗する．また，変性によって軟骨の弾性が低下し，関節軟骨に加わった負荷が軟骨下の骨に伝達されやすくなり，その刺激が骨の増殖を促し，関節の変形を引き起こすことになる．関節の変形によって関節の運動制限と疼痛は増強され，さらには関節の拘縮をきたすことになる．

以上が変形性関節症に共通する病態であるが，それらによる臨床症状や対処の方法は発症する部位によって異なる．以下に，高齢者に頻発する変形性関節症について，部位別に概説する．

b 変形性脊椎症

(1) 病態

変形性脊椎症において変性する関節軟骨は，椎間板と椎間関節の軟骨である．椎間板は髄核と線維輪からなり，青年期においてはそれらの 80～90％が水分であるが，壮年期以降減少し，高齢者では 70％前後になるといわれている．このため，椎間板の弾力性が減弱し，変形をきたしやすくなる．

椎間関節は滑膜関節の 1 つである．他の滑膜関節と同様な加齢に伴う変化が椎間関節にも生じ，変形が進行する．これらの変化によって脊椎の機能障害や不安定化が引き起こされ，さまざまな臨床像を呈することになる．これらの変化が年余にわたって慢性的に継続することによって，70 歳以降には椎間関節関節包の線維化，椎間板の高度狭小化，骨棘形成の進行という変化としてとらえられる．

(2) 症状

主要な症状は疼痛であり，進行した場合に脊椎の可動性が制限される．通常は神経症状を伴わないが，稀に神経根や脊髄，さらに稀には椎骨動脈の圧迫によって神経症状をきたすこともある．骨 X 線写真では，椎間板の狭小化や"真空現象"が認められる(→ NOTE 4)．

(3) 治療

治療の第一は，まず椎間板と関節軟骨になるべく負担をかけないことであり，中腰での作業を避

254 ●【第 III 部：高齢者に特徴的な症候と疾患】第 23 章：骨粗鬆症とロコモティブ症候群

この 1 ヵ月の身体の痛みなどについてお聞きします。					
Q1	頚・肩・腕・手のどこかに痛み（しびれも含む）がありますか。	痛くない	少し痛い	中程度痛い	かなり痛い	ひどく痛い
Q2	背中・腰・お尻のどこかに痛みがありますか。	痛くない	少し痛い	中程度痛い	かなり痛い	ひどく痛い
Q3	下肢（脚のつけね、太もも、膝、ふくらはぎ、すね、足首、足）のどこかに痛み（しびれも含む）がありますか。	痛くない	少し痛い	中程度痛い	かなり痛い	ひどく痛い
Q4	ふだんの生活で身体を動かすのはどの程度つらいと感じますか。	つらくない	少しつらい	中程度つらい	かなりつらい	ひどくつらい

この 1 ヵ月のふだんの生活についてお聞きします。					
Q5	ベッドや寝床から起きたり、横になったりするのはどの程度困難ですか。	困難でない	少し困難	中程度困難	かなり困難	ひどく困難
Q6	腰掛けから立ち上がるのはどの程度困難ですか。	困難でない	少し困難	中程度困難	かなり困難	ひどく困難
Q7	家の中を歩くのはどの程度困難ですか。	困難でない	少し困難	中程度困難	かなり困難	ひどく困難
Q8	シャツを着たり脱いだりするのはどの程度困難ですか。	困難でない	少し困難	中程度困難	かなり困難	ひどく困難
Q9	ズボンやパンツを着たり脱いだりするのはどの程度困難ですか。	困難でない	少し困難	中程度困難	かなり困難	ひどく困難
Q10	トイレで用足しをするのはどの程度困難ですか。	困難でない	少し困難	中程度困難	かなり困難	ひどく困難
Q11	お風呂で身体を洗うのはどの程度困難ですか。	困難でない	少し困難	中程度困難	かなり困難	ひどく困難
Q12	階段の昇り降りはどの程度困難ですか。	困難でない	少し困難	中程度困難	かなり困難	ひどく困難
Q13	急ぎ足で歩くのはどの程度困難ですか。	困難でない	少し困難	中程度困難	かなり困難	ひどく困難
Q14	外に出かけるとき、身だしなみを整えるのはどの程度困難ですか。	困難でない	少し困難	中程度困難	かなり困難	ひどく困難
Q15	休まずにどれくらい歩き続けることができますか（もっとも近いもの を選んでください）。	2～3 km 以上	1 km 程度	300 m 程度	100 m 程度	10 m 程度
Q16	隣・近所に外出するのはどの程度困難ですか。	困難でない	少し困難	中程度困難	かなり困難	ひどく困難
Q17	2 kg 程度の買い物（1 リットルの牛乳パック 2 個程度）をして持ち帰ることはどの程度困難ですか。	困難でない	少し困難	中程度困難	かなり困難	ひどく困難
Q18	電車やバスを利用して外出するのはどの程度困難ですか。	困難でない	少し困難	中程度困難	かなり困難	ひどく困難
Q19	家の軽い仕事（食事の準備や後始末、簡単なかたづけなど）は、どの程度困難ですか。	困難でない	少し困難	中程度困難	かなり困難	ひどく困難
Q20	家のやや重い仕事（掃除機の使用、ふとんの上げ下ろしなど）は、どの程度困難ですか。	困難でない	少し困難	中程度困難	かなり困難	ひどく困難
Q21	スポーツや踊り（ジョギング、水泳、ゲートボール、ダンスなど）は、どの程度困難ですか。	困難でない	少し困難	中程度困難	かなり困難	ひどく困難
Q22	親しい人や友人とのおつき合いを控えていますか。	控えていない	少し控えている	中程度控えている	かなり控えている	全く控えている
Q23	地域での活動やイベント、行事への参加を控えていますか。	控えていない	少し控えている	中程度控えている	かなり控えている	全く控えている
Q24	家の中で転ぶのではないかと不安ですか。	不安はない	少し不安	中程度不安	かなり不安	ひどく不安
Q25	先行き歩けなくなるのではないかと不安ですか。	不安はない	少し不安	中程度不安	かなり不安	ひどく不安
	回答数を記入してください　▶	0 点＝	1 点＝	2 点＝	3 点＝	4 点＝
	回答結果を加算してください　▶			合計　　　　　点		

〔ロコモ 25 ©2009 自治医大整形外科学教室 All rights reserved〕

▶ 図 23-4　ロコモ 25

1 つひとつの問診項目に最もよい（0 点）～最も悪い（4 点）の評価があり，それらを単純に加算し，合計 0（最もよい）～100 点（最も悪い）の得点がつけられる.

〔日本整形外科学会：ロコモティブシンドローム予防啓発公式サイト ロコモオンラインより転載〕

ける必要がある．また，腰椎の前彎を減少させる姿勢をとるような指導，固めのベッドをすすめることなども有用であることが多い．

急性期の疼痛に対しては安静，鎮痛薬の処方，局部注射，硬膜外ブロックを用いる．理学療法としては牽引療法や電気療法などが用いられる．コルセットによる外固定は脊椎の不安定性に対して有効である．ただし，コルセットの長期間装着は体幹の筋力低下をきたす危険性があるため，症状の寛解に合わせて徐々に外すことをすすめる．

症状寛解期の腰痛体操としては腹筋を強化するものを中心に指導する．

🅒 変形性膝関節症

(1) 病態

変形性膝関節症は変形性関節症の代表的なものであり，整形外科における外来患者全体のなかでも最も多いものであろう．増悪因子として，加齢，肥満，その他のものがあげられるが，根本的原因は不明である．

なお，外傷や代謝性疾患に続発する二次性変形性膝関節症も一部に存在する．

(2) 症状

主要症状は膝の運動痛であり，一般に可動域制限が生じる．また，進行すると伸展制限が増悪する．日本人では内反変形が多く，この場合，膝内側に疼痛が限局する．また，立位において，いわゆるO脚変形が認められる．

(3) 診断

単純X線写真では，立位正面像（特に軽度屈曲位）において関節裂隙の狭小化が認められる．そ

NOTE

④真空現象

真空現象（vacuum phenomenon）とは，椎間板が弾性減弱のために圧迫力による塑性変性をきたし，伸展位で陰圧になった椎間板断裂部に，主に窒素を含むガスが集積する像が見えることである．

の程度は関節軟骨の摩耗程度を示す．また，膝関節伸展位での立位正面像を撮影することにより，大腿骨頭中心と足関節中心とを結ぶ下肢機能軸偏位の評価が可能であり，特に整形外科的治療に有用であるとされている．

(4) 治療

治療は，日常生活指導，装具療法，薬物療法，手術療法からなる．

①日常生活指導　日常生活の指導としては，関節面に負担をかけないことを目標として，体重の減量，杖の使用，筋力強化（特に大腿四頭筋）をすすめる．肥満がある場合の減量は非常に有効であるので，ぜひ励まして実行させたい．

②装具療法　装具としては足底板が用いられる．内側型の関節症には楔状の外側補高を付けたものを，外側型の関節症には内側補高の足底板を用いる．

③薬物療法　疼痛に対してNSAIDsの内服療法が行われ，症状の消長に合わせて増減または休薬，そして再開される．ステロイド薬の関節内注入は疼痛増悪期に行われるが，副作用を勘案し，使用量は最小限にとどめる．高分子ヒアルロン酸は関節軟骨の再生を促す作用を有するとされている．

④手術療法　手術療法の主な適応は，膝の内反変形が著明であるがADLは保たれている活動的な患者である．その場合，高位脛骨骨切り術による変形矯正が行われる．人工関節置換術は変形が高度で膝の内外両側の関節面に変性が及んだ症例や，活動性の低い高齢症例において考慮する．

🅓 変形性股関節症

(1) 病態

変形性股関節症の70〜80％は二次性のものであるとされている．すなわち，原疾患に続発するものが多い．原疾患としては臼蓋形成不全が最も多い．股関節関節面にかかる力学的負荷は大きく，関節面の減少がわずかでも関節軟骨にかかる負担は増大する．

(2) 症状

初期症状は歩行時や荷重時の疼痛であり，より末梢や体幹への放散痛もしばしば認められる．進行すると逃避性の跛行や安静時痛も生じてくる．股関節の可動域は減少し，日常生活での支障が増大していく．

診断には単純X線検査が有効であり，両股関節単純正面像でのcenter-edge angle（CE角）が臼蓋側方被覆度を判定するのに有効である．この数値が15°以下の場合，変形が進行するとされている．

(3) 治療

治療においては他の部位における変形性関節症と同様，免荷が重要であり，体重の減量や重い物を持たないことは保存療法での基本である．疼痛に対してNSAIDsの内服や外用が行われる．手術療法は骨切り術による変形の矯正と人工股関節置換術によるものとに分けられる．近年後者が普及しており，よい成績が収められている．

ただし，高齢者においては，術後の血栓による臓器障害の可能性や人工関節周囲の骨吸収の可能性なども考慮したうえで，慎重に適応を決定する必要がある．

3 後縦靱帯骨化症（OPLL）

a 病因と病態

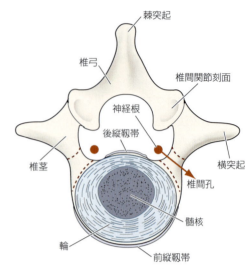

▶図23-5 脊椎の構造と後縦靱帯

後縦靱帯は脊椎椎体後面を連結する靱帯であるが（▶図23-5），後縦靱帯骨化症（ossification of posterior longitudinal ligament；OPLL）において，現時点では原因不明の機序によって，この靱帯が骨化する．また，欧米人に比べてアジア人に多く発症するという特徴をもつ．日本を含めた東南アジアでは，50歳代の男性を中心に人口の約2%に発症するが，欧米では稀な疾患である．その重症度はさまざまであるが，骨化が高度に進行した場合，脊髄圧迫による脊髄症をもたらしうる疾患であり，難病に指定されている．

本症は頸椎に好発し，胸椎以下での発症頻度は低い．このため，多くの臨床症状は一般の頸椎症と同様である．骨化した靱帯による脊柱管の狭窄が60%を超えると，ほとんどの場合，脊髄症を発症する．また，通常の頸椎症に比べて，より軽微な外傷をきっかけに重篤な脊髄症を発現する危険が高く，注意が必要である．

b 診断

本症の診断はX線画像による骨化の証明と臨床症状によってなされる．骨化が軽度の場合は，臨床症状との因果関係は慎重に検討すべきであり，鑑別診断を怠ってはならない．また，単純X線写真で骨化の有無を判定することが困難であるときは断層撮影を行う．

骨化のパターンによって，連続型，分節型，混合型，その他に分類される．

CT撮影では骨化の水平方向の広がりが，MRIでは骨化と脊髄との関係がよくとらえられる．

c 治療

軽症例に対しては，頸椎の安静を保持する目的で頸椎牽引や頸椎カラー装着による治療を行う．ブロック療法は疼痛が激しい場合に行われる．手術療法は，これらの保存的治療を行っても症状の

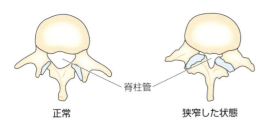
▶図 23-6 腰部脊柱管狭窄症

改善が認められず，疼痛や脊髄麻痺によって日常生活に対する支障が生じた際に考慮する．

4 腰部脊柱管狭窄症

a 病因と病態

腰部脊柱管狭窄症とは，腰椎の変性により神経の通路である脊柱管が狭くなることで神経の絞扼を生じ，立位や歩行時に下肢の異常感覚と歩行障害を主とする症候群（いろいろな原因によりきたす症候のこと）である（▶図 23-6）．加齢に伴う腰椎の変性が原因となることが多く，高齢者の増加に伴い本症の患者も増加しており，わが国では成人のうち 10％ 弱の有病率との報告もある[5]．

b 症状

一般的に立位や歩行などの腰椎の伸展動作によって，病態により片側あるいは両側性の下肢痛・しびれが出現し，これにより連続して歩行することができず途中で休んでしまう間欠性跛行をきたす．これらの症状は，座位や前に屈むなどの腰椎の屈曲動作で軽快する．症状が進行すると下肢の筋力低下や排尿障害などの膀胱直腸障害を生じることもある．

c 診断

はじめに間欠性跛行の原因となる下肢の症状がどのようなときに増悪し，またどうすると改善するのかなどの問診を十分に行う．筋力低下や感覚障害の評価，腱反射や誘発テストを行い神経所見の診察を行う．検査はまず単純 X 線で腰椎の評価を行い，脊柱管の狭窄は MRI で評価する．画像検査では加齢とともに画像上の脊柱管狭窄を呈する頻度は増加するが，必ずしもこれらが症状をきたすわけではない．診察における神経所見が，画像上の脊柱管狭窄で説明できるかどうかが重要である．

d 治療

治療の目的は，症状を改善し日常生活の質を改善することである．神経の血流改善をはかる内服，あるいは神経障害に伴う症状に直接作用する内服薬を始める．それでも改善の得られない場合は，障害された神経に対しブロック注射を行う．筋力低下を生じている場合，あるいは内服やブロック注射を行っても依然として日常生活に影響をきたしている場合は手術を行う．手術は狭窄した部位を広げる除圧術があるが，狭窄の原因が腰椎がズレて動いていることによる不安定性に起因するものであれば，腰椎どうしを留める固定術を行う．最近では，内視鏡を用いた低侵襲治療も行われている．

E 理学・作業療法との関連事項

骨粗鬆症による骨折が生じた場合，急性期における理学・作業療法は，疼痛緩和に重きをおいたものである．疼痛がコントロールされてからは，骨折再発予防を念頭においた転倒予防の指導が必要である．

変形性関節症の治療においては，疼痛管理，関節可動域の維持・拡大に向けて理学・作業療法が果たす役割は大きい．関節リウマチによる関節変形が強い場合には手術療法の適応となる．各診療科が連携した診療が必要であり，理学・作業療法においても病期や状態に適合した対応が必要である．

療法士の視点から

　高齢者の骨・運動器疾患では，痛み，可動域制限，筋力低下，不良姿勢，炎症の全身状態への悪影響，それらが相互に関連しておこる転倒や生活制限など，理学・作業療法士がかかわるべきさまざまな課題がおこる．そしてそれらの多くは不定型で個々の患者ごとに異なる対応が必要になる．

　また，骨・運動器疾患は予防的な取り組みを進める視点も求められる．そのためには，身体機能や動作方法のみならず，住環境・労働環境・地域の特性など幅広い視点が求められる．

　骨・運動器疾患は理学・作業療法士にとって専門性の核となるところだけに，機能障害から生活障害への対応まで適切な対応が求められる．

●引用文献

1) Cauley JA, et al: Risk of mortality following clinical fractures. *Osteoporos Int* 11:556–561, 2000
2) 骨粗鬆症の予防と治療ガイドライン作成委員会(編)：骨粗鬆症の予防と治療ガイドライン 2015 年版. ライフサイエンス出版, 2015
3) 日本骨粗鬆症学会 骨代謝マーカー検討委員会(編)：骨粗鬆症診療における骨代謝マーカーの適正使用ガイド 2018 年版. ライフサイエンス出版, 2018
4) Yoshimura N, et al: Epidemiology of the locomotive syndrome: The research on osteoarthritis/osteoporosis against disability study 2005–2015. *Mod Rheumatol* 27:1–7, 2017
5) Ishimoto Y, et al: Prevalence of symptomatic lumbar spinal stenosis and its association with physical performance in a population-based cohort in Japan: The Wakayama Spine Study. *Osteoarthritis Cartilage* 20:1103–1108, 2012

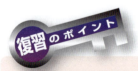

- 高齢者の骨折を引き起こす要因をまとめ，予防策を考える．
- 骨粗鬆症の診断と治療をまとめる．
- 変形性関節症の病態と部位ごとの特徴を理解する．
- OPLL(後縦靱帯骨化症)の特徴をまとめる．
- 脊柱管狭窄の特徴をまとめる．

COLUMN　日本医学会連合「フレイル・ロコモ克服のための医学会宣言」について

　フレイルは 2014 年，日本老年医学会が提唱した概念で，加齢とともに筋力や認知機能などの心身の機能が徐々に低下し，最終的に要介護の状態になっていく過程をいう．一方，ロコモ（ロコモティブシンドローム）は，2007 年，日本整形外科学会が提唱した概念で，骨，関節，軟骨，椎間板，神経，筋肉といった運動器に障害がおこり，歩行などの運動機能が障害された状態をいう．フレイルとロコモはいずれも高齢者において要介護のリスクを高めるとともに，予防・治療が可能という共通の性質を有している．しかし従来，両学会が健康寿命延伸を目指して一緒に活動することはなかった．

　2019 年 6 月，第 155 回日本医学会シンポジウムとして，「超高齢社会における医療の取り組み—ロコモ・フレイル・サルコペニア」（組織委員：中村耕三，大内尉義，鈴木隆雄）が開催され，これを契機に同年 11 月，フレイルとロコモを同じ目線でとらえ，その対策を共通の土俵で検討することを目的に，「領域横断的なフレイル・ロコモ対策の推進に向けたワーキンググループ（WG）」が設置された．この WG には，日本老年医学会，日本整形外科学会，日本サルコペニア・フレイル学会を中心に 80 学会・団体が参加し，フレイル，ロコモの概念の整理，その制圧に向けた方策など

が検討された．その成果として 2022 年 4 月に国民に向け発表されたものが日本医学会連合「フレイル・ロコモ克服のための医学会宣言」である．下記の 4 項目がその内容であり，その根拠となる解説文が添付されている．

1. フレイル・ロコモは，生活機能が低下し，健康寿命を損ねたり，介護が必要になる危険が高まる状態です．
2. フレイル・ロコモは，適切な対策により予防・改善が期待できます．
3. 私たちは，フレイル・ロコモ克服の活動の中核となり，一丸となって国民の健康長寿の達成に貢献します．
4. 私たちは，フレイル・ロコモ克服のために，国民が自らの目標として実感でき実践できる活動目標として 80 歳での活動性の維持を目指す「８０ GO（ハチマルゴー）」運動を展開します．

　この宣言発出を契機に，医学界，産業界，行政，教育界など各界が協力し，フレイル・ロコモの克服に向けた国民的な活動が展開されることが期待される．

第24章

皮膚・口腔疾患

学習目標
- 高齢者に特有な皮膚疾患の特徴と治療法，生活指導を把握する．
- 皮膚感染症では一般に重症化しやすいこと，疥癬は高齢者施設で集団発生しやすいことを注意する．
- 高齢者に発症しやすい皮膚癌の臨床的特徴を把握する．
- 高齢者に特有な口腔疾患の特徴とその治療法について把握する．
- 高齢者に対する口腔衛生指導や生活指導を把握する．

A 皮膚疾患

1 高齢者の皮膚疾患の特徴

　皮膚は，表皮，真皮，皮下脂肪組織，毛嚢や汗腺などの付属器，血管などにより構成されている．これらの構成成分を形成する細胞は，内因性の老化に紫外線などの外的刺激による老化が加わって，細胞分裂能の低下，機能の破綻，変性物質の蓄積をきたすようになる．さらに，全身的な臓器機能および免疫能の低下も加わり，皮膚にはさまざまな疾患が生じてくる．

　したがって，発症時期が高齢者に特徴的な疾患に加え，一般の青壮年期にみられる疾患であっても，重症化・難治化し，同列視できない場合があるので注意を要する．

2 痒みのある疾患
a 皮膚病変を伴う場合

（1）老人性乾皮症

　最も頻度が高い．老化に伴い，皮脂量減少，角層細胞間脂質減少，天然保湿因子減少，発汗減少などにより，皮膚（特に角層）の水分保持能が減少しておこる．高齢者の石鹸の過度の使用，熱い風呂への長時間入浴などは乾燥を増悪させる．環境湿度が低下する冬季に多い．

症状　脂腺の発達が悪い腰部，四肢〔特に下腿（伸側）〕に多く認められる．乾燥により皮膚の光沢が失われ，灰褐色調を呈する．表面はガサつき，ちりめん縞様小皺がみられ，魚の鱗に似た皮膚変化を認めることもある．痒みは，特に入浴後，就寝時に強い．病変が進むにつれ，浅い亀裂を生じ，それに一致した紅斑や血痂を伴い，繰り返す掻破により湿潤化した湿疹が認められるようになる（▶図 24–1）．

治療　痒みによる掻破行動を軽減する目的で抗ヒスタミン薬を用いる．特に就寝時に痒みを強く訴えることが多いので，眠前には必ず服用させる．入浴後すぐに保湿薬を外用させるとともに，湿疹性病変が認められる場合には，ステロイド外用薬を湿疹が軽快するまで使用する．

日常生活指導　熱い風呂に長時間入浴すること，石鹸などで皮膚をこすりすぎることを禁止するとともに，入浴後には乾燥防止のために保湿薬を必ず塗布するように指導する．

A 皮膚疾患

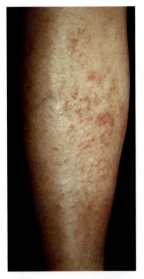

▶図24-1 老人性乾皮症から生じた湿疹病変

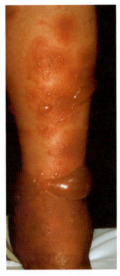

▶図24-2 水疱性類天疱瘡

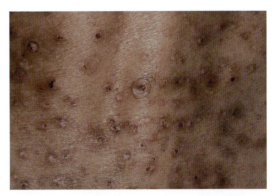

▶図24-3 免疫低下患者にみられた角質増殖の強い疥癬皮疹

(2) 薬疹

経口，注射，挿入などで体内に取り込まれた薬物により生じる皮疹または粘膜疹の総称である．高齢者では，脳循環改善薬，降圧薬によるものが多い．スティーヴンス・ジョンソン(Stevens-Johnson)症候群，中毒性表皮壊死症，薬剤性過敏症症候群などの重症薬疹では後遺症に加え，生命の危険性もあるので，早急の対応が必要となる．

(3) 水疱性類天疱瘡

高齢者に頻度の高い自己免疫性水疱症を指す．激烈な痒みを伴う．

症状 浮腫性の紅斑と緊満性の水疱が多発する(▶図24-2)．搔破により，びらん，潰瘍を伴う．重症の場合は脱水症状を呈する．血液好酸球数の増加を伴う．

治療 ステロイド薬内服が第一選択である．全身管理および潰瘍部の感染併発に注意を要する．

(4) 紅皮症

全身の90％以上に潮紅と落屑が認められ，激しい瘙痒を伴う．原因はさまざまで，湿疹，薬疹，炎症性角化症，皮膚T細胞リンパ腫などがある．問診と皮膚生検により原疾患を同定する．

(5) 疥癬

ヒゼンダニの皮膚寄生による．特に療養病床にて集団発生する場合があるので注意を要する．皮膚からの直接感染のみならず，寝具，下着，こたつからの間接感染もある．

症状 夜間に強い瘙痒を伴う．外陰部，腋窩に大豆大の紫紅色半球状結節，指間や手関節屈側にみられる長さ2～3cmまでの白色線状皮疹(疥癬トンネル)が特徴である．ステロイド薬の長期使用，栄養障害，悪性腫瘍などの免疫能低下があると，著明な角質増殖を伴う皮疹を生じる(▶図24-3)．診断確定には，ハサミで皮疹部を深く取り，顕微鏡下で虫体，虫卵の存在を確認する．

治療 イベルメクチンは通常，体重に応じて投与する．重症型では1～2週後に再投与を検討する．またはフェノトリンローションを週1回間隔で外用する．瘙痒には抗ヒスタミン薬などを用いる．

下着，シーツなどの熱湯洗濯を行い，毎日交換する．本症は約1か月の潜伏期間があるので，家族，同居者の予防的治療を行う．

b 皮膚瘙痒症

皮膚瘙痒症は，痒みが全身にわたる汎発性のものと限局性のものとに分けられる．

症状 発疹を伴わないとされているが，搔破に伴う搔破痕，点状小出血斑などのほかに，搔破が継続する場合には，時に苔癬化病変などの皮膚病変

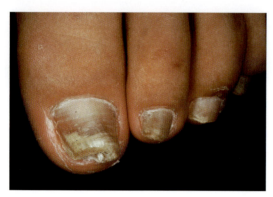
▶図 24-4　爪白癬

を伴うことがある．汎発性の原因としては，薬物，食品，環境因子，心因反応，全身性疾患の合併があげられる．

限局性のものは陰部・肛門がほとんどで，糖尿病患者の約 80％ に認められるとされている．肥満で高齢女性の本症罹患例では，必ず糖尿病の検索を行う．

3 感染症

(1) 浅在性白癬

皮膚糸状菌が皮膚，爪，毛に感染したものが，浅在性白癬である．

症状　紅色丘疹が堤防状に配列した環状紅斑となる体部白癬，不整形紅斑となる陰股部白癬，足底では鱗屑，小水疱が主体のもの，角質増殖が顕著なもの，趾間部が白く浸軟するものがある．頭部白癬は，軽度粃糠様鱗屑/脱毛をみる．この際，ステロイド外用薬などが投与されると，腫脹，排膿を伴う脱毛局面をみるケルスス(Celsus)禿瘡に移行する．爪は白濁，肥厚が生じる(▶図 24-4)．
治療　一般には抗真菌薬を外用する．Celsus 禿瘡，爪白癬では内服抗真菌薬または抗真菌爪外用薬を使用する．

(2) 皮膚カンジダ症

局所が湿潤しやすく，不潔になりやすい間擦部に発生しやすい(特に，おむつ使用時)．

症状　落屑を伴う紅斑に膿疱，びらんをみる．爪では周囲の発赤・腫脹に爪甲が混濁肥厚する．水酸化カリウム(KOH)直接鏡検により，多数の仮性菌糸と胞子を証明する．
治療　爪にみられる場合は，抗真菌薬を短期間内服させる．間擦部皮膚には抗真菌薬外用に加え，清潔・乾燥を心がける．

(3) 帯状疱疹

帯状疱疹は，神経節サテライト細胞に潜伏する水痘・帯状疱疹ウイルスの再活性化により生じる．
症状　帯状の浮腫性紅斑に水疱を集簇性に生じる．びらん，潰瘍，痂皮化を経て 3〜4 週で治癒する．潰瘍が深いと瘢痕を形成する．疼痛は皮疹出現数日前から認められる．顔面では三叉神経領域，体幹では肋間神経部に多い．免疫能低下があると，水痘様発疹が全身に散在することもある．帯状疱疹発症後 1 か月以上過ぎても残る疼痛を帯状疱疹後神経痛(post herpetic neuralgia; PHN)と呼ぶ．
治療　早期の抗ウイルス薬内服または点滴静注が一般的な治療である．疼痛に対しては腎への負担が少ないアセトアミノフェンを用いる．PHN には三環系抗うつ薬，抗てんかん薬やプレガバリンなどを使用する．50 歳以上であれば保険適用はないが，ワクチン接種(生ワクチンもしくは不活性化ワクチン)により予防することができる．

4 良性腫瘍

(1) 老人性疣贅(脂漏性角化症)

老人性疣贅は，皮膚老化により主に顔面に生じ，加齢とともに増数する．
症状　一般には表面顆粒状の黒褐色いぼ状丘疹(▶図 24-5)であるが，淡黄褐色でわずかに隆起し，表面に角質増殖を伴うものもある．頸部に多発する粟粒から小豆大の軟らかい有茎性小丘疹の多くは老人性疣贅の一型である．
治療　液体窒素凍結治療，炭酸ガス(CO_2)レーザー照射，切除がある．

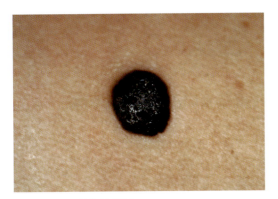
▶図24-5　老人性疣贅

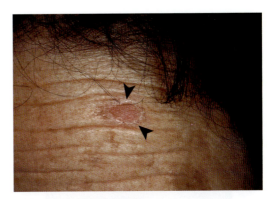
▶図24-6　老人性角化症

(2) ケラトアカントーマ

ケラトアカントーマは顔面に好発する角化性腫瘍で，短期間に急速に増大するが，自然消褪傾向のある腫瘍である．小丘疹として始まり，数週で中心部が噴火口状に陥凹し，角栓を伴う半球状隆起性弾性硬腫瘤となる．数か月で自然消褪するが，有棘細胞癌との鑑別が問題となるので，生検を兼ね切除する．

5 悪性腫瘍およびその前駆病変

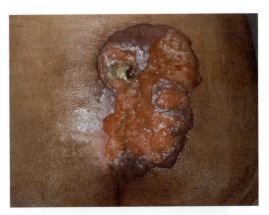
▶図24-7　褥瘡の瘢痕に生じた有棘細胞癌

(1) 老人性角化症（日光角化症）

老人性角化症は，慢性日光曝露により，特に顔面に生じる表皮内癌である．高齢社会になり，患者数は増加してきている．20%前後は浸潤性の有棘細胞癌に移行するとされている．
症状　不規則な角化性紅斑またはいぼ状角化性丘疹がみられる（▶図24-6）．
治療　切除，CO_2レーザー照射，イミキモド外用などがある．

(2) 有棘細胞癌

有棘細胞癌は，熱傷瘢痕，慢性放射線皮膚炎，老人性角化症などから発生する．
症状　カリフラワー状腫瘤，辺縁が隆起した潰瘍，いぼ状の結節などがみられ，悪臭を伴うことも多い（▶図24-7）．
治療　切除する．浸潤が深く，局所リンパ節転移が疑われる場合には，郭清を施行する．症例に応じて化学療法を行う．

(3) 基底細胞癌

基底細胞癌は高頻度にみられる皮膚癌の1つである．80%以上が顔面に生じ，正中部に好発する（▶図24-8）．通常，転移しないが，局所破壊が強く，深くまで浸潤することもある．日本人では黒色調を呈するものが多い．発症誘因として，慢性の紫外線（日光）曝露，外傷，放射線などがあげられる．
治療　外科的切除を行う．

(4) 悪性黒色腫

悪性黒色腫は色素産生細胞の悪性腫瘍である．
症状　色素斑として生じ，次第に色調が濃くなり，拡大し，その局面内に潰瘍や結節を生じる．日

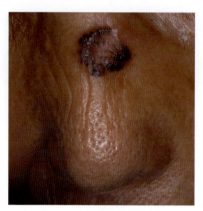
▶図 24-8　基底細胞癌

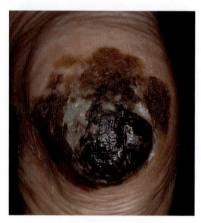
▶図 24-9　足底の悪性黒色腫
　　　　　（末端黒子型黒色腫）

では手掌，足底，爪甲下にみられる末端黒子型黒色腫が多い（▶図 24-9）．顔面，四肢，体幹にも生じる．
治療　切除および症例に応じて局所リンパ節郭清を施行し，化学療法や分子標的薬による治療を行う．

6 褥瘡

　第 12 章 B.17 項「褥瘡」（➡ 109 ページ）を参照のこと．

B 口腔疾患

1 高齢者の口腔疾患の特徴

　口腔は消化器の一部分であるとともに，嚥下，発声，および味覚にも関与している．これら口腔の機能は，健康を維持していくうえで欠かすことができないものである．
　口腔は，歯，歯周組織，顎骨，舌，口腔粘膜，唾液腺，咀嚼筋などから構成されているが，加齢に伴って，各臓器組織と同様に口腔にも老化が生じ，機能が低下する．
　高齢者の口腔疾患の特徴は，加齢により歯の喪失が増加するため，口腔の 2 大疾患である齲蝕と歯周病が減少し，味覚障害，口腔乾燥症，顎関節疾患，口腔粘膜疾患，舌痛症，三叉神経痛，悪性腫瘍などが増加する．
　これら口腔疾患の多くは，自分が直接目で見たり，指で触ることができるため，早期の状態で発見されやすいと思われるが，高齢者の場合，自覚症状に乏しいため，放置されている期間が長いことも特徴である．

2 高齢者の口腔状態[1]

　80 歳で 20 歯を有することを目標とした「8020 運動」が進められており，2022 年の調査で 80 歳では 20 本以上歯のある人の割合は推計で 51.6％（厚労省調査）と，2016 年の調査と比較して 0.04 ポイント増加し，2 人に 1 人以上となった．しかし残存している歯は，咬耗（歯がこすれ合い，擦り減ること）などの加齢変化を生じ，さらに齲蝕や歯周病に罹患していることが多い．そのため，近年では，薬剤関連顎骨壊死に罹患するケースが増加している．
　一般に，咀嚼機能を回復するために，歯の喪失に合わせて義歯を装着することが多いが，高齢

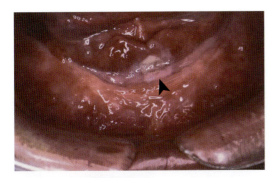
▶図 24-10　義歯性口内炎

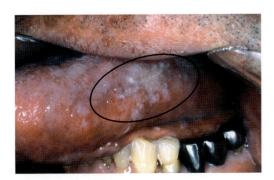
▶図 24-11　口腔カンジダ症

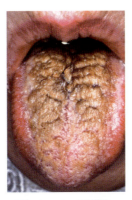
▶図 24-12　毛舌症

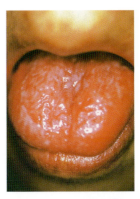
▶図 24-13　鉄欠乏性貧血による滑沢舌

者では残存歯や義歯の清掃が不十分なことが多く，そのため口腔衛生状態が悪化し，口臭や義歯性口内炎(▶図 24-10)を生じることがある．さらに，日和見感染である口腔カンジダ症もみられる(▶図 24-11)．

口腔カンジダ症の1つの病態として，毛舌症がある(▶図 24-12)．これは，舌背部糸状乳頭の角化層が増生し，毛状を呈する状態である．抗菌薬の内服，トローチの使用，ステロイド薬の内服などによる口腔内細菌叢の変動によって生じる場合が多い．病巣には *Candida albicans* など，さまざまな細菌と真菌が証明される．菌の産生色素や産生硫化水素と食物中の金属との結合物が毛舌の色を決定すると考えられている．一般に黒色を呈する．このほか，慢性の胃腸障害，時に腎障害，糖尿病などが関係する場合もある．

寝たきりや重症患者では，呼吸機能の低下により口腔内常在菌が肺へ流入し，誤嚥性肺炎を生じることが指摘されている．

このような口腔疾患を予防するためには，規則正しい食事と，食後の口腔清掃，特に義歯の清掃はこまめに行い，就寝時は必ず取り外して清潔な水に浸けておく習慣をつけることが必要である．

3 高齢者の口腔疾患

a 口腔乾燥症

唾液は大唾液腺(耳下腺，顎下腺，および舌下腺)と小唾液腺(口唇腺，口蓋腺など)から分泌される．加齢により唾液腺は腺房数の減少などの形態学的変化が生じ，唾液分泌が減少するため，口腔乾燥症を引き起こす．その結果，舌炎が生じる．また，鉄欠乏性貧血やビタミン B_{12} 欠乏症などで舌乳頭が萎縮し舌炎となり，舌が滑沢化する(▶図 24-13)．

向精神薬，抗てんかん薬などの唾液分泌抑制をおこす可能性のある薬物が指摘されている．高齢者の場合，精神・神経疾患などの慢性疾患に罹患していることが多く，治療薬物の一時中止や変更などにより軽快することがある．また，人工唾液や軟膏の塗布が有用な場合もある．

b 味覚障害

味覚障害の原因の1つとして，低亜鉛血症が指

摘されている．これは食生活や，ビスホスホネート製剤やニューキノロン系抗菌薬などの亜鉛キレート作用をもつ薬物の副作用によることが多い〔第26章A項「耳鼻咽喉領域の老化と疾患」（➡ 282ページ）参照〕．また，シェーグレン（Sjögren）症候群などの口腔乾燥症でも高頻度に味覚障害がみられる．

c 顎関節疾患[2]

顎関節においても，他の骨・関節と同様に加齢による形態的変化がみられる．下顎頭では，萎縮，扁平化を生じる．また，関節腔は狭小化する．このように関節が浅い形態へと変化していくため，顎関節脱臼を生じやすくなる．

さらに，生理的変化では対応できないような力が顎関節に加わると，変形性顎関節症へと進行する．変形性顎関節症では，下顎頭の不規則な骨吸収がみられ，疼痛を伴うことが多い．

(1) 顎関節脱臼

顎関節脱臼のなかでも顎関節前方脱臼が大部分を占める．下顎頭が関節結節を越えて前方転位をおこし，咀嚼筋や靱帯などの緊張によって固定され，もとに戻らない状態をいう．高齢者では関節結節が吸収して低くなっていることや，下顎頭が平坦で小さく，関節包や靱帯が弛緩していることが多く，比較的容易に顎関節前方脱臼をおこす．

治療は，徒手整復で行う．習慣化している場合には，オトガイ帽（chin cap）などを装着して運動制限をはかるが，手術療法を適用する．

(2) 変形性顎関節症

顎関節の構成体が退行性変化をおこして器質的・形態的変化をおこす病変で，関節軟骨に対する外力をはじめとするストレスによる関節軟骨の変性が原因とされている．初期には無症状で，潜在性に経過するが，変形が著明になると，雑音，痛み，運動障害を伴うようになる．治療は，抗炎症薬，ステロイド薬などの投与，関節部安静のためのスプリント（咬合挙上板）の装着がある．

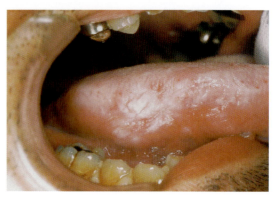

▶図 24-14　白板症（不均一型）

d 舌痛症

舌痛症とは，舌に器質的な変化を伴わずに，舌尖部，舌縁部にピリピリ，ヒリヒリなどの軽い疼痛，灼熱感を訴えるもので，心身症の1つに分類される．中高年期の女性に多く，また，舌癌をおそれる人などに多い．

e 三叉神経痛

三叉神経痛は，三叉神経の支配領域におこる発作性疼痛で，原因の不明な特発性と原因の明らかな症候性に分類される．

特発性では，片側性で，40〜50歳代の女性に多い．症状は電撃様疼痛で，しかも発作性におこり，間欠期がある．発作の誘発部位があり，物理的刺激，疲労，精神的ストレスなどの誘発因子が存在する．

f 口腔の潜在的悪性疾患，類似病変

口腔粘膜に発生する病変のなかには，放置すると癌化する可能性のある前癌病変がある．

(1) 白板症

口腔の粘膜に認められる白色で，表面が白色（灰白色，帯黄白色）の均一型，白色のなかに赤色部が混在している不均一型（▶図 24-14）がある．不均一型では癌化する傾向が強い．全体として癌化する確率は5〜10％と考えられている．臨床像が

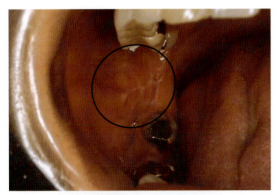
▶図 24-15　扁平苔癬

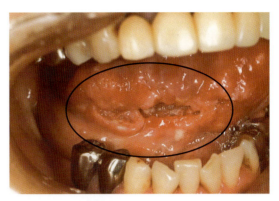
▶図 24-16　舌扁平上皮癌

口腔カンジダ症と類似する場合がある．治療は，刺激の除去，外科的切除，凍結外科，レーザー蒸散などがある．

(2) 紅板症

口腔粘膜の表面が鮮紅色のビロード状となった斑状の病変で，刺激痛を認める．発生頻度は白板症ほど高くないが，浸潤癌へ転化しやすいと考えられている．注意すべき点は，臨床的に白板症あるいは紅板症とみなされた病変のなかには組織学的に初期の浸潤癌や上皮内癌も含まれている場合があるため，こうした病変には生検を行う必要がある．

(3) 扁平苔癬

不均一型の白板症とよく似た病変で，白板症と並んで口腔の 2 大炎症性角化症とされている．多くは両側頬粘膜に発症し（▶図 24-15），強い痛みがあり，更年期過ぎの女性に多い．一般には前癌病変とは異なるが，稀に癌化した症例も報告されている．治療には，ステロイド薬の口腔用軟膏，ビタミン A，非ステロイド性抗炎症薬（NSAIDs）などを用いる．

(4) 褥瘡性潰瘍（義歯性口内炎）

不適合な義歯により粘膜に潰瘍が生じる場合がある（▶図 24-10）．義歯調整により潰瘍は 1～2 週間で治癒するが，治癒しない場合には，初期癌の可能性を考慮し，生検を行う．

g 悪性腫瘍（口腔がん）

口腔がんには，主に口腔粘膜から発生する上皮性の悪性腫瘍（癌腫）と粘膜下の結合組織から発生する非上皮性の悪性腫瘍（肉腫）がある．

(1) 上皮性の悪性腫瘍

口腔癌全体の 80％ 以上が扁平上皮癌であり，舌に最も多く発生する（▶図 24-16）．肉眼的には外向型と内向型に分類されるが，臨床的特徴は，表面の凹凸不整，硬結の触知である．このほか，唾液腺から発生する腺癌，腺様囊胞癌などがある．これら上皮性の悪性腫瘍は，年齢別では 50～70 歳代の男性に多い．

(2) 非上皮性の悪性腫瘍

上皮性の悪性腫瘍に比べて発生頻度は低いが，骨肉腫，悪性黒色腫，血管肉腫，筋肉腫などがある．

h 薬剤関連顎骨壊死[3]

近年，骨粗鬆症の予防あるいは癌の骨転移の治療に用いられているビスホスホネート（BP）製剤や抗 RANKL（receptor activator of nuclear factor κB ligand）抗体であるデノスマブに関連した顎骨壊死が報告されている（▶図 24-17）．本疾患は，①BP あるいはデノスマブによる治療歴があること，②顎骨への放射線照射歴がないこと，③口腔・顎・顔面領域に骨露出や骨壊死が 8 週間

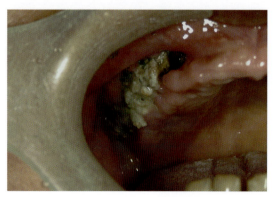

▶図 24-17 骨吸収抑制薬関連顎骨壊死（骨粗鬆症・ビスホスホネート製剤服薬 4 年）

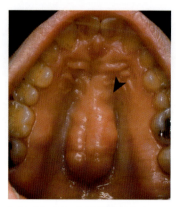

▶図 24-18 口蓋隆起

以上持続していることが診断基準となっている．最近では適切な口腔ケアによりその発生を減少させることが可能となっている．侵襲的な歯科治療は本剤使用前に完了しておくことが望ましい．

i オーラルフレイル

オーラルフレイル〔第 9 章 B 項「高齢者における低栄養の現状」（→ 73 ページ）参照〕は，口腔機能の軽微な低下や食の偏りなどを含む身体の衰え（フレイル）の 1 つである．健康と機能障害との中間にあり，可逆的であることが大きな特徴である．つまり，早めに気づき適切な対応をすることでより健康に近づく．オーラルフレイルの始まりは，滑舌低下，食べこぼし，わずかなむせ，噛めない食品が増える，口の乾燥など，ほんの些細な症状であり，見逃しやすく，気がつきにくい特徴があるため注意が必要である．

高齢期における人とのつながりや生活の広がり，共食といった"社会性"を維持することは，多岐にわたる健康分野に関与することが明らかとなっている．この多岐にわたる健康分野には歯や口腔機能の健康も含まれており，これら機能の低下はフレイルとも関連が強い．歯周病やう歯（虫歯）などで歯を失った際には，適切な処置を受けることはもちろん，定期的に歯や口の健康状態を歯科医師に診てもらうことが重要である．

j 嚥下障害[4]

嚥下は，主に舌の運動により食べ物を口腔から咽頭に送る「口腔期」，嚥下反射により食べ物を咽頭から食道に送る「咽頭期」，食道の蠕動運動により胃まで運ぶ「食道期」に分けられる．嚥下には多くの器官がかかわっており，これらが障害を受けるさまざまな疾患で嚥下障害がおこる〔第 26 章 C.b 項「嚥下と加齢」（→ 284 ページ）参照〕．

嚥下障害がおこると，食物摂取障害による栄養低下と，食べ物の気道への流入による誤嚥性肺炎が問題になる．嚥下障害を引き起こす疾患にはいろいろなものがあるが，特に脳梗塞や脳出血などの脳血管障害，神経や筋疾患などで高率におこる．また，高齢者の肺炎のかなりの部分は，加齢による嚥下機能の低下からの誤嚥によって引き起こされるともいわれ，高齢社会を迎えてその対応が問題になっている．

検査としては簡易嚥下機能検査もあるが，嚥下内視鏡検査や嚥下造影検査がより信頼性の高い方法である．予防と治療においては，口腔ケアや口腔リハビリテーションが重要である．

k その他

外骨症である口蓋隆起（▶図 24-18）や下顎隆起（▶図 24-19）は，通常治療を必要としないが，義

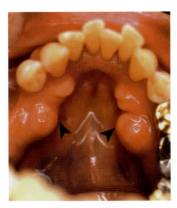
▶図24-19　下顎隆起

歯の適合性に影響がある場合には，切除する．

C 理学・作業療法との関連事項

a 皮膚疾患

　局所の皮膚の清潔保持と入浴指導，外用薬の塗布方法・塗布時期，痒み・疼痛のコントロールが重要となる．

　皮膚の清潔保持に入浴は欠かせないが，高齢者は熱めのお湯に入り，石鹸でこすりすぎる場合が多い．このような入浴法では，年齢的にすでに低下している皮膚の防御機能をさらに低下させるため，皮膚疾患の発症，増悪につながることが多い．入浴はぬるめのお湯にゆっくりつかり，石鹸などでゴシゴシこすることを避けるように指導する．入浴後はすぐに外用薬を塗るように指導するとよい．ほとんどの外用薬は皮膚が湿っているときに外用させると効果が高まる．

　痒みコントロールに加え，転倒などの問題を避けるためにも，眠気や倦怠感をきたすことのない抗ヒスタミン薬を適宜内服させる．

　皮膚や皮膚疾患の状態をつぶさに観察し，入浴法や外用療法が正しく行われているかを毎回チェックすることが重要である．

b 口腔疾患

　高齢者における口腔機能改善のための訓練法として，間接的訓練と直接的訓練がある．間接的訓練とは食べ物を用いない訓練法で，口腔ケア，口唇や頬の運動，構音訓練などがある．一方，直接的訓練とは実際に食べ物を用いた訓練法で，誤嚥や窒息の危険性があるため，嚥下反射が確立してから行われる．

　患者の病態で必要な訓練が決定されるので，専門家による評価を行い，適切な訓練法を選択することが重要である．

● 療法士の視点から

　「皮膚や口腔の清潔が保たれている高齢者は元気である」とは，高齢者ケアにかかわる者にとって共通した印象であると思う．

　理学・作業療法士は，嚥下にかかわる対応は別として，皮膚や口腔の状況に対して積極的にかかわることは少ないかもしれない．しかし，リハビリテーションやケアにかかわる職として，皮膚・口腔に関する知識や，基本的な対応技術は欠かせないものである．

　皮膚の伸張性制限により胸郭の拡張が抑制され呼吸機能が低下しているケースが見逃されたり，口腔機能は言語聴覚士任せで，その基礎となる姿勢に対する対応が疎かになったりするようなことはあってはならないことである．

●引用文献
1) 大内尉義（編）：老年病のとらえかた―眼でみるベッドサイドの病態生理．pp227–232, 文光堂, 2002
2) 塩田重利, 他（監），榎本昭二, 他（編）：最新口腔外科学 第5版．医歯薬出版, 2017
3) 顎骨壊死検討委員会：薬剤関連顎骨壊死の病態と管理：顎骨壊死検討委員会ポジションペーパー 2023
4) 全国医学部附属病院歯科口腔外科長会議（監）：口の中がわかる ビジュアル 歯科口腔科学読本．pp30–31, 166–167, クインテッセンス出版, 2017

●参考文献
1) 西川武二, 他(編):高齢者にみられる皮膚疾患—その診断と治療. デルマ, No.7, 全日本病院出版会, 1998
2) 溝口昌子, 他(編):高齢者の皮膚疾患—考え方と対応. 皮膚科の臨床(特集 41 号:臨時増刊), 金原出版, 2001
3) 戸塚靖則, 他(監), 飯田順一郎, 他(編):口腔科学 新装版. 朝倉書店, 2019
4) 金子明寛, 他(編):歯科におけるくすりの使い方 2023–2026. pp224–237, デンタルダイヤモンド社, 2022

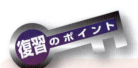

- 高齢者の皮膚の状態を把握するポイントをまとめてみよう.
- 高齢者によくみられる皮膚疾患の特徴を理解する.
- 高齢者の口腔状態が QOL に及ぼす影響を考えてみよう.
- 高齢者特有の口腔疾患について, その特徴と予防法および治療法を整理しよう.

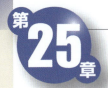

第25章 感染症

> **学習目標**
> - 高齢者の解剖生理学的特殊性と感染症の関連を理解する.
> - 高齢者に頻度の高い感染症疾患について理解する.

A 高齢者の感染症疾患

老化により感染症への感受性が高まることは知られているが，単独の臓器の生理機能低下が原因というわけではなく，ほとんどすべての臓器が影響を受け，複合的に作用していることが特徴である．生体はさまざまな機能が相互に連携して作用しており，感染症の病像形成を複雑にしている．たとえば呼吸器感染症であっても，老化がもたらすものとしての高血圧，心機能，神経機能，唾液分泌能，消化管機能，糖代謝，脂質代謝など，気道以外の多彩な領域の機能低下が，感染症の発症から治癒過程に至るまで大なり小なり影響している．

現在よく知られている老化と感染症との関係を示す例としては，結核の再燃やワクチンによる免疫獲得能力の低下がある．しかし，結核症の発症抑制や免疫獲得にかかわる免疫細胞の老化による機能低下は知られていても，老化による易感染性を回復させる治療法は存在しない．これは免疫機構においても，さまざまな過程で老化の影響を受けており，老化がもたらす変化の蓄積によって感染症に罹患しやすくなることにも関連している．一方で，老化による影響は個人差が大きく，年齢や性別の要因のみにより感染症への感受性が一律に低下するわけではないことが問題をさらに複雑にしている．

われわれの生活は微生物から完全に隔離することはできない．腸内細菌とは共生しており，環境中には多くの真菌が浮遊している．しかし，通常は有益であったり無害であったりする微生物でさえも，免疫低下あるいは生体に備わっているさまざまな防御能の低下に起因して，感染症を引き起こすことがある．老化が進むにつれて，日和見感染症が増加したり，感染症の形式や原因微生物などが刻々と変化していくことにも留意しなければならない．

B 背景

1 肺炎死亡数の増加

図25-1は，厚生労働省が発表している統計をもとにした日本人の死因の年次推移である．1970年代までにさまざまな感染症に対する治療法やインフラストラクチャー，医療制度，社会制度が整い，感染症による死亡数はすべてにおいて低下してきた．しかし，1980年代以降，社会や医療はますます発達する一方で，肺炎による死亡数は増加に転じている．

肺炎は2017年の統計では，原死因選択ルール

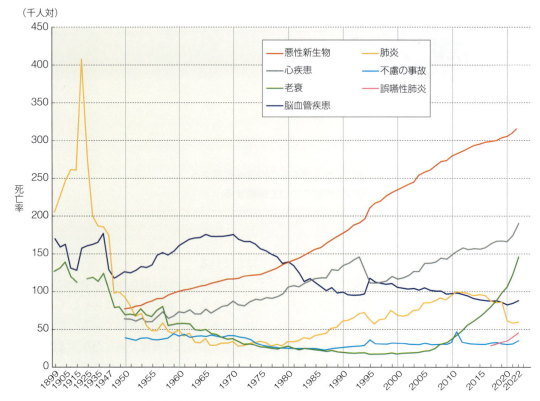

▶図 25-1　日本の死因統計の年次推移
〔厚生労働省：主な死因別にみた死亡率（人口 10 万対）の年次推移．令和 5 年（2023）人口動態統計月報年計（概数）の概況，2023 より〕

の明確化および誤嚥性肺炎の分類が追加されたため，わが国の死亡原因の第 5 位となったが，肺炎と誤嚥性肺炎を合計した死亡率は，やはり第 3 位である．世界に目を向けると，80 歳以上の高齢者の死亡原因として，実際に肺炎が第 1 位であるとの報告が多い．誤嚥性肺炎と肺炎の単純な合計は実態を反映しないため，2017 年以降は誤嚥性肺炎の死亡率を図 25-1 に追加した．

肺炎死亡数の増加は，われわれが有する現在の治療法だけでは限界があることを示している．すべての肺炎患者に対して有効な対策を講じているかどうか，高齢者の感染症の特殊性を理解し，一歩ずつでも進歩していくことが重要である．

2 高齢者感染症の特徴

表 25-1 に，長期療養型施設における感染症の発生頻度を示している．療養型施設は，比較的軽症者から寝たきりまでさまざまな程度の高齢者が入所しており，高齢者感染症が頻発する場所の 1 つである．特徴は，皮膚軟部組織感染症（感染を伴う褥瘡を含む）の頻度が高いことと，全感染症の頻度が高いことにある．

高齢者感染症のもう 1 つの特徴は，疾患が多彩であることで，尿路感染症，呼吸器感染症，皮膚軟部組織感染症に加えて，腹腔内感染症，感染性心内膜炎，細菌性髄膜炎，結核，帯状疱疹など，感染のフォーカスが定めにくい．

高齢者感染症は，高齢者以外の成人と比較して

▶表 25−1　長期療養型施設における感染症発生頻度

	全頻度	尿路感染症	呼吸器感染症	皮膚軟部組織感染症
1,000 入院日あたりの頻度	1.8〜9.4（中央値 4.2）	0.3〜2.8（中央値 1.5）	0.3〜2.6（中央値 1.2）	0.2〜2.1（中央値 0.6）
1 日あたりの有病率	2.4〜18.4（中央値 10.6）	1.2〜7.3（中央値 2.8）	0.3〜9.9（中央値 2.5）	0.9〜6.0（中央値 2.8）

差が少ない疾患でも死亡率が 3 倍以上高いことが示されている．この原因としては，予備能の低下，抵抗力の減少，基礎疾患，診断や治療の遅延，積極的治療への適応の低下，抗菌薬治療への反応性の低下，医療施設内感染頻度の上昇，治療の副作用の増加などがある．

C　高齢者の易感染性の原因

高齢者の易感染性の原因は，単一の原因ではなく複合的に作用している．以下に，主な 2 つの原因について概説する．

a 免疫低下

免疫低下と感染症頻度の上昇との関係は必ずしもはっきりしているわけではないが，加齢に伴って免疫機能が低下することは事実である．しかし，免疫担当細胞の数自体には，加齢による変化はない．

表 25−2 に，老化による免疫担当細胞の影響を示す．免疫担当細胞の機能変化が単独で感染症増加に寄与しているわけではなく，その他の要因とともに複合的に作用していることがわかる．

b 栄養不全

栄養不全は，高齢者でなくても感染症への感受性を高める要因である．高齢者の 10〜25%，特に入院している高齢患者では 50% 近くが栄養状態に問題があると報告されている．栄養不全は感染症の原因であるとともに，逆に感染症は栄養不全

▶表 25−2　老化による免疫担当細胞の影響

免疫の種類	担当細胞	機能変化
自然免疫	多核白血球	貪食能と殺菌能の低下
	単球	サイトカイン分泌の変化
	NK 細胞	サイトカイン反応性の低下
適応免疫	T 細胞	T 細胞増殖障害，細胞性免疫の低下
	B 細胞	自己抗体の増加，特異的抗体の減少

の原因ともなり，悪循環になることが多い．

栄養不全によって免疫低下はおこりうるが，加齢による免疫低下とは異なり，栄養不全は可逆的で改善が可能である．

D　診断のポイント

1 症状・所見

重症感染症の高齢者の 25% は熱が出ないことがある．ただし 38℃ を超えるような発熱はなくても，1℃ 程度の熱の日内変動は認められることがあり，注意が必要である．

また感染症に典型的な症状がなくても，意識混濁，体重減少，亜急性の経過，食欲不振，転倒，失禁，活動性の低下など，感染に伴う非典型的な症状を認めることがあり，感染症の診断を遅らせ，早期治療を遅らせる原因となる．これらの症状は，必ずしも感染症を発症している部位の症状としてではなく，全身性の非特異的な感染症症状

として認められるため，診断を難しくする要因となっている．

2 検査

高齢者感染症の原因菌は多彩であり，同一の感染部位であっても一般の病原体とは頻度が異なる可能性がある．できるだけ抗菌薬治療の開始前に原因菌を同定するための培養検査を実施すべきである．ただし，発熱などの典型的な症状を示さないため，血液培養の最も診断効率が高い時期に検査するタイミングを逸することがあり，複数回の検査を実施する必要がある．

微生物培養検査では同定までに数日を要するため，感染部位からの検体のグラム染色（➡ NOTE **1**）を行うことが望ましい．グラム染色はその染色性が治療と直結しており，有用である．

そのほか早期診断が可能なものとして，各種尿中抗原検査，インフルエンザ抗原検査などがある．

E 特徴的な原因微生物

a 薬剤耐性菌

メチシリン耐性黄色ブドウ球菌（MRSA），多剤耐性グラム陰性菌（緑膿菌，クレブシエラ属，大腸菌など）は一部を除いて弱毒菌であり，感染症

を惹起することは少ない．しかし，高齢者では加齢による感染防御能の低下によって，これら弱毒菌による感染が考えられる．

このような薬剤耐性菌は抗菌薬による原因菌の増殖防止効果が少なく，より難治となる．療養型施設，医療機関，ショートステイ，リハビリテーション施設などでは，易感染宿主と感染性病原体を有する宿主が混在し近接するため，伝播により拡大しやすいので注意が必要である．

b 真菌

カンジダ（*Candida*）属，アスペルギルス（*Aspergillus*）属，クリプトコッカス（*Cryptococcus*）属，ニューモシスチス（*Pneumocystis*）属などが頻度の高い病原体であるが，クリプトコッカスを除いて感染症を発症することは少ない．ニューモシスチスを除けば人から人への伝播は限定的であるが，カンジダ属は皮膚・腸管に常在しており，アスペルギルス属は環境中に多く存在しているため日常的に曝露されている．

高齢者は，慢性閉塞性肺疾患，陳旧性肺結核などの呼吸器基礎疾患や，生体内に非生体物質である医療デバイスが存在するなどの基礎疾患により，真菌症を発症することがある．

F 治療のポイント

感染症は，host-parasite relationship（宿主寄生体関係）によって感染が成立するかどうかが決まる．宿主の防御能が寄生体（病原微生物）の毒性を上回れば，感染は成立しないか，あるいは感染症を発症しても終息へ向かう．病原微生物の量や毒性を減らすのが抗菌薬であるが，宿主の防御能が低すぎる場合には，どんなに強力な抗菌薬を使用しても感染症から回復することができない．以下に治療のポイントを述べる．

NOTE

1 グラム染色

グラム染色では，細胞壁の構造により青く染まる場合を陽性とし，赤い背景色のままの場合を陰性とする．細菌の細胞壁は，ヒトの細胞にない構造のため人体への毒性が低く，抗菌薬の主たる攻撃対象となっている．細胞壁に含まれるペプチドグリカンという物質は，ペニシリンなどの主要な抗菌薬により阻害されるが，このペプチドグリカン層が厚いものがグラム陽性菌である（つまり効果がある）．グラム染色によって，細胞壁の構造が判断できることは，正しい抗菌薬選択への近道である．

1 抗菌薬治療

治療開始はできるだけ早期がよい．原因菌の検索をできるかぎり実施することが前提ではあるものの，原因菌が判明する前に，経験的に治療を開始する必要がある．重症感染症では，高齢者に比較的特徴的な病原微生物を考慮して抗菌薬を選定する必要がある．たとえば，細菌性髄膜炎では高齢者でも肺炎球菌による頻度が最も高いが，リステリアやグラム陰性桿菌が原因となることも多い．

抗菌薬による治療効果指標として最小発育阻止濃度（MIC）（➡ Advanced Studies ❶）を用いるが，あくまでも相対的な指標である．治療に際しては，患者の状態，薬の作用を考慮する．

また薬物動態，薬力学的作用も加齢の影響を受ける．ほとんどの高齢者では腎機能低下をきたしているが，抗菌薬は腎排泄が多く，用量依存的に毒性が高まるようなアミノグリコシド系，グリコペプチド系の場合には，特に腎機能を考慮した用量調節が必要である．用量調節に際しては，血中濃度のモニタリングが可能であり，活用すべきである．

このほか考慮すべき点には，副作用頻度の上昇，他の疾患のために内服している薬物との相互作用などがある．

Advanced Studies

❶最小発育阻止濃度
（minimum inhibitory concentration; MIC）

細菌や真菌など培養可能な微生物について，検査する薬物を一定の濃度になるよう加えた培地で，その微生物が発育可能かどうかの検査が行われる．それぞれ完全に生育阻止または殺菌が可能であった最小の濃度を MIC といって，抗菌薬による治療効果の判断基準として用いる．値が小さいほど抗微生物活性が大きい．日本化学療法学会や CLSI（Clinical and Laboratory Standards Institute；臨床検査標準協議会）によって耐性を決める基準が MIC によって示されている．

---

2 抗菌薬以外の治療

宿主の防御能には，可逆的な変化と不可逆的な変化がある．可逆的な変化について改善を期さなければ，感染から回復できない．高齢者感染症において重要な可逆的変化を以下に列挙する．

- カテーテルなどの非生体の医療デバイスを抜去する．
- 栄養状態を改善する．
- 基礎疾患の治療を行う．
- 免疫抑制作用のある薬物や相互作用のある薬物を変更・減量・中止する．
- 感染の原因となっている行為を中止する（誤嚥時の食事中止など）．
- 感染治癒過程に影響する行為や医療行為を延期・中止する．

以上のような，生体防御能を高める努力をできるかぎり実行することが治癒を促進することになる．

G 各臓器の生理的特徴

感染症への防御機構としては，免疫機構以外にも多くの要素が重要な役割を演じている．たとえば，皮膚や膀胱，気管支，消化管の上皮は物理的なバリアの役割を果たし，病原微生物の生体への侵入防止に深くかかわっている．このような防御機構は数多くあるが，これらすべては加齢による影響を受ける．以下に，主要な臓器の加齢による変化を示す．

a 呼吸器

肺炎は高齢者の死亡原因として最も多い感染症である〔第 15 章「呼吸器疾患」（➡ 141 ページ）参照〕．咳嗽反射の低下，神経・筋組織の変化に伴う誤嚥の増加，粘膜線毛運動の低下，局所免疫の低下（分泌免疫グロブリンの低下など），胃酸の酸度低下

によって，腸内細菌が気道へと侵入しやすくなることなどが感染症に影響している．

b 尿路

尿路感染症は高齢者にとって最も頻度の高い感染症と考えられる〔第 22 章「泌尿器疾患」（➡ 232 ページ）参照〕．高齢者の細菌定着および感染症に関連しているものとして，以下のような器質的変化がある．膀胱容量の減少，尿流による物理的排除の低下，残尿の増加，排尿括約筋の機能低下，尿路上皮の変化，前立腺の肥大，エストロゲンの欠如などが尿路感染症の増加に寄与している．

c 腸管

腸管感染症の増加をもたらすものとして，胃酸分泌の低下（胃酸分泌を低下させる薬物の使用，胃粘膜の萎縮，手術の影響などによる），胃酸の酸度低下，腸蠕動運動の低下，腸内細菌の変化，腸粘膜の変化などがある．その他の疾患によって使用される抗菌薬の作用などと相まって影響している〔第 16 章「消化器疾患」（➡ 151 ページ）参照〕．

d 皮膚

表皮の菲薄化，細胞間結合の低下（外力に対する抵抗性の低下），弾性の低下，皮下組織の減少，血管の減少（創傷の回復遅延）などが特徴的である〔第 24 章「皮膚・口腔疾患」（➡ 260 ページ）参照〕．

H 各臓器に特徴的な感染症

1 呼吸器

a 呼吸器ウイルス感染症

新型コロナウイルス感染症（COVID-19）は，新型コロナウイルスによって引き起こされる疾患で，2019 年に発見され，2020 年より世界中に流行をもたらした．COVID-19 は新興感染症であ

り，流行するウイルスのサブタイプによって疾患の重症化リスクや病態が異なっているため，感染対策や治療も一様ではない．流行するウイルスの特徴に応じた対策が必要であり，専門家の意見に従う必要がある．

ただし共通して，高齢であることそのものや，心臓病，糖尿病などの基礎疾患を有する場合には重症化リスクが高まるため，高齢者にとっては予防すべき疾患である．感染対策は基本的に飛沫感染対策であるが，重症化リスクが高いときには空気感染対策が用いられた．またワクチンによって，ウイルス抵抗性を集団としてもつことが有効と考えられている．

一方でインフルエンザは，新型コロナウイルスに対する世界的な感染予防が奏効して，一時期流行が減少したが，日常生活が以前まで回帰したところで，改めて流行が確認されている．大流行をおこす A 型でなくとも，インフルエンザは一般に高齢者の死亡率が高い．

たとえば，長期療養型施設での集団発生例では，インフルエンザ A 型で 29% が発症し，13% が肺炎へ進展し，9% が死亡したという報告がなされている．またインフルエンザ B 型の流行では，32% が発症し，3% が肺炎へ進展し，0.2% が死亡したと報告されている．

インフルエンザの流行期は現在も冬季が主体であるが，新型コロナウイルスは流行期が固定されておらず，呼吸器感染症においては季節によらずウイルス検査を実施する必要がある．

インフルエンザの治療薬は，ノイラミニダーゼ阻害薬，キャップ依存性エンドヌクレアーゼ阻害薬の 2 種類があり，いずれにしても発症後 48 時間以内に使用しなければ効果が乏しいと考えられており，重症化リスクの高い高齢者は特に早期の受診が必要である．

感染予防は，COVID-19 と同様に飛沫感染対策である．また有効性が十分に検証されたワクチンが存在しており，発症予防効果は少ないものの重症化を抑制することが証明されている．高齢者と

の同居者，介護者，ケアする医療関連施設従事者などもワクチン接種が必要である．

b 下気道感染（肺炎など）

原因菌は，肺炎球菌やインフルエンザ菌のように一般に頻度の高いもののほか，肺炎桿菌，MRSA などの薬剤耐性菌，嫌気性菌，クラミドフィラやレジオネラなどの非定型病原体による感染も多いため，注意が必要である．死亡率は 6〜23% とされるほか，再感染率が高いことも特徴となっている．

c 肺結核

ここでは，特に高齢者の問題点について列挙する〔肺結核の詳細は，第 15 章 B.3 項「肺結核症」(➡145 ページ)を参照のこと〕．

(1) 発見が遅れがちである
- 結核既往者では胸部 X 線所見の読影がしばしば困難である．
- 非特異的肺炎像を呈しやすく，空洞を形成しにくい．
- 症状，炎症反応に乏しい．

(2) 治療が不十分になりやすい
- 摂食，服薬がうまくできない．
- 抗結核薬の副作用が出やすく，治療が妨げられる．

(3) 予後が不良である
- 他の年齢層に比し，短期間で死亡する例が多い．
- 基礎疾患の増悪，他の合併症(脳血管障害など)を併発しやすい．

2 尿路

療養施設などの入所者は，特に尿カテーテルの使用が多いため，注意が必要である．尿路感染症が若年成人男性におこることは少なく，女性では大腸菌が原因菌となる感染症が主なものである．しかし高齢者になると，性別に関係なく発生し，原因菌も大腸菌(*Escherichia coli*)，緑

膿菌(*Pseudomonas aeruginosa*)，クレブシエラ(*Klebsiella*)属，腸球菌，プロテウス(*Proteus*)属，その他の腸内細菌など，多様である．

a 無症候性細菌尿

若年成人では通常，尿は無菌であるが，加齢に従い，いわゆる無症候性細菌尿の頻度が上昇する．高齢者においては男性の 15〜30%，女性の 25〜50% が無症候性細菌尿であると報告されている．尿カテーテル使用者では，尿中に菌を認めることは普通である．無症候性の尿路感染症に対する抗菌薬治療は，症候性へ進展させる可能性があり，死亡率の低下につながらないばかりか，薬剤耐性菌の増加をもたらすことになるため，行うべきでない．

b 尿路感染症

尿路感染を思わせる症状があり，かつ尿中の菌量が 10^5 CFU/mL 以上かあるいは尿中白血球数が 10/HPF 以上の場合は，尿路感染と診断する．感染症の発症時には尿カテーテルなどを抜去し，抗菌薬の治療を開始する．

3 腸管

急性胃腸炎の多くは自然軽快する疾患であるが，一般に腸管感染症は高齢者において重篤な合併症を引き起こすことがある．腸管感染症には集団発生をおこす病原体が多い．

a クロストリジオイデス・ディフィシル関連下痢症

クロストリジオイデス・ディフィシル(*Clostridioides difficile*)関連下痢症は，抗菌薬の使用や加齢に伴う腸管の変化により，頻度の高い疾患である．*C. difficile* は，環境や医療器具などに長期に生存して感染伝播をおこすことが多く報告されているため，注意が必要である．

b ノロウイルス感染症

高齢者に特徴的な感染症ではないが，伝播が早く，高齢者においては死亡原因となりうる．主症状は悪心・嘔吐（噴き出すような），下痢，腹痛が一般的である．7〜14日間の間，微量のウイルスが検出されるが，高齢者ではより長期に排出される可能性があるので注意が必要である．

ノロウイルスの吐瀉物，汚物の処理は感染リスクが高い．原因は少量のウイルスで感染することと，接触感染に加えて，粉塵感染までおこしうるためである．処理にあたっては，単に手袋・マスクだけでなく，ガウンやフェイスシールドなどの個人防護具（personal protective equipment; PPE）を適切に使用し，使用後の手洗いまで十分に行う必要がある．

4 皮膚軟部組織

高齢者に特徴的なものとして，褥瘡（感染を伴うもの），蜂窩織炎，結膜炎，ヘルペス属感染症，カンジダ感染症，疥癬などがあり，老化に伴う生体の変化とともに，家の清掃不足など社会的な要因が影響する．

a 褥瘡（感染を伴うもの）

加齢，合併症（糖尿病，悪性腫瘍など），低栄養，るい痩，体圧などが原因となる．原因微生物は重複感染が多く，MRSAや多剤耐性グラム陰性桿菌などの多剤耐性菌も多い．

b ヘルペス属感染症（特に帯状疱疹）

帯状疱疹は，神経節の分布に沿ってできることが一般的であるが，高齢者では播種性の重症な感染を発症することがある．以下の場合は注意が必要であり，これらを認める場合には専門家の受診が必要である．
①頭痛，悪心などを伴うとき
②額部から頭部にかけてできるもの

③右や左など片側によらず，体のあちこちにできるもの

c カンジダ感染症

高齢者では義歯の使用が多いためにカンジダ属が定着しやすく，注意が必要である．カンジダ感染症は，通常の抗菌薬治療ではむしろ増悪し，難治になる．また，失明などの重篤な合併症を引き起こすことがある．カンジダ属は，環境表面や体のいたるところに定着しており，さまざまな感染症の原因となる〔第24章のA.3(2)項「皮膚カンジダ症」（→262ページ）とB.2項「高齢者の口腔状態」（→264ページ）を参照〕．

d 疥癬

ヒゼンダニの寄生によって発症し，潜伏期間は約4〜6週間と長い．一般には激しい痒みがあるが，高齢者などでは瘙痒の訴えが少ない場合もある．病型として以下の2種類がある．
①通常疥癬：寄生するヒゼンダニは少数であり，隔離の必要なし．
②角化型疥癬（痂皮型疥癬，ノルウェー疥癬）：感染力がきわめて強く，隔離の必要あり．

これらの病型は感染力などが大きく異なるとされてきたが，高齢者の増加に伴い，このいずれにも分類されないが集団発生をおこしうる中間型の病態も増加しており，注意が必要である．

現在では治療薬としてイベルメクチンがあり，感染者の治療や，病原体に曝露して感染が疑われる医療従事者などの治療に使用される．イベルメクチンは1回投与によって成虫が排除されるが，虫卵には効果がないため2週間あけて孵化した成虫に対して，2回目の投与を行うことが望ましい．ただし集団発生時には，感染例，感染疑い例のすべてに対し，一度に治療開始しなければ，再感染のおそれがある〔第24章A.2.a(5)項「疥癬」（→261ページ）参照〕．

I 医療施設内感染対策

高齢者では感染症を発症すれば，重症化し，難治となる可能性がある．最も有効な対策は，予防である．以下に，感染予防策を概説する．

a 標準予防策

すべての感染予防策の基本は，患者はすべて感染の原因となる病原体を有するものとして対策を講じることである．汗以外の体液の取り扱い時には防御策が必要である．対策の基本は手指衛生であり，現在ではアルコールなどが配合された擦式手指衛生剤の使用が推奨されている．石鹸と流水による手洗いは目に見える汚れがついたときに行う．

手指衛生の機会は厳密には1処置ごとに1手洗いである．たとえば，同一患者に対する処置であっても，異なる部位の処置を行う場合には手指衛生が必要である．

手袋，マスク，ガウンなどの個人防護具の使用も有効である．個人防護具の使用にあたっては，

Advanced Studies

❷高齢者救急〈常に感染症を念頭に！〉

高齢者の増加は，救急搬送患者の増加にも影響を与えている．救急搬送された高齢者では，症状にかかわらず，感染症の可能性を考慮しなければならないため，感染症の増加は救急医療そのものにも影響を及ぼしている．

高齢者の感染症では，しばしば典型的所見を欠くばかりか，一見しては関連がないと思われる症状を呈することがあるため，注意が必要である．たとえば，感染症であっても発熱など炎症所見を欠く，呼吸器感染症であっても呼吸器症状を欠く場合がある．また呼吸器感染症でありながら，意識障害などの別の臓器症状を主訴として搬送される場合もある．加えて，高齢者では急速に悪化する可能性があり，診断や治療の遅れが，重大な影響をもたらすことも少なくない．

重大な結果を避けるためには，バイタルサインの確認や全身を丹念に観察する基本的姿勢を再確認する必要がある．また，外傷による搬送であっても，感染症による全身症状を原因として転倒していることもあり，常に感染症を念頭におかなければならない．

患者の症状に合った適切な防護具の選択と正しい脱ぎ方が重要である．個人防護具の前面は病原体による汚染の可能性があり，脱ぐときにはできるだけ触れないように注意し，廃棄しなければならない．

さらに，呼吸器症状のある患者に対しては，常にマスクを着用し，咳嗽，鼻汁などを拭うときには廃棄可能なペーパータオルなどを使用して，廃棄後手洗いをする．症状のある患者とない患者の区域を分けるなどの防御策を医療従事者がポスター掲示を含めて促す．呼吸器衛生・咳エチケットも標準予防策である．

b 接触感染予防策

直接の接触に加えて，医療器具や環境表面についた病原体に間接的に接触して伝播する接触感染を示す病原体には，標準予防策に加えて，接触感染予防策を加える必要がある．一般に皮膚軟部組織感染症や腸管感染症では，接触感染によって伝播する病原体が多い．

具体的な対策は，個室管理や集団隔離，血圧計など患者間で共用の医療器具の専用化，環境の整備などが含まれる．

c 飛沫感染予防策

主として呼吸器病原体のように，気道からの分泌物とともに排出され，周囲を汚染する場合に，標準予防策に加えて，飛沫感染対策が必要である．飛沫感染予防策では，個室管理，集団隔離が望まれ，環境の整備，飛沫が飛散する1.5m以内に近づく場合のガウンの着用などが含まれる．

d 空気感染予防策

空気感染では，気道から排出された病原体周囲の水分が蒸発して，病原体のみの小さな粒子となったのち，感染が成立する病原体が対象である．主として空気感染をおこす病原体は，結核，麻疹，水痘の3つであり，麻疹・水痘は適切なワクチン接種によって予防可能である．結核は高齢者の場

合，診断までに長期を要することがあり，常に考慮しなければならない．結核を発症している患者は，N95マスクのような特別なマスクを着用する必要はなく(生体から排出されるときは水分をまとっているため)，サージカルマスクでよいことに留意する．

J 理学・作業療法との関連事項

感染症の発症には，宿主の状態が鍵となっている．高齢者では活動性の低下や寝たきり，意欲低下などにより，感染症の発症要因が高まることになる．一度感染症を発症すると，日常生活活動(activities of daily living; ADL)をさらに低下させる重大な要因となり，悪循環に陥ることになる．また，医療従事者が伝播によって感染を拡大することはあってはならない．基本的な感染対策を理解し，実施する．

● 療法士の視点から

感染症に関する知識は，利用者や自分自身を守るうえで不可欠なものである．何よりも，自らが感染症の媒介者にならないよう徹底した注意をはらうべきである．

デンマークで訪問看護に同行した際，利用者の家に入るたびに，その家の洗面所で，持参した石鹸と流水で手を洗う看護師を見て感心した．感染症対策というものは，この訪問看護師のような具体的な行動の背景にある意識の高さによって実現できるものである．

特に集団感染の危険が高い施設ケアにあっては，それぞれの施設でガイドラインが設けられているが，それを実行するのは個々人である．常に感染に対して危機意識をもつ必要がある．

● 参考文献

1) Gavazzi G, et al: Ageing and infection. *Lancet Infect Dis* 2:659–666, 2002
2) Yoshikawa TT: Epidemiology and unique aspects of aging and infectious diseases. *Clin Infect Dis* 30:931–933, 2000

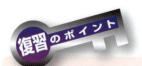

- 高齢者の感染症は必ずしも典型的な症状を示さない．
- 感染症の治療は困難なことがあり，予防に勝るものはない．

COLUMN　高齢者のワクチン接種

　現在の高齢者は，過去の感染症の流行状況やワクチン政策の影響から，若年世代とは異なる感染症への防御能力を有している．たとえば，天然痘ワクチンは1976年には定期接種が事実上中止されており，その前後で免疫の保有状況が大きく異なっている．またワクチン接種後，経年的に免疫が低下する場合があり，高齢者では感染を予防するのに十分な量の抗体を産生できない場合があるため，特定の年齢を超えた場合に接種が推奨される場合がある．

　またワクチンジレンマとして知られる現象があり，これはワクチン接種率が低い場合には，生活のなかで感染者と接触する機会があり自然と免疫が強化されるが，ワクチン接種率が高まると罹患するリスクが減少する一方で，免疫が強化される機会が失われることを示している．

　いずれにしても，罹患率や流行状況などから，重症化リスクの高い感染症であって，ワクチン接種が可能な疾患に対しては，推奨される基準に従って接種したほうがよい．

　たとえば，肺炎球菌感染症やインフルエンザ，COVID-19は，高齢者において重症化リスクが高く，ワクチン接種が必要である．また加齢によって免疫が低下する感染症として，破傷風や帯状疱疹などがあり，予防可能なワクチンが開発済みである．

　肺炎球菌ワクチンは，成人の肺炎の約2〜3割の原因菌である肺炎球菌の一部に効果があり，特に高齢者や特定の基礎疾患がある場合には接種が推奨される．帯状疱疹については，現在の段階では，成人の90%は原因となる水痘・帯状疱疹ウイルスが体内に潜伏しており，年齢とともに再度活性化するリスクが高まるため，予防としてワクチン接種が認められている．

第26章 耳鼻咽喉疾患

学習目標
- QOL に重大な影響を及ぼす頭頸部領域の加齢による影響を理解する.
- 高齢者にみられる耳鼻咽喉疾患を概観する.

A 耳鼻咽喉領域の老化と疾患

耳鼻咽喉科は気道と消化管の入口を扱い, 生命維持に直接関与する科である. さらに聴覚・言語というコミュニケーションに一義的にかかわる科でもある. 加えて嗅覚・味覚・平衡覚という生活の質(quality of life; QOL)に密接に関与する感覚も扱う.

たとえ, 南極のような寒冷地で鼻から息を吸い込んでも咽頭に達するまでに 30℃ 以上にしてしまうほどの加温機能や, 砂漠気候下でも吸気に十分な加湿を与える機能などが鼻腔にはあるが, 加齢に伴い, こうしたエアコンディショニング機能をはじめとする下気道の保護作用が全般にやや低下する. しかし, 加齢による気道への最も大きな影響は, 嚥下における協調運動の乱れから生じる誤嚥が原因の肺炎がおこりやすくなることである.

感覚器全般の加齢変化として, 受容器が減少し感覚神経や中枢の機能も低下する. その結果, 感覚受容器へ刺激が到達しにくくなり, 感覚器の機能が低下することは避けられないが, 純粋な加齢変化というよりはむしろ, 加齢に伴って増加する疾患や, 投与される薬物の副作用によってもたらされることのほうが多い.

高齢者に好発する疾患で耳鼻咽喉領域の症状を呈するもののなかでは, 糖尿病にみられる壊死性外耳道炎や侵襲性の副鼻腔真菌症, 脳血管障害でみられるめまいや嚥下障害, Alzheimer(アルツハイマー)病での嗅覚障害, Parkinson(パーキンソン)病での平衡障害や嗅覚障害, 嚥下障害などに注意したい.

味覚障害については第 24 章 B 項「口腔疾患」(➡264 ページ)を参照のこと.

B 感覚器と加齢

a 聴覚と加齢

聴覚の評価は純音と語音のそれぞれについて行う. ヒトの純音聴力の低下は 30 歳代から始まり, 高音部から両耳が同程度に進行性に低下していく. 男性は女性に比べ聴力低下の程度が大きい. 会話域では高齢後期(75~84 歳)までは聴力閾値が比較的保たれている. 聴力には個人差が大きく, 加齢とともにその差が開く.

高音域聴力が悪くなる因子の第一は騒音への曝露であり, ほかに薬物使用, 全身的基礎疾患の合併, 純粋な加齢変化が加わる. 高齢者でも騒音に曝されない発展途上国の人の聴力は保たれているという報告があるので, この騒音原因説は支持されている.

また，高齢者では純音聴力に比べ語音聴力（➡ NOTE **1**）の低下が顕著であり，75歳以上になると有意に低下する．

b 平衡覚と加齢

身体が目的に適した姿勢を保ち，また正しく保たせようとするためには"姿勢反射"という数種の反射の集まりからなる機構が働いている．刺激が入る側（感覚系）には，深部知覚系，視覚系，前庭系が関与し，出力側の運動系である錐体路系，錐体外路系，自律神経系に作用する．

姿勢反射の目的は，全身骨格筋に一定の筋緊張を与えること（静的平衡維持）と，回転や直線上の加速度を感受し，それに対応する反射行動を円滑に行い，運動や姿勢を保つこと（動的平衡維持）である．身体の静的・動的な平衡の維持に関係する末梢機構や中枢連絡機構のうちのどこかに障害がおこると，意識の領域に異常な知覚が広がる．これがめまいである．

姿勢反射において内耳の前庭系は空間的方向性を維持するための最も重要な末梢機構であり，これが障害されると最も明瞭な回転性めまいがおこる．

高齢者においては脳循環系の老化（脳動脈硬化，自己調節能の低下）と神経系の変性（神経伝導速度の低下，神経細胞数減少，シナプス遅延の延長）が生じる．末梢前庭器，神経，小脳の退行変性は40歳代から始まり，下肢での振動覚の低下，関節

知覚の低下も進行する．それを反映して，立ち直りの機能も明らかに低下する．

20歳時と比べて80歳時では姿勢保持のための入力機構である踵の振動覚は86％減少するという．また閉眼での30秒間片脚立ちは20歳代では75％ができるが，70歳代ではできない〔第3章の図3-3（➡27ページ）参照〕．

組織学的には平衡器の有毛細胞数や神経線維数が減少する．

c 嗅覚と加齢

匂いは鼻の最上部の狭い範囲の嗅上皮部で知覚され，その情報が嗅神経を通って一次中枢である嗅球，さらに上位中枢へと伝わる．

高齢者の嗅上皮の変化として，嗅細胞減少とそれによる嗅上皮の厚さ減少，嗅上皮基底膜肥厚，嗅上皮面積減少，嗅神経線維束萎縮変性，嗅細胞分化能低下，成長因子受容体減少などがみられる．実際に嗅覚の低下が明らかになるのは70歳以後である．

C 咽喉頭と加齢

a 音声と加齢

声帯が閉鎖しているときに肺の中にたまった空気を押し出そうとすると，圧の上昇により声門が押し広げられる．このとき呼気は声門間隙を通過するが，それにより声門下圧が低下し，声門の閉鎖力，声帯の弾力により声門は再び閉鎖する．再び声門下圧が上昇し，同じことが繰り返され，声帯振動がおこる．これが発声の機構である．

喉頭の老化現象として，喉頭の下降，声帯粘膜萎縮，浮腫，喉頭筋萎縮，軟骨の運動障害などがあるが，声の老化には声帯振動に最も関与する粘膜固有層の浅層の変化が影響する．すなわち，弾性の低下と腺分泌の減少である．浮腫は固有層深層にみられ，男性の半数強，女性の3/4に認めら

NOTE

1 純音聴力と語音聴力

純音とは，正弦波で表される音で，日常では存在しない音である．オージオメータで種々の周波数の純音をさまざまな強さで発生させ，片耳ずつ聴取させ，その最小可聴閾値を測定するのが純音聴力検査である．これに対し，単音節の語音リストを用いて音圧レベルを変えて，それぞれの正答率を百分率で示し，明瞭度曲線を描くのが語音弁別検査である．最高語音明瞭度（％）とそれの得られる音圧レベルを記載する．

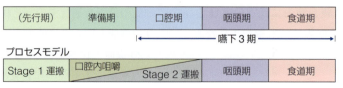
▶図26–1 嚥下の5段階とプロセスモデル

れる．

声帯粘膜萎縮の結果，声門に間隙が生じるようになる．老化により女性では声域，話声位が低下し（声帯浮腫に伴う），男性では話声位が上昇し（筋の萎縮と声帯の硬さの増加による），男女の声の高さが近づく傾向にある．声の強さに関しては一定の変化はない．息漏れ，声のふるえなど声質が不安定になることと，話す速度が遅くなる傾向がある．また，発声持続時間が減少する．

b 嚥下と加齢

外界から栄養素を取り込み，咀嚼に引き続いて消化器に送る過程を嚥下という．嚥下は本来，口腔期，咽頭期，食道期の3期に分類されるが，食物の認知と咀嚼などの食塊形成期である先行期，口腔準備期を含む摂食・嚥下の5段階でも表される．

一方で，食物の口腔から咽頭への連続的な移動と嚥下を合わせてプロセスモデルを用いることもある．プロセスモデルは口腔期において咀嚼と送り込みが繰り返し生じるので，口腔準備期と口腔（送り込み）期が明確に区分されず，食塊形成は中咽頭で行われるとしている（▶図26–1）．

口腔期は咀嚼された食塊が口腔から咽頭に流入するまでの段階で，舌筋の運動による随意運動である．咽頭期は食塊を咽頭から上部食道に送り込む段階であり，不随意運動である．食道期は上部食道から噴門に達する食道の蠕動運動である．

食塊が通路を通過することが妨害された状態を嚥下障害と称する．このなかで器質的な障害によるものを静的障害と呼び，神経筋疾患のように嚥下運動の統御できない状態を動的障害と呼ぶ．嚥下障害は栄養摂取の障害であると同時に，気道障害でもある．嚥下障害に伴う症状には，嚥下困難，嘔吐，流涎，咳嗽，呼吸困難，嗄声，嚥下痛，吐血などがある．嚥下障害のなかで最も大きな問題となるのは，気道に食塊が入ってしまうこと，すなわち誤嚥である．

高齢者にみられる嚥下機能の加齢変化としては，①咀嚼機能低下と唾液分泌量減少，②口腔内食塊形成能と保持能の低下，③咽頭期の惹起遅延，④安静時の喉頭下降（それを支持する筋や靱帯のたるみによる），⑤咽頭クリアランスの低下，⑥嚥下予備能の低下，⑦気道防御反射の低下，などがある．

D 高齢者の耳鼻咽喉疾患

1 加齢性難聴と高齢者の難聴

加齢に基づく聴器の変性により生じる聴覚の悪化を加齢性難聴と呼ぶ．加齢性難聴の一般的特徴は，①30歳代から高音部より進行性に低下し，②両耳がほぼ同程度に進行する，③感音難聴（➡NOTE2）であり，純音聴力の低下以上に語音明瞭度が低下する，④早口の言葉や騒がしい場所での会話が聞き取りにくい．加齢性難聴の主たる責任病変は，蝸牛の感覚細胞，あるいはラセン神経節であると推定されている．一方，聴覚皮質のある上側頭回は老年性変化も少なく，変性疾患や無酸素脳症の際にも最も病変の軽い部分である．

蝸牛やそれに連なる求心性神経は非分裂細胞群

に属しており，いったん変性が生じると不可逆的で，進行増悪はあっても改善は期待できない．したがって，現時点では加齢性難聴に対する有力な治療法はないし，進行を食い止める手段も確立されていない．そこで登場するのが補聴器や人工内耳である．

補聴器の目的はマイクと同じで，会話音を増幅して会話理解を助けることにある．補聴器を用いると，用いないときよりも聞こえやすくはなるが，正常並みの聞こえにはならない．補聴器は聞きたい音を増幅するが，周囲の音も増幅する．後者を抑制はできるが，完全ではない．高齢者は速い会話のスピードについていけないのだが，こうした速すぎる会話音を補聴器で遅くすることはできない．したがって周囲の人は大声で話す必要はないが，ゆっくりはっきりと話す必要がある．90 dBを超えるような高度な難聴では補聴器の有用性は著しく低下する．

高齢の高度難聴者の言語聴取能は若年者より低いとはいえ，聾・高度難聴者には人工内耳（➡ NOTE**3**）を積極的に適応してよい．高齢者に対する補聴器や人工内耳は生活のQOLを上げる有用な手段である．

加齢性難聴は，以上述べてきたように徐々に進行するのが特徴であるが，高齢者では急に聞こえなくなる場合もある．こうした場合は突発性難聴や脳血管病変，聴神経腫瘍も念頭におかなくてはならないが，一番多いのは耳垢栓塞である．摘出すれば聞こえは元通りになる．

2 高齢者のめまい・平衡障害

加齢に伴い，立ち直りの機能が明らかに低下する結果，反応の遅れや不正確さをきたす．この結果，高齢者は歩行時に急ぐとつまずきやすくなる．転倒による骨折は長期臥床，認知症の原因となる．杖を使用する，歩行面の傾斜や段差をなくす，視力低下の原因を除く，暗闇歩行を避ける，歩行練習に励むなどの予防策を講じるのがよい．

高齢者のめまい患者は増加傾向にある．中枢疾患に起因するめまいは非高齢者に比べ倍増するが，全体からみると2割以下であり，末梢の前庭疾患のほうが多く，全体の2/3を占める．

末梢前庭性のめまいのうち診断が確定するものでは良性発作性頭位めまい症（benign paroxysmal positional vertigo; BPPV）が最も多く，高齢者で有意に増加する．診断名のつかないめまいはさらに多く，最近増加している．

このほかには，脳血管障害（椎骨脳底動脈循環不全，小脳出血，小脳・脳幹梗塞，血管炎），薬物（降圧薬，トランキライザー，抗うつ薬，睡眠薬，アスピリンなど），視覚障害，小脳橋角部腫瘍，糖尿病，甲状腺機能低下症，変形性頸椎症，外傷性硬膜下血腫などに起因するめまいがみられる．

さらに疾患を特定できない例がある．非回転性の持続性・体動誘発性のめまいで，他覚所見に乏しい〔第12章 B.6項「めまい」（➡ 96ページ）参照〕．

NOTE

2 伝音難聴と感音難聴

音は外耳道から入り鼓膜を振動させる．その振動が中耳にある3つの耳小骨を介して内耳（蝸牛）に伝わり，そこで電気信号に変化して，情報が聴神経に伝わり，さらに脳に達する．この外耳から中耳までの部分，すなわち音を伝える部分が原因の難聴を伝音難聴，内耳から先の音を感じる部分の難聴を感音難聴と呼ぶ．伝音難聴は手術などで治すことができるが，感音難聴は急激に発症したものの一部を除いて治療が困難である．

3 人工内耳

音を増幅する補聴器と異なり，音を電気信号に変え，直接，蝸牛から聴神経に伝える機器をいう．体外装置であるマイクロフォンで音を拾い，それをサウンドプロセッサでデジタル信号に変換し，頭の外側のコイルを通じてインプラントへ送る．インプラントがそれを電気インパルスに変換し，蝸牛に配置された電極アレイに送る．多数の電極の刺激が蝸牛経由で聴神経に作用し，この刺激が脳に送られて，音として認識される．人工内耳の適応を簡単にいえば，補聴器の装用効果がほとんど認められない人で，身体障害者の聴覚障害2〜3級に相当する．

3 高齢者の副鼻腔炎および鼻症状

　高齢者の慢性副鼻腔炎患者では，鼻粘膜は萎縮気味で鼻茸を伴うことが多い．

　高齢者においては鼻閉を訴えながら，それに相応する所見がない例が少なくない．高齢者における鼻粘膜萎縮は 60 歳代から著明となる．粘膜の膨張収縮の柔軟性も低下するし，腺分泌も減少するので，通気度は上昇するはずである．それにもかかわらず鼻が詰まると訴えるのは通気度に対する感受性の衰え（受容器の異常）によるものと考えられる．

　また，高齢者では水性鼻漏が増加する．粘膜内の微小血管の数も血流も減少し，鼻粘膜温度も低下し，吸気の加温調節が不良となる．上咽頭の温度は吸気時と呼気時の較差が 60 歳以上で有意に増大する．呼気が通過する際に，通常ならば鼻粘膜で再吸収されるべき水分は，粘膜上で凝集する．次の吸気でも加温効果が低いので湿度は高いままで，凝集した水滴の蒸発は促されず，貯留する．加齢による粘膜組織変化は線毛輸送能も低下させ，水滴の停滞が生じるので，一定量が蓄積されると，外鼻孔から水性鼻汁が垂れることになる．これがいわゆる "加齢性鼻漏" である．

4 高齢者の嗅覚障害

　高齢者の嗅覚障害に関する特徴は，障害の自覚のない人が多いこと，嗅覚低下を訴える例では原因不明が多いこと，さらに治療抵抗例の多いことである．70 歳以上の症例では原因不明例が半数を超える．障害部位としては中枢でなく，嗅上皮レベルが多いと推定される．

　加齢に伴っておこる神経変性疾患のうち，Alzheimer 病，Parkinson 病は嗅覚障害を伴うことが知られている．Alzheimer 病では初期の段階から嗅覚が低下するし，その前段階である軽度認知障害でも低下する．病理組織上の典型的所見がすべての嗅覚経路に認められるが，病初期では末梢ほど軽度である．Parkinson 病でも嗅覚障害が認められる．Lewy（レビー）小体の主要構成成分の蓄積が嗅球と延髄に始まる．

　加齢による嗅覚障害に対して有効な治療法は目下存在しない．治療による改善度は若年者に比べ低い．

5 高齢者の音声障害

　高齢者では喉頭の変化のみならず，呼吸筋の変化，肺胞弾性の低下，さらに中枢性調節機能の低下が重なり，発声が長続きせず弱々しくなる．

　粘膜固有層浅層における弾性の低下と腺分泌の減少，固有層深層の浮腫，喉頭筋萎縮などの生理的変化に加え，喫煙，音声酷使の影響により，慢性喉頭炎，ポリープ様声帯，喉頭癌などの嗄声を呈する疾患が，高齢者ではよくみられる．嗄声を呈する高齢患者をみた場合，男性なら咽頭や喉頭の癌を，女性ならポリープ様声帯をまず疑ったうえで検査を進める．

6 高齢者の嚥下障害

　誤嚥を防止するための機構として，喉頭蓋の倒れ込みによる喉頭閉鎖，仮声帯レベルによる閉鎖，声門レベルでの閉鎖などの多段階な気道閉鎖機構があるが，70 歳以上になると咽頭反射も減弱しているうえ，下降している喉頭が嚥下運動に際し追従できず，誤嚥を生じやすくなる．

　嚥下障害の治療は，原疾患に対する治療，リハビリテーション，手術的治療に大きく分かれる．一般に急性発症の嚥下障害は保存的治療で対処し，慢性型のものには手術で対処するのが基本原則である．保存療法の基本は適切な栄養確保と誤嚥性肺炎の防止である．舌や首の運動や会話を励行し，嚥下姿勢を工夫したり，息止め嚥下を行ったり，経管栄養で対処する．これで対応できないときには，嚥下改善手術である輪状咽頭筋切断術，

喉頭挙上術や，また誤嚥防止手術である喉頭気管分離術，喉頭全摘出術などの手術法を適宜選択する〔第12章B.20項「嚥下障害」（➡ 114ページ）参照〕.

7 頭頸部癌

頭頸部癌のなかで多くみられる喉頭癌，舌癌，下咽頭癌のほとんどは扁平上皮癌であり，他部位と同様に高齢発症例が多い．頭頸部癌の特徴には，①ほとんどの部位で男性優位，②機能障害が早期から出現する（喉頭癌における嗄声，咽頭癌における嚥下障害，舌癌における摂食障害など），③進行すると形態の変化が顕著になる，④発生要因がかなり明らか（喉頭癌：喫煙，口腔癌：口腔内衛生不良，不適切義歯，喫煙，飲酒，上咽頭癌や中咽頭癌：ウイルス，下咽頭癌：飲酒，喫煙，貧血症など），⑤放射線感受性の高いものが多い，などがある．

近年は治療の向上とともに，重複癌の出現が問題となってきている．特に下咽頭癌では，その率は24〜42％と多い[1].

頭頸部癌は進行すると形態と機能に障害を与える．治療においてもこの点を考慮する必要があり，放射線療法，再建外科，機能温存手術のウエイトが大きい．

E 理学・作業療法との関連事項

理学・作業療法を行ううえで，コミュニケーションの障害はきわめて不利に働く．難聴者には補聴器の適切な装用を行い，喉頭摘出などで発声できない人には代用音声を獲得させることがきわめて重要である．これらは医師と言語聴覚士が共同してあたるが，理学・作業療法士もこれらの内容を知り，治療に生かすべきである．

嚥下の問題もきわめて重要である．誤嚥は死に至ることもある．嚥下障害の人にはそれぞれに適切な姿位があることを理解し，サポートする．

● 療法士の視点から

耳鼻咽喉領域の疾患や症状は，直接生命にかかわるものから生活の快適性にかかわるものまで多岐にわたり，QOLに直結しているといえる．

なかでも嚥下障害は生命予後にもかかわり，食事姿勢や道具への配慮によっても大きく状況が変わる．それだけに，理学・作業療法士は嚥下の各相にだけ目を奪われるのではなく，車椅子や食器などへの配慮も怠ってはならない．

また，耳が聞こえづらいことによって，大きな生活障害を生じているケースも多い．高齢者に接する時間が長い理学・作業療法士には聴覚をアセスメントし，医療につなぐ能力が求められる．

●引用文献
1) 千田邦明, 他：下咽頭癌重複癌症例の治療選択と成績. 頭頸部癌 47:59–64, 2021

●参考文献
1) 山岨達也：加齢性難聴とその予防. 医学のあゆみ 282: 663–668, 2022
2) 市村恵一, 市村順子：耳鼻咽喉科の名医と"きこえ"のプロが教える—耳が遠くなった？と思ったら読む本. マガジンハウス, 2021
3) 堀井 新：高齢者のめまい—加齢性前庭障害(presbyvestibulopathy)を中心に. 日老医誌 59:131–138, 2022
4) 市村恵一：発達変化と加齢変化の基礎知識—嗅覚. JOHNS 39:1438–1442, 2023
5) 菊地 茂：高齢者の鼻疾患. MB ENTONI 225:35–40, 2018
6) 西田幸平, 小林 正佳：高齢者の嗅覚・味覚障害. MB ENTONI 225:28–34, 2018
7) 熊井良彦：老嚥とアンチエイジング. MB ENTONI 274:51–54, 2022

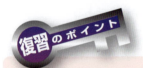

- 加齢により頭頸部の諸器官，感覚器の機能は低下するものの，純粋な加齢変化よりは罹患疾患や投与される薬物の影響のほうが大きい．
- 機能低下の原因を考え，QOLを上げるためのさまざまな補助的手段を考える．

第27章

眼疾患

学習目標
- 感覚器へ与える老化の影響を知り，高齢者の視覚障害を理解する.
- 高齢者で視覚障害をもたらす代表的な疾患(加齢白内障，緑内障，糖尿病網膜症，網膜血管閉塞症，加齢黄斑変性症)について学ぶ.

A 眼の生理的老化現象

　眼の加齢変化は40歳前後から観察されるようになる. 生理的な老化現象を視覚障害とみなして，眼科の外来受診をするケースも多い.

(1) 視力低下
　45歳くらいを境に，眼疾患がないにもかかわらず視力は低下する. 光学的要因としては老人性縮瞳と水晶体の透過性低下があげられるが，主な原因は，網膜から中枢系への伝達経路の機能低下と考えられている.

(2) 屈折系の変化
　角膜乱視は加齢とともに直乱視から倒乱視となり，全乱視も倒乱視化する.

(3) 視野の変化
　網膜感度の低下は傍中心部から始まり，その後周辺部に広がる. 60歳以降では視野全体に感度の低下がみられる.

(4) 色覚の変化
　水晶体の黄色化，加齢による縮瞳，網膜神経系の変化で生じる.

(5) 調節と輻輳の変化
　いわゆる老視である〔第2章B.a項「視覚」(➡14ページ)参照〕. その程度はさまざまで，その屈折度も影響する. 初期症状は眼精疲労(夕方に顕著)，近業作業後の遠方物体の明視に時間を要するなどの症状が現れる. 進行時には近業時の文字の不鮮明化がみられる.

(6) 瞳孔の変化
　縮瞳がみられ，網膜への光量が減少する. 虹彩の萎縮，交感神経支配の減少，脳幹部への中枢系からの抑制の減少などが原因と考えられる.

(7) 眼球運動の変化
　老人性眼瞼下垂に伴う. 軽度の顎を上げた固視，上方視の制限がみられ，また輻輳開散範囲が減少する.

(8) 眼圧
　前房容積と前房流出率の減少がみられるが，房水産生は変わらない. 眼圧は日本人では加齢とともに下降すると報告されている. 前房深度は加齢とともに浅くなる.

(9) 導涙機構
　涙腺の機能低下で涙の分泌量は低下する. また眼輪筋などの機能低下で導涙機能の低下もみられるが，涙量は相殺され結膜嚢に保持される. しかし，涙の絶対量の低下で涙道内に分泌物や異物がたまり，涙道閉塞の原因となる.

289

B 加齢白内障

a 背景

水晶体の混濁を白内障(cataract)とすると，40歳代では40%，50歳代では60%，60歳代では80%，70歳代では90%，90歳代では100%の人が白内障を発症するとされている．加齢白内障とは通常，60歳以上の高齢者で原因を特定できない水晶体の混濁を意味する．

WHOによる「VISION 2020」によると，2020年の推定値で50歳以上の1,520万人が白内障で失明している．

b 分類

白内障は，視力低下の主因である混濁部位によって分類される．核の硬化・着色が主因のものは核白内障，核のまわりの皮質が主因のものは皮質白内障，そのなかで後面に混濁部位がみられるものを後嚢下白内障，前面に混濁部位がみられるものを前嚢下白内障と称する．

また，混濁の進行度で初発，成熟，過熟などに分けられる．

(1) 核白内障

核白内障は水晶体核の混濁により生じる．水晶体上皮細胞は水晶体赤道部で水晶体線維細胞に分化し，水晶体線維細胞は徐々に内側に圧縮されていき，水晶体核を形成する．この過程で水晶体線維細胞は核と細胞器官を失い，構成蛋白質(α，β，γ-クリスタリン)や細胞骨格要素のみを有するようになる．また，フリーラジカルや光酸化反応により，水晶体蛋白質は糖化と架橋をおこし，高分子，不溶性の蛋白質に変化する．この結果，細胞形質は不均一になり，光の散乱，核の硬化がみられるようになる．核の硬化が進むと水晶体の屈折率が強くなり，結果的に近視化を生じ，老視症状の軽減がみられる．また，蛍光物質の蓄積により300〜400 nmの光線の透過障害がおこり，老人性

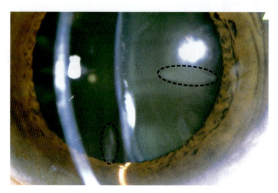

▶図27-1　皮質白内障
水晶体皮質に放射状の混濁(点線部)を認める．水晶体中央部に混濁を認めないため，視力は良好である．

色覚障害，水晶体核の色調の変化などがみられるようになる．

(2) 皮質白内障

より高頻度にみられる前部皮質の白内障(▶図27-1)では，浸透圧の不均衡や水晶体嚢の透過性変化により細胞中に水分が摂取され，水晶体線維細胞の膨化，空胞形成，空胞変性がみられる．また水晶体上皮細胞DNAの直接の傷害により，水晶体線維細胞への分化が障害されている．

c 症状

白内障による視力障害の程度は水晶体の混濁程度や混濁部位によって異なり，視力低下の軽い例から，明暗の判別しかできない例までさまざまである．

入射光が混濁により散乱すると眩明感，グレア，霧視を自覚する．明所では縮瞳との関連により眩しさの訴えが強く，室内や曇りのときには比較的見えやすいという特徴がある．

d 治療

症状が軽度のときには白内障治療薬の点眼を行うが，それらは進行を抑制するのみである．動物実験ではビタミンCなどの抗酸化物質により白内障の進行を抑制できるが，ヒトにおいても有効かどうかは意見の分かれるところである．いずれ

にせよ，一度変性した水晶体をもとに戻すことはできないため，手術（水晶体の代わりに人工眼内レンズを挿入）による治療が唯一の手段である．

日本眼科医療機器協会が実施している眼内レンズ売上枚数自主統計によると，2022年の眼内レンズの販売枚数は約179万枚であり，白内障手術件数もほぼ同数であると推定される．

その適応の有無は視力の必要性が社会生活によって異なるため，視力の数値だけでは一概に決められない．また白内障の程度と視力は一致しないことがあるため，混濁の程度によっても手術時期の決定は不可能である．視力が良好でもグレアが強いときには手術適応となる．

手術機器や眼内レンズの改良，手術手技の向上により安全に行える内眼手術と考えられている．術式は超音波乳化吸引術および眼内レンズ挿入術が大勢を占め，超音波乳化吸引術の適応にならない例に水晶体嚢外摘出術が行われる．手術は局所麻酔〔点眼，Tenon（テノン）嚢下〕で行われ，挿入する眼内レンズは小切開（2.4 mm程度）で挿入可能なアクリルやシリコン素材の折り畳みレンズが主流である．

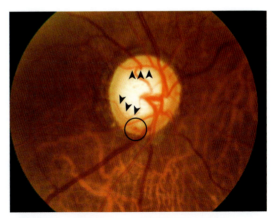

▶図 27-2　緑内障による視神経乳頭の変化
視神経乳頭の陥凹が拡大している（▲）．6時方向には小さな乳頭出血を認める（○）．

C 緑内障

a 分類と背景

緑内障（glaucoma）は原因により，原発性と続発性とに分けられる．続発緑内障とは，ぶどう膜炎，糖尿病網膜症などにより眼圧上昇をきたし，視神経乳頭の障害，視野欠損をおこした状態である．

また，隅角の閉塞の有無により，（広義の）開放隅角緑内障と閉塞隅角緑内障に分類される．さらに広義の開放隅角緑内障は，統計的に規定された眼圧の正常上限値（21 mmHg）を超える狭義の開放隅角緑内障と，眼圧が21 mmHg以下の正常眼圧緑内障に分けられる（→ Advanced Studies ❶）．

原発開放隅角緑内障は，視神経乳頭辺縁の狭細化とそれに伴う視野欠損を特徴とする疾患であり，かつ視神経乳頭の緑内障様変化を惹起しうる局所的・全身的疾患を有していない状態である（▶図 27-2）．正常眼圧緑内障は，眼圧が正常であること以外，狭義の原発開放隅角緑内障と同じである．

原発閉塞隅角緑内障は，隅角の閉塞により眼圧が上昇し，緑内障性視神経症を生じうる疾患である．

2000〜2001年に岐阜県多治見市で行われた疫学調査（多治見スタディ）では，40歳以上の緑内障の有病率は5.0％であり，正常眼圧緑内障3.60％，原発閉塞隅角緑内障0.6％，原発開放隅角緑内障0.3％であり，加齢とともに有病率は上昇する．

Advanced Studies

❶ 落屑緑内障

高齢者の開放隅角緑内障で偽落屑物質を虹彩縁，水晶体前面，隅角に認め，特に隅角では線維柱帯付近に強い色素沈着〔Sampaolesi（サンパオレーシ）線〕がみられるもので，その診断は比較的容易である．治療は他の緑内障と同様に薬物治療で眼圧を下げることであるが，レーザーの隅角への照射の有効性が報告されている．本症の白内障手術は術中合併症を伴うことが多いため注意を要する．

現在のわが国における中途失明原因の第1位である.

b 診断

原発開放隅角緑内障，正常眼圧緑内障では，視神経乳頭辺縁部の狭細化，視神経乳頭陥凹の拡大，網膜神経線維層の欠損，乳頭出血などがみられ，視野検査で視野欠損が認められる．視神経の緑内障変化は，病理学的には篩状板の変形，視神経線維と視神経グリア細胞の消失である．視神経乳頭の変化は視野欠損に先行して現れるため，緑内障の早期診断に重要である.

眼圧は緑内障視神経変化を惹起する最も重要な危険因子である．眼圧が 20 mmHg を超えると緑内障の危険度が飛躍的に上昇する．また眼圧の下降により，視野欠損の進行を抑制することができる．その他の危険因子として血圧，家族歴，近視，糖尿病などが報告されている．検査機器として，視野計や光干渉断層計(optical coherence tomography; OCT)を用いる.

c 治療

治療の第一選択は眼圧下降薬の点眼であり，プロスタグランジン誘導体，β遮断薬，炭酸脱水酵素阻害薬などの薬物が用いられる．点眼で十分な眼圧下降が得られず，視野欠損の進行がみられる場合は，レーザー線維柱帯形成術や，線維柱帯切開術，線維柱帯切除術などが施行される．また，ブリモニジン点眼液には眼圧下降効果以外に神経保護効果があることが判明した．今後は神経保護効果も用いた治療が行われるようになる可能性が高いと思われる.

原発閉塞隅角緑内障は，相対的瞳孔ブロックにより前後房の圧差が生じ，周辺部虹彩の膨隆により隅角閉塞がおこる．ほとんどの症例が 40 歳以上であり，加齢による水晶体の膨隆や，水晶体の前方移動と関係している.

閉塞隅角緑内障は臨床症状から急性のものと慢性のものとに分けられる.

急性のものは緑内障発作と呼ばれ，隅角が広範囲にわたって突然閉塞し，眼圧はたいてい 40 mmHg 以上にまで上昇する(➡ Advanced Studies❷)．角膜上皮はすりガラス状の浮腫を呈し，虹輪視，悪心・嘔吐，眼痛などの症状を訴える．治療は，縮瞳薬，炭酸脱水酵素阻害薬，高浸透圧薬により眼圧を下降させ，レーザー虹彩切開術を行う.

慢性閉塞隅角緑内障は，機能的隅角閉塞が長期間継続することで，器質的隅角閉塞(周辺虹彩前癒着)を形成することにより発症する．約 2/3 の隅角が閉塞すると眼圧が上昇する．慢性の場合，治療の第一選択はレーザー虹彩切開術により相対的瞳孔ブロックを解除することであり，それでも眼圧の下降が得られない場合は，眼圧下降薬の点眼，隅角癒着解離術，線維柱帯切除術などが行われる.

D 糖尿病網膜症

a 背景

糖尿病網膜症(diabetic retinopathy)は高血糖の持続による網膜毛細血管の障害で，血糖コント

Advanced Studies

❷知っておくべき急性緑内障発作の症状

急性緑内障発作は高齢者に多い緊急を要する疾患である．頭痛，嘔吐の症状が現れた場合，眼症状よりも目立つため，内科疾患を疑い治療開始が遅れることがよくある．以下に眼科医以外でも判別できる症状について示す.

①高眼圧のため角膜浮腫をきたすことが多い．したがってペンライトなどで角膜を観察するとやや白くくすんだように見える.

②多くの場合は片眼の発症である．眼圧が著明に上昇すると，上眼瞼の上から触診することにより，眼球が硬くなっていることがわかる.

③瞳孔括約筋の麻痺により，通常時よりやや瞳孔径が大きくなる．その場合対光反射は減弱する.

上記3つの症状は，必ず左右差をもって判断すること.

ロールと密接な関係にある．網膜症は血糖コントロール状態が不良であったり，糖尿病罹病期間が長ければ，発症のリスクが上昇する．一方，血糖コントロールが良好であれば，網膜症の発症・増悪が防げることがトライアルで実証されている．そのため糖尿病患者には定期的な眼底検査がすすめられる．

現在，糖尿病網膜症は日本人の中途失明原因の第2位となっている．

b 分類と症状

高齢者の糖尿病コントロールは身体的・精神的理由のほか，さまざまな理由で必ずしも良好とはいえない．高齢者であれば糖尿病の罹病期間は長くなり，必然的に網膜症の発症頻度が高くなる．網膜症は，単純網膜症，増殖前網膜症，増殖停止網膜症，増殖網膜症に分類されるが（新福田分類）[1]，高齢者では増殖網膜症の頻度は比較的低く，増殖網膜症に増悪する可能性は低い．

高齢者に特有の自覚症状はなく，特に単純網膜症では自覚症状に乏しい．単純網膜症では，小出血，硬性白斑，網膜浮腫がみられる．

増殖前網膜症では，網膜血管腔の閉塞，虚血に伴う軟性白斑，網膜内細小血管異常がみられ，増殖糖尿病網膜症では，新生血管の発生，それに伴う硝子体出血，増殖膜，牽引性網膜剝離を認める（▶図27-3）．

c 診断と治療

診断は蛍光眼底造影（fluorescein fundus angiography；FA）で，毛細血管瘤，無血管野，新生血管などの有無を確認する．

治療の原則は血糖コントロールであり，単純糖尿病網膜症では良好な血糖コントロールで網膜症の改善をみることがある．しかし，増殖網膜症に進行したものは，血糖コントロールによっても進行を抑制することはできない．

網膜光凝固術は糖尿病網膜症に対して有効性が確立された方法であり，その目的は増殖網膜症へ

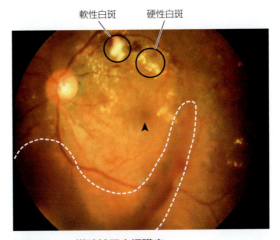

▶図27-3 増殖糖尿病網膜症
硝子体出血（白点線部），軟性白斑，硬性白斑，しみ状出血（▲）を認める．増殖糖尿病網膜症であり，レーザー治療が必要である．

の増悪阻止，増殖網膜症の進行阻止である．糖尿病黄斑浮腫に対して，アフリベルセプトやファリシマブなどの抗血管内皮細胞増殖因子（vascular endothelial growth factor；VEGF）薬の硝子体注が行われる．

E 網膜静脈閉塞症

a 分類と診断

網膜静脈閉塞症（retinal vein occlusion）は，網膜中心静脈閉塞症，網膜分枝静脈閉塞症に分けられる．

高齢者における網膜静脈閉塞症の主要な原因は動脈硬化である．動脈硬化により，動脈と静脈の交差部位で静脈が圧迫され，二次的に静脈の血管内皮細胞が失われ，血栓が形成され閉塞することによりおこる．検眼鏡では，閉塞した静脈の灌流域に対応した火炎状出血，網膜浮腫などがみられる．

中心静脈閉塞症では，突発する視力低下を生じ，その程度はさまざまであるが，徐々に進行し高度

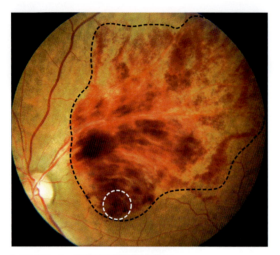

▶図 27-4　網膜分枝静脈閉塞症
火炎状出血(黒点線部)を上方に認める．黄斑(白点線部)に出血がかかっており，視力低下は著しい．

の視力障害になる．分枝静脈閉塞症では，閉塞部位の視野欠損がみられる．

眼底所見は網膜静脈の拡張と蛇行が著明にみられ，中心静脈閉塞症では視神経乳頭を中心として網膜全体に，分枝静脈閉塞症では閉塞部位を中心として扇状に神経線維の走行に沿って網膜表層に線状・火炎状の網膜出血が大量にみられる(▶図 27-4)．

視力の予後は閉塞した部位により異なり，病変が黄斑を障害した場合，視力は通常 0.1 前後となる．

Advanced Studies

❸網膜動脈閉塞症

網膜動脈閉塞症(retinal artery occlusion)は，動脈硬化，血管炎などにより引き起こされる．高齢者の網膜中心動脈閉塞症患者の生命予後は悪いことが知られているため，動脈閉塞の原因に対する内科的検査および治療も必要となる．

黄斑への灌流動脈が閉塞した場合は急激な視力低下をきたす．以前は発症直後に眼球マッサージ，前房穿刺などが行われていたが，現在では視力予後を悪化させることが知られている．また，tissue plasminogen activator(tPA)を発症後 4 時間半以内に投与できた場合は効果があるが，薬物の副作用の危険が高く，一般には推奨されていない．

b 治療

治療は，まず無灌流域を蛍光眼底造影により判別し，網膜の無灌流域に対し網膜光凝固術を行う．無灌流域を放置しておくと新生血管，増殖膜が発生し，増殖性硝子体網膜症へと移行し，失明に至る．黄斑浮腫により視力低下をきたした場合はステロイド薬の注射が行われる．また，抗 VEGF 薬であるラニビズマブやアフリベルセプトを用いる．

F 加齢黄斑変性症

a 分類と背景

加齢黄斑変性症(age-related macular degeneration; AMD)は黄斑の，主として網膜色素上皮，Bruch(ブルッフ)膜，脈絡膜毛細血管板の加齢変化を基礎とする疾患で，萎縮性加齢黄斑変性症と滲出性加齢黄斑変性症に大別される．

2022 年に公表された 2019 年の調査に基づくデータによると，アメリカでの AMD の有病率は 12.58％ である．わが国の久山町スタディによると，50 歳以上の有病率は，0.87％ であった．また，米国では法的失明(両眼視力 0.1 以下)の原因のなかでも重要な疾患とされており，わが国では中途失明原因の第 4 位である．

b 診断と病因

診断には蛍光眼底造影(FA)，インドシアニングリーン蛍光眼底造影(indocyanine green angiography; IA)，および OCT の検査が不可欠である．滲出性加齢黄斑変性症の病型分類は初期病巣，典型病巣，瘢痕病巣に分けられる．さらに初期病巣は漿液性網膜剝離，大型の網膜色素上皮剝離，血管新生ドルーゼンに分けられ，典型病巣としては出血性色素上皮剝離，円板状病巣，Coats(コーツ)病様病巣，また瘢痕病巣としては萎縮病巣，瘢痕

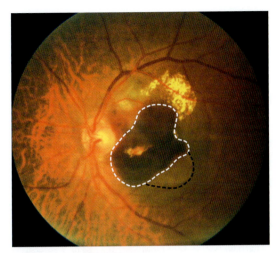

▶図 27-5　加齢黄斑変性症
網膜下出血，脈絡膜下出血（白点線部），網膜色素上皮剥離（黒点線部）を認める．脈絡膜新生血管からの出血により，突然の視力低下を生じた例．

病巣がみられる．

　加齢に伴って加齢黄斑変性症の発症頻度は上昇し，家族内発症もみられ，遺伝的要素の関与も考えられている．

　黄斑部の網膜色素上皮下，感覚網膜下に，脈絡膜血管に由来する脈絡膜新生血管（choroidal neovascularization; CNV）が生じ，黄斑部の網膜色素上皮下や網膜下に出血，滲出を生じて中心視機能の障害をきたす（▶図 27-5）．欧米白人にきわめて多いが，近年ではわが国でも患者数の増加がみられ，中途失明の原因疾患として重要になっている．

　病因は不明であるが，Bruch 膜と網膜色素上皮に加齢変化が進行して，網膜色素上皮の機能低下がおこり，網膜色素上皮下あるいは Bruch 膜内にヒアリン物質（ドルーゼン）が蓄積し，これと関連した慢性炎症などが CNV に関与するものと考えられている．

　ドルーゼンとは，網膜色素上皮細胞の基底膜と Bruch 膜の内側膠原線維層との間に存在するさまざまな大きさの沈着物のことであり，硬性ドルーゼンと軟性ドルーゼンに分類される．網膜色素上皮細胞は日中には杆体，夜間には錐体の外節を貪食しているが，代謝しきれなかった外節をリポフスチン（加齢色素）として細胞内に貯蔵する．また一部は細胞外に排出し，Bruch 膜上に堆積する．

　硬性ドルーゼンは Bruch 膜への PAS 染色陽性のヒアリン物質の局所的な蓄積であり，上方の色素上皮は菲薄化，脱色素を示す．検眼鏡的には硬性ドルーゼンは円形の境界鮮明で硬い外観を有し，黄白色を呈する．小型硬性ドルーゼンは網膜色素上皮の局所性機能障害であり，45 歳以上のほとんどすべての人にみられ，脈絡膜新生血管を生じる危険性は少ない．

　軟性ドルーゼンは硬性ドルーゼンより大きく癒合傾向があり，境界不鮮明で軟らかい外観を示す．軟性ドルーゼンは色素上皮剥離と同様に脈絡膜新生血管の発生率が高く，滲出性加齢黄斑変性症の前段階となる可能性が高い．

　FA 検査による脈絡膜新生血管の造影像は，典型的でよくわかるもの（well-defined）と，新生血管を示す過蛍光が多量の出血などによってマスクされ，非典型的ではっきりしないもの（ill-defined）の 2 型に大別される．IA 検査では典型的な例のほか，造影早期には脈絡膜新生血管を示唆する過蛍光がみられ，後期にはほとんど色素の漏出を認めないもの，また，早期には CNV を示す過蛍光はみられないが，後期には色素の漏出のみられるものなどがあり，必ずしも FA の所見と一致するものではない．

ⓒ 治療

　治療法は，新生血管からの滲出性変化を阻止するため，抗 VEGF 抗体の投与，レーザー光凝固などが行われる（→ Advanced Studies ④）．

　主な治療法は，抗 VEGF 薬の投与である．血管新生にかかわる VEGF に結合し，血管内皮細胞の受容体に VEGF が結合するのを阻害することで CNV を消退させる．

　光線力学療法では，光感受性物質を励起させることにより，活性酸素をつくり，CNV の内皮細胞を障害して血栓を形成し，CNV を閉塞させる

296 ●【第 III 部：高齢者に特徴的な症候と疾患】第 27 章：眼疾患

というものである．光感受性物質としては，正常組織による光吸収の少ない 620 nm 以上の波長によって励起される物質が用いられる．2019 年現在，臨床では光感受性物質として BPD-MA が，レーザー光として 689 nm の波長が用いられている．副作用として皮膚の光過敏性反応がある．

レーザー光凝固では，脈絡膜新生血管やその栄養血管に対し光凝固が行われる．光凝固は，新生血管の遺残，再発の可能性が高く，レーザー瘢痕の拡大が中心窩に及ぶと視力が落ちたり，CNVが閉塞した場合でも光凝固部に一致して傍中心暗点が生じるなどの問題があり，適応となる患者は13％程度である．

その他，β-カロチン，ビタミン C，ビタミン E，亜鉛，銅の内服による抗酸化療法により AMD の進行が抑制されることが報告されている．

G 理学・作業療法との関連事項

不幸にして治療の甲斐なく，視覚障害が残った場合，残された視機能を使って，生活の質（quality of life; QOL）を向上させるために，視覚的補助具などが用いられる．身体障害者福祉法で認められている補装具は，コンタクトレンズ，眼鏡，弱視眼鏡，義眼，盲人安全杖，点字器がある．また，補装具として認められていないが，弱視用拡大テレビは公的補助が受けられる．

視覚障害者の読み書きでは，光学的補助具などが用いられる．視力が比較的よいときには，弱視眼鏡が用いられる．これらは携帯性に優れているため，利用者が多い．拡大率が大きくなると焦点距離が短くなり，操作性が悪くなる．弱視眼鏡には，眼鏡型とルーペ型があり，特別な訓練なく使用することが可能である．

弱視用拡大テレビはビデオカメラを用いて手元の文字をモニター上に拡大表示するものである．弱視用拡大テレビは高価であり，携帯することも不可能であるが，高倍率，高視野の映像を得ることができ，コントラストを調整することで，不鮮明な文書でも読みやすくなるなどの利点がある．

また，色眼鏡，遮光眼鏡は角膜疾患や網膜疾患におけるグレアを軽減したり，網膜色素変性症の進行に関係する短波長の可視光をカットしたりするのに用いられる．

視覚障害者のリハビリテーションにおいては，視機能が残っている場合には，上記のような補装具を用いて QOL の向上をはかり，視機能が活用できない場合には，他の感覚を活用するために専門家による指導が必要である．視覚障害者を通院させるだけでなく，患者の QOL を向上させるよう援助することも眼科医にとって必要である．

Advanced Studies

❹ iPS 細胞を用いた治療について

現在眼科領域において，iPS 細胞を用いた臨床研究の対象となっているのは滲出性加齢黄斑変性症である．2013 年 8月より，理化学研究所の高橋政代らのグループによって研究が開始された．具体的には，6 人の患者を対象に，患者由来 iPS 細胞から網膜色素細胞（RPE）シートを作製し，網膜下に移植するというものである．AMD によって障害されたRPE を RPE シートにより再建することで，視細胞の変性が抑制されることが期待されている．

現段階では安全性の評価が目的であるが，今後の研究の発展が期待される．また RPE だけでなく，視細胞移植についても準備が進んでいる．

● 療法士の視点から

人が外界から得る情報で通常最も大きなものが，視覚による情報であることは明らかである．また，老化に伴う視覚低下は誰にでもおこり，しかもその状態像は多様であることを忘れてはならない．

たとえば，住宅改修に際して取り付けられた手すりが，運動機能的には適切なものであっても，利用者や家族にとって視覚的に注意が向けられにくいものであれば，それはたちまち危険な突起物になってしまう．

感覚に関することは本人以外わからないものであ

る．それだけに予断を排した評価が重要である．

●引用文献
1) 日本糖尿病眼学会診療ガイドライン委員会：糖尿病網膜症診療ガイドライン（第1版）．日眼会誌 124:955–981, 2020

●参考文献
1) 市川 宏：眼の老化．塚原 勇，他（監）：図説臨床眼科講座，4 老人と眼, pp8–11, メジカルビュー社, 1988
2) 市川 宏：老化と眼の機能．臨床眼科 35:9–26, 1981
3) Salvi SM, et al: Ageing changes in the eye. *Postgrad Med J* 82:581–587, 2006
4) 吉村長久（編）：加齢黄斑変性 第2版．医学書院, 2016
5) Kolb H, et al (eds): Webvision—The organization of the retina and visual system.
ユタ大学のウェブサイトにて公開
https://webvision.med.utah.edu/
（2024年10月アクセス）

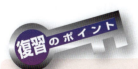

- 加齢白内障は視覚障害をもたらす高齢者の代表的な疾患で，その治療法は手術である．
- 緑内障の診断には眼圧と視野検査が必要である．日本人の中途失明原因の第1位である．
- 網膜血管閉塞症は網膜静脈閉塞症と網膜動脈閉塞症に分けられ，網膜動脈閉塞症は早期治療が重要である．

第28章

婦人科疾患

学習目標
- 閉経後の女性ホルモン欠乏による女性生殖器官への影響について理解する.
- 婦人科疾患特有の不正性器出血の原因と病態を理解する.
- 高齢者に多くみられる子宮脱の病態を理解する.

A 高齢女性で注意する症状

a 更年期以降のエストロゲン欠乏と疾患

　閉経を挟む前後の5年間を更年期と呼び, この時期に女性は閉経, すなわち恒久的な卵巣機能の停止をみることになる. 日本産科婦人科学会の報告によれば, 日本女性の平均閉経年齢は49.5±3.5歳, 中央値は50.5歳といわれている[1]が, 個人差もある. 閉経を迎えた女性では, 卵胞ホルモンであるエストロゲンが急激に減少し, そのためにさまざまな身体症状や機能変化がみられる.

　最も早期にみられる症状はいわゆる更年期症状(日常生活に支障をきたす場合には更年期障害)で, のぼせ, 発汗, 不眠などの血管運動症状, いらいら, 不安感, 抑うつなどの精神神経症状, 肩こり, 背部痛などの骨格筋症状など多彩な症状がみられる. 一方, エストロゲンは骨代謝, 脂質代謝, 糖代謝にも作用しているので, エストロゲンの慢性的な欠乏状態が続くことにより, 骨粗鬆症, 脂質異常症, 糖尿病などのリスクが高まる. また, エストロゲンの標的臓器である子宮, 外陰部は萎縮し, 性交痛, 腟炎, 排尿障害などの要因となる. なお, 本章ではふれないが, これらエストロゲン欠乏に関係する疾患の治療や予防に対しては, ホルモン補充療法の有用性が示されている.

b 高齢女性の不正性器出血

　高齢者にみられる性器出血は, 腫瘍性, 外傷性, 機能性, 炎症性など複数の要因が背景にある. 腫瘍性とは文字どおり子宮体癌や進行した子宮頸癌, 外陰癌などが存在し, 表面の血管が破綻してみられる出血である. 高齢女性にみられる不正性器出血の要因として, 最も頻度の高いものが悪性腫瘍の存在であることを忘れてはならない. また, 卵巣腫瘍であっても, エストロゲンを産生している場合には時に性器出血をきたすこともある. 出血を主訴に来院した高齢女性を診る場合には, まず出血を確認し, 次に出血部位の同定を行い, 原因の探索を行うことが重要である.

B 婦人科の疾患

　以下, 婦人科系の疾患として, 子宮, 付属器(卵巣, 卵管), 腟, 外陰部などに発生する疾患について解説する. すでに述べたように, 閉経後には卵巣から分泌される女性ホルモンであるエストロゲンの欠乏が必発するため, 子宮や付属器の縮小(▶図28-1)や, 腟粘膜や外陰部の萎縮などが生じる. 閉経後女性にみられる婦人科系の疾患を診断していくうえで重要な所見となるのは, 不正性

298

B 婦人科の疾患 ● 299

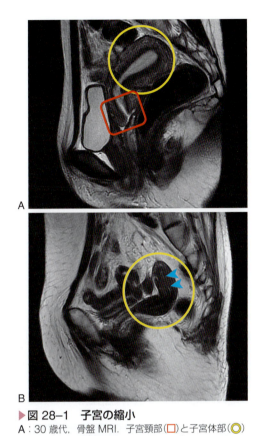

▶図 28-1 子宮の縮小
A：30 歳代，骨盤 MRI．子宮頸部（□）と子宮体部（○）
B：70 歳代，骨盤 MRI．子宮が縮小（○）し，子宮内膜が菲薄化（▲）している．

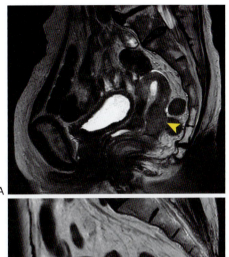

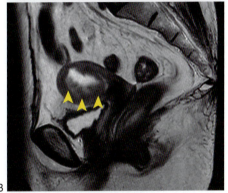

▶図 28-2 子宮に発生する癌
A：72 歳，子宮頸癌．子宮頸部後壁に 3 cm の腫瘍性病変を認める（▲）．
B：73 歳，子宮体癌．子宮体部に筋層浸潤を呈する腫瘍性病変を認める（▲）．

器出血，帯下，下腹痛，外陰部の痒みや疼痛，腹部膨満感，腹部や外陰部の腫瘤感，排尿症状などであり，これらの症状を認めるときには産婦人科医師による診察が必要である．

1 子宮の疾患

　子宮の病変は，帯下や不正性器出血を契機に診断されることが多く，閉経後に不正性器出血を認める場合，子宮の器質的疾患（子宮悪性腫瘍，ポリープ，高度の炎症など）を念頭におく必要がある．特に閉経女性にみられる不正出血の半数は悪性腫瘍が関係するともいわれるので，その原因探求は必須である．不正性器出血は古い血液の場合には赤褐色から黒色調を呈することもあり，患者が出血と認識していないときもある．そのため，

患者が帯下異常を訴えるときには，出血を常に念頭におく必要がある．

a 子宮に発生する悪性腫瘍

　子宮に発生する癌には，子宮頸部に発生する子宮頸癌と，子宮体部に発生する子宮体癌がある（▶図 28-2）．以前は子宮癌といえば子宮頸癌が主体であったが，最近では子宮体癌の発生頻度が高くなっている．

（1）子宮頸癌

　子宮頸癌はヒトパピローマウイルス（human papillomavirus；HPV）の感染が原因であり，近年，若年者の罹患率増加が問題となっている．HPV は多くの場合，自分の免疫力で排除される．しかし，持続感染となった場合には，約 5〜10 年

の前癌病変を経て癌化することがある．子宮頸癌の初期には無症候のことが少なくないので，早期発見のためには子宮頸部の擦過細胞診（HPV検査併用もありうる）による子宮頸癌検診が重要である．

　高齢者では，病変が発生する子宮頸部扁平上皮‒円柱上皮境界（squamo-columnar junction；SCJ）が子宮内側に移行している場合には，頸管内から細胞を採取することがポイントとなる．わが国の子宮頸癌検診の受診率は欧米諸国と比べて非常に低いとされており，浸潤癌の多くは癌検診未受診者に発見される．子宮頸部の擦過細胞診で異常を認める場合には，コルポスコープ下あるいは円錐切除術にて組織診を行い確定する．

　治療は，進行期に基づいて行う．Ⅰ・Ⅱ期症例については，手術療法か根治的放射線療法が行われる．また，子宮頸部を越えて骨盤内臓器（直腸や膀胱）に浸潤したⅢ・ⅣA期症例には，抗癌剤と放射線治療が同時に行われる（同時化学放射線療法）．遠隔転移を有するⅣB期症例に対しては一定の治療方針はなく，全身状態を加味して治療が行われる．

(2) 子宮体癌

　子宮体癌は近年増加傾向である．エストロゲン依存性で高分化な類内膜癌と，急激な発症と進展を呈するエストロゲン非依存性の明細胞癌や漿液性癌に分類される．高齢者の場合には，低分化な類内膜癌や特殊型の発症が多いとされている．閉経後の不正性器出血患者の約20％に子宮体癌を認めるとされており，不正性器出血を認めた場合には精査が必要である．

　確定診断は子宮内膜からの組織診で行われるが，経腟超音波による子宮内膜肥厚の有無が診断において重要な所見となる．閉経後で不正性器出血があり，5 mm以上の内膜肥厚像が認められる場合には，子宮内膜増殖症ないしは子宮体癌の存在を疑う必要がある．

　初回治療は，年齢によらず全身状態が良好であれば止血および病理組織診断目的に手術療法が行われる．そのため，高齢者を対象とした手術は婦人科においても増加してきており，術後早期のリハビリテーションによる介入が重要となる．病理組織診断の結果によっては，術後に再発リスク低減のための化学療法や放射線治療が行われる．

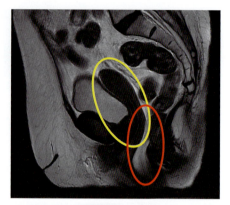

▶図28-3　骨盤臓器脱の所見
65歳，骨盤臓器脱MRI．子宮が著明に延長しており（〇）．子宮後方でDouglas（ダグラス）窩からの小腸瘤を認める（〇）．

◼️ 子宮脱，膀胱脱〔骨盤臓器脱（POP）〕

　骨盤底で，子宮と腟と膀胱はそれぞれが固定されている．これらの固定が分娩による外傷や加齢による変化で脆弱になり，靭帯や周囲の組織が伸展してしまうことで，子宮や膀胱，小腸や直腸などが従来の位置から突出・脱出する[2,3]ことがある（▶図28-3）．この状態を，従来は子宮脱，膀胱脱，小腸瘤，直腸瘤と表現したが，現在は骨盤臓器脱（pelvic organ prolapse；POP）と表現されるようになった．

　高齢者にきわめて多くみられる疾患であるが，羞恥心などで外来を受診しない場合も多い．多彩な自覚症状があり，股に異物を感じたり触知したりする子宮下垂感や，泌尿器科的症状や排便障害を認めることがある．特に泌尿器科的症状は下部尿路症状（lower urinary tract symptoms；LUTS）といい，POPに高確率に合併する．LUTSは蓄尿症状（storage symptoms）と排尿症状（voiding symptoms），さらに排尿後症状（post micturition

B　婦人科の疾患 ● 301

▶表 28–1　POP-Q 法による Stage 分類

Stage	定義
0	下垂を認めない
I	最下垂部(distal portion of the prolapse)が処女膜より 1 cm 奥まで達しない
II	最下垂部が処女膜を境として ±1 cm の間に位置する
III	最下垂部が処女膜より 1 cm を超えて脱出するも,(全腟管長 − 2 cm)を超えない
IV	最下垂部が処女膜より(全腟管長 − 2 cm)を超えて脱出する

〔Bump RC, et al: The standardization of terminology of female pelvic organ prolapse and pelvic floor dysfunction. *Am J Obstet Gynecol* 175:13, 1996 より〕

symptoms)に分類される[4].

　POP の診断は, pelvic organ prolapse quantification(POP-Q)法による Stage 分類(▶表 28–1)を用いる[4, 5].

　治療は, Stage I では, 骨盤底筋訓練などの保存的治療が行われる[3]. Stage II 以上は, 脱出臓器を支えるためのリングペッサリーによる治療や, 手術療法の適応になる[3]. リングペッサリーは, わが国では長期間継続留置(数か月ごとに外来診察でリングと腟の状況を診察する必要がある)で対応している施設が多い. 問題点としては, リングペッサリーによる慢性の圧挫によって腟壁のびらんや潰瘍などが生じることであり, そこに細菌性腟炎を合併して出血や帯下の増加をきたすことで著しく QOL を損ねる. そのため, リングペッサリー留置中の定期的な外来受診は非常に重要で, 腟壁の発赤やびらんの評価と, 帯下や不正性器出血の有無などの診察が必要である.

　リングペッサリー療法で改善しない場合や手術療法を希望する場合には, 手術の適応になる. 従来, 脱出する原因部位を修復する腟式の手術が行われてきたが, 現在は人工物であるメッシュで下支えする手術や, 腹腔鏡下・ロボット支援下仙骨腟固定術なども選択肢となる.

🄲 子宮留血腫・子宮留膿腫

　閉経後女性に多くみられる疾患で, 子宮頸管の閉塞や狭窄により子宮腔内の分泌物の排出が障害され, 子宮内腔に液体の貯留したものを子宮留水腫, 血液のたまったものを子宮留血腫という. この段階では多くの場合無症状であるが, 帯下の増加や出血などを主訴に来院し, その精査中に超音波検査にて偶然認められることが多い. 感染をおこし, 貯留液が膿汁に変化した場合には子宮留膿腫と呼ぶ. 起炎菌は大腸菌が多く, 炎症や子宮収縮に起因する下腹痛などの症状も出現するようになる.

　超音波で子宮内の液体の貯留を認め, 吸引し膿汁が確認されることで診断される. 治療はドレナージと洗浄が基本になるが, 難治性のこともある. また, 子宮留膿腫を認めるときには, 悪性腫瘍の併発は常に意識する必要がある.

2 付属器(卵巣・卵管)の疾患

　閉経後, 卵巣は萎縮し, 超音波での同定も困難となる. 付属器の腫大を認めた場合, 閉経前は月経周期に伴う機能性の卵巣の腫大(腫瘍ではなく, 多くが縮小する)も念頭におく必要がある. 一方で, 閉経後の付属器の腫大は, 常に腫瘍性病変を意識すべきである.

　卵巣腫瘍は多彩な組織型があり, 表層上皮系・間質性腫瘍, 性索間質性腫瘍, 胚細胞腫瘍などに分類される. それぞれの組織型で, 良性, 境界悪性, 悪性に分類される. 多くの場合無症状で, 腫瘍が増大すると下腹部膨満感などの自覚症状を認めることがあるが, 腫瘍による症状と認識されないことが多い. 癒着を認めない良性卵巣腫瘍の場合には, 茎捻転となり急性腹症で診断される場合もある. また, 腫瘍の被膜が破けて内容が漏れることで腹膜炎となり, 診断されることもある.

　卵巣腫瘍の治療は基本的には手術療法であり, 良性疾患が推測される場合には, 患側の付属器

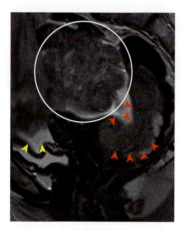

▶図 28-4　卵巣癌の所見
67歳，卵巣癌症例の骨盤 MRI．骨盤内に内部構造不均一な腫瘍性病変を認め（白丸），腹水の貯留（▲）と播種（▲）を認めた．

（卵巣と卵管）の切除が行われる．悪性疾患の場合には，子宮の摘出や骨盤リンパ節の郭清も行われる．

　卵巣癌は多数の腹膜播種を伴う進行癌で診断される頻度が高く（▶図 28-4），残存腫瘍径が 1 cm 未満になることを目標とする腫瘍減量手術が行われる．進行癌の場合には，複数回の手術や長期間の化学療法が必要になることがある．近年，卵巣や腹膜の高異型度漿液性癌の多数は卵管原発であることが指摘された[6]．

　また，卵巣癌の遺伝的な要因として，乳癌との関連の強い breast cancer susceptibility genes（BRCA）1，BRCA2 の生殖細胞突然変異（germline mutation）の報告がなされている．

3 腟の疾患

　月経周期を有する女性の腟内は乳酸桿菌で酸性に保たれており，細菌の増殖が抑えられている．閉経以降は，この乳酸桿菌が減少することと，エストロゲン分泌の低下による腟の自浄機能が低下し，さらに腟粘膜の菲薄化が加わることによって炎症が生じやすくなる．

（1）細菌性腟症

　腟内細菌叢の乱れが原因で生じる．腟内の乳酸桿菌が減少することで腟内 pH が上昇し（pH >5），他の菌が異常に増殖した状態である[7]．腐った魚の匂いと呼ばれる特異的なアミン臭を呈する．時に，帯下増加や不正性器出血を認めることがある．
　診断としては，帯下のグラム染色などが行われる．治療はエストロゲン製剤の腟内投与や，抗菌薬の経腟的投与または内服投与でなされる[7]．

（2）萎縮性腟炎

　閉経後のエストロゲンの減少に伴い腟壁が萎縮，菲薄化し，雑菌が繁殖して炎症をきたした状態をいう．易出血性，腟入口部付近の違和感，痒み，性交痛などの症状を認める．エストロゲン製剤の腟内投与あるいは内服投与で治療を行う．

4 外陰部の疾患

　子宮や腟と同様に，外陰部も閉経後に萎縮する．高齢者の外陰部疾患では外陰部の瘙痒感，不快感，灼熱感などを症状とすることが多く，器質的疾患の有無をしっかりと診断することが重要である．
　外陰炎として，長期にわたってステロイド含有の薬物などを処方されている場合があり，一部の患者で外陰癌が原因であることもある．そのため，肉眼的に判別困難な場合には積極的に組織生検を行うべきである．尖圭コンジローマなどの良性疾患があるが，高齢者に関連する外陰部疾患は癌に関連するものが多く，以下に詳述する．

（1）外陰上皮内腫瘍

　外陰癌の前癌病変であり，HPV に関連する扁平上皮内病変（squamous intraepithelial lesion；SIL）と，HPV との関連は低い分化型外陰上皮内腫瘍（vulvar intraepithelial neoplasia；VIN）がある．通常型の VIN は主に若年者（30歳代）にみられるのに対して，SIL は高齢者にみられ，扁平上皮癌への進展頻度が高いとされている[2]．無症状であることが多く，診断には組織生検が必要となる．進行した状態の VIN3 については治療の適応

になり，手術による切除や CO_2 レーザーによる蒸散術がなされる．

(2) 外陰癌

扁平上皮癌がその大半を占め，社会の高齢化に伴い発症が増加している．早期の病変は無症状であり，診断が困難であることが多い．また，外陰部の瘙痒感や疼痛を認めても，カンジダ外陰炎や皮膚炎と診断され，長期にわたって外用薬の治療をされたが改善しないことを契機に診断されることも多い[2]．外陰部の難治性の炎症性疾患は，積極的に生検をすべきである．

治療は切除可能なものについては手術療法が基本となる．広範な外陰部の切除を行った場合には，皮弁形成術が必要になる．

C 理学・作業療法との関連事項

高齢者における婦人科疾患の大事な症状として，不正性器出血，帯下，陰部の違和感などがあり，重大な疾患が潜んでいる可能性がある．一方で，これらの症状については羞恥心のため，なかなか言い出せないで我慢している患者がいる．理学・作業療法を通じて患者の日常生活をサポートしていくなかで，患者からこのような訴えを聞く機会が十分想定される．その場合には，産婦人科医師，看護師などと連携をとることで，重大な疾患の診断や帯下などの不快な症状の軽減に寄与する可能性がある．

● 療法士の視点から

本章で示されているとおり，排泄は気分に大きな影響を及ぼし，ひいては当事者にとって生きる尊厳にさえつながるものである．そのような重大な事象が，姿勢や動作，道具の使用で大きく改善されることもあれば，それらへの介入がないばかりに悪い状態のまま放置されることもある．理学・作業療法士は単に疾患としてとらえるのではなく，人に大きな影響を及ぼす事象としてとらえる必要がある．

● 引用文献

1) 日本産科婦人科学会（編著）：HUMAN＋ 女と男のディクショナリー 改訂第 2 版．p110，日本産科婦人科学会，2018
2) 日本産科婦人科学会（編，監）：産婦人科専門医のための必修知識 2022 年度版．日本産科婦人科学会，2022
3) 日本産科婦人科学会，日本産婦人科医会（編，監）：産婦人科診療ガイドライン―婦人科外来編 2023．日本産科婦人科学会，2023
4) 日本排尿機能学会，日本泌尿器科学会（編），日本女性骨盤底医学会（協力）：女性下部尿路症状診療ガイドライン 第 2 版．リッチヒルメディカル，2019
5) Bump RC, et al: The standardization of terminology of female pelvic organ prolapse and pelvic floor dysfunction. *Am J Obstet Gynecol*, 175:10–17, 1996.
6) 日本産科婦人科学会，日本病理学会（編）：卵巣腫瘍・卵管癌・腹膜癌取扱い規約臨床編 第 1 版補訂版．金原出版，2023
7) 日本感染症学会（編）：性感染症診断・治療ガイドライン 2020．診断と治療社，2020

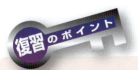

- エストロゲン欠乏に伴う疾患の概要を説明できる．
- 不正性器出血をきたす疾患の概要と治療法を説明できる．
- 腟や陰部の疾患の概要と治療法を説明できる．

第29章 高齢者の外科治療

学習目標
- 高齢者の病態を把握する．
- 高齢者の手術前後の患者管理（周術期管理）を理解する．
- 高齢者の外科手術における注意事項を理解する．

A 外科学における高齢者の病態の把握

　高齢者における外科学を考えるには，高齢者特有の病態を把握しなくてはならない[1]．すなわち，高齢者個々の患者の状態を把握し，それによって手術と周術期管理（術前・術中・術後の患者管理）を特異的に考えることが"高齢者の外科学"ということになる．

　加齢に伴うフレイルやサルコペニアなどを理解し（▶図 29-1，29-2），その程度によって手術適応や術式そのものを変えていかなくてはならない．高難度手術におけるわが国の National Clinical Database（NCD）の術後30日以内死亡と90日以内死亡の頻度を6種の消化器外科手術について示した（▶表 29-1）．これらの文献によると，高齢になるほど手術による死亡の頻度は増え，特に膵頭十二指腸切除術では年齢が増すほど手術による在院死亡率が有意に高くなる．

　高齢者には併存疾患が半数以上の症例にみられる．その併存疾患としては高血圧，心疾患，糖尿病などが代表的なものである．周術期の管理はこれらの併存疾患の有無や程度を把握して行わなくてはならない．

　悪性疾患を高率に合併することも高齢者の特徴の1つである．高齢者主体の連続剖検例での検索では，悪性疾患は約60％に存在し[2]，そのうち患者の死因となるものは約半数，全体の約30％である．残りの約30％は剖検時に偶然発見されるもので，宿主の命を奪う原因となるものではない．消化器疾患が死因となる頻度は約33％と最も多

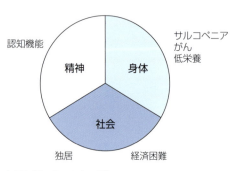

▶図 29-1　フレイル

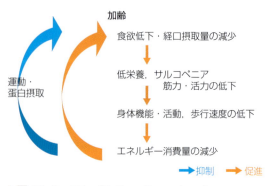

▶図 29-2　フレイルの malignant cycle

▶表 29–1　国内における手術の死亡率（2011 年）

	肝臓	食道	膵頭十二指腸	大腸	胃全摘	直腸
術後 30 日以内の死亡	2.0%	1.2%	1.2%	1.1%	0.9%	0.4%
術後 90 日以内の死亡	4.0%	3.4%	2.8%	2.3%	2.2%	0.9%

〔*J Am Coll Surg* 218:412–422, 2014／*Ann Surg* 259:773–780, 2014／*Dis Colon Rectum* 57:1075–1081, 2014／*Ann Surg* 260:259–266, 2014／*J Gastroenterol* 49:1047–1055, 2014／*Ann Surg* 260:1034–1039, 2015 をもとに作成〕

く，心血管疾患の 15%，神経疾患の 13% などに比較して高率である[1]．消化器疾患の大部分は悪性疾患であり，その治療に外科手術は検討されるべきである．

多発癌の頻度は年代ごとにほぼ直線的に上昇し，80 歳以上では 21% に達する．高齢者に癌が見つかったら，他臓器の癌の合併を常に念頭において対応する必要がある．特に胃・大腸の検査は必ず行い，胃癌・大腸癌の併存を否定しておかなくてはならない．

以上の点に気をつければ，高齢者の外科治療は非高齢者における手術適応と同様であり，術後の成績も遜色ないものが得られる．

B 高齢者における手術適応

高齢者の手術適応を考える場合に，高齢者であることや年齢の高さが手術を受けることができない理由にはならない．逆に，たとえば 87 歳の高齢者に早期胃癌が見つかったら，すぐに手術を施行するというわけでもない．手術の適応を決定するには，①患者の身体能力，②手術侵襲，③患者本人の意思，を総合的に判断する必要がある．②については，手術を担当する外科医または麻酔科医の判断が必要となることが多い．しかし，それ以外の医師であっても，手術を念頭においた治療方針を考えることが必要な場合があるので，高齢者における手術の基本的な考え方を知っておく必要がある．

禁煙の確認も重要である．手術が待機的なもの

▶表 29–2　Performance Status（一般状態）

Score	定義
0	全く問題なく活動できる．発病前と同じ日常生活が制限なく行える．
1	肉体的に激しい活動は制限されるが，歩行可能で，軽作業や座っての作業は行うことができる．例：軽い家事，事務作業
2	歩行可能で自分の身の回りのことはすべて可能だが作業はできない．日中の 50% 以上はベッド外で過ごす．
3	限られた自分の身の回りのことしかできない．日中の 50% 以上をベッドか椅子で過ごす．
4	全く動けない．自分の身の回りのことは全くできない．完全にベッドか椅子で過ごす．

〔Common Toxicity Criteria, Version2.0 Publish Date April 30, 1999.
http://ctep.cancer.gov/protocolDevelopment/electronic_applications/docs/ctcv20_4-30-992.pdf より（日本語訳：JCOG）〕

であれば，1 か月ほどの禁煙がないと胸部外科手術の合併症が多くなるとされる．また，高齢者の呼吸負荷時には，換気における腹部運動の寄与分が胸郭運動の寄与分よりかなり大きくなるため，腹部手術での術後の呼吸器合併症がおこりやすいことに注意する必要がある．

①**外科治療に必要とされる身体能力の評価**：全身状態を評価する簡便な指標として Eastern Cooperative Oncology Group（ECOG）による Performance Status（PS）がしばしば用いられる（▶表 29–2）．そのほか，手術に関係する医師は，手術と麻酔のリスクを把握して，手術の適否を判定する必要がある．

②**手術侵襲度の判定**：手術の大きさや難易度，合

併症の頻度などを考慮する必要がある．麻酔方法が全身麻酔のほうが局所麻酔より患者の心肺に与える負担は大きくなる．手術部位，術式（腹腔鏡下手術か開腹手術），予想手術時間，予想出血量は侵襲度を判定するのに重要である．比較的侵襲の小さい腹部の手術例として，腹腔鏡下胆嚢摘出術，鼠径ヘルニア，急性虫垂炎があげられる．侵襲の大きい手術には，膵頭十二指腸切除術，拡大肝右葉切除術，食道亜全摘術，葉切除以上の肝切除術などがある．

③**患者本人の意思**：「患者の気力」は，手術の適応を決定するのに重要な要素である．術前の心構えとして「"厳しい手術を受けるのだ"という認識を患者本人にももってもらい，病気と闘う強い意志・姿勢を示してもらうことが必要」である[3]．

すなわち，手術適応を決定する際には，①患者の身体能力，②手術侵襲，③患者本人の意思を総合的に判断する必要があり，術前の全身状態を評価する簡便な指標として PS が用いられる．

一般的には PS 2 までは通常の外科治療の対象となるが，PS 3 以上では外科治療の是非が難しく，PS 4 となると救命的な緊急手術に限定されるようになる．高難度手術では PS 1 以下が望ましい．しかし，実際には手術の難度を頭に浮かべながら，患者と握手をして筋力を想定し，歩かせて歩行の程度や全身状態をみて身体所見をとり，判断するのが最も重要である．

C 高齢者の内視鏡外科手術

内視鏡外科手術は鏡視下手術ともいわれ，腹腔鏡下手術，胸腔鏡下手術や，あらゆる臓器・部位・疾患で行われるようになった低侵襲手術である．腹腔鏡や胸腔鏡を用い，腹腔内や胸腔内にロッカーを数本挿入し，そこから腹腔鏡や胸腔鏡，鉗子を挿入して臓器摘出を行う手技である．腹腔鏡の手術では腹腔内に二酸化炭素を注入し，気腹し

て視野を確保し行う"気腹法"と，腹壁を吊り上げて行う"吊り上げ法"があるが，前者が主として施行されている．

胃内視鏡や大腸内視鏡を用いたポリープ切除（ポリペクトミー），内視鏡的粘膜切除術（endoscopic mucosal resection; EMR）や内視鏡的粘膜下層剥離術（endoscopic submucosal dissection; ESD）とは異なるものである．

腹壁・胸壁の傷が刺し傷（貫通創）のみとなり，通常の開腹・開胸手術時の約 10 cm 以上に及ぶ切開創とならないため，術後の疼痛が緩和され，術後歩行開始時期も早く回復も早い．高齢者には特に"やさしい手術"である．

1990 年代に始まり，全盛期を迎えている．腹腔鏡・胸腔鏡で見える視野を複数の大きなテレビ画面でモニターしながら手術を行うため，手術を行っている術者だけでなく，手術の外科助手，看護師，直接手技を行わない外科医や，麻酔医にも同じ術野が提供される．したがって，開腹手術では術者中心に見えていた術野を，手術場にいる全員で見ながらチームで手術にかかわれるという安心感が存分に得られる．手術指導医が手洗いしていなくても術者を指導できる状況も確保される．

対象臓器・疾患は，腹腔鏡手術では胆嚢結石に対する胆嚢摘出術，虫垂炎に対する虫垂切除術，早期胃癌や大腸癌に対する胃切除術（胃亜全摘，胃全摘），結腸切除術，低位前方切除術，膵体尾部切除術（脾温存あるいは脾摘手術を含む），胸腔鏡手術では食道癌に対する食道亜全摘術，肺病変（癌を含む）に対する肺部分切除術などがある．膵頭十二指腸切除術，肝切除術にも行われている．

ロボット支援手術は内視鏡外科手術と基本的には同じ土台に立つ．鉗子に比べてロボットのアーム機能（手関節機能）があること，手ブレ防止機能があることなどから，より精緻な手術が可能である．これまで前立腺手術に力を発揮してきた〔第22 章 F.a 項「前立腺癌」（➡ 235 ページ）参照〕が，近年消化器外科手術も保険収載された．消化器外科における広がりが勢いを増している．

D 術前・術後の呼吸管理

術後肺炎の予防のために，術前・術後に以下の対応を行う．

■術前
① トリフローで呼吸筋を鍛える．毎日，時間があれば常に行う．
② 歩行練習や階段の昇り降り
③ ティッシュを使ってする実際の「痰出しの練習」（▶図 29–3）

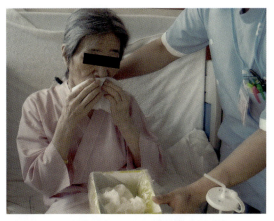

▶図 29–3　深呼吸をしての排痰(痰出し)練習

■術後
① 背部全体のタッピングやバイブレータ
② 腹臥位療法
③ 高圧酸素療法
④ 気管切開
⑤ 高圧酸素療法

患者がこれらに適応があれば，いとわずに行う．術後①～③は医師・看護師がベッドサイドに行ったときに絶えず声かけをして行うようにする．術前③の「痰出しの練習」については，ティッシュペーパー1日1箱を目指す．術前から"練習"することによって，痰の出し方のコツを覚える，肋間筋や横隔膜など痰を出すのに必要な筋肉を鍛えられるなどの利点がある．

E 術前・術後の栄養管理

外科手術患者の筋力増強のための栄養療法について論じた．手術する臓器の特異性に視点をおいた栄養障害と，手術の特徴からくる周術期の栄養管理が重要である．

高齢者外科患者の周術期における栄養管理については，中等度ないし高度の栄養不良の症例に対してはもちろん，栄養不良の軽度な症例に対しても，術前・術後にアミノ酸を十分に含む栄養補給剤を用いた栄養療法を施行し，可及的に腸管を使った栄養管理をしていくことが肝要である．すなわち，経口摂取ができるときには積極的に飲食させ，消化器術後で経口摂取ができないときには可及的に腸管を用いた栄養剤を投与することを常に念頭におく．吻合部狭窄を越えて細い栄養チューブを留置し栄養剤を投与する Kimura のチューブ[4]などは，その一例である．また食道癌手術のときに腸瘻を造設しておくことや，膵頭十二指腸切除術のときに合併症のリスクのある膵腸吻合部に食事が流れない再建法（筆者らの行っている Child 変法）を選択することなども，「腸を使う」方法である．「あらためて腸の重要性を考える」べきである．

これらのことは高難度手術の周術期管理では必須である．また術前化学療法中でも同様で，膵消化酵素剤（高力価パンクレアチン；リパクレオン®）の投与も栄養を維持するために重要である．

膵癌を有する患者は高頻度に閉塞性黄疸を伴い，また下痢を伴うことがある．体外に胆汁を排出する経皮経肝胆汁ドレナージ（percutaneous transhepatic biliary drainage; PTBD）がなされている場合は，体外に誘導された胆汁を飲用させ，可能なかぎり胆汁を消化管に戻すようにする．膵頭部領域癌の場合には膵液の消化管への流出が低下し，消化吸収が十分に行われていないこ

とが多いため，術前には低脂肪食を摂取させるようにする．下痢が高度な場合には十分な水分補給や，膵消化酵素剤（高力価パンクレアチン）の投与が必要である．経口摂取あるいは経腸栄養が不十分な場合は中心静脈栄養を含む経静脈栄養を付加し，適切なエネルギー摂取ができるようにする．術前の耐糖能は空腹時血糖 100〜150 mg/dL，1日尿糖は 10 g 以下に管理する．術前の免疫栄養（immunonutrition）剤投与も考慮する．

膵頭十二指腸切除術後には脂肪肝になることがあり，退院後も脂肪性下痢の有無や CT での肝の density をチェックし，膵消化酵素剤の投与を継続する[5]．膵頭十二指腸切除術後に高力価パンクレアチンの投与を続けると術後の生存期間が延びるとされるが，消化吸収が高まり栄養状態がよくなるからと考えられる．

F 理学・作業療法との関連事項

術後のリハビリテーションの進め方として，ERAS の概念は重要である．ERAS とは Enhanced Recovery After Surgery の略で，術後の回復を高め強化する周術期の集学的管理の意味がある．早期離床が重要視されているため，腹腔鏡下手術や胸腔鏡下手術が積極的に行われるようになり，早期離床がより促されるようになった．

術前，術中，術後の医療技術やリハビリテーションの知識をエビデンスに基づいて計画的に実践することによって，より早期の手術からの回復や社会復帰が可能となる．医師，看護師，理学・作業療法士，薬剤師，管理栄養士，医療ソーシャルワーカーなどとの多職種連携が重要である．

理学療法士は術後早期に介入し，筋力の回復・維持を進めていく必要がある．呼吸リハビリテーションを積極的に行うことによって術後の肺炎を防止することも重要である．

● 療法士の視点から

本章で取り上げられている内容は広範に及ぶので個々について言及しないが，理学・作業療法士は，外科治療を必要とした傷害・疾患とその治療方法を十分理解したうえで，ADL・APDL（activities parallel to daily living）の再建に向けた最適の対応を心がける必要がある．

● 引用文献
1) 木村 理：高齢者の消化器疾患—外科の立場から．日老医誌 39:127–140, 2002
2) 木村 理：高齢者の胆膵疾患—剖検例の検索からわかったこと．日老医誌 37:873–877, 2000
3) 木村 理：高齢者における手術の適否 改訂版．健康長寿診療ハンドブック，pp138–139, 日本老年医学会, 2019
4) Kimura W: Use of a Feeding tube to Manage Anastomic Stenosis after Upper Gastrointestinal. *Yamagata Medical Journal* 34:33–36, 2016
5) 平井一郎，他：膵頭十二指腸切除術後の脂肪肝．肝胆膵画像 10:71–76, 2008

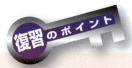

- 高齢者の外科治療では，高齢者個々の患者の状態を把握し，手術と周術期管理を考える．呼吸管理は特に重要である．
- 術前の心構えとして「厳しい手術を受けるのだ」という認識を患者にもたせ，病気と闘う強い意志・姿勢を示させることが必要である．

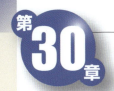

第30章 高齢者のがん治療

学習目標
- がん治療における高齢者の考え方が説明できる.
- 平均余命, 老年症候群, フレイルが説明できる.
- 高齢者総合機能評価が説明できる.
- 高齢がん患者の治療ステップが説明できる.

A がん治療における高齢者の考え方

2022年簡易生命表によると, 男性の平均寿命は81.05年, 女性の平均寿命は87.09年である. 日本老年学会・日本老年医学会によれば, 65~74歳は准高齢者・准高齢期(pre-old), 75~89歳が高齢者・高齢期(old), 90歳~が超高齢者・超高齢期(oldest-old, super-old)と定義される[1]. 暦年齢を参考に全身状態を評価して診断や治療方針を提案することになるが, 実臨床では暦年齢が高齢であることのみを理由に不適切に治療の強度を下げる過少治療(under treatment)や, 化学療法のリスクを考慮せずに若年者と同様の治療を実施する過剰治療(over treatment)が行われているケースが少なくないと予想される.

高齢者の診療の際には, 寿命が長かった高齢者の順に上位25パーセンタイル(第一四分位), 50パーセンタイル(中央値・第二四分位), 75%パーセンタイル(第三四分位)であった方の余命を男女別に示した年齢別平均余命を確認する必要がある(▶表30-1). 全身状態と余命が関連するため, それぞれ, 全身状態のよい人, 普通の人, 悪い人のおおよその余命と考えることができる. たとえば85歳の女性高齢者で第一四分位の場合, 平均

▶表30-1 年齢別平均余命

男性

年齢	第一四分位	中央値	第三四分位
70歳	20.4	15.1	9.4
75歳	16.0	11.2	6.4
80歳	12.1	7.9	4.2
85歳	8.7	5.3	2.6
90歳	6.1	3.5	1.6
95歳	4.2	2.3	1.0

女性

年齢	第一四分位	中央値	第三四分位
70歳	25.0	20.2	14.4
75歳	20.3	15.6	10.4
80歳	15.7	11.4	7.0
85歳	11.5	7.8	4.2
90歳	8.0	4.9	2.4
95歳	5.3	3.0	1.4

第一四分位:比較的健康な高齢者, 中央値:平均的な高齢者, 第三四分位:状態の悪い高齢者
〔Iwamoto M, et al: Estimated life expectancy and risk of death from cancer by quartiles in the older Japanese population: 2010 vital statistics. *Cancer Epidemiol* 38:511-514, 2014 より〕

余命は 11.5 年と見込まれるが，第三四分位の場合は 4.2 年となる．

高齢者では，臓器機能障害や併存症を有している割合が高く，多剤内服も多い．このような加齢に伴い高齢者に認められる症状・症候を老年症候群（▶表 30-2）といい〔第 12 章（➡ 92 ページ）も参照のこと〕，多職種による評価と介入が必要となる[2]．適切な老年症候群の診断と管理のためには，入院前に各併存症の管理状態を確認し，薬剤師による薬物管理，入院中に生じうる老年症候群の現状把握とリスク評価の目的で「高齢者総合機能評価」を実施して，問題がある場合には老年科専門医を中心とした多職種による介入を行うことが望まれる．多剤内服，せん妄，転倒，誤嚥，認知機能低下，併存疾患の増悪は入院の長期化や急速な ADL（activities of daily living）の低下に結びつく．

高齢のがん患者におけるフレイルは，治療方針の決定において重要な要素となる．がん患者においては 25〜50％ にフレイルを有しており，一般の高齢者に比して有病率が高い．がん患者ではがん悪液質によって，フレイル，サルコペニアをさらに増悪させる．高齢がん患者では早期にフレイルを抽出し，個別に多職種による介入方法を検討することが重要である．

B 高齢がん患者の治療ステップ（▶図 30-1）

第 1 段階はがんの組織型，病期の決定と，標準的な治療方法の理解である．第 2 段階で，患者自身の疾患理解，治療に対する希望の確認が重要となる．社会的背景，治療支援者の有無は通院治療や副作用管理などに大きく関与する．また，表 30-1 を用いて平均余命を推定する．第 3 段階として，老年症候群の評価と，高齢者総合機能評価（geriatric assessment; GA）を実施する．得られた評価結果を多職種で吟味し，第 4 段階となる患者の脆弱な項目（フレイル）への介入を多職種で実施する．最終段階は実際の治療法の選択と，有害事象の管理となる．

▶表 30-2　老年症候群

- 視覚機能障害
- 聴覚機能障害
- 骨粗鬆症
- 歩行障害
- 転倒
- 尿失禁
- 褥瘡
- 抑うつ
- 認知機能障害
- 栄養障害
- 摂食・嚥下機能障害
- めまい
- 睡眠障害
- フレイル
- 呼吸機能障害
- 心機能障害
- 腎機能障害

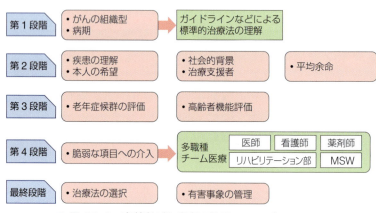

▶図 30-1　高齢者がん患者の治療ステップ

C 高齢がん患者における機能評価

高齢者総合機能評価は疾患の評価に加え，身体機能，認知機能，気分・幸福度，社会・家庭環境などを確立した一定の評価手技に則って測定，評価する方法である[3, 4]．加齢に伴う医学的な機能変化や，社会的背景，認知機能を含む包括的評価を行い，リスクを同定し，結果をもとに各個人の程度に応じた支援・援助を行うことで，生命予後の改善が報告されている．

高齢がん患者に対して推奨されている評価ツールを表30-3に示す[5]．身体機能について手段的日常生活動作（IADL），転倒について過去半年間での転倒回数についての質問，併存症について詳細な病歴聴取またはチャールソン併存疾患指数（Charlson comorbidity index; CCI）などの評価ツール，認知機能スクリーニングとして Mini-Cog，精神状態，うつの評価として GDS（geriatric depression scale），栄養状態の評価として体重減少や BMI（body mass index）が推奨されている．G8/VES-13 といったスクリーニングツールを用いた予後予測も推奨されている．

CGA7 は，Barthel Index，HDS-R，Vitality Index，GDS15 の全 40 項目から抽出された 7 つの質問で構成されている〔第 8 章の表 8-7（➡ 68 ページ）参照〕．項目数が少なく，5 分以内で測定可能であり，専門的な知識は必要ないため，医師以外の職種も行うことができる．2008 年に機能評価加算が算定可能となっている．

D 細胞傷害性抗がん薬による化学療法のリスク評価

化学療法のリスクについては，Hurria らによる CARG スコア（▶ 表30-4）[6, 7]，Extermann らによる CRASH スコア[8] がよく知られている．

▶ 表 30-3　推奨される高齢者総合機能評価

身体機能	instrumental activities of daily living（IADL）
転倒	「過去 6 か月間で何回転倒しましたか？」
併存症	● 詳細な病歴聴取，または ● Charlson comorbidity index（CCI） ● cumulative illness rating scale（CIRS）
認知機能	● Mini-Cog ● blessed orientation memory concentration test
精神状態	geriatric depression scale（GDS）
栄養状態	● 10% 以上の体重減少，または ● BMI $< 21\,\mathrm{kg/m^2}$
有害事象予測ツール	● CARG スコア ● CRASH スコア
予後予測ツール	● G8（1 年死亡率，3 年死亡率） ● VES-13（死亡率，有害事象，身体機能の低下）

CARG スコアは，性別，年齢，身長，体重，レジメンの強度，ヘモグロビン値，血清クレアチニンクリアランス，難聴の有無，転倒の有無などを入力すると，CTCAE（common terminology criteria for adverse events）grade 3 以上の有害事象出現のリスクが % で表示され，6 段階に分類される．CRASH スコアはレジメンの強度，血圧，IADL，LDH，PS，認知機能および栄養状態を入力すると，総合・血液毒性・非血液毒性に分けて，それぞれ 6 段階でリスクが表示される．

いずれのツールも細胞傷害性抗がん薬に伴う重篤な有害事象のリスクをアセスメントするもので，インターネット環境下であれば簡単にアクセスでき，誰でも使用が可能である．

E がん治療とリハビリテーション

がんリハビリテーションも予防的，回復的，維持的，緩和的の 4 段階に分かれる．予防的リハビリテーションでは，本章の A 項（➡ 309 ページ），B 項（➡ 310 ページ）で述べたように，治療開始前に治療に備えた体力づくりを目的とする．回復的リハ

▶表 30–4　CARG スコア

項目	リスク因子	スコア
年齢	≧ 72	2
	< 72	0
がんの種類	消化器または泌尿器がん	2
	それ以外	0
薬物の量	標準量	2
	減量	0
レジメンの種類	多剤併用	2
	単剤	0
ヘモグロビン(g/dL)	< 11(男性)，< 10(女性)	3
	それ以外	0
クレアチニンクリアランス(mL/分)	< 34	3
	≧ 34	0
聴力	普通，悪い，全聾	2
	とてもよい，よい	0
過去 6 か月間の転倒回数	≧ 1	3
	0	0
内服の介助	必要とする	1
	必要としない	0
100 m ほどの歩行	いくらか難しい，難しい	2
	難しくない	0
過去 1 か月間，身体機能や精神状態による社会活動の妨げ	いくらかあった，大いにあった	1
	まったくない	0

Grade3 以上の有害事象リスク
- 低リスク(0〜5 点)：30％
- 中等度リスク(6〜9 点)：50％
- 高リスク(10 点以上)：80％

〔Hurria A, et al: Validation of a prediction tool for chemotherapy toxicity in older adults with cancer. *J Clin Oncol* 34:2366–2371, 2016 より〕

ビリテーションでは，治療によって低下した身体機能を治療前の状態にまで改善させることを目指す．しかしながら，がんは再発や転移をおこすことが少なくない．この時期はがんの治癒が目指せない病期，すなわちがん進行期にあたり，患者はがんと共存しながら治療を継続的に受けていくことになる．

この段階で大切なことはがんの進行や治療に伴う症状をうまくコントロールすることによって患者がなるべく自立した，満足度の高い生活を目指すことにある．手術，薬物治療，放射線治療を組み合わせてがんの病勢をコントロールしていくことが多いが，どうしても経時的にはがんが進行したり，がん治療に伴う症状が出現したりして身体機能は低下していく．その場合でも ADL および QOL は維持できるように，補助具や装具を用いて低下した身体機能の代償を目的とする維持的リハビリテーションを行う．たとえば，下肢筋力が低下し歩行が困難となった場合の杖や歩行器の使用などがそれにあたる．

そして治療によるがんの制御が困難となれば，さらにがんの増大を招き身体機能障害が進行する．この時期は緩和的リハビリテーションと呼ばれ，機能を代償しても ADL が保てなくなってしまうが，患者の意思になるべく寄り添い，疼痛や倦怠感などの症状をなるべく緩和させることで QOL を維持することに主眼をおく．がん進行期のリハビリテーションでは運動耐容能や身体機能の改善がみられ，倦怠感や QOL の改善も期待できるが，この時期の病状は個々の患者で異なるため，過度な負担とならないよう注意する必要がある．

2020 年度の診療報酬改定によりがん種を問わず，手術，薬物治療，放射線治療，あるいは造血幹細胞移植を受ける患者はがんリハビリテーションの保険適用となったが，入院中に限られるという制限がある．

F　理学・作業療法との関連事項

がんリハビリテーションの基本的な考え方は前項に述べたとおりで，エビデンスに基づいたリハビリテーションの詳細は，日本リハビリテーション医学会の「がんのリハビリテーション診療ガイドライン 第 2 版」を参照されたい．

たとえば，根治治療が望めない進行がん患者で

も運動療法が推奨されるか？　という臨床的な疑問に対しては，運動療法を行った場合は身体的機能やQOLの改善が認められ，効果は大きいとされた．一方で，進行がん患者では全身状態の急激な変動がみられることがあり，患者の価値観や多様な意向に沿った実施が重要とされている．

療法士の視点から

がんはさまざまな臓器障害を生じることやメンタルヘルスへの悪影響もあることから，生じる問題は個々で異なり，ナラティブアプローチが求められる．一方で，がん悪液質への対策は重要であり，栄養状態や骨格筋量の維持・改善にその主眼をおくべき状況も多い．

保険診療の対象は現時点で入院中のリハビリテーションのみであるが，予防的または維持的な時期における外来での理学・作業療法士の介入も重要であることが報告されており，今後の動向を注視すべきである．

●引用文献
1) 高齢者の定義と区分に関する，日本老年学会・日本老年医学会　高齢者に関する定義検討ワーキンググループからの提言
https://www.jpn-geriat-soc.or.jp/proposal/pdf/definition_01.pdf（2024年10月アクセス）
2) Fagard K, et al: The impact of frailty on postoperative outcomes in individuals aged 65 and over undergoing elective surgery for colorectal cancer: A systematic review. *J Geriatr Oncol* 7:479–491, 2016
3) 鳥羽研二：高齢者総合的機能評価ガイドライン．厚生科学研究所，2003
4) 滝口裕一，他：高齢者がん治療エビデンス&プラクティス．南江堂，2021
5) Mohile SG, et al: Practical assessment and management of vulnerabilities in older patients receiving chemotherapy: ASCO guideline for geriatric oncology. *J Clin Oncol* 36:2326–2347, 2018
6) 高齢者のための化学療法毒性予測ツール
https://www.mycarg.org/?page_id=2405
（2024年10月アクセス）
7) Hurria A, et al: Predicting chemotherapy toxicity in older adults with cancer: A prospective multicenter study. *J Clin Oncol* 29:3457–3465, 2011
8) Extermann M, et al: Predicting the risk of chemotherapy toxicity in older patients: The Chemotherapy Risk Assessment Scale for High-Age Patients (CRASH) score. *Cancer* 118:3377–3386, 2012

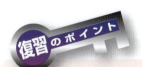

- 加齢に伴い高齢者に認められる症状・症候を「老年症候群」といい，多職種による評価が必要となる．
- 高齢者総合機能評価を実施し，患者の脆弱な項目（フレイル）への介入を多職種で実施する．
- 細胞傷害性抗がん薬による化学療法のリスク評価の方法を理解しておくことが重要である．
- がんのリハビリテーションは，身体的，精神的，社会的にQOLを向上し，高齢者のがん治療において重要な役割を果たす．

第31章 東洋医学からのアプローチ

学習目標
- 鍼灸について概略を学ぶ.
- 漢方について概略を学ぶ.
- 東洋医学に関する国の制度を理解する.

A 東洋医学とは

東洋医学とは，東洋を起源とする伝統医学（▶表 31-1）の総称である．一般的に，東洋は西洋の対立概念として用いられる言葉であり，指し示す範囲はその文脈によって異なってくる．また地政学的にも，トルコから東のアジア全域，イスラム社会の中東を除いた東南アジアから東の地域，あるいは中国・韓国・日本などの極東地域など，東洋が指す範囲は多様である．そのため，東洋医学に含まれる範囲も一様ではない．

現在の日本においては，経穴（一般的に「ツボ」と呼ばれる）などを鍼や灸で刺激する物理療法である鍼灸と，古典医学書に基づく薬物療法である漢方の両者を合わせて，東洋医学と呼ぶことが一般的である．

本章では，鍼灸と漢方に焦点を当て，科学的根拠（エビデンス）の有無，使用上の一般的な注意事項，健康保険制度との関係について解説する.

B 鍼灸

a 鍼灸とは

鍼灸は，一般に「はり・きゅう」あるいは「しんきゅう」と呼ばれる（▶図 31-1）.

鍼治療では，きわめて細いステンレス製の鍼（長さ約 40～80 mm，太さ直径 0.17～0.33 mm）を経穴に刺入し，一定の刺激（鍼を上下，回旋，振動させる）を加えてすぐに抜く方法（単刺術）と，10～15 分間置いておく方法（置鍼術）とがある．また，刺入した鍼に微弱な低周波パルス通電を行う方法（鍼通電）もある.

灸治療では，艾を用いて経穴に熱刺激を加える．艾を直接皮膚の上に乗せて着火させる場合（直接灸）と，艾と皮膚の間を空けて行う場合（間接灸）とがある．直接灸の艾の大きさは糸状・米粒大のものから小指大のものまである．直接灸では，皮膚に水疱ができたり灸痕（治療の跡として残った部分）が残ったりすることがある．間接灸は艾と皮膚の間に空間をつくったり，味噌や薄くスライスしたショウガ・ニンニクなどの熱の緩衝材を入れたりすることで熱刺激を抑えた方法である．そのほかにも，刺入した鍼の先端（頭）に艾を

▶表 31-1　伝統医学の種類

代表的な伝統医学	派生した伝統医学
中国伝統医学	韓医学（韓国），漢方医学（日本）
インド伝統医学（アーユルヴェーダ）	タイ医学，インドネシア伝統医学，チベット医学
ユナニ医学（アラブ・イスラム伝統医学）	ギリシャ医学，エジプト医学，ペルシャ医学

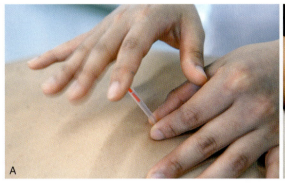 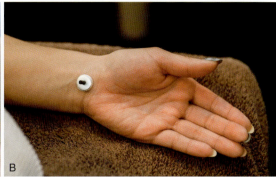

▶図31-1　鍼灸
A：鍼の例：毫鍼，B：灸の例：台座灸．

取り付けて点火する灸頭鍼などもある．

経穴に関しては，1989年に世界保健機関（WHO）が名称を361に統一し，2006年には経穴の部位についても国際的に統一された．経穴の多くは，筋肉の間，関節や骨の陥凹部，動脈の拍動部や分岐部，神経線維や血管が密集しているところなどに存在している．

b 科学的根拠

鍼灸治療の効果を検証した臨床試験の報告は近年急増している．参考までに米国国立医学図書館が運営している PubMed（https://pubmed.ncbi.nlm.nih.gov）にてランダム化比較試験の報告数を検索すると，2024年6月15日時点で，鍼治療（acupuncture）が5,881報，灸治療（moxibustion）が1,463報となっている．しかし，鍼治療で用いる鍼の太さや経穴の選定が，海外と日本では異なるケースがあることを考慮すると，日本で実施された臨床試験の結果を参照することが望ましい．

その点を考慮してランダム化比較試験の報告を網羅的に収載したデータベースとして，厚生労働省「『統合医療』に係る情報発信等推進事業」にて作成された「統合医療」情報発信サイト eJIM（https://www.ejim.ncgg.go.jp/）がある（▶図31-2）．当該サイトでは，全日本鍼灸学会の協力のもと，日本人を対象にしたランダム

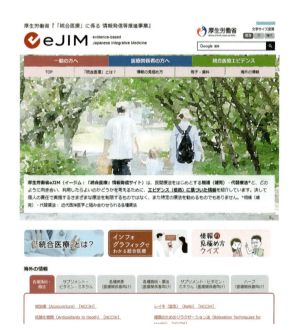

▶図31-2　厚生労働省 eJIM（「統合医療」情報発信サイト）

化比較試験に関する構造化抄録がとりまとめられている（https://www.ejim.ncgg.go.jp/doc/doc_e01.html）．具体的には，頸部痛，肩こり，腰痛，膝関節痛，下肢痛，坐骨神経痛，リウマチ症状（疼痛）などの筋骨格系疾患のほか，パーキンソン病，眼精疲労，COPD，術後疼痛など，さまざまな症状・疾患に対して有効性が示されている．ただし，報告によって同じ症状でも介入の方法（単

▶表 31-2　鍼灸治療による主な副作用

全身性のもの	局所性のもの （鍼治療）	局所性のもの （灸治療）
●疲労感・倦怠感 ●眠気 ●主訴の一時的悪化 ●めまい・ふらつき ●気分不良 ●頭痛	●微量の出血 ●刺鍼時痛 ●皮下出血 ●施術後の刺鍼部痛 ●皮下血腫	●水疱 ●熱傷

▶表 31-3　鍼灸治療の主な保険適用疾患

疾患名	具体的症状
神経痛	坐骨神経痛など
リウマチ	急性・慢性で各関節が腫れて痛むもの
頸腕症候群	頸から肩，腕にかけてしびれや痛むもの
五十肩	肩の関節が痛く挙がらないもの
腰痛症	急性・慢性の腰痛
頸椎捻挫後遺症	頸の外傷，むちうち症など

刺術・置鍼術・鍼通電）や介入期間，経穴の部位などが異なるため，実臨床に応用する際には，その点をふまえておかなければならない．

c 使用上の注意事項

鍼灸治療にも稀ではあるが副作用があることを忘れてはならない．主な副作用を**表 31-2** に示す．また，凝固異常，白血球数減少を呈している患者は鍼治療を避ける，腫瘍・潰瘍・浮腫などのある局所に鍼治療を行わないなど，禁忌事項にも留意を要する．

d 健康保険制度関連事項

鍼灸治療は健康保険で受けることができる．保険適用疾患を**表 31-3** に示す．なお，保険診療で治療を受けるにあたっては，あらかじめ医師の発行した同意書または診断書が必要となる．また，保険医療機関（病院，診療所など）で同じ対象疾患の治療を受けている間は，鍼・灸施術を受けても保険の対象にならないので，患者への説明の際には注意をはらう必要がある．

C 漢方

a 漢方とは

漢方医学は，中国を起源とする日本独自の伝統医学である．中国から直接あるいは朝鮮半島を経由して日本に伝来し，その後，日本独自の発展を遂げており，現在は，中国の中医学，韓国の韓医学とは異なる医学体系を形成している．そのため用いられる薬物も，中国では「中薬」，韓国では「韓薬」，日本では「漢方薬」と呼ばれ区別されている．

漢方の言葉の由来は，江戸時代にオランダから伝来した医学を「蘭方」と呼ぶようになったことから，当時の日本の医学の主体をなしていた医学を「漢方（中国の漢に由来）」と呼ぶようになったのが始まりとされている．

日本では，漢方製剤として厚生労働省によって医薬品として承認されており，保険適用が認められている医療用漢方製剤と，薬局で購入できる一般用漢方製剤がある．なお医薬品として製造されているため，原材料の栽培・採取から製造工程に至るまで厳密な管理が行われている．

一方で，漢方製剤の原材料である植物や鉱物などを用いて「漢方」と称して販売されている健康食品などがあるが，これらは医薬品ではない．さらに IT 技術の発達により海外から個人輸入などで容易に「漢方」類似品を入手できるようになっているが，安全性や品質管理は保証されていない．

b 科学的根拠

医薬品としての漢方製剤については効能効果が添付文書に記載されているが，すべてが臨床試験で立証されているわけではない．しかし，近年，ランダム化比較試験にて改めて検証する機運もあり，論文報告も増えてきている．また，一

▶表 31-4　漢方製剤・生薬による主な副作用

漢方製剤・生薬	副作用
漢方製剤	
小柴胡湯	●間質性肺炎(気管支炎, 発熱, 咳, 呼吸困難, チアノーゼなど) ●肝障害(黄疸, 全身倦怠感, 皮疹など) ●膀胱炎様症状 ●偽アルドステロン症(浮腫, 血圧上昇, 低カリウム血症, ミオパチーなど) ●扁平苔癬型皮疹
葛根湯	●偽アルドステロン症(浮腫, 血圧上昇, 低カリウム血症, ミオパチーなど) ●皮疹(瘙痒性出血性丘疹, 紅斑, 微熱)
桂枝茯苓丸	●薬剤性肺炎(発熱, 呼吸困難)
柴胡桂枝湯	●膀胱炎様症状(頻尿, 排尿痛) ●間質性肺炎(咳, 発熱, 息切れ, 肺炎など)
柴苓湯	●膀胱炎様症状(下腹部痛, 頻尿, 排尿痛, 発熱) ●間質性肺炎(咳, 発熱, 息切れ, 肺炎など) ●肝炎(倦怠感, 瘙痒, 発熱)
防風通聖散	●肝障害(黄疸, 倦怠感, 脱力感, 発熱, 食欲不振など)
六君子湯	●間質性肺炎(咳, 息切れ, 倦怠感など感冒様症状)
生薬	
甘草	●偽アルドステロン症(浮腫, 血圧上昇, 低カリウム血症, ミオパチーなど)
山梔子	●長期処方により特発性腸間膜静脈硬化症
大黄	●腹痛, 下痢など
麻黄	●動悸, 血圧上昇など
附子	●動悸, 血圧上昇など

▶表 31-5　漢方製剤・生薬による主な相互作用

漢方製剤・生薬	相互作用
甘草含有漢方製剤	グリチルリチン酸, ループ利尿薬, チアジド系利尿薬
麻黄含有漢方製剤	エフェドリン類含有製剤, モノアミン酸化酵素, 甲状腺製剤, カテコールアミン製剤, キサンチン系製剤
石膏, 牡蠣, 竜骨	ニューキノロン系抗菌薬
大黄, 牡丹皮, 芍薬, 桂皮	鉄剤, 酵素剤

後頭神経痛の症状緩和に対して有効性が示されている.

C 使用上の注意事項

　漢方製剤の原材料は天然のものであることから, 副作用がないと誤解している人が多い現状がある. しかし, 効能効果を有する医薬品であり, 当然副作用もある. また, 他の医薬品との相互作用についても注意を要する. 代表的な漢方製剤および生薬の副作用および相互作用を**表 31-4, 表 31-5**に示す. なお, 複数の漢方製剤が処方されている場合, それらに同一の生薬成分が含まれていると容易に過剰投与となり, 副作用が出現しやすくなるので注意を要する.

d 健康保険制度

　前述のとおり, 漢方製剤には医師が処方する医療用医薬品があり, 2023 年現在, 148 処方が保険適用となっている. また, 医薬品として承認されている一般用漢方製剤(市販薬, OTC 薬など)は294 処方ある.

般社団法人日本東洋医学会の EBM 委員会が, 漢方製剤を用いたランダム化比較試験の構造化抄録集(https://www.jsom.or.jp/medical/ebm/er/index.html)を作成しており, 筋骨格系・結合組織の疾患についても約 20 報がとりまとめられている. 具体的な疾患・症状については, 柴苓湯による関節リウマチの症状緩和, 防已黄耆湯, 修治附子末による変形性膝関節症の症状緩和, 八味地黄丸, 牛車腎気丸, 修治附子末による腰部脊柱管狭窄症の症状緩和, 麻黄附子細辛湯による

D 理学・作業療法との関連事項

　人は加齢に伴い, 機能の低下, 不定愁訴に悩まされる. WHO は, 人々の加齢とともに QOL を高めるため, 健康の維持, 家族や地域社会の営

みへの参加，安心できる社会づくりのためのさまざまな機会を最大限に高めるプロセスとして，active ageing（活動的な高齢化）（→ NOTE 1）を提唱している．

この active ageing を実現するために，理学・作業療法士が担う役割は大きい．職務を遂行していくうえで，患者に提供できる選択肢を増やすことは，医療のプロフェッショナルとして求められる．本章で取り上げた鍼灸・漢方は，臨床試験による科学的根拠も蓄積されてきており，保険診療としても実施できることをふまえ，患者のQOL向上あるいは日常生活活動（activities of daily living; ADL）改善に寄与できる選択肢の1つとしてとらえていただきたい．

療法士の視点から

鍼灸・漢方の利用に関して，リスクマネジメントの観点からみれば，ヒポクラテスの誓いの一文，「I will prescribe regimens for the good of my patients according to my ability and my judgment and never do harm to anyone（自身の能力と判断に従って，患者に利すると思う治療法を選択し，害と知る治療法を決して選択しない）」にある「never do harm」を心がけてほしい．「患者の価値観を尊重する」「患者に寄り添う」ことは重要ではあるが，患者の言いなりになることを意味しているわけではない．医療のプロフェッショナルとして鍼灸，漢方の「harm（害）」についても積極的に情報を収集し，必要に応じて患者に提供することを忘れてはならない．患者が健康被害にあったり，適切なタイミングで治療を受ける機会を失ったりするようなことは絶対に避けなければならない．

> **NOTE**
>
> **1 active ageing（活動的な高齢化）**
>
> 国連の国際高齢者年（1999年），第2回高齢化に関する世界会議（2002年）などで提唱された概念．国際保健機関（WHO）では以下のように定義している．
>
> Active ageing is the process of optimizing opportunities for health, participation and security in order to enhance quality of life as people age—WHO (2002), Active ageing: A policy framework.

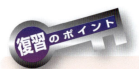

- 鍼灸，漢方は国の制度に組み込まれており，科学的根拠も蓄積されてきている．
- 鍼灸，漢方にも副作用，相互作用などがある．
- 効果が不確実な施術・療法に関するリスクマネジメントを考える．

IV 高齢者をとりまく環境

第32章 老年学からみた高齢者

学習目標
- 老年学を学び，高齢者像のとらえ方について考える．
- サクセスフルエイジングの概念を理解する．
- 高齢者の実像に即したリハビリテーション医療の提供のあり方を考える．

A 老年学とサクセスフルエイジングの理念

わが国は，20世紀後半に，平均寿命の20年延長という驚異的な寿命革命を達成して世界最長寿国となった．さらにこの先20年で，65歳以上の高齢者が人口の36%，75歳以上の人口が21%を占めるという，世界のどの国も経験したことのない超高齢社会を迎える．欧米では，高齢期の前半を人生の"第3期"（third age），後半を"第4期"（fourth age）と呼んでいるが，第4期の人口がわが国だけでなく，いずれの先進国でも急増している．老年学（gerontology）が注目される所以である．

1 老年学の確立

老年学というわが国ではまだ馴染みの薄い学問が学際的科学として確立したのは，さほど遠い過去のことではない．長年，高齢者研究は，医学や生物学など生命科学の分野において，加齢に伴う生理的機能の変化や生活習慣病（当時は"成人病"と呼んだ）の研究を中心として発達した．生理的老化の原因の解明や生活習慣病の克服を目指す研究者の間では，人間の寿命をどこまで延ばすことができるかという共通の関心があった．この目標はある程度達成され，人は長く生きるようになっ

たが，寝たきりの高齢者や，退職後することもなく無為に生きながらえる人も多くなった．

健康寿命（healthy life expectancy）という概念が世界保健機関（WHO）によって提唱された．健康上の問題で日常生活が制限されることなく生活できる期間のことをいう．2023年版高齢社会白書によれば，2016年の日本人の健康寿命は，男性72年，女性75年であるが，性別に平均寿命との比をとると，相対的に女性の健康寿命が短い．これは，骨粗鬆症や認知症など，自立を妨げる疾患が女性高齢者で多いことに起因すると考えられている．

そこで老年学の課題は，寿命を延ばすこと，すなわち量から，生活の質（quality of life; QOL）を高めることへ移行していった．それは同時に，従来の老年学が疾病や障害など高齢期のネガティブな側面に注目したのとは対照的に，高齢期における可能性，つまり，ポジティブな側面に光を当てることでもあった．"サクセスフルエイジング"（➡ NOTE **1**）という理念がこれに大きな貢献をした．

2 サクセスフルエイジングの理念

退職する年齢に達してもなお健康で自立し，社会に貢献することができる．欧米（ことに米国）のプロテスタント文化圏で人間の最も基本的で重要な価値とされる"自立"（independent）をし，"生産

的"(productive)であることを生涯継続する．つまり，中年期を人生の最後まで押し延ばすことをゴールにして，サクセスフルエイジングの研究は進められ，研究成果をふまえて高齢者政策や施策が次々に展開・開発されていった．その結果，食生活改善や運動を奨励する健康教育が多くの高齢者のライフスタイルに変化をもたらし，自立し生産的であることの必要条件である健康保持・増進に寄与した．

リハビリテーション器具や技術の向上と，サービスの普及も，従来であれば生活習慣病に伴う身体的障害のために自立を失っていたであろう高齢者が，再び自立した生活を営むことを可能にした．また，生涯教育プログラムや高齢者ボランティア活動の組織化と拡充は，新しい知識や技術を習得するとともに，社会に貢献し続ける場を高齢者に提供した．

自立の促進はわが国においても高齢者関連施策の1つの柱となっている．国や地方自治体，民間団体による高齢者の自立を促し援助する医療福祉制度やサービスだけでなく，医療技術の進歩や食生活の変化などによる高齢者の身体機能の保持，年金制度の成熟，家電製品や調理食品などによる日常生活の合理化，コンビニエンスストアの普及などが，わが国の高齢者の日常生活における身体的・経済的自立を著しく促進した．

このように，サクセスフルエイジングを理念とする研究や政策は高齢者の可能性を追求し，多くの不可能を可能に転換してきた．さらに，それまで医学，看護学，生物学，経済学，社会学，心理学，社会福祉学，建築学などで個別的に行われてきた高齢者研究を統合する概念枠組みを提供し，学際的科学としての老年学の確立に寄与したのである．

> ### NOTE
>
> #### 1 サクセスフルエイジング (successful aging)
>
> "サクセスフルエイジング"という言葉を米国の医学者である John Rowe（ジョン・ロウ）と社会科学者の Robert Kahn（ロバート・カーン）が 1987 年に学術誌 *Science* に掲載された論文[1]で用いてから，すでに 37 年になる．それまでは高齢者といえば，研究者の関心はもっぱら成人病（現在は生活習慣病）の克服に向いていたが，2 人は高齢者人口の大半を占める健常者に目を向けた．そして，正常なエイジングには"普通"のエイジングと"サクセスフル"なエイジングがあると区別し，単に疾病や障害がない普通のエイジングに対して，サクセスフルエイジングには次の 3 条件を課した．
> ① 病気とそれに付随した障害が生じるリスクが低い．
> ② 高い身体機能と認知機能を維持している．
> ③ 人とのつながりをもち，生産的活動に従事するなど社会に参加していきいきと生活している．
>
>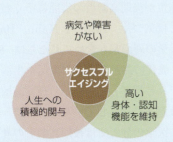
>
> この論文は大きな反響を呼び，全米規模の学際的チームによるサクセスフルエイジング研究にマッカーサー財団が巨額の研究費助成をただちに決定した．その後，10 年にわたる膨大な研究成果に基づいて，Rowe と Kahn は 1998 年に一般人を対象にわかりやすく書いた本『Successful Aging』[2]を出版した．その年のクリスマスプレゼントとしてヒットしたその本は幅広い年齢層の人々に読まれた．その本の中で彼らは，サクセスフルエイジングは遺伝的要因よりむしろ，食生活や運動，知的活動，自己観，人間関係などの生活習慣によって強く影響されることを科学的データによって説明し，読者の1人ひとりがサクセスフルエイジングの可能性を最大化するライフスタイルの選択をするよう奨励した．

B サクセスフルエイジングは幸せをもたらすか？

高齢期においても健康で自立し，社会に貢献できる人間像を前提にするサクセスフルエイジングの理念は，高齢者とは生産活動から退き，体力も気力も減退し，社会から離脱していくという従来の通念を覆してきた．またこの理念は，老年学の発展にも大きな貢献をした．しかし，後期高齢者

が前期高齢者を数においてしのぐ超高齢社会となっても，サクセスフルエイジング理念が政策・施策の，また高齢者自身の生活の指針となりうるかは疑問視されている．

1 SOC モデルにみられる理念

老年学者の間には，ドイツの発達心理学者である Paul Baltes（ポール・ボルテス）と Margaret Baltes（マーガレット・ボルテス）の提唱した SOC（selective optimization with compensation）モデル[3]こそ人生"第4期"を射程に入れたサクセスフルエイジングの理念であると考える人がいる．というのは，SOC モデルは加齢に伴うさまざまな機能の低下を認め，サクセスフルエイジングとは残された機能や資源を最もうまく活用して充実した生活を送ることだと考えるからである．SOC モデルは選択，最適化，補填という互いに関連した3つのプロセスからなる．

①これまでやってきた多くの活動領域のなかから，自分にとって重要で意味のある領域を選び，新たな目標を設けて生活の方向づけをする（選択）．

②選んだ活動領域にまだ残っている機能や資源を集中的に投入して，新たな目標の達成をめざして努力する（最適化）．

③失った機能を他の機能や資源でうまく補って目標の達成を可能にする（補填）．

Baltes はこのモデルを説明する際に，ピアニストの Arthur Rubinstein（アルトゥール・ルビンシュタイン）(1887–1982)の晩年を例にあげた．20世紀の名ピアニストであった Rubinstein は，89歳で引退するまで世界中で精力的に演奏活動を続けた．数多くの作曲家の曲を手がけ，広いレパートリーを誇ったが，高齢に達して身体機能の低下を認識したときにいくつかの曲を選択して，それだけを演奏することにした．そして，選択した曲をそれまでの数倍の時間をかけて練習し，さらに演奏に磨きをかけた．また，テンポの速い部分が以前のようなスピードで弾けなくなったら，音の強弱（アクセント）をつけて演奏した．聴衆はそうした身体機能の低下を補う彼のトリックには気づかず演奏に聴き入った．

たしかに，SOC モデルは後期高齢者をも含むサクセスフルエイジングのあり方を提示している．しかし，地域社会で日ごろから高齢者ケアに携わっている専門家の評価は厳しい．彼らは SOC モデルが加齢による不可避な機能低下を認め，そうした機能低下や喪失に残された機能や資源をうまく活用して適応する方策を示したことは大いに評価する．一方で，これを実行するには絶えず自分の機能変化や資源を査定し，先を見て選択し計画する能力と意欲を必要とする．つまり，SOC は高学歴で，前向きで，周囲のサポートに恵まれた一部の高齢者にはよいモデルかもしれないが，万人向きではないといえる．

2 学術理念と高齢者の実態

地域をみると，SOC モデルに限らず学術の世界で高く評価されている理論や行政府の打ち出す政策・施策が後期高齢者の実態にそぐわないことにしばしば気づく．Rowe や Kahn，Baltes のような老年学の理論家も含めて私たちは，80歳，90歳，100歳代の高齢者の日常生活や生活環境をまだしっかりと把握していない．後期高齢期に関する研究は急速に進展している．ことに，生物学や生理学，医学の分野では後期高齢者の身体器官や機能に関する膨大な科学的データが集積され理解が深まっている．しかし，後期高齢者の心理的側面や行動，生活状況に関する理解は限られている．

たとえば，後期高齢期に多い慢性疾患の影響はかなり理解しているが，大多数の後期高齢者が経験する緩慢な体力の衰えやちょっとした機能喪失の影響については理解していない．わずかな恵まれた例外を除いて，ほとんどの後期高齢者は，たとえ病気はなくても身体機能の低下を経験する．それが虚弱化（フレイル）である．

RoweやKahnが奨励する賢いライフスタイルの選択や個人の努力は，機能低下を後期高齢期まで遅らせることはできても止めることはできない．この年齢になるとスピードやエネルギーが落ちる．起床すると衣服を着て，トイレに行って，歯を磨き，朝食をとるという何十年も毎朝やってきたことをするのに数倍の時間がかかる人も稀ではなくなる．日中にうとうと眠ることが多くなる．以前のように何ごとにも気がまわらず，なりゆきにまかせるようになる．多くの人が配偶者や兄弟，親しい友人を失う．子どもに先立たれる人も少なくない．

むろん，個人差はあるが，こうした後期高齢期の心の状態は60歳，70歳代前半の前期高齢期とは相当異なる．次第に体力が衰え，生あるものの運命のきざしを認識するようになる．それに長い人生経験が加わると，前期高齢期とは随分異なる心理状態にあることは十分予測される．しかし，私たちはそうした後期高齢者の心をしっかり理解していない．彼らの心の状態や行動を説明し，予測する理論もまだ存在しない．また，後期高齢者はなお多くの可能性をもっているが，それについても私たちはよく理解していない．

C 人生"第4期"のサクセスフルエイジング

1987年から，筆者を含む学際的(医学，社会学，心理学，経済学など)な研究者チームでわが国の高齢者の追跡調査を行っている．全国の住民基本台帳から無作為に抽出した60歳以上の中高年者(途中で亡くなった人も含めて)6,000名弱を追跡してきた．1987年の第1次調査から3年ごとに，調査員が同じ対象者の自宅を訪問して約1時間の面接調査を行っている．

面接調査では，心身の健康，経済状態(収入や資産)，家族や友人などとの人間関係に関する質問が中心である．こうした生活主要領域の加齢に

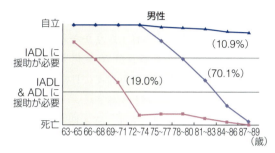
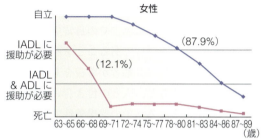

▶図32-1　生活自立度の変化パターン
全国高齢者20年の追跡調査(1987～2006年)($N = 6,000$).
加齢に伴う代表的な変化パターンと，そのパターンに当てはまる割合を示す．
〔秋山弘子：長寿時代の科学と社会の構想．科学，80:59-64, 2010より〕

伴う変化の科学的なデータを蓄積することが，この調査の目的である．健康尺度の1つに日常生活動作(activities of daily living; ADL)の尺度がある．食事，風呂，トイレなどの基本的ADLを人や器具の助けなく自分でできるか，身のまわり品の買い物，電車やバスに乗って出かけること〔手段的日常生活動作(instrumental activities of daily living; IADL)〕が1人でできるか，日常生活における自立度を測定する尺度である．開始から20年間の追跡調査データを分析して，加齢に伴う自立度の変化の代表的パターンを男女別に示した(▶図32-1)．1987年の第1次調査時に60歳だった人は2006年の第7次調査では79歳になっている．男性では，約2割が70歳前に急激に健康を損ない死亡，あるいは，介護の必要な状態になる．1割の男性は80歳，90歳の高齢になっても自立して日常生活ができる機能を維持している．残る約7割の男性は70歳代半ばまでは自立しているが，それから徐々に介助が必要とな

る．一方，女性は9割近くが70歳代前半から少しずつ自立度が低下する様子がうかがえる．端的にいえば，約8割の高齢者が70歳代半ばあたりから心身の健康の低下により徐々に日常生活に支障をきたしていることがわかる．

こうした研究結果は，人生"第4期"のサクセスフルエイジングには，まず，心身機能の低下をできるだけ防ぎ，維持すること，損なった機能をできるだけ取り戻し，これまでの日常生活を継続できることが主要な要件であることを明示している．日常生活の維持は高齢者が尊厳をもって生きることに大きく寄与し，人との付き合いや趣味など生活の楽しみとなる活動の前提条件でもある．

D 理学・作業療法との関連事項

大多数の，ことにわが国の団塊世代以降の高齢者は，心身機能の低下を経験したときに，周囲の人や福祉用具に頼るよりも，まず，衰えた機能の回復・維持を望む．その数は膨大である．2030年には75歳以上の人口は2,000万人以上になる．その8割に心身機能の低下が生じるとすると1,600万人以上である．したがって，サクセスフルエイジングを実現するにはリハビリテーション技術の向上とサービスの普及が急務である．そのためには人材の育成に本腰を入れて取り組まねばならない．日本全国津々浦々で入院，通所，あるいは在宅のリハビリテーションサービスを誰でも必要なだけ受けることができ，もてる機能を最大限に活用して人生を精一杯生き切る人が増えたときに，初めて私たちは長寿を心から喜ぶことができるであろう．

● 療法士の視点から

まずはじめに，理学・作業療法士が高齢社会の要請に応えうる職種になるためには，本章を熟読することがきわめて重要であることを述べておきたい．そのうえで，理学・作業療法士が現場で体験する"臨床の迫力と，求められる見識の広さと深さ"について考えてみよう．

理学・作業療法士は，臨床の場でごく実際的な課題に対応することが多い．その立場から，世の中の変化，個々人によるニーズの相違，地域による事情の違いなどを肌身に感じることのできる職種である．そのようなわれわれであるからこそ，学問的な理論や政策的な事柄を実際の現場に照らして，客観的な意見をもつことができる．そして，得られた知見が適切に発露されれば，理学・作業療法士としてのふるまいがより適切になり，学問的な理論の発展や，政策策定の提言にもつながる．

もちろん，そのためには本章にも示されたような学際的な見識を広め，深める姿勢が大切であることはいうまでもない．臨床経験を世の中に役立つものとすることも，われわれの重要な使命である．

●引用文献
1) Rowe JW, et al: Human aging: Usual and successful. *Science* 237:143–149, 1987
2) Rowe JW, et al: Successful Aging. Pantheon, New York, 1998
3) Baltes PB, et al: Successful Aging: Perspectives from the Behavioral Sciences. Cambridge University Press, New York, 1990

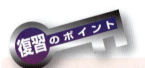

- 老年学が明らかにしてきた後期高齢者についての知見を調べ，まとめてみよう．
- 理念的な高齢者像を学ぶことと，現実の高齢者像に接して理解することについて考察してみよう．

第33章 社会学・経済学からみた高齢社会

学習目標
- 日本における人口ならびに人口構成の変化を把握する.
- 高齢者像の変化について理解する.
- 少子高齢化の社会・経済への影響を理解する.
- 活力のある高齢社会の構築に向け，理学療法士，作業療法士の役割を理解する.

A 日本における人口ならびに人口構成の変化

現在，日本は人口の減少と高齢化の進展に同時に直面しており，それらの傾向は今後も続く．まず，人口の変化をみると，2000年代半ばから人口減少が始まり，今後も減少が続くと推計されている（▶図33-1）.

次に，人口構成の変化を年齢層別にみると，顕著なのは生産年齢人口（20～64歳）の減少である．2020年の約6,730万人から，2050年には約5,150万人まで20％強減少するとされている（出生/死亡中位推計，以下同）.

一方で，65歳以上人口は今後も増加する．2020年から2050年までに，約3,530万人から約3,890万人に約10％増加するとされている．また，その推計によれば，65歳以上人口の増加は2040年代まで続く.

さらに，75歳以上人口をみれば，2020年から2050年までで約1,830万人から約2,430万人まで30％強増加すると推計されている．同様に，その増加は2050年代まで続く.

また，総人口に占める65歳以上人口の割合は，2020年において28％強であるが，2050年には37％を超えると推計されている．75歳以上人口の割合も，2020年において14％強であるが，2050年には23％強に達する.

B 高齢者像の変化

現在では，65歳以上を高齢者と定義することが，世界的には一般的である．その定義は，世界保健機関（WHO）が1965年に示した見解「65歳以上の人口が全人口の7％を超えると高齢化社会（aging society）」まで，さかのぼれるとされる[1].

その後，半世紀を経て，日本における高齢者像は大きく変化した．たとえば，平均寿命の伸びをみると，1965年に男性67.7歳，女性72.9歳であった平均寿命は，2022年には男性81.05歳，女性87.09歳となり，13～14年伸びている（新型コロナウイルス感染拡大の影響で，2020年の数値に比べ男女とも若干低下している）（▶図33-2）.

また，65歳以上の健康状態が改善していることを示すデータも存在する．たとえば，図33-3には，「日常生活に制限のない期間の平均」を示す健康寿命の推移が示されているが，2001年から2019年までの18年間で2～3年延びている（2001年は男性69.4歳，女性72.7歳で，2019年は男性72.7歳，女性75.4歳）[2]．また，平均寿命と健康寿命の差も2010年から2019年にかけて男女と

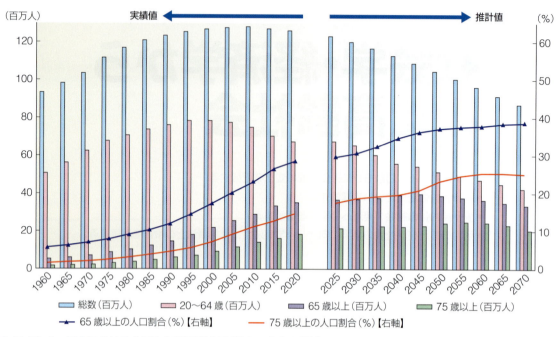

▶図 33-1　日本における人口と年齢層別人口/割合の変化と推計
〔国立社会保障・人口問題研究所：人口統計資料集 2023 年改訂版をもとに著者作成〕

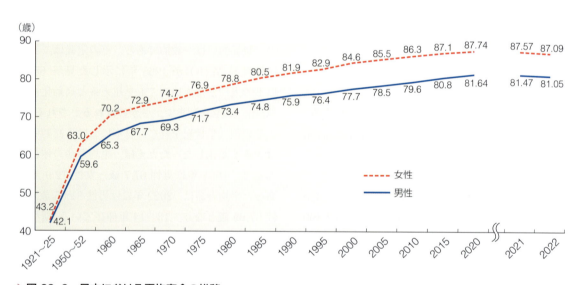

▶図 33-2　日本における平均寿命の推移
〔厚生労働省：第 23 回完全生命表, 2022 および令和 4 年簡易生命表, 2023 をもとに著者作成〕

も低下しており，日常生活に制限のある期間が短くなってきている(ただし，2001 年と比較すると同程度である)[3,4]．

さらに，運動機能も向上している．日本政府は国民の体力・運動能力の現状を明らかにするため，「新体力テスト」を毎年実施している[5]．その合計点の年次推移をみると，75〜79 歳の体力は，10〜20 年間で 5 年若返っている(▶図 33-4)．2022

B 高齢者像の変化 ● 327

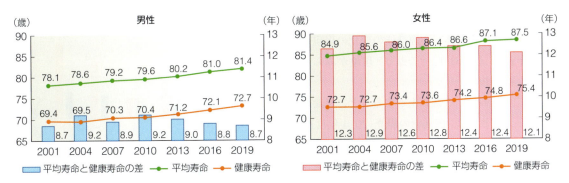

▶図 33-3　平均寿命と健康寿命ならびにそれらの差の推移（男性と女性）
〔厚生労働省「簡易生命表」各年，厚生労働省「健康寿命の令和元年値について」2021 をもとに作成〕

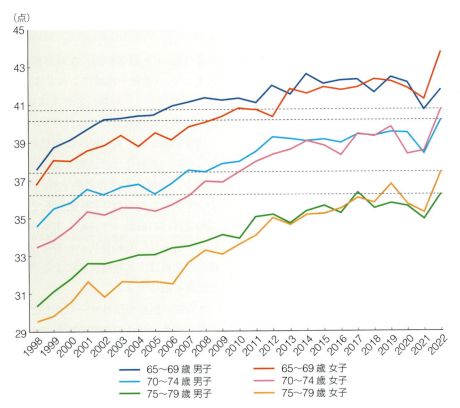

▶図 33-4　運動機能の改善
握力，上体起こし，長座体前屈，開眼片足立ち，10 m 障害物歩行，6 分間歩行の 6 項目で，各項目 10 点を最高として合計する．
〔スポーツ庁：令和 4 年度体力・運動能力調査報告書. 2023 をもとに著者作成〕

年の 75〜79 歳女子の体力の水準は，2010 年ころの 70〜74 歳女子の体力の水準であり，2022 年の 75〜79 歳男子の体力は，2000〜2005 年ころの 70〜74 歳男子の体力に匹敵する．さらに，2022 年の 70〜74 歳女子/男子の体力の水準は，2010 年ころ/2005 年ころの 65〜69 歳女子/男子の体力の水準に匹敵する．

また，日本老年学会・日本老年医学会の報告書[1]

でも,「現在の高齢者においては10〜20年前と比較して加齢に伴う身体・心理機能の変化の出現が5〜10年遅延」しており, "若返り"現象がみられていると指摘した.

加えて,高齢者を65歳以上とすることに異論も出ている. たとえば, 内閣府の調査(2014年度)[6]では, 65歳以上を対象に「高齢者とは何歳以上か」という質問に対して, 60歳以上あるいは65歳以上と回答した割合は合わせても8%に満たなかった. 一方で, 70歳以上とした回答が約29%, 75歳以上としたのが約28%, 80歳以上としたのが18%超に達した. すなわち, 65歳以上を高齢者と考える意見は少数であった.

これらの変化を背景に, 日本老年学会・日本老年医学会は, 「高齢者」の定義を見直し, 75〜89歳を高齢者, 90歳以上を超高齢者(65〜74歳は准高齢者)と呼ぶことを提言している[1].

C 少子高齢化の社会・経済への影響

少子高齢化は社会・経済に大きく影響する. たとえば, 生産年齢人口である若年層の人口減少と, 身体機能が低下する高齢者層の人口増加は, 若年層への負担を増大しかねない.

また, 人口の減少は, 生産力ならびに消費の低下をもたらす. 生産力の面では適切な水準の就業者数の確保のために, 女性活用, 外国人労働者の活用に加え, 元気な高齢者の活用が重要となる. 先述した高齢者像の変化をふまえれば, 個人差はあるものの, 65歳以上になっても, 支えられる側ではなく, むしろ支え手となり生産活動に携わることが十分可能である.

また, 省力化技術の活用も重要である. 省力化投資が進めば, 1人あたりの生産性の向上にも寄与するとともに, 高齢者にとって働きやすい労働環境の整備につながる. 世界的にみれば日本の失業率は低く, 特に15〜24歳の若年層の失業率が

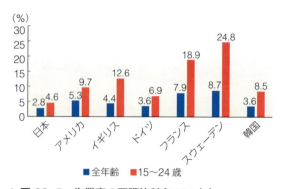

▶図33–5 失業率の国際比較(2021年)
〔労働政策研究・研修機構:データブック国際労働比較2023, 2023をもとに作成〕

顕著に低い(▶図33–5). 生産年齢人口の減少も相まって, (業種や地域によっては)人手不足が指摘されている[7]. 人手不足で失業率が低ければ, 社会が省力化投資を受け入れやすい.

消費の面では, 人口減少は消費の低下をもたらすものの, 高齢化は経済を下支えする効果が期待できる. 金融資産全体の約63%は60歳以上によって保有されており(70歳以上では40%弱)[8], 高齢者向けの商品・サービス市場の拡大が期待される. さらに, 高齢世代から若年世代への資産の移転が進めば, 若年層世代による消費増という波及効果も期待できる.

さらに, 医療や福祉サービスなどの高齢者向けの商品・サービスの市場の拡大によって, 高齢化の進展が若年層の雇用を増やす効果もある. 高齢化の進展とともに, 医療・福祉分野での就業者数が, 今後, 日本における産業のなかで最も増加することが予想されている[9].

D 求められる活力のある高齢化社会の構築

図33–6は, 2060年ころまでの世界における高齢化の進展を各国別に示している. 高齢化で世界の先頭にいる日本は, 有効で効果的な医療・介護

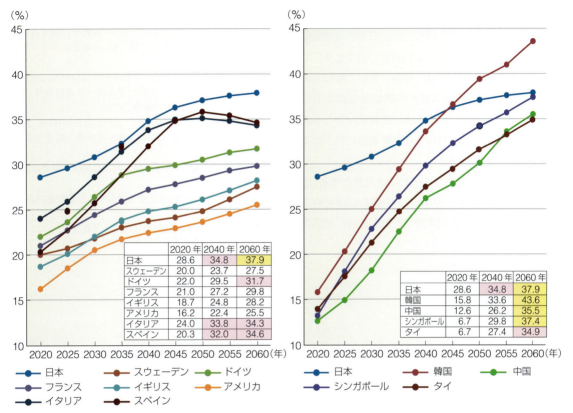

▶図33-6　世界における高齢化の進展(推計値)
UN, World Population Prospects: The 2022 Revision
ただし日本は，2020年までは総務省「国勢調査」，2025年以降は国立社会保障・人口問題研究所「日本の将来推計人口（令和5年推計）」の出生中位・死亡中位仮定による推計結果による．
〔内閣府：令和5年版高齢社会白書．2023より改変〕

ノウハウなどを蓄積して，活力のある高齢化社会を構築することが求められている．高齢者も，仕事やボランティアなどを通じて社会参加することで，健康状態をさらに良好に保つことが期待できる．

また図33-6が示すように，今後日本だけではなく，世界的にも高齢化が加速する[10]．特に，アジア地域での高齢化の進展は顕著で，韓国やシンガポール，中国，タイでは，2060年までに高齢化率が35％程度あるいはそれ以上に達すると推計されている．日本において，蓄積したノウハウを海外に展開することで，世界における高齢化への対応にも貢献しうる．

E 理学・作業療法との関連事項

これまで，日本における人口ならびに人口構成の変化を概観し，高齢者像が変わってきたことを指摘してきた．先述の外部環境変化のなか，理学・作業療法士が果たしうる役割は大きい．なぜなら，支えられる側になる人を支える側にとどめることに貢献できるからである．また，支えられる側の高齢者においても，その自立度を高めることに貢献できる．

療法士の視点から

その人をとりまく環境が変われば、自ずとそこで暮らす人の意識や行動様式は変容するし、逆に人の意識や行動様式の変容は社会の環境をも変えていくものである。さて、人の生活に密接にかかわる理学・作業療法士は、これらの変化を素直に見つめる姿勢を保てているだろうか。

理学・作業療法士は、近視的には自身と他者（患者・利用者・家族など）の相違、俯瞰的には社会の変化とそこで暮らす人の意識や行動の変容に敏感である必要がある。

●引用文献

1) 日本老年学会・日本老年医学会：高齢者に関する定義検討ワーキンググループ報告書. 日本老年学会・日本老年医学会, 2017
2) 厚生労働省：健康寿命の令和元年値について. 2021
3) 厚生労働省：令和4年簡易生命表—参考資料2 主な年齢の平均余命の年次推移. 2023
4) 厚生労働省：第23回生命表（完全生命表）の概況. 2022
5) スポーツ庁：令和4年度体力・運動能力調査報告書. 2023
6) 内閣府：平成26年度高齢者の日常生活に関する意識調査結果. 2015
7) 帝国データバンク「人手不足に対する企業の動向調査」2024年1月
8) 内閣官房：資産所得倍増に関する基礎資料. 2022
9) 厚生労働省：雇用政策研究会報告書. 2019
10) 内閣府：令和5年版高齢社会白書. 2023

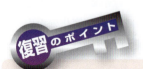

- 日本は、高齢化と人口減の両方に直面していることを理解する。
- 65歳以上は高齢者であり支えられる側である、という認識ではなく、むしろ支える側にもなりうることを理解する。
- 高齢化の経済への影響は、マイナス面のみならずプラス面もあることを理解する。
- 理学・作業療法士は、活力のある高齢社会の構築に向け、重要な役割を果たしうることを理解する。

第34章 高齢者の医療，看護，介護・福祉，保健

学習目標

- 高齢者には，急性期だけでなく亜急性期から慢性期，人生の最終段階の医療やケアが必要であることを理解する．
- 高齢者看護・介護における多様な専門職の役割とチームワークについて学ぶ．
- 老人福祉法，介護保険制度，障害者総合支援法，高齢者医療制度の概要について学ぶ．

A 医療

1 高齢者医療の特徴

a 包括的医療

高齢者の医療は65歳以上を対象として，急性期のみならず亜急性期から慢性期，人生の最終段階の医療・治療を含む．それゆえ，時期に合わせた適切な医療と福祉サービスを提供する必要がある．高齢者における急性期の疾患は，成人の疾患とそれほど変わるものではないが，せん妄などの精神症状を合併することが稀ではない．また，生命の危機を脱したのちには，亜急性期や慢性期の医療やケア（長期ケア）が必要となる．高齢者の疾患の特徴や社会背景を理解したうえでの診断と治療が望まれる．これを包括的医療という．

高齢者では特に，急性期医療を終えたのち，後遺症や合併症を引き起こすと長期ケアが必要となることが多い．そのために，高齢者医療においては社会医学の観点をもって，福祉と連携し，社会資源を提供し活用することが重要となってくる．高齢者医療に携わる者は福祉についての広い知識も求められる．

高齢者のためのチーム医療には，医師だけでなく看護師，理学・作業療法士，言語聴覚士，臨床心理士，栄養士，ソーシャルワーカーの役割が重要である．図34-1に，高齢者医療におけるチーム医療の概念[1]を示した．チーム医療を行ううえで重要なことは，アセスメント方式などの共通言語をもつこと，カンファレンスを定期的に開き，チーム内の意思統一をはかり，それぞれのゴールに向かってよいケアを提供することである．

b 高齢者の疾患の特徴と 必要とされるケア

高齢者の疾患の特徴は，廃用症候群を含む老年症候群とそれに応じた長期ケアが必要なことである．さらに最近では加齢性筋肉減少症（サルコペニア）や虚弱（フレイル）が基礎的にも臨床上の課題になってきており，高齢者医療に携わる者はこれをよく理解する必要がある．老年症候群のなかでも，認知症，筋力低下，拘縮，排泄障害（尿・便失禁），骨粗鬆症，骨折については熟知してほしい〔第12章「高齢者に多い症候と老年症候群」（➡ 92ページ）参照〕．すなわち，高齢者は認知症や尿失禁，骨粗鬆症などをベースに，多臓器にわたる病態をかかえやすく，薬の副作用も出やすい．リハビリテーションも誰でも一様にうまくいくとは限らない．身体のリハビリテーションのみならず，意欲の改善や動機づけを工夫する必要がある．

331

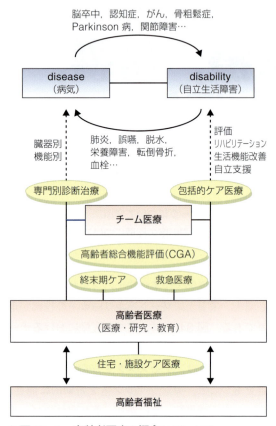

▶図 34-1　高齢者医療の概念(小澤による)

65歳，75歳を超えた人にどんなリハビリテーションが提供できるか，寝たきりの高齢者にどんな医療やケアが提供できるのか，それが課題である．高齢者の精神・心理状態を把握しなければ，よいリハビリテーションはできない．

また，在宅医療や在宅ケアの視点も重要である．長期ケアを在宅で受けるにあたり必要なサービスや医療とは何か，具体的に個々の高齢者の状態に応じたケアプランを立案し，スムーズで効率的なサービスを提供しなければならない．

一方，医療保険の枠の中で病院にとっては入院期間の短縮が課題となっている．特に，"7対1看護"を行っている病院では，入院期間の短縮や在宅復帰率の向上がますます求められている．病院は大きく急性期の病院と慢性期の病院に二分されつつあるが，今後おそらく，多様化され，地域包括ケアという目的のもとに，在宅療養が強化され

てゆくだろう．

高齢者に後遺症や合併症があり，その後も引き続き医療やリハビリテーションが必要な場合には，介護老人保健施設や介護医療院に転院するシステムになっている．しかし現実は，障害のあるまま退院を迫られ，家に帰れば家族が介護負担に耐えつつ家庭介護を行うしかない．介護サービスが提供され，小規模多機能ケアが提供されているとはいえ，介護の社会化が在宅介護をどのように変えていくのか，大きな課題となっている．

C 長寿医療とは

2004年3月，愛知県に「国立長寿医療研究センター」(当時は「国立長寿医療センター」)が開設された．"長寿医療"の定義は何か．長寿医療とは，高齢者を対象とした医療というだけでなく，予防医療や保健・福祉を包括するものであり，単なる寿命の延長ではなく，認知症や寝たきりにならずに健やかで幸せな状態，すなわち個々の高齢者の"健康寿命"を延ばし，生活の質(quality of life; QOL)の向上に寄与する全人的・包括的医療のことである．

これを実現していくためには，"高齢者総合診療システム"の構築，つまり，外来，入院，在宅，介護保険施設を含めた総合的アプローチが求められる．高齢者医療ではアセスメントとチーム医療が必要であるとされていながら，これまでわが国においてこうしたシステムを構築することは困難であった．

(1) 病気の予防

長寿医療では，認知症や骨粗鬆症など高齢者によくみられる病気の予防を行うことが最重要課題となる．

長寿医療を行ううえでの高齢者のアセスメントは，高齢者総合機能評価(comprehensive geriatric assessment; CGA)としてよく知られている．つまり，病気と生活障害に対して総合的に評価することにより共通言語化し，問題解決のためにチームで取り組むことが重要とされている〔第8章「高

（2）在宅医療

高齢者医療において在宅医療の重要性はいうまでもない．超高齢社会に突入するなかで，虚弱高齢者や認知症高齢者といったいわゆる"要介護者"が増加し，急性期医療のほかに，長期ケアの概念が必要となっている．基本的に在宅医療は，病院や医院に通院できなくなったときに必要となる．また，病院の入院期間の短縮化が行われていることから，今後ますます地域包括ケアの重要性が増すことになる．

福祉との連携を前提に，2000年4月，介護保険制度が開始され，現在は，かかりつけ医（在宅主治医）機能，ケアマネジメントの強化が進められている．要介護者のQOL向上という目標のために，かかりつけ医の役割が期待されている〔本章D項「介護保険制度」（➡ 340ページ）を参照〕．

2 高齢者医療の諸課題

a 高齢者在宅医療のストラテジー

わが国では，1989年に制定されたゴールドプラン（高齢者保健福祉推進10か年戦略）をはじめとして，新ゴールドプラン，ゴールドプラン21により，高齢者の療養・介護環境が整備されてきた．市町村には介護保険制度への参画の責任が課され，市町村による介護保険事業計画が非常に重要となっている．在宅医療の重要性が増し，かかりつけ医の機能がますます強化されている．

一方，病院は急性期病院とそれ以外とに二分化されていくなかで，入院期間の短縮が急務となっている．訪問リハビリテーション，通所リハビリテーション（デイケア）の重要性，地域連携・ネットワークの形成の必要性が指摘されている．さらに病診連携や診診連携，福祉サービスや訪問看護ステーションなどとの連携が重要視されている．これまでの"点"による在宅医療ではなく，二次元的な"面"での在宅医療・在宅ケアの支援システムの確立が求められている．

地域医療のストラテジーとしては，まず地域医師会の役割強化，同時にかかりつけ医の機能強化，医療と福祉の連携（地域ネットワーク）があげられる．急性期医療から慢性期医療，さらに老人保健施設，訪問看護ステーションなどの一連の医療福祉サービス，保健・医療・福祉複合体（➡ NOTE 1），人生の最終段階医療についての重要性もいうまでもない．24時間の医療体制の確保など，今後はこれらが有機的に連携をとり，今の医療体制が福祉医療体制へと大きく変革する可能性がある．われわれはこの変化に対応して医療を行う必要があろう．

b 高齢者用介護支援機器や医療機器

情報システムの開発が進むなか，遠隔医療の進歩（血圧，体温，心電図など），テレビ電話やケーブルテレビの利用が検討されている．介護ロボットなどの介護支援機器の開発も並行して重要な課題である．

c 高齢者の人生の最終段階ケア

（1）病院死と在宅死

病院で死を迎えることを病院死という．一方，自宅で死を迎えるのが在宅死である．わが国では1960年代までは在宅死が多かったが，1976年に両者の割合は逆転した（▶ 図 34-2）．これには，1960年代後半から70年代の老人医療費の無料化が大きな影響を与えたといわれる．

一方，医療はとりたてて必要ではないものの介護が必要で，かつ在宅療養が困難な高齢者を受け

NOTE

1 保健・医療・福祉複合体

病院（医療法人など）が介護老人保健施設や訪問看護ステーションなどを一体化して経営することを保健・医療・福祉の複合体という．今後，医療と福祉を包括し，在宅ケアも提供するため，ますます重要な役割を果たすものと思われる．

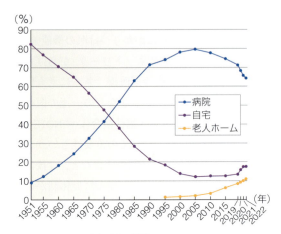

▶図 34-2　死亡場所の推移
〔厚生統計要覧(令和5年度)第1編第2章人口動態より〕

入れる老人ホームなどの施設が不足したため，病院の"老人ホーム化"が進み，その結果，病院死を余儀なくされた．さらに，社会構造の変化も見逃せない．核家族化の進行や，若い世代の都市への流出に伴い，高齢者を自宅で介護することが不可能となった背景がある．独居高齢者や高齢者世帯の増加も病院死が増加した要因の1つである．病院死のほかに選択の余地がなかった時代であったともいえる．現在は，老人ホーム，サービス付き高齢者向け住宅での死亡も増えている．

しかし近年になって，病院死のあり方に疑問の声が上がるようになった．高齢者や患者にとっては，住み慣れた家で，家族に囲まれて最期を迎えることが自然で幸せなのではないかという意見である．現在，在宅死は17％まで増加した．要は，医療者側の都合ではなく，患者が自分らしい最期を迎えることができるかどうかが判断の基準になってきたといえる．

(2) 在宅緩和ケア

在宅緩和ケアとは，治癒を目的とした治療に反応しなくなった患者に対して，在宅で行う積極的で全人的なケアのことである．つまり，人生の最終段階を迎えた患者が，病院での過度の治療に身を任せず，自宅で，自然な形で最期を迎えるための支援である．

在宅緩和ケアの実現には，地域における医療・介護の良質な資源が必要である．人生の最終段階の高齢者が自宅で自らが主役として過ごすには，家族をはじめ，かかりつけ医や訪問看護師の支援が欠かせない．必要なときに医師の協力が得られなければ，入院を選択してしまう場合も多い．サービス提供者間の連携の重要性はいうまでもなく，医療・薬・処置を継続し，患者本人の意思を共有する．そして病院からの退院や急変時の入院など，切れ目のないケアを支える仕組みが必須である（▶図 34-3）．

ケアマネジャーや介護サービスの協力も地域ネットワークに必要であり，在宅緩和ケアは日ごろからの体制整備が重要であろう．患者・家族の希望があり，在宅死が適切な場合であれば，いつでも在宅緩和ケアが提供できる社会が望ましいと思われる．

d 高齢者の医療費

医療費の問題も避けて通れない．65歳以上の高齢者に対して年間約27兆円の医療費が使われている．国民医療費は増加の一途をたどってきたが，特に1961年の国民皆保険制度の達成後はさらに促進され，1965年に1兆円，1978年には10兆円を超え，2021年では45兆円を超えている．

この増加の要因として，人口の高齢化による疾病構造の変化，医療技術の高度化に伴う診療内容の変化があげられる．また，諸制度の充実がはかられるなか，とりわけ高齢者医療無料化，高額療養費制度の導入などにより医療が受けやすくなったこともあげられる．一方，医療費適正化の観点から，老人保健法の整備，健康保険法改正による被保険者一部負担の導入(1984年10月)，退職者医療制度の創設などが行われてきた．

国民医療費における高齢者層の医療費の状況をみてみよう．歯科診療医療費と薬局調剤医療費を除外した一般診療医療費について，年齢階級別にみると，65歳以上の人の医療費は全体の63.1％を占めていた．一般診療医療費のうち52.0％は入

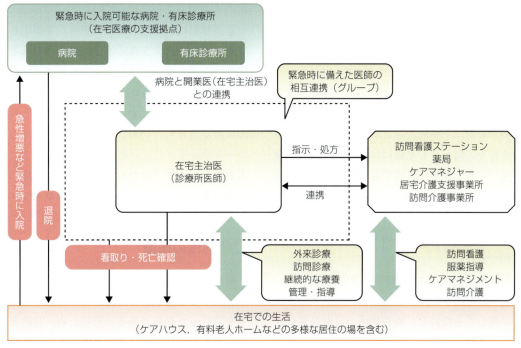

▶図 34-3　高齢者の在宅での生活を支える連携〔厚生労働省資料より〕

院患者に投入されたものであるが，65歳以上群になると58.3%が入院分であった．

傷病分類別には，高齢になるにつれ増えてくる循環器系疾患の占める割合が最も大きい．65歳以上群の入院外，すなわち在宅で外来診療を受けている高齢者の医療費についてみると，脳血管疾患など循環器系の疾患と筋骨格系疾患が著しく多くなっている．

一方，国民1人あたりの医療費は，平成元年で16万円であったが，2021年には35.9万円になっている．これは都道府県別にみると差があり，北海道と西日本で高く，東日本で低い傾向がある．この地域差に寄与する要因が分析されており，高齢化が進んでいる地域，特に入院の頻度が多く入院期間が長い地域で医療費が高くなると考えられている．

e 高齢者医療施設

高齢者における医療・介護施設の重要性はいうまでもない．

現在の高齢者の入院・入所施設は，急性期では先端医療病院，総合病院，慢性期では回復期リハビリテーション病院，安定期では介護医療院，介護老人保健施設，介護老人福祉施設である．認知症高齢者の居住施設は，グループホームや小規模居宅介護，サービス付き高齢者住宅が主流になっていくであろう．

在宅介護が困難な場合，施設が患者にとっての生活の場という位置づけとなるが，医療提供に関してもよい環境を整備する必要がある．また今後，施設にはバリアフリーからユニバーサルデザインの導入が重要となるであろう．高齢者も障害者も健常者も，快適に共生できる環境が求められる．高齢者に使いやすく，高齢者にやさしい物づくりが必要である．

B 看護

1 高齢者看護

高齢者看護は，高齢者を対象に健康や生活上の援助を行う．施設でも家庭においても高齢者の自立を助けることが第一目的である．寝たきり高齢者や認知症高齢者も対象とし，認知症や尿失禁，転倒，せん妄など高齢者に特徴的な症状や病気に対応した看護，そして人生の最終段階のケアを行うものである．

また高齢者看護では，高齢者の身体的・精神的・社会的特性を踏まえ，加齢に伴う機能低下や疾病予防に関しても援助し，異常状態の早期発見を行うことが求められる．

超高齢社会においては，入院期間の短縮，急性期病院の機能強化などの変化が予測され，慢性期疾患を扱う病院は介護保険施設へと移行する事態も考えられる．高齢者医療において看護の重要性はいうまでもない．看護師は長時間，患者と身近に接するため，高齢患者の情報収集，心理状態や病状の微妙な変化の把握など，医師よりも患者のことをわかっている．したがって，ケアと同様に，高齢者看護でも看護の標準化が急務となるであろう．

a 看護と介護の連携

看護の役割についての1つの考え方として，医療ニーズが高く生命の危険に直結するような状態であれば，看護師が患者の生活援助すべてを行う必要がある．しかし，疾病の状態が安定しているのであれば，介護職がその生活援助を担っても差し支えないだろう．これまでの患者ケアは看護職が専門的に行っていたが，これからは，介護職を含めたケアチームの連携がますます重要となる．すでに特別養護老人ホームや介護老人保健施設，介護医療院では，介護職員が食事，排泄，入浴など

の生活援助業務を行っている．

看護師には，介護職とよいチームを編成し，ケアチームの総合力を高めることが求められる．看護の成り立ちや発展の歴史からすれば，介護は看護の一部であるともいえる．しかし，介護が看護の支配下にあるわけではない．介護はむしろ生活の視点を重視している．介護職は"看護師のよきパートナー"として，ともに高齢者のケアにあたる必要がある．そのためには，両者は看護の実践の場で看護と介護を統合するためのマネジメント能力を身につけていかなければならない．

b 個別性の尊重

個別性を尊重するには，まず個人の歴史と背景を理解する必要がある．高齢者は社会と個人の歴史を背負った存在である．そのため，高齢者のものの考え方や価値観は千差万別である．したがって，高齢者を1つの固定した観念でとらえるのではなく，1人ひとりの個別性を把握し，価値観や生活様式，生活習慣，文化背景を考慮して看護計画を立案し，看護方法を選択しなくてはならない．

c 自尊心の尊重

身体機能や精神機能が衰退して，他人の手を借りるような状態にあっても，自尊心は残っている．この当たり前の事実が忘れられやすいがために，看護する者と高齢患者との間に無用なトラブルが発生することがある．高齢者の自尊心を傷つけて，いら立たせたり，落ち込ませたりすることは避けなければならない．

d 予防的対処の優先

高齢者の看護では，地域包括ケアの目標のために，あらゆる健康レベルにおいて，常に予防的な対処が優先されなくてはならない．予防に勝る治療はない．種々の二次的障害が引き起こされてからでは，もとの状態に復することはきわめて難しい．そのために必要とされる労力は，予防的な実

e 残存機能の活用による日常生活の自立

患者の残存機能が評価されたならば，それを最大限に活用して，自分でできることは自分でやっていくように励ましていくことが大切である．残された機能も使用されなければ，萎縮し枯渇してしまう．最後まで，自らの能力を精一杯使っていくことが，人間としての本来の姿ではないだろうか．

援助をしすぎると，高齢者の機能の向上を妨げ，高齢者の残存機能まで奪ってしまうことになりかねない．高齢者のもっている可能性を信じ，それを探し出す努力をして高齢者の自立を助けることが，高齢者の人間性を尊重することにもつながる．看護師は，常に高齢者の可能性を発見する喜びを感じる姿勢でいることを忘れてはならない．

f 家族の支援

家族は高齢者の健康状態に大きな影響を与える存在である．日常生活が自立している高齢者であっても，家族は精神面での重要な活力源となるし，栄養や清潔の保持の面でも家族に支えられている部分が少なくない．まして，日常生活の遂行に支障をきたしている高齢者の場合，家族に支えられる部分はそれだけ大きくなる．

したがって，高齢者の健康の回復や日常生活の改善を目標に看護を実践していくときは高齢者に直接看護を提供するだけでなく，家族に対して行う教育・支援も看護師の重要な役割である．家族へのかかわりを抜きに高齢者の看護は語れない．家族に対しては，高齢者の世話をしていくのに必要な看護の知識や技術を教育・指導すると同時に，家族の看護・介護負担に対する配慮も欠かせない援助である．

g 多様な専門職の関与

理学・作業療法士，言語聴覚士などのリハビリテーション職種，栄養士，ソーシャルワーカーのそれぞれの役割を熟知し，問題に応じて多職種とかかわりをもっていく必要がある．種々の関連職種とよいチームワークが組めるか否かが高齢者医療を適切に進めるうえできわめて大切である．

h 在宅療養への移行

スムーズに在宅療養に移行するためには，入院中から，退院後の在宅ケアを見通したケアが提供されなければならないが，その際，家族に対する指導・援助がきわめて重要である．退院指導を徹底して行い，さらに訪問診療へと連携させていく必要がある．

ところが，特に高齢患者の場合，入院を要する状態から脱しても自宅への退院が困難なために入院が長期化する，いわゆる社会的入院が問題となっている．

また，治療が終了しても，依然として疾患は完治しないまま，継続した疾病管理を必要とすることがある．なかには鼻腔カテーテルや膀胱留置カテーテルの挿入，酸素吸入などの医療的処置を要するものも少なくない．また，なんらかの機能障害を残し，食事，排泄，入浴などの日常生活活動（activities of daily living; ADL）に援助を要することもある．

2 訪問看護

a 歴史

わが国では 1970 年代後半から，寝たきり高齢者を対象とした訪問看護が行われるようになった．これらは病院や行政のサービスとして提供された．1983 年に老人保健法が施行され，自治体の訪問看護が訪問指導事業として位置づけられた．1991 年には老人保健法が改正され，老人訪問看護制度が創設された．

b 訪問看護師の役割

訪問看護師は，高齢者を世話している家族に対して看護の知識や技術の指導を行い，高齢者の病状の改善をはかるとともに，家族の身体的・精神的負担の軽減をはかりながら在宅ケアの指示をしていく役割を担う者である．また，直接，在宅高齢者の看護・医療処置を行うこともある．

介護保険では在宅介護が重視されており，訪問看護では医師の指示箋のもとに在宅医学管理を行う．かかりつけ医の機能強化（往診から訪問診療そして療養管理指導へ）が重要である．医療，保健，福祉のネットワークが必要であり，看護がその中心的役割を果たす．しかし介護保険制度上，訪問看護の果たす役割は大きいが，そのシステムが十分に整備されているとはいいがたい．少なくとも訪問看護の 24 時間体制は整える必要があろう．また，いつでも入院可能なバックベッドの確保や在宅人生の最終段階医療の推進も重要である．

訪問看護師に託されていることは，バイタルサインのチェックだけではなく，経管栄養や膀胱カテーテル，褥瘡のケア，医療機器の管理，機能訓練，在宅酸素や人工呼吸療法管理など多数ある．ソフトの面では他の職種，他の機関との連絡調整（ケアコーディネーション）が必要であり，疾病を評価し，治療や入院が必要かどうかなどを常に判断する．また継続的に研修を受ける必要もある．

c 介護と福祉

1 介護

介護の担い手は主に家族であるが，介護福祉士やヘルパーもその役割を担っている．介護という概念はもともとは看護に包括されていたが，医療ではない介護を必要とする高齢者の増加により，

介護は徐々に独立し，現在では長期ケアに欠かせないものになっている．もともと介護は施設ケアで発展してきたが，そこでは高齢者の生活を支援することが主たる役割であった．

現在は在宅高齢者への訪問介護も行われており，介護ボランティアなど多様化した介護の担い手が増えている一方で，わが国の家族介護者の 7 割弱は女性である．

地域包括支援センターでは，介護家族に対し，成年後見制度（➡ Advanced Studies ❶）なども含めた相談・助言を行っている．

2 福祉

a 高齢者福祉の概要

（1）老人福祉法

わが国の高齢者福祉は，1963 年の老人福祉法（昭和 38 年法律第 133 号）制定によって積極的な進展を画した．老人福祉法が制定されるまでの高齢者のための施策としては，主として厚生年金保険法や国民年金法の老齢基礎年金と，生活保護法による養老施設への収容保護などがあった．老人福祉法の制定によって，高齢者福祉の向上をはかるための施策が総合的，体系的に推進されることとなった．

（2）高齢者福祉をめぐる議論

高齢者介護保険制度について国民の間で活発な議論が行われ，1996 年 11 月に介護保険法案および関連法案が国会に提出され，介護保険制度は

Advanced Studies

❶成年後見制度

本制度は，本人の判断能力に応じて，「後見」「保佐」「補助」の 3 つの類型がある．家庭裁判所に審判の申立てを行い，家庭裁判所によって，援助者として成年後見人・保佐人・補助人が選ばれる制度である（▶表 34-1）．

また任意後見制度は，本人が契約の締結に必要な判断能力を有している間に，将来，判断能力が不十分となった場合に備え，「誰に」「どのように支援してもらうか」をあらかじめ契約により決めておく制度である．

▶表 34-1 成年後見制度の 3 類型

	対象者	法律行為の実施
後見人	常に判断能力が欠けている状態の方 ①通常は日常の買い物も自分ではできず、誰かに代わってやってもらう必要がある方 ②ごく日常的な事柄(家族の名前や自分の居場所など)がわからなくなっている方	契約などすべてを成年後見人が本人の代わりに実施
保佐人	判断能力が著しく不十分な方 通常は日常の買い物も自分ではできるが、重要な財産行為については、誰かに代わってもらう必要がある方	重要な財産行為は、本人が保佐人の同意のもとに実施
補助人	判断能力が不十分な方 重要な財産行為について、自分でもできるかもしれないが、適切に行うことができるかどうか危惧のある方	家庭裁判所の決定する特定の財産行為は、本人が補助人の同意のもとに実施

▶表 34-2 介護サービスの主な種類

居宅サービス	訪問サービス	訪問介護(ホームヘルプ)
		訪問入浴介護
		訪問看護
		訪問リハビリテーション
		福祉用具の貸与
	通所サービス	通所介護(デイサービス)
		通所リハビリテーション(デイケア)
	短期入所サービス	短期入所生活介護(ショートステイ)
		短期入所療養介護(医療型ショートステイ)
	その他	居宅療養管理指導
		特定福祉用具の販売
		住宅改修費の支給
施設サービス		介護老人福祉施設(特別養護老人ホーム)
		介護老人保健施設
		介護医療院
地域密着型サービス		認知症対応型共同生活介護(グループホーム)

2000 年 4 月から導入された.

そして介護保険は、創設後何度か見直しがなされている。最初に、介護保険は要介護認定やケアマネジメントにおいて、認知症への対応が十分ではなかったため、要介護認定方法の見直しがなされた。その後介護サービスの見直しが検討され、ユニットケアや小規模多機能型居宅介護などの導入がなされた。また介護予防の推進が強く打ち出され、要介護認定方法の見直しも行われると同時に地域包括支援センターの導入、介護予防サービスの導入がはかられた。さらにその後 2025 年を目標に「地域包括ケア」の構築が推進され、サービス付き高齢者住宅の導入など地域で少しでも長く生活できる体制の構築が推進されている。

b 介護保険の現状

介護保険のねらいは高齢者の自立・自立支援や介護の社会化であった。

また、介護保険には医療保険財政の補完的な意味もあった。社会的入院を減少させる目的があったが、現実は施設利用希望者が激増している。

介護サービス(▶表 34-2)の利用者は年々増加

している。2022 年の居宅介護サービス受給者数は 432 万人を超え、施設介護サービス受給者数は 133 万人、うち介護老人福祉施設は 74 万人、介護老人保健施設は 55 万人、介護療養型医療施設(療養病床)が廃止となり、その役割を受け継いだ介護医療院は 7 万人である。

c 介護福祉士

介護福祉士の業務は、「専門的知識及び技術をもって、身体上又は精神上の障害があることにより日常生活を営むのに支障がある者につき心身の状況に応じた介護を行い、並びにその者及びその介護者に対して看護に関する指導を行うことを業とする」(「社会福祉士及び介護福祉士法」第 2 条第 2 項)とされ、国家資格(名称独占資格)である。

地域ではホームヘルパー、老人ホームでは寮母、病院では補助者と呼ばれていた職種は、これまで特別の資格を必要としていなかった。しかし、法

▶表 34-3　訪問介護の主なサービス内容

身体介護	入浴，排泄，食事
生活援助	調理，掃除，洗濯，買い物
巡回看護	1 日 1 回から数回，短時間訪問し，おむつ交換，体位変換，安否確認を行う

制定以降，介護福祉士の資格をもった人たちが増えてきた．

介護福祉士の業務内容は，看護の基本的業務と一部重なっている．これからの高齢者ケアの領域においては，地域や施設を問わず，看護師と介護福祉士の業務の協調や分担が新たな課題となる．また，介護福祉士のキャリアアップを目的として，認定介護福祉士の民間資格があり，今後の介護の質の向上に期待できる．

d ヘルパー（訪問介護員）

ヘルパーは訪問介護を行う専門職として，資格認定が行われている．家事援助，身体援助，介護に関する相談・助言を業務としている．

主な訪問介護のサービス内容を**表 34-3** に示す．ヘルパーは，これらの仕事を通じて高齢者の生活を援助する．また，障害のある高齢者や虚弱な高齢者の生活全般の援助を行いながら，その制限された生活のなかで自立性の拡大をはかったり，生きることの喜びや意義を見出すための支援も行うことが望まれる．訪問介護員は最近では初任者研修を受けることが多くなっている．

D 介護保険制度

介護保険は，超高齢社会への移行に対応した社会改革の 1 つである．福祉・医療・保健の各分野で大きな変革が計画されたが，特に福祉の変革が大きいため，介護保険制度は "福祉のビッグバン" と呼ばれた．

医療と福祉の総合的・包括的なサービスを提供するためには，これらを仲介する手法である介護支援サービス（ケアマネジメント）が重要となってくる．

1 制度の基本的仕組み

a 利用者負担の原則

40 歳以上の国民は，介護保険の保険料として毎月一定の負担が求められる．65 歳以上の高齢者でもこの保険料を納める必要がある．保険料の金額は市区町村により異なる．さらに介護保険により指定されたサービスを受けるごとに収入に応じて 1〜3 割の利用料を支払う．

利用者側の利点として，種々のサービスを価格や質の面で判断し選択できること，サービスが身近にあり利用しやすくなること，ケアマネジャーが相談にのり，かつサービス計画を立ててくれることがあげられる．サービスが十分でないといわれる地域では，規制緩和により，民間がヘルパー事業や介護サービスを提供するようになっている．民間でどうしても十分でなければ，行政が担当する場合もある．

これまでの福祉サービスは，措置制度により行政権限に委ねざるをえない面や，利用者側にも心理的に利用しづらい面があったが，原則的に社会福祉施設の利用は契約制度に移行したといえる．

b 新介護システムの構築

介護保険の一環として，地域における新介護システムの構築が求められる．要介護認定を希望していても自立と認定されたり要支援者に判定された場合は，介護施設に入所することができない．また施設入所者も要介護度が低く出た場合，在宅へ戻らなければならないケースがある．さらに 1 人暮らしで介護者がいない場合や，主たる介護者が仕事をもっている場合などは在宅ケアを継続することが困難である．このような場合の多くは，サービスを利用しながら在宅ケアをなんとか維持するか，軽費老人ホーム（ケアハウス），養護老人ホーム，有料老人ホームに入るしか選択肢はない．

市町村は常に必要な介護保険のサービス量を把握していることが必要で，そうしたサービスを少なくとも3年ごとに評価し直し，介護保険事業計画を立て直して対応する必要がある．

c サービス提供の一元化

介護サービスの窓口は，市町村の福祉課や訪問看護ステーション，地域包括支援センター，居宅介護支援事務所，医療ソーシャルワーカーなどである．必要なサービスが必要なときに必要なだけ提供される仕組みではあるが，高齢者世帯などでは，どこに相談してどのように利用したらよいのかわからないことがある．こうした状況をなくすためには，徹底して福祉医療情報を国民に伝える必要がある．

2 ケアマネジャーの役割

介護支援専門員(ケアマネジャー)は地域のサービスすべての業務を，インフォーマルサービスも含めて理解しておく必要がある．ケアマネジャーは多職種と緊密な連携をとり，チームの調整役としての役割をとる．サービスの効率的利用のためには，介護報酬も理解しておかなければならない．

そのためケアマネジャーは仲間づくりがうまく，社交的で，要介護者や介護者が気軽に相談できるうち明けやすい人が望ましい．

3 要介護認定方法

a 申請と訪問調査

まず高齢者が身体的に虚弱となったり認知症の症状が出てきた時点で，介護が必要となる．このことを要介護状態という．要介護認定を受けるには，かかりつけ医の意見書(➡ 342ページ)をもらい，市町村に申請し，認定を受ける必要がある．高齢者本人や家族，もしくはケアマネジャーが代理で申請をすることができる．申請が受理されると，市町村の職員かケアマネジャーが調査のため自宅を訪問する．

b 審査会による判定

調査結果に基づいて，介護認定審査会はコンピュータ・プログラムによる要介護度の一次判定を行い，最終的に概況調査とかかりつけ医の意見書を参考に二次判定を下す．この判定に従い，市町村は申請者に要介護認定の結果を通知する．

かかりつけ医の意見書は，認知症の診断，病歴，薬物歴，予測される危険な症候など，重要な内容を含んでいるが，記載には医療のほか，福祉や保健の知識も必要とされる．

2004年には「要支援」が「要支援1」と「要支援2」に分かれ，介護予防サービスとして新たに位置づけられた．2009年には，さらに要介護認定の改定がなされ，より精度の高い方式が採用されている．

介護認定審査会の今後の課題としては，委員の研修を深めることである．合議体ごとの判定が異なることも問題になっており，要介護認定二次判定変更事例集を活用したり，共通の事例を検討する研修が行われている．

4 介護支援サービス (▶図34-4)

介護保険は基本理念として在宅ケアを重視しており，介護力の不足を補うサービスを提供することになっているが，どうしても在宅ケアが継続できないときは介護施設への入所を考慮することになる．

a アセスメント

アセスメント(課題分析)とは，高齢者をよりよく幅広く包括的に理解するために使用するチェックリストのことである．

アセスメントの種類には，現在，在宅ケアアセスメントマニュアル，包括的自立支援プログラム(3団体ケアプラン)，日本社会福祉士会方式，日本介護福祉士会方式などがあり，どれを選択して

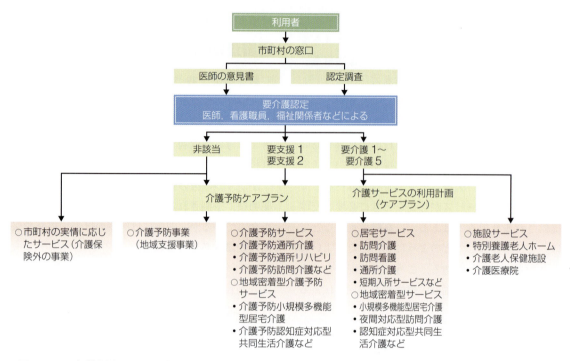

▶図 34-4　介護支援サービス利用の手続き

もよい．

b ケアプラン

　ケアマネジャーは要介護高齢者1人ひとりに応じたサービス内容，経費の内訳と総額，サービス日程を含めたケアプランを立てる．

　立てたケアプランに対して，ケア担当者会議を開き，検討会を行う．この会議には高齢者本人や家族・介護者も参加して意見を反映させることができる．そして，サービスに対して本人か介護者が納得をしたら，同意の署名をもらう．また，サービス提供者は守秘義務を遵守する．

　介護保険の認定を受けて，実際に要介護高齢者がサービスを受け始めたとしても，職員の心ない言葉で傷ついたり，サービスがきちんと受けられないなどのトラブルがおこらないとも限らない．その場合は，市町村の窓口に苦情を記入する書類が置かれているので，それに記入して提出し，解決をはかってもらう．認定が低いなどの問題がある場合は，都道府県に1つずつ設置されている介護保険審査会に届け出ることができる．また，民生委員が利用者から苦情を聞き，国保連合会に伝える方法も用意されている．今後はこれらのサービスが確実に，かつ誠実に提供されているかどうかを調べる監査制度が必要と思われる．

5 主治医（かかりつけ医）の意見書

a 主治医の役割

　かかりつけ医とは，対象者の身体状況のみならず，家族背景や生活，社会背景を理解し，主にその患者の診断や治療を任せうる医師のことをいう．医師と患者は互いに両者の関係を了解しているという前提がある．介護保険の機構上では，かかりつけ医は高齢患者を全人的に理解し，医療上の責任をもつことが課されている．

b 意見書の重要性

市町村は疾病または障害の状況について，かかりつけ医から意見を求める．かかりつけ医がいない場合は，市町村の指示医または当該市町村の職員である医師の診断を受けることになる．寝たきり高齢者や認知症患者のなかには，受診を拒否する人もいて，介護保険の申請さえ困難な場合もあるだろう．したがって市町村やケアマネジャーは，かかりつけ医が存在しないケースなどに対応して，依頼が可能な医師を日ごろから把握しておく必要がある．

申請から介護認定審査会を経て，市町村が認定するまでの期間は 30 日以内と決められている．かかりつけ医の意見書を作成する日数，介護認定審査会の開催日と審査量により 30 日以内に認定できないケースでは理由書を添付する．

一方，かかりつけ医の意見書は申請者にとって介護認定を受けるための非常に重要な書類である．もし意見書が的確に記載されていなければ，介護認定審査会の二次判定の参考にならず，申請者は要介護認定を受ける資格を喪失してしまう．

6 介護予防

介護予防事業の推進のため，筋力トレーニングを中心とする介護予防が行われ，寝たきりの予防（早期リハビリテーション），転倒・骨折の予防（リハビリテーション）が実施されている．市町村事業として介護予防が広く取り上げられており，特に運動器の機能向上の実践と成果が期待される．現在は市町村によって介護予防・日常生活支援総合事業として継続されている．

7 介護保険の課題

わが国の介護保険制度は，市町村が保険者である保険制度と介護支援サービス（ケアマネジメント）とを結合させ，これまでの福祉制度の見直し

を行った．本来のケアマネジメントは在宅における手法であり，施設で用いられるものではないが，介護保険制度における介護支援サービスというときは，広義のケアマネジメントを指し，ケアプランの立案を含む．こうしたケアマネジメントの充実を含め，公平性の確保，地域サービスの拡充，地域ネットワークの確立などがこれからの主な課題である．これらの課題を解決する目的で，2006 年より地域包括支援センターが設置されている（▶図 34-5）．

現在の大きな課題としては，ケアマネジャーの資質の向上とサービスの充実である．制度面では，介護保険料の設定に対する低所得者対策の充実も必要である．また，施設入所希望者が増加し，在宅療養・介護の困難さが明らかになってきている．これが現在の介護保険制度の限界を示している．つまり，介護者の支援も含めた在宅支援こそが鍵となるであろう．

ケアマネジャーの課題としては，在宅ケアにおけるケア担当者会議が開催しづらいこと，適切なケアプランが立てられないことがあげられている．医師との連携も十分でない場合が多く，医師側の壁が高いとの意見もある．契約や情報公開ができていないうえ，急なサービス変更の要請にも対応できない．現任研修の充実もこれからの重要な課題である．

また，認知症介護の課題もある．認知症介護研究研修センターの活動が充実してきてはいるが，さらに高齢者虐待対策の問題も加わってきた．認知症の治療・予防が重要であることはいうまでもないが，なかでも認知症の介護予防が重要である．

今後の介護保険制度運営の課題としては，ケアマネジャーの現任研修の充実，認知症介護の充実，第三者評価などによるサービスの向上に向けた変革が必要である．

8 介護保険制度の展望

介護保険制度は高齢者の亜急性期から慢性期の

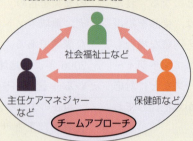

▶図 34–5　地域包括支援センター

長期ケアをカバーするものであり，急性期医療から継続する医療を補完するものである．介護保険制度は5年ごとを目処として見直しされることになっている．

介護システムの構築により21世紀の介護福祉がよい方向に展開していくことを期待する．

E 障害者総合支援法

障害者に関する施策は，2003年4月に身体障害者，知的障害者，障害児に対する「支援費制度」が導入され，従来の措置制度から契約制度へと大きく転換した．

これによりサービス利用者が急増し，国と地方自治体の費用負担だけでは財源確保が困難になった．またサービス提供に関して，これまで身体障害，知的障害，精神障害という障害種別ごとに縦割りで整備が進められてきたことから障害別の格差が生じ，事業体系がわかりづらい状況となった（精神障害者は支援費制度の対象外であった）．さらに，各自治体のサービス提供体制と整備状況が異なり，全国共通のサービス利用ルールもなく地域間格差が存在した．結果的に，働く意欲のある障害者が必ずしもその機会を得られていないという状況もみられた．

こうした制度上の問題を解決し，障害者が地域で安心して暮らせる社会を実現するために「障害者自立支援法」が2006年から施行され，その後，2012年に障害者総合支援法に新しく生まれ変わった．

障害者総合支援法とは，「障害者基本法の基本的な理念にのっとり，身体障害者福祉法，知的障害者福祉法，精神保健及び精神障害者福祉に関する法律，児童福祉法その他障害者及び障害児の福祉に関する法律と相まって，障害者及び障害児が基本的人権を享有する個人としての尊厳にふさわしい日常生活または社会生活を営むことができるよう，必要な障害福祉サービスに係る給付，地域生活支援事業その他の支援を総合的に行い，もって障害者及び障害児の福祉の増進を図るとともに，障害の有無にかかわらず国民が相互に人格と

個性を尊重し安心して暮らすことのできる地域社会の実現に寄与することを目的とする」，とされている．

すなわち障害者総合支援法では，"自立した"の代わりに，"基本的人権を享有する個人としての尊厳にふさわしい"と明記されている．また，障害福祉サービスにかかわる給付に加え，地域生活支援事業による支援を明記し，それらの支援を総合的に行うこととするとされている．

①すべての国民が，障害の有無にかかわらず，等しく基本的人権を享有するかけがえのない個人として尊重されるものであるとの理念に則り，

②すべての国民が，障害の有無によって分け隔てられることなく，相互に人格と個性を尊重し合いながら共生する社会を実現するために，

③可能なかぎりその身近な場所において必要な日常生活または社会生活を営むための支援を受けられることを通して④〜⑥に資する

④社会参加の機会の確保

⑤どこで誰と生活するかについての選択の機会が確保され，地域社会において他の人々と共生することを妨げられないこと

⑥社会的障壁の除去

さらに難病患者などで，症状の変動などにより，身体障害者手帳の取得ができないが一定の障害がある方々に対して，障害福祉サービスを提供できるようになる．

障害福祉サービスは，利用者へ個別給付される"自立支援給付"と呼ばれ，大きく，①介護給付，②訓練等給付，③地域生活支援事業に分けられる．利用者のニーズや障害の程度に応じてサービスの給付体系が再編され，サービスの中身も整理された（▶表34-4）．

障害者総合支援法の改正は2024年に施行された．すなわち，障害者などの希望する生活を支援するために，支援体制の充実，就労支援，さらに精神障害者や難病患者にも医療の充実，療養生活支援の強化が規定された．

▶表34-4　障害者総合支援法による障害福祉サービスのメニュー

介護給付	訪問・通所系	居宅介護（ホームヘルプ）
		重度訪問看護
		行動援護
		同行援護
		重度障害者等包括支援
		児童デイサービス
		短期入所（ショートステイ）
	日中活動	療養介護
		生活介護
	居住支援	障害者支援施設での夜間ケア等（施設入所支援）
		共同生活介護（ケアホーム）
訓練等給付	日中活動	自立訓練（機能訓練・生活訓練）
		就労移行支援
		就労継続支援
	居住支援	宿泊型自立訓練
		共同生活援助（グループホーム）
地域生活支援事業		移動支援

F 高齢者医療制度

高齢者医療制度創設の議論は，老人保健法（1983年）による事業の財政的困難に端を発している．高齢者医療制度は，財政的に適正な医療を安定して提供することを目的に施行された．

課題として，保険料や保険証など保険制度上の問題と，診療報酬上の改変の2つが考えられている．後者については，後期高齢者（75歳以上）が高齢者担当医とよばれる主治医をもつことになっているが，これは高齢者医療を考えるうえで自然なことであるし，在宅医療に対応するにも有利である．検査や薬を一元化し，重複投与を減らせれば有害事象を予防し，適正な医療が可能となるであろう．高齢者医療においては臓器別専門家の限界が古くから認められており，その人全体をみる老年科医こそ重要とされている．

老年科医による総合機能評価〔第8章E項「CGA

の有効性」(➡ 69 ページ)参照)や包括的診療は，入退院前後や在宅医療管理に重要である．しかしながら高齢者医療制度は成立直後からさまざまな批判を受け，保険制度は存続しているものの，内容的には見直しがなされた経緯がある．すなわち高齢者医療制度も見直しに伴い，総合評価加算が創設され，現在も継続している．これは一般病院において，病院の医師または歯科医師が，日本老年医学会または日本医師会が行う高齢者医療研修を受講することが加算取得の要件とされており，病院における総合的評価が重要視され，高齢者医療の質の向上と標準化に大きく貢献している．

G 新しい認知症の施策

厚生労働省は 2013 年度より，認知症施策推進5か年計画「オレンジプラン」を開始した．同計画では，これまでの病院・施設を中心とした認知症ケア施策を，できるかぎり住み慣れた地域で暮らし続けられる在宅中心の認知症施策へシフトすることを目指し，地域で医療や介護，見守りなどの日常生活支援サービスを包括的に提供する体制づくり，いわゆる"地域包括ケア"を目指している．

a 新オレンジプラン

さらに 2015 年 1 月に，新たな戦略の策定にあたっての基本的な考え方が政府により提言された．それが「新オレンジプラン」であり，早期診断・早期対応とともに，医療・介護サービスが有機的に連携し，認知症の容態に応じて切れ目なく提供できる循環型のシステムを構築すること，また認知症高齢者などにやさしい地域づくりに向けて，省庁横断的な総合的な戦略とすること，さらに認知症の方ご本人やそのご家族の視点に立った施策を推進することを目的に策定された（▶ 表 34–5）．以下のような具体的な方策がまとめられている．
①認知症ケアパスの作成
標準的な認知症ケアパス（状態に応じた適切な

▶表 34–5　新オレンジプラン

認知症の人の意思が尊重され，できるかぎり住み慣れた地域のよい環境で自分らしく暮らし続けることができる社会の実現を目指す

厚生労働省が関係府省庁（内閣官房，内閣府，警察庁，金融庁，消費者庁，総務省，法務省，文部科学省，農林水産省，経済産業省，国土交通省）と共同して策定
新プランの対象期間は，団塊の世代が 75 歳以上となる2025（平成 37）年だが，数値目標は介護保険に合わせて2017（平成 29）年度末など

1. 認知症への理解を深めるための普及・啓発の推進
2. 認知症の容態に応じた適時・適切な医療・介護などの提供
3. 若年性認知症施策の強化
4. 認知症の人の介護者への支援
5. 認知症の人を含む高齢者にやさしい地域づくりの推進
6. 認知症の予防法，診断法，治療法，リハビリテーションモデル，介護モデルなどの研究開発の推進
7. 認知症の人やその家族の視点の重視

サービス提供の流れ）の作成・普及をはかり，市町村の介護保険事業計画に反映させる．
②早期診断・早期対応
認知症の早期診断・早期対応を進めるため，かかりつけ医認知症対応力向上研修の受講者累計7.5 万人を目指す．また認知症サポート医養成研修も，累計 1 万人を目指している．
③認知症初期集中支援チームの設置
地域包括支援センターなどに配置し，家庭訪問によりアセスメントや家族支援などを行う．
④早期診断医療機関の整備
認知症の早期診断などを担う医療機関は，約500 か所の整備を目指している．認知症疾患医療センターを含めて，二次医療圏に 1 か所以上とする計画である．
⑤地域ケア会議の普及・定着
地域包括支援センターなどにおいて多職種協働で実施される"地域ケア会議"を普及・定着させ，すべての市町村で実施することとする．
⑥認知症薬物治療ガイドライン策定
地域での生活を支える医療サービスの構築のため，「認知症の薬物治療に関するガイドライン」を策定し，医師向けの研修などで活用する．精

神科病院に入院が必要な状態像を明確化し，退院に向けての診療計画「退院支援・地域連携クリティカルパス」を作成し，医療従事者向けの研修会などを通じて普及をはかる．

⑦認知症地域支援推進員の増員

地域での本人・家族の日常生活支援を強化するため，認知症地域支援推進員を全市町村に設置することを目指している．将来的には2,200人の配置を目指す．また認知症サポーターも，累計1,200万人を目指す．さらに認知症の人や家族，地域住民，専門職などが集う場「認知症カフェ」の普及も行う．市民後見人の育成・支援組織の体制を整備する．

⑧若年性認知症施策

若年性認知症支援のハンドブックを作成し，医療機関や市町村窓口などに配布し，意見交換会開催などの事業を実施する．また，各都道府県に若年性認知症コーディネータがおかれている．

⑨「認知症ライフサポートモデル」の作成

認知症ケアに携わる医療・介護人材の支援策として，認知症のケアモデルとなる「認知症ライフサポートモデル」の策定を行い，認知症ケア従事者向けの多職種協働研修などで活用する予定とする．

⑩認知症介護実践リーダー研修

受講者は，5万人を目指す．これは，すべての介護保険施設とグループホームの職員1人ずつが受講し，小規模多機能型居宅介護や訪問介護，通所介護などの職員は，全中学校区内で1人ずつが受講することを想定している．また認知症介護指導者養成研修受講者は2,800人に，さらに一般病院の医療従事者への認知症対応力向上研修は，22万人の受講を計画している．

b 認知症施策推進大綱

さらに2019年6月には認知症基本法の制定を前に，認知症施策推進大綱が内閣府より出されており，今後の認知症施策のアクションプランとして推進されている．基本的な考え方は，大きな柱が次の5つであり，①普及啓発・本人発信支援，②予防，③医療・ケア・介護サービス・介護者への支援，④認知症バリアフリーの推進・若年性認知症の人への支援・社会参加支援，⑤研究開発・産業促進・国際展開の分野を中心に，認知症施策が推進される計画である（▶図34–6）．

H 理学・作業療法との関連事項

高齢者の医療，看護，介護・福祉，保健を概説したが，今後は各分野の独立性を高めるというよりも，それぞれの専門性を強化したうえで連携や統合が必要になってくる．医療も福祉も，高齢社会への本格的突入を前に変貌していかねばならない状況である．

高齢者医療，看護，介護・福祉，保健において，高齢者のQOLの向上に寄与する全人的・包括的医療が重要である．そのためのチーム医療において，高齢者のリハビリテーション，生活機能の改善，自立支援などの面で理学・作業療法士の担う役割は大きいといえる．

● 療法士の視点から

理学・作業療法士は専門職として，リハビリテーションやケアチームのなかでメンバーとしての責任を果たさなければならない．同時に，理学・作業療法士の役割はそこにとどまらないことも明らかで，医療，看護，介護・福祉，保健の全体像を眺めながら，具体的なサービスのコーディネートはもちろん，事業の企画，制度や法律といった全体の枠組みの構築にも深くかかわっていく必要がある．

感染症対策が中心であった保健・福祉から，人がよりよく生きることの実現を目指した保健・福祉へと，理学・作業療法士も理念を共有していきたい．理学・作業療法士は，治療的なリハビリテーション

【基本的考え方】

認知症の発症を遅らせ，認知症になっても希望をもって日常生活を過ごせる社会を目指し認知症の人や家族の視点を重視しながら「共生」と「予防」※を車の両輪として施策を推進

※「予防」とは，「認知症にならない」という意味ではなく，「認知症になるのを遅らせる」「認知症になっても進行をゆるやかにする」という意味

【コンセプト】

○認知症は誰もがなりうるものであり，家族や身近な人が認知症になることなども含め，多くの人にとって身近なものとなっている

○生活上の困難が生じた場合でも，重症化を予防しつつ，周囲や地域の理解と協力のもと，本人が希望をもって前を向き，力を活かしていくことで極力それを減らし，住み慣れた地域のなかで尊厳が守られ，自分らしく暮らし続けることができる社会を目指す

○運動不足の改善，糖尿病や高血圧症などの生活習慣病の予防，社会参加による社会的孤立の解消や役割の保持などが，認知症の発症を遅らせることができる可能性が示唆されていることをふまえ，予防に関するエビデンスを収集・普及し，正しい理解に基づき，予防を含めた認知症への「備え」としての取り組みを促す．結果として70歳代での発症を10年間で1歳遅らせることを目指す．また，認知症の発症や進行の仕組みの解明や予防法・診断法・治療法などの研究開発を進める

【具体的な施策の5つの柱】

①普及啓発・本人発信支援
企業・職域での認知症サポーター養成の推進
「認知症とともに生きる希望宣言」の展開など

②予防
高齢者などが身近で通える場「通いの場」の拡充
エビデンスの収集・普及

③医療・ケア・介護サービス・介護者への支援
早期発見・早期対応の体制の質の向上，連携強化
家族教室や家族どうしのピア活動などの推進など

④認知症バリアフリーの推進・若年性認知症の人への支援・社会参加支援
認知症になっても利用しやすい生活環境づくり
企業認証・表彰の仕組みの検討
社会参加活動などの推進

⑤研究開発・産業促進・国際展開
薬剤治験に即応できるコホートの構築など

認知症の人や家族の視点の重視

▶図34-6　認知症施策推進大綱

だけでなく，健康増進や人の暮らしに及ぶ広い支援にかかわっていかなければならないのである．

●引用文献
1) 日本老年医学会（編）：老年医学テキスト　第3版．メジカルビュー社，2008

●参考文献
1) 大内尉義，他（編）：新老年学　第3版．東京大学出版会，2010
2) 福島雅典（編）：高齢者医療メルクマニュアル　第2版．メディカルブックサービス，1997
3) 北川公子（編）：老年看護学　第8版．医学書院，2013
4) 厚生省高齢者ケアサービス体制整備検討会（監）：介護支援専門員標準テキスト．長寿社会開発センター出版，1998
5) 遠藤英俊：高齢総合診療Q&A．じほう，2008
6) ジョン・P・スローン：プライマリ・ケア老年医学．プリメド社，2001
7) 鳥羽研二（監）：高齢者総合的機能評価ガイドライン．厚生科学研究所，2003
8) 遠藤英俊，他（編）：在宅ホスピス緩和ケア．日総研，2007
9) 遠藤英俊，他：地域連携パス．ぱる出版，2007

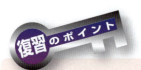

- 高齢者医療の概念，高齢者総合機能評価を理解する．
- 看護・介護において高齢者の個別性・自尊心を尊重するとはどのようなことであるかを考える．
- 介護保険制度についての知識を得て，他の専門職との連携を深める．
- 高齢者医療制度や障害者総合支援法の理解を深める．

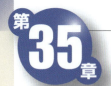

第35章 高齢者のリハビリテーションとロボット介護福祉機器

学習目標
- 障害を分類する障害モデルと，生活面から障害をとらえる生活機能モデルを理解する．
- 高齢者特有のリハビリテーションの特徴とその方法を理解する．
- 脳血管障害，骨関節疾患，骨折，認知症など，高齢者に生じやすい疾患のリハビリテーションの概略を知る．
- フレイル，サルコペニア，ロコモティブシンドロームを理解する．
- がん，循環器疾患，呼吸器疾患，認知症などのリハビリテーションの展開を知る．
- ロボット介護福祉機器とは何か，どのような利活用の方法があるのかを理解する．

A リハビリテーションの進め方

1 リハビリテーションとは

リハビリテーションとは，その語源である「re（再び）＋ habilitation（適合する）」からわかるように，疾病やさまざまな障害によって生じた状態を，再び自分の生きていく環境にうまく適合させていくといった，いわゆる"全人間的復権"という意味をもつ．

したがって，疾病や外傷などで低下した身体的・精神的機能などを可能なかぎり回復させることを行いながら，人間の営みである"活動"に着目して，その賦活化を行い，"活動をはぐくむ"ことを医学・医療の中心にするという考え方である．

たとえば，起き上がる，座る，立つ，歩く，手を使う，見る，聞く，話す，考える，衣服を着る，食事をする，排泄をする，寝るなどの"日常生活での活動"を改善させ，掃除，洗濯，料理，買い物など"家庭での活動"を拡大し，学校生活，仕事，地域行事，スポーツなど"社会での活動"につなげるといったことである．

時代，地域，社会環境など，その人に与えられた環境のなかで，"活動をはぐくむ"ことの意義を考えながら，身体機能の回復・維持・向上をはかり，生き生きとした人生をサポートしていくことが求められる．

2 障害モデルと生活機能モデル

従来の医学的モデルでは，病気の原因は病理学的変化によって生じ，その病理学的原因を取り除くことによって，疾患を治癒させることが目的であった．たとえば，悪性腫瘍があるとすれば腫瘍を外科的に取り除いてなくしてしまうとか，感染症であれば抗菌薬によって死滅させてしまうことが究極の目標とされ，"治癒"が目的となっていた．しかし，脳血管障害や心筋梗塞などでは，一度生じた壊死組織を生物学的に完全回復することは困難である．"治癒"が望めない場合でも，障害の解消を通じて，また心理的な障害の解決をも加えて，"人間らしく生きる"ことは可能である．

1980年に"障害"からみたモデル，国際障害分

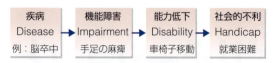

▶図35-1　ICIDH（国際障害分類）〔WHO, 1980 より〕

類（International Classification of Impairments, Disabilities and Handicaps; ICIDH）が提唱されている（▶図35-1）．たとえば，下肢の麻痺などの"機能障害（impairment）"が生じ，そのために移動できないという"能力低下（disability）"が生じ，その結果，仕事や社会生活ができないといった"社会的不利（handicap）"が生じるという考え方であり，リハビリテーションの考え方の1つとなっている．

　このICIDHは，①障害をマイナス面から評価していること，②生活機能に影響する社会的環境の配慮がないこと，③機能障害が改善しないと能力低下も改善せず，そのため社会的不利も改善しないというとらえ方をしていること，④障害の原因も疾患・外傷だけでなく，加齢，妊娠，ストレスなども含めるといった障害概念が拡大してきたこと，⑤心身機能の障害よりも，むしろ生活・人生上の困難を重視するようになってきたこと，⑥患者・障害者の権利，特に自己決定権が重視されるようになってきたこと，などの障害および障害者をめぐる意識と社会現実の変化に対応できなくなってきていた．

　このような問題点に応えるべく，2001年に障害を"生活機能"からみた国際生活機能分類（International Classification of Functioning, Disability and Health; ICF）[1]がつくられた（▶図35-2）．

　ICFは人間の"生活機能"と"障害"を判断するための"分類"の方法を示したものである．人間の生活をみた場合，障害の有無だけでなく，活動から理解し，サポートにつなげることを目的として，生活や参加の状況，また周囲の環境など広い視点が必要である．"生活機能"とは，"人が生きていくこと"を指している．ご飯を食べたり，運動をしたり，社会に参加したり，それらをする能力はすべて"生活機能"という．ICFでは"生活機能"がなんらかの理由で制限されている状況を"障害"としている．心身機能に障害がある場合に加え，たとえば「コミュニケーションをとることが困難」な状況や，「仕事をすることができない」といった状況も，活動や参加に"障害"がある状況としてとらえられる．そんな"生活機能"と"障害"の状況を細かく分類している．加えて，生活機能や障害の状況に影響を与える要素として"環境因子"と"個人因子"をあげ，"環境因子"も同じように分類している．つまり"生活機能"をつくり上げている要因も分類することで，"人が生きること"を広い視点から総合的に理解することを目指している．

　ICFの特徴として，①"障害"ではなく"障害のある人"を包括的に把握していること，②プラス〔生活機能（functioning）〕を重視しながら，マイナス〔障害（disability）〕をみるといった観点を逆転していること，③階層論的認識枠組み（生活機能と障害の3階層）が相互依存しつつ相対的独立性を保っていること，④背景因子（環境因子・個人因子）を含め，すべてを相互作用のなかでとらえていること，⑤"活動"の評価において"能力（できる活動）"を把握しながら，それを"実行状況（している活動）"へつなげることを重視していること，などがある．

　リハビリテーションの技術は本来"生活"を改善させる技術であり，活動を向上させる専門的で高度な技術である．機能障害から生じる活動制限を対象にアプローチし，参加制約を改善させていくものである．

3 リハビリテーション治療の進め方

　内科や外科などの医学では，疾患そのものを完全に回復（治癒）させることを究極の目的としてい

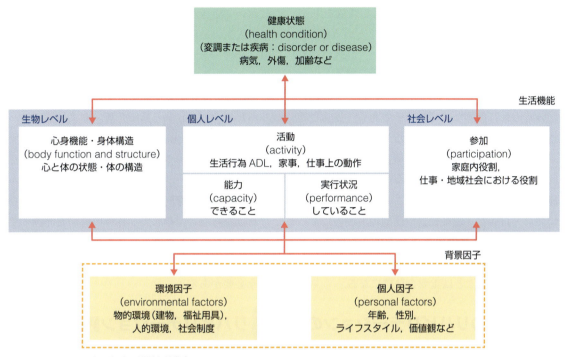

▶図 35-2　ICF（国際生活機能分類）〔WHO, 2001 より〕

る．それに対し，リハビリテーション医学は，疾患が完全に治癒することが不可能な場合にも，心身機能・身体構造を改善し，それを活動につなげることで参加をうながし，障害の軽減をも加えて"人間らしく生きる"ことを可能にすることを目的にしている．これはリハビリテーション医学が，疾患の治癒の可能性を頭から信じない消極的な医学ということではない．

近年の治療医学の進歩は著しく，以前ならば到底助からなかった重度の患者の救命や延命ができるようになった．しかし同時に，疾患の慢性化，高齢化による合併症の増加が著明となり，"生命は救われたものの障害あるいは慢性疾患を残した状態"で生きていく人々が増加している．たとえば，脳卒中による重度の片麻痺，動脈硬化による足の切断などである．このような例では"治癒"はもはや不可能であり，治癒だけを目的とする医学では，もはや打つべき手はないということにならざるをえない．しかし，実は視点を"人間らし

く生きる"ことに変えて目的を転換すれば，行わなければならないことはたくさんある．重度な機能障害を残した患者でも，さまざまな方法でその障害を軽減して，人間らしい状態に近づけていくことは十分に可能と考えられる．ここにリハビリテーション医学の目標である"より人間らしく生きるリハビリテーション医学"が生まれる必然性があったといえる．

リハビリテーションの目標は"より人間らしい生活をする医学"にあるので，理学療法・作業療法・言語聴覚療法・ソーシャルワークあるいはその他の方法に限らず，"より人間らしい生活をする"という目的に役立つならば，薬物でも手術でも処置でも何でも遠慮なく使っていくのも特徴である．

しかし，リハビリテーションには薬物や手術療法もあるが，主な治療手段は"教育的（広義）・代償的"な性格が強い．ここで教育というのは学校教育の意味ではなく，たとえば運動障害では，

患者自身が主体性をもって繰り返し訓練をして新しい運動パターンを学習していくという訓練・学習・理解という要素が強い．また，心理療法もソーシャルワークも，本人や家族への働きかけのなかで，教育的要素を強くもっている．"代償的"というのも特徴的なアプローチであり，装具や義肢，住宅改造などがそれにあたる．

リハビリテーションによる機能改善がなされればよいが，機能障害の改善がない場合でも残存機能を用いて活動能力を上げることができる．さらに装具・自助具，福祉機器や住宅環境改善によって，生活機能が改善することもある．機能改善が望まれない場合でも，生活の質（quality of life; QOL）を上げることは重要な目標になる．

4 高齢者のリハビリテーションの考え方

高齢者は生理機能や予備能の低下，複数の慢性疾患の合併を考慮しながら，易疲労性，記銘力・集中力低下などもあるので，短時間で効果的にリハビリテーションを行う必要がある[2]．独居高齢者の増加や介護する配偶者や家族の高齢化，経済状況などにも配慮する．

脳卒中や心筋梗塞などの疾患では，発症直後からリハビリテーションを開始し，発症直後の急性期から，生活機能の改善を目標とする回復期，在宅復帰や施設入所後の維持期（生活期）に分けて計画的に進めなければならない．また急性期では廃用性筋力低下なども生じやすく，筋力維持増強を目的に低栄養にならないように積極的な栄養補給がすすめられる．

急性期から維持期（生活期）への医療と介護のリハビリテーションを切れ目なく提供していくためには，その移行時期において，各病期の専門職やケアマネジャー，介護サービス提供者，医療機関の職員などが連携して話し合う情報共有・連携の場とその環境整備が重要である．

重度の要介護状態となっても，住み慣れた地域において生きがいや役割をもって自分らしい暮らしを人生の最期まで続けることができるよう，医療・介護・予防・住まい・生活支援が一体的に提供される"地域包括ケアシステムの構築"に向けた体制づくりが必要である．そのためには，通所リハビリテーションと通所介護，および通所リハビリテーションと訪問リハビリテーション，通所リハビリテーションと外来リハビリテーション，訪問リハビリテーションと訪問看護，などのリハビリテーション専門職の役割分担なども検討しなければならない．そして，各専門職が要介護・要支援高齢者に対してサービスを提供するだけではなく，地域の啓発普及や地域づくりの役割などを担う必要がある．

5 リハビリテーション評価

リハビリテーションを効果的に進めるうえで，対象者の正確な評価とその予後予測は必須のものである．対象者と家族，経済・家屋環境などの評価も行わなければならない．

高齢者の予後予測を行う場合は，高齢になるに従い生理機能の低下，予備能の低下を加味する．しかし，暦年齢と比較して個人差も大きく，慢性疾患や合併症も多様で，個別の対応が必要である．

なお，リハビリテーションで用いられる代表的な ADL の評価に，Barthel（バーセル）index と機能的自立度評価法（functional independence measure; FIM）がある〔第 8 章 B.2 項「身体機能」（➡ 63 ページ）参照〕．

高齢者のリハビリテーションにおいて特徴的な評価項目は，①病前・外傷前の状況，②疾患の重症度とその予後，③活動制限の状況，④参加制約，⑤対象者・家族の希望，⑥家族構成と家屋環境，⑦目標とその到達期間などである．

（1）病前・外傷前の状況

加齢に伴う筋力低下，呼吸・循環機能低下や記憶・集中力・知的機能の低下，複数の慢性疾患の存在などの把握・評価を行う．

生理的状態や合併症によって，すでに身体機能に立位歩行障害などの運動障害や行動障害をきたしている高齢者がほとんどである．病前の状況に応じてリハビリテーションプログラムを立て，再修正を行いながら目標を達成することにつなげる．

特にADLについては詳細な評価が必要で，歩行が可能であったか，可能であればその距離や時間の程度，階段昇降，食事やトイレ・入浴の状況，杖や補装具・自助具の使用の有無，おのおののADLの際の介助の有無と時間的経過などを把握しておくとよい．

参加に関しても，趣味活動やデイケアなどへの参加，普段の地域活動などを聞くことで対象高齢者の活動状況を把握することができる．

(2) 疾患の重症度とその予後

疾患の重症度と合併症の有無も加味して総合的に予後を判定する．

しかし，リハビリテーション的予後は，疾病の予後に加えて，病前の状態，意欲などの心理的状況，家族・家屋状況を含めた環境要因なども考慮していく．高齢者の場合は原因疾患が重度でなくても，短期間の安静による廃用症候群や合併症により機能低下をきたしやすく，いったん低下した機能が不可逆的になることもあり，改善に予想以上の期間がかかることも稀ではない．

(3) 活動制限の状況

活動制限は疾病・外傷の直接的結果として生じることが多く，ベッド上の寝返りや起き上がり，座位・立位バランス，歩行・移動障害，更衣・整容動作困難，排尿障害，嚥下障害，コミュニケーション障害などのADL障害をきたす．

これらの改善には，損傷機能自体の回復もあるが，もしそれらの改善が期待できなくても，残存機能の活用，装具・自助具・福祉機器の使用，家屋調整などが有用な場合も多い．高齢者の加齢に伴う病前からの筋力低下や関節機能低下，認知症などは，リハビリテーションの阻害因子になりうる．

(4) 社会活動への参加制約

杖や車椅子移動になった場合，エレベータなどの設備なしでは目的地に到達できないなど環境による社会活動への参加制約もあり，バリアフリーやユニバーサルデザイン化が必要な場合もある．

病前の生活で，たとえば仕事一途に暮らしてきた高齢者で，あまり社交的でなく家から仕事以外ほとんど外出したこともないような場合は，社交性からのアプローチも必要となることもある．また，失語症，杖や装具による歩行，車椅子移動になったりした場合，他の人にその姿を見せたくないといって家に閉じこもることもあり，心理的アプローチも必要となることがある．

(5) 対象者・家族の希望

対象者・家族の希望は，リハビリテーションに対する期待であり，プログラムを立案するときに重要な要素となる．時にその希望と現実が大きく異なる場合は，現実に即した十分な説明とその理解が必要となり，十分なインフォームドコンセントのもとに進めなければならない．

(6) 家族構成と家屋環境

リハビリテーションを進めるうえで，家族構成は大きな要素である．配偶者や同居家族の健康状態や介護可能な内容など，もし介助が必要になった場合は，具体的に誰がどの時間にどの程度介助するかなど，具体的な計画を立てる際に有用である．

また，家屋についても，持ち家か借家か，一戸建てかマンションか，階段の段差やエレベータの有無，間取りや何階に住んでいるか，トイレや浴室の広さ，廊下の幅や長さ，手すりの有無と設置可能場所，ベッドか布団か，ベッドにする場合は設置場所があるかなどの情報が必要である．さらに自宅の駐車スペースや乗車方法，道路や庭など周囲の環境，近隣への道路状況，福祉施設への送迎方法なども知っておくとよい．

(7) 目標とその到達期間

目標の設定は，効果的にリハビリテーションを進めるうえで重要なことである．その目標は，障

害の重症度やリハビリテーションによる改善を考慮して総合的に立てることができる．高齢者はすでに仕事をしていない人も多く，家庭内自立，家庭内役割の分担，介護量軽減，QOL 維持・向上などを目標とする場合もある．本人・家族の希望も考慮して，現実的な目標設定にすべきである．

目標を設定する際には，数週間のうちに達成できると思われる短期目標と，退院後どのような生活になるかといった長期目標の2つを立てることが多い．短期目標は現在の身体状況などで低すぎず高すぎない具体的な目標とし，少し努力すれば到達できることで，やる気を出させるようなものとする．長期目標は杖や装具で屋外歩行できること，車椅子を自分で操作して家のなかを安全に移動できること，家族の介護量を少しでも減らして安心して暮らせることなどである．

近年，入院期間の短縮から，急性期病院から回復期リハビリテーション病院などへと移ることも多いが，その際には詳細な情報提供をしてスムーズな移行をはからなければならない．

また，高齢社会と核家族化による介護する人の不足や，1人暮らしの高齢者の増加などのために在宅への復帰が困難な場合もあり，介護老人保健施設や特別養護老人ホーム入所が目標になることも多くなっている．

6 インフォームドコンセント

リハビリテーションはその医療の性格から，運動・感覚麻痺，筋力低下，バランス能力の低下，認知症，注意力低下の対象者を立たせたり歩かせたりするために，転倒や骨折の危険性も高い．また，呼吸・循環機能の低下や悪性腫瘍の術前・術後など，易疲労感が生じやすい対象者の治療をしなければならず，もともと事故などのリスクの高い部門である．特に高齢者は視力・聴力などの感覚や身体機能・知的機能の低下なども伴うため，さらに危険性が高くなる．事故も発生しやすく，常にリスク管理が必要であり，対象者にはそのリスクに関する十分な説明と同意（インフォームドコンセント）を得ることが必要不可欠である．

その後のリハビリテーションの進め方や目標や予後についても，わかりやすい言葉でていねいに説明して，十分理解を得ることは容易ではないが，リハビリテーションに対するインフォームドコンセントをとることから始めなければ，その後の円滑な医療を進めることはできない．

B リハビリテーションの実際

1 脳血管障害のリハビリテーション

高齢者の脳血管障害では，加齢に伴う生理的機能，身体的機能，知的機能，社会的活動性が低下してさまざまな生活機能の制限のある状態のところに，さらに片麻痺，言語機能障害，認知機能障害，嚥下障害，排尿障害などが加わることが特徴である．もともとの機能低下があるところに種々の障害が生じるため，脳血管障害による症状が軽くても能力障害が重度になり，介助などが必要になることも多い．また，安静臥床期間が少しでもあると，容易に筋力低下，関節拘縮，筋萎縮，関節可動域制限など廃用症候群をきたしやすい．生じた廃用症候群も改善は遅く，不可逆的になる場合も多く，治療に難渋する．

脳血管障害発症以前からあるサルコペニア，フレイル，腰痛，関節痛，バランス障害，記憶障害，注意障害，意欲低下は，リハビリテーションの大きな阻害因子となる．

発症直後の急性期には，救命救急のための処置をしながら，全身管理のもとに可能なかぎり早期から，廃用症候群をきたさないように，ベッド挙上，関節可動域訓練，座位バランス・座位耐久性訓練，車椅子移乗訓練，離床を進める．また，嚥下評価を行い，嚥下訓練・経口摂取，栄養管理を

進めるとともに，排尿・排便訓練をして ADL を向上させる．

脳血管障害の運動麻痺の回復は，発症直後においては損傷された神経細胞では直接の神経障害や浮腫による圧迫などにより電気生理学的な活動は得られず，むしろ運動線維の10％程度存在する非損傷・健常側の延髄非交叉性の前皮質脊髄路を介して行われる．急性期においては，脳の非損傷側の非交叉性線維を利用して動かすことで，早期の改善を得ることができる．その後は，損傷周囲の神経活動の改善やシナプスの伝達効率が向上するので，代替ネットワークを強化・確立して改善につなげていく[2]．

早期からのリハビリテーション治療によって，前皮質脊髄路を早期に活性化するために，感覚入力を刺激し反応を引き出す．早期に行うほど発症前にもっているバランス感覚などが維持されているため，廃用を最小限にとどめ，誤用症候群も防げる．たとえば，ベッド上での寝返りやベッドからの起き上がり動作も，前皮質脊髄路の活性化に役立つ．立位練習や装具などを利用した平行棒内歩行練習なども，健常側に体重を偏ってかけることを防ぎ，新しい動作パターンの運動練習から，新たな神経ネットワークの形成を促進していける．

早期の装具療法は効果があり，廃用が生じる前に患者が安心して立位保持ができるよう，麻痺側下肢の支持性を重視して装着する装具を考えるとよい．特に高齢者や重度な運動麻痺の場合は，廃用症候群も急激に進むので，初期は可能なかぎり残存筋力の維持・向上を目的に行うとよい．

運動や感覚麻痺が中等度〜重度であったり，失語・失行・失認などの高次脳機能障害があったり，嚥下障害や排尿障害で回復に時間がかかる場合，急性期病院においては回復期病棟や介護老人保健施設など次のリハビリテーション施設へのスムーズな移行を念頭におきながら進めることも重要である．

実際のリハビリテーションでは，高齢者は耐久性に乏しくて疲れやすく，注意・集中力も長続きしない．そのため，リハビリテーションは効率的に短時間で行う必要があり，午前・午後など時間を空けて訓練時間を設定し，短時間・頻回に行うとよい．

回復期リハビリテーション病棟では，数か月間リハビリテーションを行うなかで，最大限に機能回復させ，次の在宅や施設で快適で維持的な生活ができるように，装具・車椅子や家屋調整など環境整備も行うようにする．またその際，介護保険などが有効に使えるように，ケアマネジャーとも緊密に連携をとり，家庭内介護環境，デイサービス，訪問リハビリテーション，訪問看護，訪問診療などを組み立て，在宅生活に向けた援助を行う．

在宅生活に向けて自宅を訪問し，日常の行動パターンを把握して，具体的な生活像を念頭におき，組み立てる．もちろん，危険因子である高血圧，糖尿病，脂質異常症などに対する食事療法や薬物療法も家族と一緒に生活指導する．

身体状況や介護状況により在宅生活が困難な場合は，介護老人保健施設や有料老人ホーム，介護医療院，特別養護老人ホームなどの入所を含め，対象者・家族にとって最もよい方法をとるようにすることが肝要である．

❷ 骨関節疾患のリハビリテーション

高齢者の骨関節疾患の代表的なものに，変形性膝関節症や変形性脊椎症，腰部脊柱管狭窄症などがある〔第23章「骨粗鬆症とロコモティブ症候群」（➡243ページ）参照〕．

ⓐ 変形性膝関節症

加齢に伴う膝関節軟骨の変性・二次性骨増殖変化・関節炎などのために，慢性進行性の変形を生じ，疼痛，腫脹，関節水腫，可動域制限，変形，関節動揺をきたす疾患である．内側大腿脛骨関節に病変があることが多く，O脚変形（内反）が85％以

上を占める．痛みや関節機能の改善とともに，膝関節周囲筋・股関節周囲筋・体幹筋の筋力増強を行い，歩行機能改善を行う[3]．また，内反の骨・関節の位置関係（アライメント）の矯正のために外側楔状足底板の装着も有用である．

手術療法として，比較的筋力が残っているやや若い年齢では脛骨内側を斜めに切り金属プレートで固定する高位脛骨骨切り術，高齢者や重度な患者では人工膝関節全置換術などを行う．いずれの手術も術前から筋力増強と関節可動域訓練を行い，術後は荷重・歩行訓練を早期から開始し，数週間以内に在宅復帰につなげるようにする．自宅退院時は住居環境の調整や生活様式の変更，転倒予防対策を指導する．

b 変形性脊椎症

脊椎の骨棘，骨粗鬆症などの加齢変化に伴い変形や圧迫骨折などをきたすことが多く，腰痛の原因の1つである．薬物療法と並行して，腰椎コルセットを装着させ，日常生活での筋力増強や腰痛予防姿勢などを指導する．

c 腰部脊柱管狭窄症

加齢に伴う椎間板の膨隆，骨棘，椎間関節の肥大，黄色靱帯の肥厚，腰椎すべり症などにより，脊柱管や椎間孔が狭窄し，脊髄や血管が圧迫され神経症状を呈する．歩行を止め腰椎前屈を行うと症状が改善する，間欠性跛行が特徴的である．

薬物療法とともに間欠性跛行を生じない姿勢の指導と体幹下肢の筋力増強を行う．症状が改善しないときには手術療法も行われるが，その際も術前・術後の筋力増強などのリハビリテーションが行われる．

3 骨折のリハビリテーション

高齢者の骨折の主なものに，大腿骨頸部骨折，橈骨遠位端骨折〔Colles（コーレス）骨折〕などがある．

a 大腿骨頸部骨折

高齢者ではちょっとした転倒によって受傷することが多い．骨粗鬆症が高度な場合，明確な発症機転がない場合もある．発症直後から体動困難となり，ベッド上臥床になることが多い．そのため，筋萎縮・関節拘縮・深部静脈血栓症などの廃用症候群の予防を目的として，非損傷側下肢の筋力増強訓練，足関節底背屈訓練，体幹筋筋力増強訓練などを行う．高齢者の場合は早期に歩行再開する必要があり，時間のかかる骨接合術よりも人工骨頭置換術や compression hip screw（CHS）などの強固な内固定を行うことが多い．

術後早期より損傷側股関節・膝関節・足関節の可動域訓練とともに，下肢筋力・体幹筋の筋力増強を行い，数日以内に歩行再開する．

b 橈骨遠位端骨折（Colles 骨折）

骨粗鬆症のある高齢者が手をついて転倒し受傷する例が多く，手関節部の腫脹・疼痛・変形を認める．

徒手矯正，臥位固定を行うが，整復できないときには手術療法が行われる．シーネやギプス固定の時期には，骨折関節以外の関節可動域訓練や筋力維持・増強を行う．固定除去や手術後は，早期に可動域訓練を開始する．疼痛・腫脹軽減目的に渦流浴や温熱療法などを合わせて行うこともある．さらに ADL 改善を目的に作業療法を行う．

4 フレイル，サルコペニア，ロコモティブシンドロームのリハビリテーション

高齢者特有に生じる問題として，加齢とともに心身の活力が低下し，慢性疾患の影響も加わり心身の脆弱性が出現している状態としての"フレイル"，筋肉量減少・筋力低下・身体機能低下のみられる状態である"サルコペニア"，運動器の障害のために立つ・歩くといった移動能力が低下した状

態で進行すると支援・介護が必要になる“ロコモティブシンドローム”がある.

a フレイル

フレイルは，①意図しない体重減少，②疲れやすさ，③歩行速度の低下，④握力の低下，⑤身体活動量の低下の5項目のうち，3項目以上でフレイル，2項目で前段階のプレフレイルとしている.

フレイルの状態にある高齢者は，急性疾患の罹患リスクが高く，身体的・精神的・社会的要因に早期対応して急性疾患発症を予防することに努める．そのためには，介護保険を使った介護予防事業や転倒予防事業を利用することもすすめられる.

b サルコペニア

65歳以上の高齢者で，①握力低下（男性26kg未満，女性18kg未満），あるいは②歩行速度低下（0.8m/秒以下）で筋肉量が低下〔DXA（二重エネルギーX線吸収測定法）で男性7.0kg/m² 未満，女性5.4kg/m² 未満などの基準〕でサルコペニアと診断できる[4].

急性疾患の発症とともに増悪することがあり，原疾患治療と並行して積極的身体リハビリテーションと経口栄養摂取を行うようにする.

c ロコモティブシンドローム

診断には，本人がロコモティブシンドロームに気づけるよう，自ら確認できる7項目の「ロコチェック」と，数値で移動機能を測定する「立ち上がりテスト」，「2ステップテスト」，身体状況や生活状況に関する「ロコモ25」の3つのテストを行う．ロコモの始まりの「ロコモ度1」と移動能力の低下した「ロコモ度2」，移動能力低下による社会参加の制限「ロコモ度3」を判定する[5]〔第23章D項「ロコモティブ症候群」（➡ 252ページ）参照〕.

ロコモティブシンドロームの影響因子として腰痛，変形性膝関節症，変形性脊椎症，腰部脊柱管狭窄症などがあり，これらに対する治療と日常生活指導が大切である.

5 認知症のリハビリテーション

認知症には，Alzheimer（アルツハイマー）型認知症，前頭側頭型認知症（frontotemporal dementia; FTD），Lewy（レヴィ）小体型認知症，脳血管性認知症などがある〔第18章「認知症とうつ病」（➡ 180ページ）参照〕．また，認知症を呈する疾患のなかには，正常圧水頭症，慢性硬膜下血腫，慢性甲状腺炎（橋本病）による甲状腺機能低下症などの治療可能なものもある.

主な症状として，記憶障害，注意障害，認知機能障害，行動異常や高次脳機能障害などを伴い，症状は進行性であることが多い．スクリーニングには Mini-Mental State Examination（MMSE，23点以下で認知症の疑い）や改訂長谷川式簡易知能評価スケール（Revised Hasegawa's Dementia Scale; HDS-R，20点以下で認知症の疑い）などを用いる〔第8章B.3項「精神・心理機能」（➡ 65ページ）参照〕.

治療は薬物療法などと並行して，認知リハビリテーション療法や体力低下を防ぐために耐久性向上訓練，心肺機能訓練，筋力増強訓練，バランス訓練などの運動療法が行われる.

認知症患者は病識がないことが多く，リハビリテーションの必要性を感じない場合がある．そのような場合には，人格を尊重しながら作業療法を行い，役割機能や達成感から，やる気を高めてリハビリテーションを進めるようにするとよい．認知リハビリテーションでは，現実見当識訓練，身体活動療法，音楽療法，園芸療法，絵画療法，料理療法など多彩な訓練メニューを用いた治療がなされる.

身体機能障害やADL障害に対して，装具や車椅子などの福祉機器の導入，自助具の工夫，家屋改造を含めた在宅環境調整なども必要である.

家族介護の負担軽減にも配慮が必要で，日常の生活状態と介護状態を詳細に聴取する．介護者の

悩みなども聞き，1人でかかえ込まないように，身近に相談できる人の確保など，必要な支援ができるように体制づくりをする．さらに介護保険によるデイケアやショートステイ，認知症のグループホーム入所なども考慮して進めるとよい．

6 悪性腫瘍（がん）の リハビリテーション

2人に1人は悪性腫瘍（がん）に罹患し，3人に1人はがんで死亡し，わが国の死亡率第1位の疾患である．近年，早期発見や治療法の進歩により，半数以上の人が治療可能となり，がん経験者（サバイバー）が年々増加している．がんは不治の病から変貌しつつあり，リハビリテーションの主要な疾患の1つになっている．

がん患者は，その過程でさまざまな機能障害を生じ，ADL が阻害され QOL が低下してしまう．リハビリテーション医療は，がん患者の身体的・心理的障害を対象に診断・治療し，活動をはぐくみ，QOL を高める．

がんは，予防的・回復的・維持的・緩和的の4つの病期に分かれ，それぞれに適したリハビリテーションが展開される（▶表 35–1）．手術療法の場合，以前は手術後に生じた機能障害に対してリハビリテーションがなされたが，近年はがんと診断されたら，機能低下をきたさないように手術前に筋力増強を行うようになっている．さらに，術後すぐから再開して筋力低下などを最小限にとどめ，早期に日常生活に復帰できるように周術期のリハビリテーションを展開している[6]．

7 末梢血管障害の リハビリテーション（下肢切断）

以前の下肢切断は若年者の交通外傷などの外傷が多かったが，近年は糖尿病や動脈硬化性の閉塞性動脈硬化症（arteriosclerosis obliterans; ASO）などの末梢血管障害による切断が 90% 以上と

▶表 35–1 がんの各病期におけるリハビリテーションの目的

①予防的リハビリテーション（がん診断後の早期）
まだ機能障害が生じていない治療の前に，予防を目的としたリハビリテーションを行う
②回復的リハビリテーション（治療開始後）
根治治療後の機能障害や筋力低下に対しての改善のためのリハビリテーション
③維持的リハビリテーション（治療後の経過観察，再発・転移後）
治療後の経過観察や，再発・転移治療中の運動能力維持・改善や生活指導を行う
④緩和的リハビリテーション（末期がんの時期）
治療困難な末期がんの患者に対して，少しでも状態が緩和できるように，その患者の要望を尊重し，身体的・心理的に QOL の高い状態で生活が送れるように援助する

なっている．そのほとんどが高齢者の切断で，患者数も増加している．

高齢者のため，糖尿病や他の動脈硬化性疾患など重篤な合併症をもつことも多く，左右の動脈硬化性病変のため左右両側性切断になることもある．加えて，下肢の血行障害から感染や傷などが生じると治りづらく，断端の管理も困難であることが多い．

注意すべき点として，1度で終了する手術方法をとり，その後の活動性の向上のためにも失った足を懐かしがらせない，痛みのない足，必ずしも歩行にこだわらない予後の指導などが重要になる．また，動脈閉塞部位にもよるが，運動機能を高めるためにも可能なかぎり下腿切断とし，歩行時のエネルギー消費を少なくすることがすすめられる．義足には皮膚への影響が少ないシリコンライナー製のソケットがよく使われる．

8 循環器疾患の リハビリテーション

リハビリテーションの適応となる疾患は，心筋梗塞，狭心症，冠動脈形成術後，冠動脈バイパス

術後, 弁膜症, 大血管手術後, 心不全, 心臓移植後など多岐にわたる〔第14章「循環器疾患」(➡ 123 ページ)参照〕.

急性期には, 筋力低下などの廃用症候群の防止とADLの再獲得を目的とし, 心肺負荷試験などを行いながら循環機能の回復の状態をみて拡大していく. 回復期には, 増悪や再発予防のための身体機能と生活習慣の改善・指導を行い, 社会復帰に向けていく. 生活期には, 維持可能な生活習慣と運動療法を行うために患者教育を含めた包括的アプローチを行う.

9 呼吸器疾患のリハビリテーション

高齢者で対象となる呼吸器疾患は, 慢性閉塞性肺疾患(COPD), 肺炎, 間質性肺炎などである〔第15章「呼吸器疾患」(➡ 141 ページ)参照〕. 特にCOPDは増加傾向にある.

急性期にも過度な安静は廃用症候群を引き起こすので, 早期からのリハビリテーションが必要である. 急性期には, 臥床時の適切な体位設定, 排痰訓練, 早期離床, 早期からの運動療法が大切である. 回復期には, 身体活動を向上させるために薬物療法と合わせて, 全身持久力訓練, 筋力増強訓練, ADL訓練, 呼吸法の体得, 栄養指導などが行われる.

10 腎疾患のリハビリテーション

腎機能の低下した状態が腎不全であり, 数日の経過で悪化する急性腎不全と慢性化した状態の慢性腎不全がある〔第21章「腎疾患」(➡ 226 ページ)参照〕. 慢性に経過する腎疾患を慢性腎臓病(CKD)といい, CKDが進行して糸球体濾過量(GFR)の低下した状態を慢性腎不全という.

急性腎不全では内科的治療が優先するが, 数日間以上安静が続く場合は, 廃用症候群を防ぐための運動療法などを行う.

慢性腎不全は特に高齢者で増加し, 末期で導入される血液透析の患者も高齢化している. 多くの透析患者の身体機能は低下しているので, 透析がないときの運動療法として, 持久力向上訓練, 筋力増強訓練などが行われる. 最近では透析がある日も運動訓練を行うことで, より筋力低下を防ぐアプローチも行われる. また, 在宅や仕事の指導を含めた包括的アプローチも必要となる.

11 摂食嚥下障害のリハビリテーション

食物を咀嚼して嚥下する過程には, ①先行期(食べ物を見て食べようとする), ②準備期(食べ物を口まで運ぶ), ③口腔期(口の中で咀嚼する), ④咽頭期(咽頭から喉頭を通り食道入り口まで運ぶ), ⑤食道期(食道の中を下降する)に分けられる〔第12章 B.20 項「嚥下障害」(➡ 114 ページ)参照〕.

①②③には意識的に食べる意欲や咀嚼の持続などが関与し, 認知症などで障害されることがある. ④は無意識にすべて神経反射によって行われ, 脳血管障害などの神経疾患や高齢のための喉頭の筋力低下によって障害される. 高齢者はむせなどの反応がなく誤嚥していることもあり, 誤嚥性肺炎の原因になるので注意を要する. ⑤は無意識であるが, 障害は食道癌などによる通過障害によるものが多い[2].

意識低下などがある場合は, 経口摂取は誤嚥の危険性が高く, 覚醒度を上げるように睡眠薬, 気分安定薬や抗痙攣薬を減らしたり, 経口摂取を覚醒レベルの比較的高い時間帯に評価する.

十分な覚醒がある場合は, 指示理解が十分可能かどうか評価したのちに, 座位バランス, 上肢の機能, むせの状態などを把握して評価を行う. 検査は流涎(よだれ)の有無, 口腔内の唾液などの貯留, 咽頭反射の有無, 口腔内の知覚, 嚥下時の喉頭挙上の様子を見る. スクリーニングテストとして反復唾液嚥下テスト(repetitive saliva swallowing test; RSST), 改訂水飲みテス

▶表 35–2　嚥下障害のスクリーニングテスト

①反復唾液嚥下テスト(RSST)
座位で被検者の喉頭隆起(喉仏)・舌骨に人差指と中指を当て，30 秒間唾液を飲み込んでもらい，その回数を数える．2 回以下で要注意

②改訂水飲みテスト(MWST)
冷水 3 mL を口腔前庭に入れ嚥下させる 1. 嚥下なし 2. 嚥下あり，むせないが呼吸変化あり 3. 嚥下あり，むせるか湿性嗄声あり 4. 嚥下あり，むせなし 5. 4 に加え，反復嚥下が 30 秒以内に 2 回可能 (カットオフ値：4)

▶表 35–3　高齢者に多い嚥下の問題点

1	歯牙欠損による食物粉砕の障害
2	口腔での食塊保持能力の低下
3	咽頭期開始(嚥下反射)の遅れ
4	咽頭期の短縮(食道入口部開大時間の短縮)
5	咽頭分割嚥下
6	安静時の喉頭の低位および食道入口部前方への偏位
7	唾液分泌の低下
8	咳反射の低下
9	義歯の不適合

ト(modified water swallowing test; MWST)などがある(▶表 35–2).

経口摂取が開始されていれば，食事にかかる時間，食べる際の咳やむせの有無，食べたあとの声の変化，体重や尿量の変化などにも注意する．誤嚥の疑いがあれば，ビデオ嚥下造影(videofluorography; VF)や嚥下内視鏡検査(videoendoscopic evaluation; VE)を行い評価する.

高齢者に多い嚥下の問題点として，**表 35–3** のようなものがある.

誤嚥を疑っている場合は，実際の食べ物を使わない間接訓練から嚥下訓練を始める．間接訓練には，アイスマッサージ(冷やした綿棒で舌や咽頭を刺激する)，Shaker(シャキア)訓練(仰向けに寝て頭を持ち上げ，足の指を見ることで喉頭の筋力増強を行う)，開口訓練，チューブ嚥下訓練，ブローイング訓練などがある.

直接訓練では，意識下の嚥下，息こらえ嚥下法，頸部回旋，交互嚥下，一口量の調整などが行われる.

在宅生活に向かうにあたり，嚥下調整食を段階的に上げ，経口摂取可能な食形態を本人・家族に指導する.

⑫排尿障害のリハビリテーション

排尿機能は尿をためる蓄尿と，尿を出す排出機能がある〔第 12 章 B.12 項「尿失禁」(➡ 105 ページ)，第 22 章「泌尿器疾患」(➡ 232 ページ)参照〕．膀胱に尿が 150 mL 程度たまると刺激が脳幹部から大脳皮質の排尿中枢へ伝わるが，態勢が整うまで大脳皮質からの抑制命令で排尿反射が抑制され，我慢することができる．トイレに行くなど態勢が整ったら，大脳皮質からの抑制がとれ，脳幹部からの命令で膀胱出口の括約筋が緩み，膀胱が収縮し排尿が始まる．排尿が始まれば，特別な努力を要せず 20～30 秒以内に膀胱内のすべてを排尿できる.

膀胱の痙縮や膀胱容量の縮小から，蓄尿が不十分になり頻尿や尿失禁が生じる．糖尿病では膀胱の収縮が不十分になり，残尿が多くなる．男性は前立腺肥大のために排尿困難や尿閉をきたす．女性は骨盤底筋群の筋力低下による腹圧性尿失禁や尿路感染から頻尿や排尿時の不快感などが生じやすい.

脳血管障害の急性期では排尿管理のために留置カテーテルを使うことがあるが，これは感染を生じやすく，尿意が感じられるようになったら早期に抜去すべきと考えられる.

排尿管理にあたっては，薬物療法が中心になることが多いが，患者の生活パターンから何時ころの排尿が多いかなどを把握することで，失禁などが生じる前の時間にトイレなどに誘導し排尿をさせることも効果的である．薬物療法については表 35–4 にあげている.

▶ 表 35-4　排尿障害と薬物療法

膀胱	排尿障害（低活動膀胱）	→ コリンエステラーゼ阻害薬
	蓄尿障害（過活動膀胱）	→ 抗コリン薬，β_3 刺激薬
尿道	排尿障害（膀胱下部通過障害）	→ α_1 遮断薬
	蓄尿障害（腹圧性尿失禁）	→ β_2 刺激薬

夜間の尿失禁は，就寝前の飲水量の管理や集尿器の工夫，おむつなどの使用も考慮する．

C　ロボット介護福祉機器

1　ロボット介護福祉機器とは

　ロボット介護福祉機器とは，介護ロボットや福祉ロボットと呼ばれることもあり，明確な定義は定まっていない．厚生労働省は，①情報を感知（センサー系），②判断し（知能・制御系），③動作する（駆動系）という3つの要素技術を有する知能化した機械システムをロボットと定義して，このロボット技術を応用し利用者の自立支援や介護者の負担軽減に役立つ介護機器を介護ロボットと呼んでいる．

　一方，経済産業省の場合は定義は同じであるが，ロボット介護機器と呼んでいる．その理由は，介護は人の手による温かいサービスを提供するのが基本理念であることに端を発する．介護ロボットと呼ぶとロボットが自動的に人を介護する印象を与えるため，ロボット技術を応用して介護が必要な人を支援する道具という意味で，ロボット介護機器と名付けている．

　介護に利用できるロボットは福祉機器としても利用可能な場合が多い．福祉機器は介護というより介助の視点が強く，療法士の業務は福祉機器の利活用が多いと思われる．そこで，本稿では介護と介助（福祉）の両方を含む表現である"ケア"を支援する機器という意味で，ロボット介護福祉機

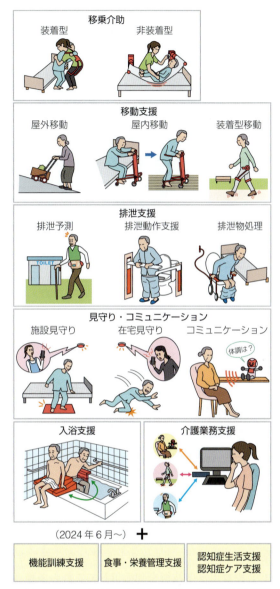

▶ 図 35-3　9分野16項目のロボット介護福祉機器分類

器と表現している．

　経済産業省と厚生労働省が連携して開発・実用化が進むロボット介護福祉機器の分類を図 35-3 に示す．図に示すように，介護に利用にするロボット技術の重点分野を，①移乗介助，②移動支援，③排泄支援，④見守り・コミュニケーション，⑤入浴支援，⑥介護業務支援としている（2012年策定，2014年，2017年改訂）．さらに2024年6月の改

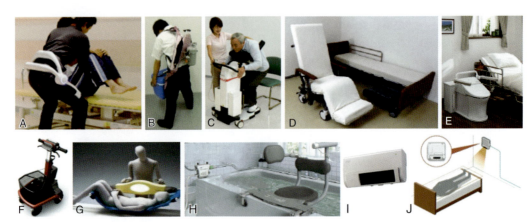

▶図 35-4　実用化されたロボット介護福祉機器の例
A：HAL 腰タイプ介護支援用ロボットスーツ(Cyberdyne 株式会社), B：介護用マッスルスーツ(株式会社菊池製作所), C：移乗サポートロボット HugT1(株式会社 FUJI), D：離床アシストロボット リショーネ Plus(パナソニックエイジフリー株式会社；生産終了), E：ベッドサイド水洗トイレ(TOTO 株式会社), F：歩行アシストカート(RT ワークス株式会社), G：ROBOHELPER SASUKA(マッスル株式会社), H：バスシスト(株式会社ハイレックスコーポレーション), I：シルエット見守りセンサー(キング通信工業株式会社), J：3 次元電子マット式見守りシステム Neos+Care(ノーリツプレシジョン株式会社)

訂で新たに，⑦機能訓練支援，⑧食事・栄養管理支援，⑨認知症生活支援・認知症ケア支援が追加され，9 分野 16 項目となった．

　介護業務支援は，介護業務に伴うさまざまな情報を収集・蓄積・分析することで介護の質と生産性の向上を実現する介護ソリューションを提供するロボット介護福祉機器である．介護業務には高齢者の心身の介助・介護を行う直接介護とケアプラン作成などの間接業務があり，介護者は間接業務にも多くの時間を必要としている．そこで，ICT やロボット技術を利活用してこれら多種多様な介護業務を効率化し，介護業務で最も重要な直接介護の時間を多くとれるようにすることが介護ソリューションの目的である．

　また，2024 年 6 月に追加された 3 分野に関しては，2025 年 4 月運用開始に向け，2024 年 8 月現在，詳細な内容を詰めている段階である．

　図 35-4 に，国が支援をして開発・商品化された代表的なロボット介護福祉機器を示す．

2 なぜロボット介護福祉機器が必要なのか

　日本は 65 歳以上の人口比率が 2021 年時点で 29％ を超える世界一の超高齢国家となっている[7]．その結果，介護を必要とする高齢者が増加しており(▶図 35-5)，一方で介護をする人の人手不足も大きな社会問題となっている(▶図 35-6)．そこで，2013 年閣議決定された日本再興戦略に「ロボット介護機器開発 5 カ年計画」が盛り込まれ，国が中心となり介護分野にロボット技術や ICT(information and communication technology)を導入することで，介護の質と効率(生産性)の向上を実現する活動を進めている．

　しかし，人の尊厳を守るためには人の介護は人がすることが基本である．そのため，ロボット技術は介護にかかわる人手不足解消や身体的な負担の軽減，介護される人の自立を促進することを支援する賢い道具という考えを基本に，ロボット介護福祉機器の開発・普及活動を推進している．

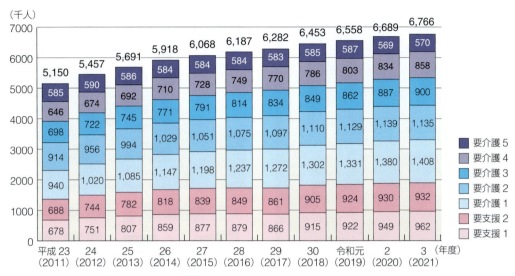

▶図 35-5　要介護度別認定者数の推移
〔内閣府：令和 6 年版高齢社会白書. 2024 より〕

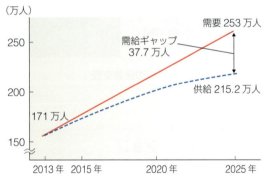

▶図 35-6　2025 年までの介護人材の需給推計
〔厚生労働省：2025 年に向けた介護人材にかかる受給推計（確定値）について. 2015 より〕

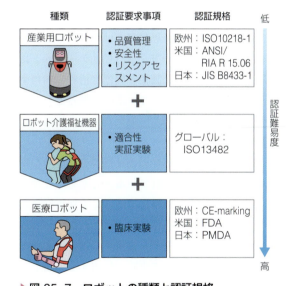

▶図 35-7　ロボットの種類と認証規格

3 安全性

　ロボット介護福祉機器を使用するうえで最も重要なことは，安全性の担保である．この 5 カ年計画のプロジェクトでは，ロボット介護福祉機器を開発する指針である安全ガイドブックを策定している．またロボット介護福祉機器を含むサービスロボットの国際安全規格 ISO13482 を，日本主導で制定している．これら安全ガイドブックや ISO13482 は，国際生活機能分類（International Classification of Functioning, Disability and Health; ICF）に基づいて設計されており，人間中心を基本思想とする機器開発のための設計・評価基準を定義している（▶図 35-7）．

　人間中心とは，老化に伴う介護支援においては介護を必要とする人の QOL（quality of life）の向

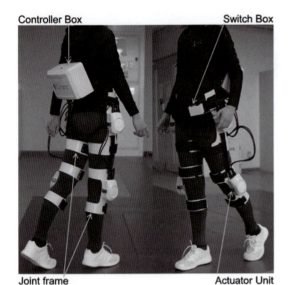

▶図 35-8 歩行アシストロボットの一例
〔AssistMotion 株式会社提供〕

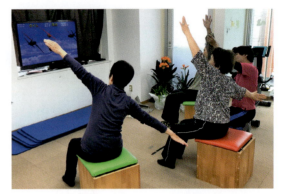

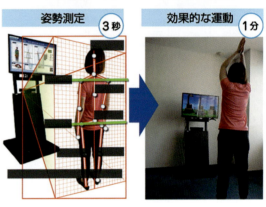

▶図 35-9 ゲーム感覚の運動支援
〔TANOTECH 株式会社提供〕

上を最優先にする設計思想でなければいけないことを意味している．一方，リハビリテーションに使用されるロボット介護福祉機器は治療に利用するため，各国で規定されている医療機器としての効果・安全性にかかわる医療機器認証を取得する必要がある．

このようにロボット介護福祉機器の機能的な安全基準は明確に定められている．しかし，安全基準に従って開発された機器であっても使用時に絶対に安全であるという保証は担保されない．これは自動車や電化製品などを使用する場合と同様である．そのため，現場で実際に使用する運用上の安全ガイドラインを明確にする必要がある．そこで，ロボット介護福祉機器を実際に現場で使用した経験をヒヤリハット集としてまとめ，ロボット介護福祉機器を安全・安心に使用するノウハウの蓄積を進めている．

4 効果的な利活用

療法士の業務の質と効率（生産性）の向上が期待される各種ロボット介護福祉機器を紹介する．

a リハビリテーション

リハビリテーションに利活用できるロボット介護福祉機器としては，「機能訓練」に使用するものと「活動・参加支援」に使用するものがある．機能訓練用としては，上肢機能障害に対するロボット療法があり，歩行訓練用も各種ロボット介護福祉機器が開発されている．

図 35-8 は歩行訓練用ロボット介護福祉機器の一例である．股関節と膝関節に歩行を支援するアクチュエータがついており，歩行・階段昇降・起立着座をアシストすることができる．活動・参加支援用としては，e-スポーツに使用される機器を被介護者である高齢者などの活動・参加支援用としても利用できるものが開発されている（▶図 35-9）．

これまで療法士が豊富な経験に基づいてアドバ

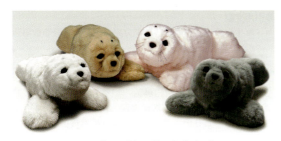
▶図35-10　アザラシ型ロボット（パロ）
〔産業技術総合研究所柴田崇徳博士提供〕

イスをしてきた支援に加えて，ロボット介護福祉機器を利活用すれば，さまざまな情報をデータとして視覚化できるため利用者がリハビリ効果をより実感しやすくなる．また，遠隔で心身に関係する個人データを計測できるため，療法士1人で同時に複数人の支援が可能になる．このようにロボット介護福祉機器を利活用すればゲーム感覚で楽しくリハビリテーションができるため，高齢者のリハビリテーションやレクレーション活動の参加意欲が高まることが確認されている．

また，高齢者のメンタル面での支援としてヒーリング効果が期待されるロボット介護福祉機器も開発されている．図35-10はその一例で，アザラシを抱くという非日常的な感覚を味わうことで，高齢者の心理面によい影響が出ることが認められている．

b 見守り

介護の業務のなかで被介護者である高齢者を安全に見守ることは非常に重要な仕事である．そこで，高齢者のプライバシーを守りつつ遠隔で安全に見守ることができる見守り機器が開発されている．ベッドのマットレスや敷布団の下に設置する見守り機器は，ベッドに寝ている人の心拍や呼吸などの生体情報から睡眠状態を介護者に知らせることができる機器である．

介護者が少なくなる夜間は，徘徊や転倒などの確認・予防のため定期的な訪室が必要だが，それによって高齢者の睡眠を妨げる問題があった．そこで，このような遠隔見守り機器を使えば高齢者の睡眠を妨げることなく安全・安心に見守ることができ，高齢者のQOLを向上させることが可能になる．

また，これらの機器は夜間のみならず日常生活もモニタリングできるため，高齢者が普段どのような生活をしているのかもわかる．高齢者と直接接しているとき以外の生活情報が得られるので，療法士はより高齢者に寄り添ったきめ細やかで適切な支援やアドバイスが可能になる．

c 業務支援

各種ロボット介護福祉機器などからのさまざまなデータを一元管理・分析することで，介護の質と業務効率（生産性）の向上を可能にする介護ソリューションを提供する機器も開発が進んでいる．

現在，生成型AIの技術進化で画像や音声入力などのデータから自動的にケアプランなどを編集・作成する次世代機器の開発も進んでいる．近い将来，手作業によるキーボード入力などの煩わしさから解放されて，高齢者と十分なコミュニケーションがとれる介護業務本来の仕事に専念できる時代が実現する．このように介護ソリューション機器を業務に利活用することで，各職能が知りえたさまざまな介護情報が迅速に共有化できるようになるため，介護にかかわる各職能全員が共通の情報に基づいて協力・連携したチーム活動が可能になる．

このように，これまでは各職能個人の能力に依存することが多かった介護の質を，テクノロジーによって介護業務の標準化・質の向上・効率化（生産性の向上）がはかれる．療法士が目指す高齢者や障害者などに寄り添った理想的なケア（介助＋介護）をしたいという夢の実現が現実化しつつあるのである．

D 理学・作業療法との関連事項

　高齢者のリハビリテーションは，加齢による症状の変化，種々の合併症がある場合がほとんどで，若年者に比べ改善は遅く，もともとの体力などもなく個人差も大きい．障害の原因となった疾患だけでなく，合併する疾患や隠された疾患の管理をすることも多いのが特徴である．また，以前からある障害に加えて新たな障害が加わり重度化している場合もあり，並行した理学・作業療法も必要となる．

　特にリスク管理の面では，反応も乏しかったり，注意力の低下やバランス機能の低下などで，訓練中の転倒などの事故も多い．特に認知症などを伴った場合はリハビリテーション中の危険性は格段に高まる．高齢者の特性をよく理解し，常にリスク管理を行いながら進めなければならない．

● 療法士の視点から

$$\text{Function} = \frac{\text{physical capabilities} \times \text{medical management} \times \text{motivation}}{\text{social, psychological and physical environment}}$$

　米国の老年医学書に記されたこの式[8] は，人の生活機能は身体機能・ケア・意欲の掛け算で決まると意訳でき，高齢者リハビリテーションにおいて重要な考え方である．

　本章で取り上げられたロボット介護福祉機器は，この3要素いずれにもかかわるもので，単に省力化，省人化，少人化の手段と考えるのではなく，質の高いリハビリテーションやケアを実現する手段として積極的に活用すべきである．

　理学・作業療法士は心身機能から生活にまで至る広範な評価視点をもつことから，機器の導入を推進するとともに，その効果について検証することも重要な役割である．

● 引用文献

1) 厚生労働省：国際生活機能分類—国際障害分類改訂版（日本語版）. 2002
https://www.mhlw.go.jp/houdou/2002/08/h0805-1.html（2024 年 10 月アクセス）
2) 福井圀彦（原著），前田眞治，他（著）：老人のリハビリテーション　第 9 版. 医学書院, 2022
3) 日本リハビリテーション医学教育推進機構, 日本リハビリテーション医学会（監）：リハビリテーション医学・医療コアテキスト　第 2 版. 医学書院, 2022
4) サルコペニア診療ガイドライン作成委員会（編）：サルコペニア診療ガイドライン　改訂版. ライフサイエンス出版, 2022
5) 帖佐悦男：ロコモティブシンドローム：運動器疾患を取り囲む新たな概念—ロコモ予防とリハビリテーション. Jpn J Rehabil Med 50:48–54, 2013
6) 日本リハビリテーション医学会（編）：がんのリハビリテーション診療ガイドライン　第 2 版. 金原出版, 2019
7) 国立社会保障・人口問題研究所：日本の将来推計人口. 人口問題研究資料第 347 号, August 31, 2023
8) Kane RL, et al: Essentials of Clinical Geriatrics. 5th ed, p54, McGraw-Hill, 2003

● 参考文献

1) 厚生労働省：施策情報—介護ロボットの開発・普及の促進.
https://www.mhlw.go.jp/stf/seisakunitsuite/bunya/0000209634.html（2024 年 10 月アクセス）
2) 介護ロボットポータルサイト.
https://robotcare.jp/jp/home/index（2024 年 10 月アクセス）
3) 厚生労働省, 経済産業省：ロボット技術の介護利用における重点分野.
https://www.mhlw.go.jp/stf/juutenbunya_r6kaitei_00001.html（2024 年 10 月アクセス）
4) 比留川博久：ロボット介護機器開発・導入促進プロジェクト. 日本ロボット学会誌 34:228–231, 2016
5) AMED ロボット介護機器開発・導入促進事業基準策定評価コンソーシアム：ロボット介護機器開発のための安全ハンドブック. 2018
https://robotcare.jp/data/outcomes/2018/01.pdf（2024 年 10 月アクセス）
6) 本田幸夫：2040 年を念頭に置いたロボット・AI 等による医療福祉分野におけるイノベーション創出に向けた研究. 厚生労働科学研究費補助金行政政策研究分野厚生労働科学特別研究, 文献番号 201906019A, 2019
7) 公益財団法人テクノエイド協会：福祉用具ヒヤリハット情報.
https://www.techno-aids.or.jp/hiyari/index.php（2024 年 10 月アクセス）
8) 高橋香代子：上肢機能障害に対するロボット療法. Jpn J Rehabil Med 57:786–791, 2020

9) 吉川憲一, 他：ロボットスーツ HAL を用いた脊髄損傷不全麻痺者に対する継続的歩行練習の効果—シングルケースデザインを使用して. 理学療法科学 29:165–171, 2014
10) Mizukami N, et al: Effect of the synchronization-based control of a wearable robot having a non-exoskeletal structure on the hemiplegic gait of stroke patients. *IEEE Trans Neural Syst Rehabil Eng* 26:1011–1016, 2018
11) Shibata T: Therapeutic seal robot as biofeedback medical device: Qualitative and quantitative evaluations of robot therapy in dementia care. *Proc IEEE* 100:2527–2538, 2012
12) フロレンス・ナイチンゲール（著）, 湯槇ます, 他（翻訳）：看護覚え書—看護であること看護でないこと 第8版. 現代社, 2023

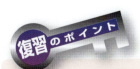

- 高齢者に生じる障害を，ICF に準じ心身機能・身体構造，活動，参加の考え方でとらえる．
- "障害" を診て "活動をはぐくむ" リハビリテーションの考え方を学習する．
- 高齢者で対象となりやすい疾患のリハビリテーションの評価・治療法を理解する．
- 介護現場で利活用されるロボット介護福祉機器の事例と，利活用することの重要性が説明できる．

COLUMN　脳血管障害者の自動車運転の再開について

高齢者にとって移動手段としての自動車運転は生活するうえで重要である．特に公共交通機関の乏しい地域に住んでいる場合は切実な問題となる．

脳血管障害に罹患後，自動車運転を希望する場合，警察などで所定の用紙をもらい，脳血管障害後遺症について詳しい医師の証明が必要となる．この証明をもって運転免許試験場などで適性検査を受け，適合し

たあとで初めて自動車の運転が再開できるようになっている（▶表1, 2）．

手足の麻痺はドライビング・シミュレータや実車評価で，視覚聴覚障害などは視力・聴力検査などで判定されることが多い．高次脳機能障害に関しては，多彩でさまざまな評価法を組み合わせた方法が検討されている．

▶表1　一定の病気に係る免許の可否等の運用基準
〔警察庁, 2022 より抜粋〕

脳卒中（脳梗塞，脳出血，くも膜下出血，一過性脳虚血発作等）（道路交通法施行令第 33 条の 2 の 3 第 3 項第 3 号関係）
（1）慢性化した症状 　見当識障害，記憶障害，判断障害，注意障害等は「認知症」，運動障害（麻痺），視覚障害（視力障害等）及び聴覚障害については「身体の障害」に係る規定等に従うこととする （2）発作により生ずるおそれがある症状 　ア　脳梗塞等の発作により次の障害のいずれかが繰り返し生じている場合については，拒否又は取消しとする 　（ア）意識障害，見当識障害，記憶障害，判断障害，注意障害等（認知症に相当する程度の障害に限る） 　（イ）運動障害（免許の取消事由に相当する程度の障害に限る） 　（ウ）視覚障害等（免許の取消事由に相当する程度の障害に限る）

▶表2　高次脳機能障害の際の検査の例

1. 知的機能がおおむね保たれている
MMSE：30 歳まで 25 点以上，中高年 24 点以上
2. 注意機能がおおむね保たれている
TMT-A：30 歳まで 42 秒以内，中高年 63 秒以内
3. 視空間構成能力がおおむね保たれている
Rey-Osterrieth の複雑図形模写：34 点以上
4. 記憶がおおむね保たれている
三宅式記銘力検査（無関係対語 3 回目）：若年 4 点以上
5. 遂行機能がおおむね保たれている
Frontal Assessment Battery（FAB）：若年 15 点以上，中高年 12 点以上

TMT-A：Trail Making Test-A

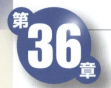

第36章 高齢者の退院支援

学習目標
- 退院支援の概念について知る．
- 高齢者では特に，退院支援の必要性が高いことを知る．
- 高齢者の退院支援のポイントを知る．
- 高齢者の退院支援における理学・作業療法士の役割について知る．

　高齢であることは，それ自体が退院困難のハイリスク要因である．したがって，高齢者の場合は，入院当初から退院後の生活を視野に入れて，積極的にアセスメントと退院支援を行うことが必要となる．

　入院中のリハビリテーションにより，心身の機能の向上を目指すことは退院後の生活に役立つ．退院後の療養生活で必要となる指導を含めて，退院支援における理学・作業療法士の役割は大きい．

A 高齢者における退院支援の必要性

　高齢であることは，退院困難ハイリスクの大きな要因である．その理由として，高齢者は，慢性疾患をもつことが多く，入院しても完治することが少ないこと，予備力が少なく，肺炎などの合併症を併発する危険性が大きいことがあげられる．また，65歳以上の者がいる世帯のなかで，"単独世帯"，"夫婦のみの世帯"，"親と未婚の子のみの世帯"の占める割合が年々上昇しており，1998年にはそれぞれ18.4％，26.7％，13.7％であったが，2022年には31.8％，32.1％，20.1％まで増加した．このように，退院支援が必要とされる背景には，高齢者が療養を必要とするときに，家族側に介護する余力がなくなってきているという社会の状況がある．

　一方，高齢化が進むなか，病床の不足と医療費の抑制の必要から，入院から在宅に早期に移行することが促進されており，近年，在院日数は短縮化されている．実際，2022年の病院報告では，一般病床の在院日数は16.2日となっており，1996年の調査（33.5日）より17日間も短くなっている．また，入院患者に占める65歳以上の割合は年々増加し，2020年の患者調査では入院患者の74.7％を占めている．このような現状に対応し，患者やその家族の生活の質を向上させるためには，入院中の高齢者に対して適切な"退院支援"を行い，スムーズに次のステップに移行できるように支援する必要がある．

　退院支援とは，入院患者が適切な時期に病院を退院し，円滑に次の療養場所に移行できることを目指して行われる支援全般を指す．米国病院協会は，1984年に退院計画ガイドラインを作成し，退院計画プログラムを「患者とその家族が退院後の適切なケアの計画をつくるのを助けるために，病院が提供するべき，部門を越えた病院全体としての（援助の）プロセスである」と定義している．すなわち，退院支援は退院が決定してから行うのではなく，入院当初から入院生活の支援の一環として，その人の治療のゴールや退院後の療養生活な

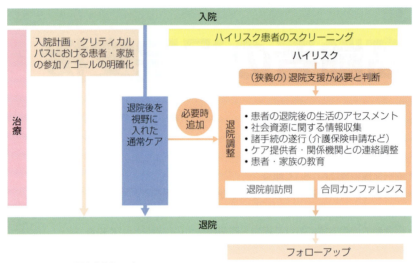

▶図36-1 退院支援のプロセス

どを勘案し，それを多職種・多部門が連携して，計画的に実行するものである．

B 高齢者における退院支援の実際

退院支援の一般的なプロセスを図36-1に示す．以下，プロセスに沿って説明する．

1 入院時の対応：ゴールの共有とスクリーニング

すべての患者は入院にあたって，その入院の目的，退院時のゴール，退院後の生活などを医療者と共有することが必要である．なかには，退院時のゴールの状態像が医療者と患者・家族との間でずれていたため，退院後に予測していた生活と異なり，トラブルになる場合もある．また，本人と家族の希望，両者は一致しているかを確認し，調整することも重要となる．

退院後に環境の調整や外部サービスの導入が必要な可能性があるかどうかについては，入院後早期にスクリーニングして退院支援の必要性をアセスメントする．スクリーニングは急性期病院の場合，入院後3日，遅くとも1週間以内には実施する必要がある．慢性期の患者を対象とする病院では入院期間が長めになるが，それでも1週間程度で今後の方向性について検討する機会をもつことが望ましいだろう．最近では，予定入院の場合は入院前から退院支援を要する患者を把握するためのアセスメントを行うことが促され，入院前支援として診療報酬上の加算もつくようになった．

退院支援のスクリーニング項目については，厚生労働省が退院支援加算の要件として，退院困難な要因を有する患者を早期に把握することをあげている．その例としては，悪性腫瘍・認知症・誤嚥性肺炎などの急性期感染症などの疾患，入院前と比べて日常生活活動（activities of daily living；ADL）が低下し退院後の生活様式の再編が必要と予測される状況であること，排泄に介護を要すること，介護力が十分でないこと，退院後に医療処置が必要なこと，入退院の繰り返しや緊急入院などの入院状況などがあがっている．自らの医療機関の患者の特性も考慮しながら，各病院に適したスクリーニングの方法とタイミングで実施することが重要である．

B　高齢者における退院支援の実際 ● 371

2 退院後の生活のイメージを共有し必要な社会資源を調整

　スクリーニングでリスクがあると考えられた患者，また入院後の状況変化や家族などに関する追加情報により退院に向けて支援を要すると予測された患者については，退院後の生活の希望や実際の生活のイメージを共有する．そのうえで，希望を実現するために何が必要かを整理し，退院後の療養場所とそこでの生活に必要な社会資源を調整し，支援の計画を立案する．入院前からサービスを活用していた患者や，かかりつけ医を有していた患者については，その施設からの情報も重要であり，かつ退院に向けての支援を行う際に協力を得ることが効果的である．

　患者の退院後のニーズを整理するには，大きく医療面と生活面に分けて考える．医療面としては，症状管理，継続する治療や医療処置，服薬管理のほか，機能の保持・改善のためのリハビリテーションも含まれる．生活面としては，ADL 全般について家屋の状況などをふまえて支援の必要性を検討するとともに，家事や社会活動についても考慮する．

　在宅での療養生活を送る場合は，ニーズにどのように対応するかを検討する．患者・家族による対応，以前から利用していた医療機関やケア機関の継続，新しいサービスの導入，住宅改修や福祉機器の導入などの物的環境調整などを含め，どのような順序で何を準備するかを考える．支援計画の立案においては，患者・家族の意向が最重要であるが，単に表明された意向に沿うだけでなく，患者・家族が退院後の生活を具体的に思い描けるよう支援し，その希望を叶えるための手段をともに考えていくことが必要である．その際，家族関係・介護の意欲・副介護者の有無を含めた家族の介護力，経済力，居住地域における社会資源の整備状況なども含めて考える必要がある．

3 介護保険制度の活用

　ケアを継続的に要する高齢者の多くは，介護保険制度〔第 34 章 D 項「介護保険制度」（➡ 340 ページ）参照〕の対象者となる．そこで，退院先が自宅であるかどうかを問わず，高齢者のケアプランを検討する際には，要介護認定の結果が重要な意味をもつ．要介護度が入院中にわかっていれば，利用限度額が確定し，退院に向けて，自己負担額などを含めたより確実なケアプランを提示することが可能となる．なお，介護認定が間に合わなくても，予想される要介護度に基づき暫定的なケアプランを作成することも可能である．その場合，いったん自費で支払い，その費用は認定後に本人に返される（償還払い）．

　このため，介護が必要であるのにまだ認定を受けていない場合，あるいは入院後に状態が大きく変化した場合には，すみやかに居住地の介護保険申請窓口に申請し，状態がある程度落ち着いたところで病院まで要介護認定のための調査に来てもらう必要がある．

　介護保険で利用可能な在宅サービスは，ホームヘルプ，訪問入浴，訪問/通所リハビリテーション，訪問看護，デイサービス，ショートステイ，福祉用具貸与，住宅改修などである．そのほかに，地域密着型サービスとして小規模多機能型居宅介護や定期巡回サービスなどがある．これらとその他の社会資源を適宜組み合わせてケアプランを立案する．

　ケアプランは利用者が自分でつくることも可能であるが，一般的にはケアマネジャーを選定し，作成を依頼することになる．このため，適切なケアマネジャーを探して，上手に連携をはかりながら退院後のケアプランを組み立てていくことが重要である．なお，要支援 1，2 の場合は，地域包括支援センターがケアマネジメントの窓口となる．

　表 36-1 に，高齢者に対する退院支援のポイントを示した．

▶ 表 36−1　高齢者に対する退院支援のポイント

- 介護保険が必要か否かの判断．必要であれば，認定されているか否かを確認，必要であるのに未申請であれば，申請をすすめる．
- 本人の状況・家族介護力を的確に評価し，療養場所の候補をあげる．
- 利用可能な制度に基づいた支援．予測される要介護度，地域で利用可能な資源などに基づき，本人・家族に最適な転院先や在宅サービスを選択して紹介し，退院後の療養生活のイメージをつくる．
- 多少時間がかかっても，本人・家族の自己決定を促すプロセスを重視する．
- 退院・転院・入所を阻む要因を予測し，主治医・病棟看護師長・地域資源・転院先との連携を密にする．
- 介護保険下では本人・家族が最良のケアプランを判断・選択できるような情報の提供と教育的な配慮が必要．特にケアマネジャーの選定が重要である．

4 退院後を見越した通常ケア

　入院中は ADL や服薬など，安全を第一に考えた看護計画が立案されることが多い．もちろん安全は重要であるが，退院後の生活のイメージがついたところで，入院中の ADL や服薬管理などについても，残存能力を生かし，退院後に実際に行う行動に即したケアに切り替えていくことも必要である．また，そのなかで，退院後の生活状況に照らして実施が難しいケア方法や医療管理については，見直しを行うことも重要である．たとえば，認知機能の低下のある日中独居の高齢者に対しては，日中の服薬を避け，朝晩だけの内服に切り替えられないか検討したり，ケアに要する物品を入手しやすいものに切り替えたりすることがあげられる．リハビリテーションも退院後の生活に合わせること，そして病棟でのケアにその成果を生かすことが重要となる．

5 誰が支援を行うか

　退院の決定は医師が行うが，患者と家族の退院後の生活がよりよくなるよう検討する場合には，多様な職種のかかわりが不可欠である．医療機関

のなかで，入院患者の状態をみながら，退院時やその後に生じてくる問題点を予測して積極的に退院支援を展開していくには，病棟・外来の看護師，理学・作業療法士，MSW（医療ソーシャルワーカー）などの関与が必要である．

　多様な社会資源を利用して自宅退院する場合や，施設や他の病院に移動する場合は，さまざまな手続きや調整を行うための担当者が実施するのが効果的である．このため，退院支援の専門部署を設ける医療機関が多い．現在は退院支援加算を得るための施設要件として退院支援の専門部署を置くこととされているため，一定の規模以上の病院では部署の設置率が高くなっている．担当者の職種は看護師，MSW とする病院が多い．

　なお，これらの組織は，退院支援以外にも，訪問看護や訪問リハビリテーションなどの訪問機能，相談機能をもつこともある．また，理学・作業療法士などが所属している場合もある．特に，ADL レベルが変化した患者の退院にあたって，住宅改修や福祉用具の導入が必要となる場合に，退院前訪問などを含めたアセスメントを行う．退院先の準備と退院に向けた患者・家族への働きかけを看護師とともに行うのは，理学・作業療法士の重要な役割である．

　さらに進んで，回復期リハビリテーション病院など，退院困難要因を多く有する患者に特化した病院においては，各病棟に MSW とリハビリテーションスタッフが配置されていることも多い．ここでは，患者ごとに多職種がチームを組んで，退院に向けた調整が行われている．

　2008 年に 75 歳以上の後期高齢者への「退院調整加算」が新設され，退院支援部署の設置が施設要件となったのを皮切りに，その後退院調整加算の対象が拡充された．2016 年には名称を「退院支援加算」として，より早期の支援開始に対して加算が拡充された．「退院支援加算1」の算定には，入院 3 日以内のスクリーニング，7 日以内の患者・家族面談とカンファレンスを行うこととされ，施設要件としても退院調整部門のほかに病棟にも退

院支援職員を配置することや，医療機関間連携・ケアマネジャーとの連携の推進を行うことまでが必須とされている．さらに 2018 年には「入退院支援加算」が登場し，入院前に外来で行う支援に加算が算定されることとなった．

こうした制度改定により，病院全体としての早期からの退院支援の取り組みが促進されつつある．一方で，患者・家族に寄り添った支援が行われるよう，質の保証に向けた取り組みの重要性も増している．

C 理学・作業療法との関連事項

(1) 入院中に，本人の機能アップをはかる

理学・作業療法士には，まず，リハビリテーションによって患者本人の機能アップをはかり，患者が ADL をスムーズに行えるように指導する役割がある．

ベッドから車椅子への移乗，車椅子操作，食事・洗面・トイレ動作などがスムーズに行えることによって，本人の自立度が上がり，介護の負担が減る．すなわち，退院後の生活を軌道に乗せていくために理学・作業療法士は重大な役割を担っているのである．

(2) 入院中に，(家族)介護者の介護力をアップする

家族は，実際にどのように介護してよいかわからないことが多い．このため，必要なケアを行わなかったり，ともすれば過剰介護になったり，また，介護者自身の体を痛めてしまうことにもなりかねない．

入院中のリハビリテーションのなかで，適切な介護方法について，家族指導を行うことが必要である．家族にもリハビリテーションに参加してもらい，できれば一緒に行ってもらうようにするとよい．遠方であったり，感染対策で面会が困難な場合には，Zoom などのビデオ会議システムを用いることも効果的である．

(3) 入院中に退院後必要な情報を提供し，患者の状態に適した環境を整備する

いざ退院が決定して自宅に帰ろうとしたとき，入院前とは心身の状態が異なり，そのままでは帰宅できないことがある．

たとえば，脳梗塞で左半身麻痺になった患者で，病棟では日ごろ車椅子で生活している人がいるとする．自宅に帰るためには，“車椅子で生活できる住居” に変える必要がある．このためには，「床を板の間にする」「居室とトイレとの間の壁を取り払い，スムーズに行けるようにする」など，住宅改造が必要となる．同時に，車椅子もその患者に合ったものをつくらなければならない．

理学・作業療法士には，入院中から退院後の生活を見越して専門的なアドバイスを提供することが求められる．

この機能は，診療報酬上で「退院時リハビリテーション指導料」（300 点）として規定されている．退院して家庭に復帰する患者に対して，医療機関の医師または医師の指示を受けた理学・作業療法士が，保健師・看護師・MSW・精神保健福祉士とともに指導を行った場合に，退院時 1 回に限り認められている．

車椅子の調整，住宅改造などは時間もかかるため，早めに対応していくことが望ましい．リハビリテーションスタッフも院内の退院支援メンバーの一員として機能し，特に ADL の低下が見込まれる患者に対しては，早期から退院に向けた準備にかかわっていくことが求められる．

● 療法士の視点から

退院支援を考える際に大切なことは，そもそも病院がきわめて非日常的なところであるという認識をもつことである．患者は非日常の世界から，日常の世界へ戻っていくわけである．しかも彼らの多くは，疾病や障害をかかえたまま自宅へ帰っていくわけで，そこにプロの支援が必要なゆえんがある．

介護保険の仕組みがある現在は，退院支援を病院のスタッフだけで考えるのではなく，在宅リハビリテーションや訪問介護・看護などのケアスタッフと手を携えて，患者（サービス利用者）が在宅へ戻ることを支援するという考え方が重要である．臨床の現場では，患者にとって最も有効な退院支援策を検討することが肝要である．制度を理解しつつ，本当の意味でのケアマネジメントを目指す必要がある．

　退院というプロセスを支援するためには，自らの責任を果たしながら，かつ，より適任なスタッフがほかにいれば，うまく仕事を譲り渡していくという発想が必要である．

　このようなことをスムーズに行うためには，たとえば，病院スタッフと在宅スタッフとの緊密な意思疎通が必要で，結果的にそれが両者の技量を高めるものであることを知っておくべきである．

●参考文献
1) 宇都宮宏子(監), 坂井志麻(編)：退院支援ガイドブック―「これまでの暮らし」「そしてこれから」をみすえてかかわる. 学研プラス, 2015
2) 鈴木 豊, 他：医療福祉サービスガイドブック 2024年度版. 医学書院, 2024

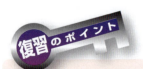

- 高齢者における退院支援の必要性と，具体的方法について述べることができる．
- 介護保険と退院支援の関係について述べることができる．
- 高齢者の退院支援における理学・作業療法士の役割について述べることができる．

第37章

高齢者の在宅医療

学習目標
- 介護が必要になっても，高齢者ができるだけ最期まで住み慣れた地域でその人らしく生活し続けるために，在宅医療が必要であることを理解する.
- 在宅医療は生活を支えるための医療であることを理解する.
- 在宅医療では多職種協働が必須であることを理解する.

A 地域包括ケアシステムの構築と在宅医療

高齢者の増加に伴い，介護が必要になっても高齢者ができるだけ最期まで住み慣れた地域でその人らしく生活し続けることができる社会"エイジング・イン・プレイス(aging in place)"の実現が望まれる. 地域包括ケアシステムは，aging in place を実現するためのシステムであり，住まい，医療，介護，予防，生活支援の要素から構成される. 在宅医療は，定期的に通院することが困難になった高齢者に対し，医療スタッフが居宅を訪問して"生活を支えるための医療"であり，地域包括ケアシステムを実現するために不可欠である. 在宅医療により，高齢者の疾患や介護の予防，適切な治療の継続，苦痛の緩和に努め，日常生活および社会参加を支援する.

2019 年の日本人の平均寿命は女性 87.45 歳，男性 81.41 歳に達し，90 歳まで生きる人の割合は女性 51.1%，男性 27.2% である〔令和元年簡易生命表，厚生労働省〕. しかし，介護などの必要がなく日常生活を支障なく過ごせる期間である健康寿命と平均寿命の間に，女性 12.06 歳，男性 8.73 歳の差がある〔厚生労働省，2019〕. そして，介護が必要となった原因として，認知症(16.6%)，脳血管疾患

(16.1%)，骨折・転倒(13.9%)が上位を占める〔令和 4 年国民生活基礎調査，厚生労働省〕.

平均寿命と健康寿命の差を縮め，自立して生活することができる期間を延長するため，フレイルが進行する過程に積極的に働きかけ，介護予防に努める必要がある. そして，フレイルに適切に介入・支援したうえで，介護が必要になっても，一方的に介護される存在としてではなく，できるだけ最期まで，住み慣れた地域でその人らしく生活し続けることができるように支援する体制をつくることが望まれる.

B 高齢者の意向の尊重

在宅医療を受ける高齢者は，しばしば複数の慢性疾患に罹患している. このような高齢者が長期間，急性期病院に入院するのは日常生活活動(activities of daily living; ADL)の低下につながり望ましくない. 急性期病院への入院は，新たな疾患の罹患や病態変化で治療が必要な場合に限るべきである. また，人生の最終段階では治癒を目指す医療には限界がある.

治癒を目指した治療は困難になっても，できるだけ安定した心身の状態を維持し，苦痛の緩和をはかりながら，生活の満足度や人生の満足度を高

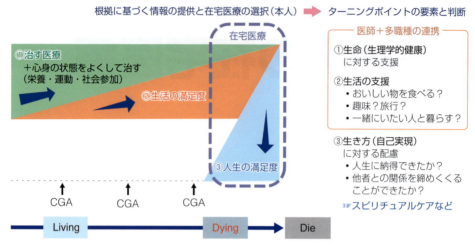

▶図37-1 1人ひとりの生き方を実現するための考え方・支援・配慮
CGA：高齢者総合機能評価

めるための支援や配慮に努める（▶図37-1）．そのためには，人生の最終段階における医療・ケアについて，高齢者が家族や友人および医療・ケアチームと繰り返し話し合うこと〔アドバンス・ケア・プランニング（advance care planning；ACP）〕が必要である．高齢者がよりよく最期まで暮らすために，高齢期の生活のしかた，医療やケアの受け方を高齢者自身で考えることが大切である．

C 高齢者総合機能評価の重要性

入院医療は疾患の治療が主な役割である．そのため，医療者が高齢者に対し医学的側面から生活指導を行うことはあっても，高齢者の日常生活に深く入り込むことは少ない．しかし，在宅医療は生活を支えるための医療であり，疾患とともに，身体機能，精神機能，社会機能を多面的に評価する高齢者総合機能評価（comprehensive geriatric assessment；CGA）を行い，個別に治療とケアを行う必要がある．同じ病名であっても，それぞれの高齢者に適した医療の内容は同じとは限らない．また，家族の介護負担に対する配慮も必要である．

D 生活機能の軌跡を考慮した支援

高齢者は加齢および疾患の影響を受けて生活機能が低下し，80歳を過ぎると日常生活になんらかの支援が必要になる者が多くなる[1]．一般に慢性疾患終末期における典型的な機能の軌跡は，疾患群ごとに3つの類型に分類される〔第38章の図38-1（➡380ページ）参照〕．生活機能の軌跡を考慮して高齢者の生活を支援することは，生活を支える医療としての在宅医療では不可欠であり，ACPの推進にもつながる．

(1) 悪性腫瘍

悪性腫瘍患者では亡くなる1〜2か月くらい前まで機能が保たれる場合が多く，その後急速に機能が低下する．悪性腫瘍に伴う疼痛，呼吸困難などの身体的苦痛だけでなく，不安やうつなどの心理的苦痛，家庭や社会に関する社会的苦痛，さらにはスピリチュアル・ペインの緩和に努め，最期まで寄り添うケアを提供する．積極的な治療が困難になっても，できるだけQOLを保つことができる

ようにリハビリテーションを行うことに努める.

(2) 臓器不全

心不全や呼吸不全などの臓器不全患者の場合,原疾患の進行や肺炎などの併発による急性増悪を繰り返しながら機能が低下する場合が多い.心臓リハビリテーション,呼吸リハビリテーションに加え,必要に応じて嚥下リハビリテーションを行い,誤嚥性肺炎を予防する必要がある.心不全患者の再入院率は高い.心不全の増悪による再入院の誘因として,塩分や水分制限の不徹底,治療薬服用の不徹底,疲労,精神的・身体的ストレスが知られている.在宅医療の現場では適切に食事の管理が行われていない場面や大量の残薬を認めることがあり,生活の状況に即して医療管理する必要性がある.また,心機能だけで心不全患者の予後を予測することは困難であるが,CGA に基づく指標を用いることにより,生命予後の予測精度が向上する可能性が示されている.臓器不全を認める高齢者では,薬物治療を含む疾患管理とともに生活機能を総合的に把握することが,疾患により低下した機能を回復し,心身の変化に応じた生活を支援するために重要である.

(3) 認知症,フレイル

認知症,フレイル,神経変性疾患などの高齢者は時間とともにゆるやかに機能が低下する.日常生活が制限され,社会参加の機会が減少すると廃用性変化が生じやすくなるため,適切なリハビリテーションを継続する必要がある.長期間ケアが必要になることも多く,家族の介護負担にも配慮し,適宜レスパイトケアを利用しながら支援する.

E 在宅医療における療養管理

医療機器の小型化や操作性の向上により,在宅医療で栄養管理,排泄管理,呼吸管理,創傷管理および注射や点滴による治療が可能になっている(▶表37-1).在宅療養管理を行う際には,高齢者自身または家族が手技に習熟し,適切な治療を

▶表37-1　代表的な在宅療養管理

管理の種類	在宅療養管理の内容
栄養管理	経管栄養療法(経鼻胃管,胃瘻など),中心静脈栄養療法
排泄管理	間欠的自己導尿,尿道留置カテーテル,膀胱瘻,腎瘻,腹膜透析療法,血液透析療法,人工肛門
呼吸管理	在宅酸素療法,在宅人工呼吸療法,気管切開管理
創傷管理	褥瘡ケア,創傷ケア
注射・点滴	インスリンなどの自己注射,抗菌薬や利尿薬などの注射・点滴,輸液療法

安全に実施することができるように指導する.また,在宅酸素療法や在宅人工呼吸療法を行うときは,包括的呼吸リハビリテーションが大切である.なお,在宅医療で可能な治療をすべて行う必要があるわけではない.高齢者ごとに CGA と ACP を行い,治療による苦痛や生活機能に及ぼす影響も考慮して,適切に在宅療養管理を行うように努める.

F 在宅医療における多職種協働

生活を支えるための医療としての在宅医療では多職種協働が必須である.在宅療養を行う高齢者は生活と医療の両面から支援を必要とするため,複数の職種がかかわることが多い.入院治療では疾患の治療が主な役割であるが,在宅医療では医学の視点だけで最適な治療,ケアの方法を決めるのは困難な場合が多い.高齢者の価値観や生き方,生活状況などを考慮して治療・ケアの方法を選択することが求められる.そのためには,在宅医療・ケアに携わる専門職は,高齢者および家族と良好なコミュニケーションをはかりながら,専門職間の連絡を密にして,高齢者の課題を早期に発見・共有し,治療・ケアを提供するべきである.このようにして自宅でチームに基づくケアを受けている慢性期・終末期患者は,受けるケアに対す

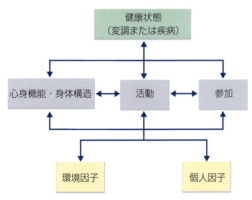

▶図 37-2 国際生活機能分類(ICF)の構成要素間の相互作用〔WHO, 2001〕

個人の生活機能は、健康状態と環境因子および個人因子からなる背景因子との相互作用あるいは複合的な関係とみなされる。医学モデルと社会モデルを統合した ICF を理解し、生物・心理・社会的アプローチを用いて高齢者の在宅療養を支援する。
〔厚生労働省社会・援護局障害保健福祉部企画課：「国際生活機能分類─国際障害分類改訂版」（日本語版）の厚生労働省ホームページ掲載について．2002 より〕

る満足度は高く、受診回数や症状は少なく、全体としての健康が改善する[2].

G 理学・作業療法との関連事項

生活を支えるための医療としての在宅医療では理学・作業療法士の役割が重要である。国際生活機能分類（▶図 37-2）を理解し、生物・心理・社会的アプローチを用いて高齢者の在宅療養を支援する。加齢や廃用による心身機能低下を予防し、疾患により低下した機能の回復をはかりながら、補装具や補助具を使用するなど生活に必要な機能の代替手段の検討や住環境の調整を行う。このようにして、介護が必要になっても高齢者が住み慣れた地域で生活し、社会とかかわりをもち続けることができるように努める。疾患や病期を問わず、高齢者ができるだけ QOL を高く保つことができるように支援する。

●療法士の視点から

第 35 章（➡ 349 ページ）でも述べたように、高齢者医療、リハビリテーション、ケアの場面では、さまざまな要素が絡み合って成果が生まれることもあれば、悪影響が引き起こされることもある。

この点をよく理解して、理学・作業療法士としてのふるまいを考えることが肝要である。

●引用文献
1) 秋山弘子：長寿時代の科学と社会の構想. 科学 80:59-64, 2010
2) World Health Organization: Framework for Action on Interprofessional Education & Collaborative Practice. 2010
https://www.who.int/publications/i/item/framework-for-action-on-interprofessional-education-collaborative-practice（2024 年 10 月アクセス）

●参考文献
1) 在宅医療テキスト編集委員会（企画・編）：在宅医療テキスト 第3版. 在宅医療助成 勇美記念財団, 2015
2) 山中 崇：高齢者の在宅医療. 日本老年医学会（編）：改訂版 健康長寿診療ハンドブック─実地医家のための老年医学のエッセンス. メジカルビュー, pp171-175, 2019

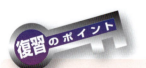

- 在宅医療の役割を述べることができる.
- 在宅医療において多職種協働が必要である理由および理学・作業療法士の役割を述べることができる.

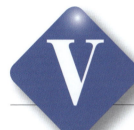

人生の最終段階における医療・ケア

第38章 人生の最終段階における医療・ケア

学習目標
- 人生の最終段階における苦痛症状を理解する．
- 高齢者が死に至る軌跡の多様性を理解する．
- 人生の最終段階における医療・ケアのあり方を理解する．
- 意思決定と意思決定支援について理解できる．
- 本人の意思の尊重の重要性について理解し実践できる．
- 共同意思決定（SDM）について理解し実践できる．
- アドバンスド・ケア・プランニング（ACP）について理解し実践できる．

A 医療・ケアのガイドライン

1 人生の最終段階

　人は死すべき存在である．人の死は，単に個体の生物学的な生命が終わることにとどまらない，さまざまな文化的意味を有し，また個人を超えて家族や社会にも大きな影響を与える出来事である．したがって，人の死にかかわる人生の最終段階における医療には，自然科学としての医学的な妥当性のみならず，倫理学や社会学などからみた妥当性も求められる．こうした人生の最終段階における医療に関する社会の動向を知ることは，高齢者にかかわることの多い理学・作業療法士にとっても重要である．本項では自然科学的側面を中心に人生の最終段階の医療とケアのあり方について概説する．

　高齢者は複数の疾患やさまざまな機能障害を有しており，それらが複合して人生の最終段階の病態を修飾するため，高齢者の人生の最終段階は一般成人のそれに比して複雑かつ多様で，予後の推定が困難なことが多い．一般に，日常生活活動（activities of daily living; ADL）の自立度は死に向かって低下していくが，その軌跡は一定ではない（▶図38-1）．がんの場合には，ある時期から急速に自立度が低下して死に至るため，比較的予後を推定しやすく，ある程度計画的な看取りが可能である．しかし，認知症や老衰に関連する虚弱

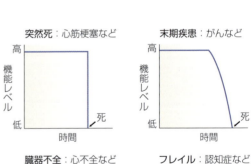
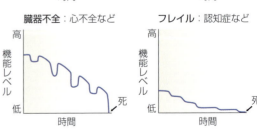

▶図38-1　死に至る過程
〔Lunney JR, et al: Profiles of older medicare decedents. *J Am Geriatr Soc* 50:1108-1112, 2002 より〕

(frailty；フレイル)や心不全をはじめとする臓器不全の場合には，自立度が長期間にわたって動揺しながら低下するため，人生の最終段階の始まりを見極めることが非常に困難である.

高齢者の人生の最終段階を定義することは容易ではなく，「『高齢者の終末期の医療およびケア』に関する日本老年医学会の『立場表明』2012」[1](以下，「立場表明 2012」)(▶表 38–1)では，終末期(人生の最終段階と同義とみなす)を「病状が不可逆的かつ進行性で，その時代に可能なかぎりの治療によっても病状の好転や進行の阻止が期待できなくなり，近い将来の死が不可避となった状態」と定義している. 日本医師会は，「最善の医療を尽くしても，病状が進行性に悪化することを食い止められずに死期を迎えると判断される時期」であって，これを複数の医療関係者が判断し，患者や家族がそれを理解し納得した時点で終末期(人生の最終段階と同義とみなす)が始まるとしている[2]. いずれもこれらの定義に，余命何か月といった具体的な期間を規定しておらず，複数の医療関係者による判断を求めている.

2 日本老年医学会の 「立場表明 2012」

日本老年医学会は，1998 年に倫理委員会を組織して以来，高齢者の人生の最終段階における医療のあり方の検討を続け，2001 年に「『高齢者の終末期の医療およびケア』に関する日本老年医学会の『立場表明』」を発表した. 2012 年にこれを改訂して「立場表明 2012」として発表し(▶表 38–1)[1]，高齢者の人生の最終段階における医療のあり方を示す代表的な指針の 1 つとなっている. 具体的な医療のあり方を述べた項目を中心に概説する.

a 最善の医療およびケア

「立場表明 2012」では「最善の医療およびケア」を定義し，最善の医療を受ける高齢者の権利を強調している[1]. この「最善の医療およびケア」とは，

▶表 38–1 「立場表明 2012」の構成(見出しのみ)

- 立場-1 年齢による差別(エイジズム)に反対する
- 立場-2 個と文化を尊重する医療およびケア
- 立場-3 本人の満足を物差しに
- 立場-4 家族もケアの対象に
- 立場-5 チームによる医療とケアが必須
- 立場-6 死の教育を必修に
- 立場-7 医療機関や施設での継続的な議論が必要
- 立場-8 不断の進歩を反映させる
- 立場-9 緩和医療およびケアの普及
- 立場-10 医療・福祉制度のさらなる拡充を
- 立場-11 日本老年医学会の役割

〔日本老年医学会：「高齢者の終末期の医療およびケア」に関する日本老年医学会の「立場表明」2012. 日老医誌 49:381–386, 2012 より〕

単に診断・治療のための医学的な知識・技術のみではなく，他の自然科学や人文科学，社会科学を含めたすべての知的・文化的成果を還元した，"生命倫理" を重視した，適切な医療およびケアであると考えられる. ここでいう "最善" とは，必ずしも最新もしくは高度の医療技術のすべてを注ぎ込むことを意味するものではない. 特に高齢者においては，高齢者の特性に配慮した，過少でも過剰でもない適切な医療，および残された期間の生活の質(quality of life; QOL)を大切にする医療が "最善" と考えられる.

個々の患者の価値観や思想・信条・信仰のほか，加齢による変化を含めた心身の状況をよく検討し，何が "最善" であるかを追求する努力が求められる. たとえば，胃瘻造設を含む経管栄養や，気管切開，人工呼吸器装着などの適応は，慎重に検討されるべきである. すなわち，なんらかの治療が，患者本人の尊厳を損なったり苦痛を増大させたりする可能性があるときには，治療の差し控えや治療からの撤退も選択肢として考慮する必要がある[1].

b 緩和医療およびケアの普及

高齢者の人生の最終段階においては，苦痛の緩

和と QOL の維持・向上に最大限の配慮がなされるべきである．高齢者には，認知症，心不全，呼吸不全などの非がん疾患をみることも多く，直接死因としては肺炎が重要である．いずれの場合にも死の最終局面においてはかなり共通したプロセスをたどることが多く，非がん疾患の場合もがん疾患と同じような苦痛を伴うことが少なくない．

近年，人生の最終段階における苦痛のメカニズムに関する医学的研究が進み，緩和医療およびケアの技術には大きな進歩が認められる．こうした最新の技術が，高齢者のあらゆる人生の最終段階において広く適用されることが望まれる[1]．

c チーム医療とケアの推進

高齢者の人生の最終段階における医療およびケアは，医学のみならず看護，介護，リハビリテーションなど，幅広い領域を含む学際的な医療およびケアである[1]．人生の最終段階における医療およびケアに携わるチームのメンバーには，医師だけでなく，看護職，ソーシャルワーカー，介護職，リハビリテーション担当者，薬剤師，心理士，ボランティア，家族などが含まれる．

また，人生の最終段階における医療およびケアに携わる者は，死の教育ならびに人生の最終段階における医療およびケアについての実践的な教育を受けるべきである[1]．

d 倫理委員会の必要性と 科学的根拠の確立

高齢者の人生の最終段階における医療のあり方について，医療機関や施設での継続的な議論が必要であり，医療機関や施設は，高齢者や家族の意思決定の支援と「最善の医療およびケア」の実現のために倫理委員会またはそれに相当する委員会を設置すべきである[1]．

また，「立場表明 2012」では「不断の進歩を反映させる」として，すべての人生の最終段階の医療およびケアに関する考え方，決定のプロセス，方法あるいは技術などについて，それらが患者の

QOL の維持・向上に有益であるという "科学的根拠" の確立や "標準化" を目指す努力，研究活動が継続されるべきであると述べられている[1]．

3 「非がん疾患のエンドオブ ライフ・ケア(EOLC)に関する ガイドライン」

緩和医療およびケアは主にがんを対象に発展してきたが，高齢者においてはがん以外の疾患，たとえば臓器疾患(心・腎・呼吸器疾患)，神経変性疾患，認知症，脳血管障害，老衰などで死亡することが多い．こうした非がん疾患による人生の最終段階における医療とケアのあり方を示す指針に，国立長寿医療研究センターが中心となって作成した「非がん疾患のエンドオブライフ・ケア(EOLC)に関するガイドライン」(以下，「EOLC ガイドライン」)がある[3]．「EOLC ガイドライン」は，9 つの重要臨床課題に対応する 21 個のクリニカルクエスチョン(CQ)から構成され，さらに COVID-19 感染症を特別臨床課題と特別 CQ として取り上げている(▶表 38-2)．

以下に，エンドオブライフ(end-of-life; EOL)にある人の苦痛症状や医療・ケアのあり方を中心に紹介する．

(1) EOL にある認知症・脳血管障害または 老衰の人

認知症者の死亡前には，食欲不振，嚥下障害，褥瘡，疼痛，呼吸困難，興奮を呈することが多いが，脳血管障害または老衰の人の苦痛症状については十分なエビデンスがない．言語で苦痛を訴えることができない認知症者の疼痛の評価法には DOLOPLUS-2 や Abbey Pain Scale などがあるが，脳血管障害または老衰の人では評価法が確立していない．EOL にある認知症・脳血管障害または老衰の人の苦痛症状に対する薬物療法についてはエビデンスが乏しい．重度の認知症者における疼痛に対するアセトアミノフェンや，呼吸困難に対するオピオイドには弱い推奨が与えられている．

▶表 38–2 「EOLC ガイドライン」の構成

- 重要臨床課題 1　非がん疾患のエンドオブライフ（EOL）の様々な定義
- 重要臨床課題 2　EOL にある認知症・脳血管障害または老衰の人の苦痛症状に対して QOL を改善するためのアセスメントとマネジメント
- 重要臨床課題 3　EOL にある臓器疾患の人の苦痛症状に対して QOL を改善するためのアセスメントとマネジメント
- 重要臨床課題 4　EOL にある神経変性疾患の人の苦痛症状に対して QOL を改善するためのアセスメントとマネジメント
- 重要臨床課題 5　EOL にある認知症・脳血管障害または老衰の人の意思決定に関する事項
- 重要臨床課題 6　EOL にある臓器不全の人の意思決定に関する事項
- 重要臨床課題 7　多職種協働と EOL にある人の QOL，家族のケア
- 重要臨床課題 8　医療ケア介入とエンドオブライフ・ケア（EOLC）
- 重要臨床課題 9　アドバンス・ケア・プランニング（ACP）
- 特別臨床課題　COVID-19 感染症と EOLC

〔非がん疾患のエンドオブライフ・ケア（EOLC）に関するガイドライン作成研究班：非がん疾患のエンドオブライフ・ケア（EOLC）に関するガイドライン. 日経 BP, 2021 より〕

（2）EOL にある臓器疾患の人

　進行した慢性心不全では，身体症状として呼吸困難や末梢の浮腫，全身倦怠感，精神的症状として認知機能低下や抑うつ/不安，睡眠障害，食事量の低下などが認められる．進行した慢性閉塞性肺疾患（COPD）では，呼吸困難や痰，喘鳴，咳，食欲不振などが，進行した間質性肺疾患では，呼吸困難や咳，全身倦怠感，胸痛などが認められる．進行した慢性呼吸不全・慢性心不全・腎不全または肝不全の人の苦痛症状についての妥当性の評価されたアセスメント方法は見当たらず，軽症者を含めて妥当性の評価されたアセスメント方法が進行した患者にも使用されることが多い．

　薬物治療としては，進行した COPD や間質性肺炎，慢性心不全の患者における難治性呼吸困難に対してはオピオイドを慎重に使用することが推奨されている．難治性の呼吸困難に対しては，通常のケアに呼吸理学療法，作業療法，緩和ケアを集約した多職種によるサービスが有効である．進

行した COPD や慢性心不全の人では緩和ケアを含む多面的なケアが QOL の改善に有効である．

（3）EOL にある神経変性疾患の人

　進行した神経変性疾患の EOLC に関する研究は，筋萎縮性側索硬化症（ALS）を対象とするものが多くを占めている．進行した ALS では，運動機能障害，コミュニケーション障害，嚥下困難，呼吸困難，便秘，疼痛，うつ・希望の喪失・希死念慮などの精神・心理面の症状，身の置き所がないという感覚などが認められる．ALS の人の呼吸困難に対してはオピオイドの使用が推奨される．非侵襲的陽圧換気療法（NPPV）も推奨される．

（4）医療ケア介入と EOLC

　EOL にある非がん疾患の人に対する，輸液，人工栄養，輸血，人工呼吸，胸腹水ドレナージ，抗菌薬，植込み型除細動の差し控えまたは中止を行う，あるいは行わないことに関しての推奨/提案はできない．

（5）COVID-19 感染者における EOLC

　COVID-19 患者では，高齢や複数の基礎疾患が重症化や死亡のリスクファクターであると報告されている．わが国でも高齢者は若年者より高い感染死亡率を示している．海外の文献では COVID-19 患者における緩和ケアや EOLC の意義は明らかで，オピオイドの使用を含めた症状マネジメントの有用性も報告されている．しかし，国内の文献は乏しく，海外の知見を国内に適用するには十分な配慮が必要である．

4 「在宅における末期認知症の肺炎の診療と緩和ケアの指針」

　高齢者の多くは認知症を患いながら人生の最終段階を迎える．認知症を有する高齢者は，人生の最終段階において呼吸困難や疼痛など多様な苦痛を経験するが，その実態は十分に明らかになっておらず，認知症高齢者は苦痛のなかに放置されていると言っても過言ではない．「在宅における末期認知症の肺炎の診療と緩和ケアの指針」[4] は認

知症高齢者の主な死因である肺炎の医療とケアについての指針であり，特に認知症高齢者が人生の最終段階を過ごすことが多い居宅や高齢者施設のような環境を想定して作成されている．本指針は表38-3に示す8項目から構成されている．

画像検査が容易に実施できない環境では，発熱や咳嗽・喀痰の増加，精神状態の変化，ADLの低下などから肺炎を疑う必要がある．治療方針の検討には予後予測が必要であり，海外では「重度認知症患者に肺炎・下気道感染を合併した場合の2週間の推定死亡リスクスコア」が開発されているが，わが国での妥当性は検証されていない．コミュニケーションの困難な認知症者における呼吸困難を評価する方法に，Respiratory Distress Observation Scale（RDOS）がある（▶表38-4）．

末期認知症高齢者の肺炎の抗菌薬治療は，短期の予後改善効果は認められるものの苦痛緩和のエビデンスは乏しい．治療負担も考慮したうえで抗菌薬治療の差し控えも検討する．肺炎に対する抗菌薬治療と並行して脱水に対して輸液を実施する

▶表38-3 「在宅における末期認知症の肺炎の診療と緩和ケアの指針」の構成

I	在宅や高齢者施設など病院外環境における重度認知症高齢者の肺炎の診断
II	重度から末期認知症の肺炎の予後予測
III	重度から末期認知症の肺炎の呼吸困難の評価法
IV	末期認知症の肺炎への抗菌薬の投与
V	重度から末期認知症の肺炎の輸液
VI	末期認知症の肺炎の呼吸困難へのオピオイドの使用
VII	期認知症の肺炎に対しての鎮静
VIII	末期認知症の肺炎時および看取り期の気道クリアランス法（排痰法）

〔在宅における末期認知症の肺炎の診療と緩和ケアの指針
https://www.jahcm.org/assets/images/pdf/20220331news.pdf より〕

▶表38-4 Respiratory Distress Observation Scale（RDOS）日本語版

項目	0点	1点	2点
心拍数/分（回）*インストラクション4	89以下	90〜109	110以上
呼吸回数/分（回）*インストラクション4	18以下	19〜30	31以上
落ち着きのなさ：患者の合目的でない動き	無	時々軽微な動き	頻繁な動き
奇異呼吸パターン：吸気時に腹部が陥没	無		有
呼吸補助筋の使用：肩呼吸	無	わずかに上昇	著しく上昇
呼気終末のうめくような喉音：荒く唸るような音（呻吟）*インストラクション5	無		有
鼻翼呼吸：呼吸時の鼻翼の拡張・動き	無		有
恐怖におののいた様な表情（苦悶表情）*インストラクション6	無		目を見開いている 顔面の筋肉が緊張している 眉間に皺が寄っている 口を開けている 歯をくいしばっている

使用インストラクション
1. RDOSは患者の自己申告（訴え）に代わるものではない．
2. RDOSは成人用の評価ツールである．
3. RDOSは患者が筋弛緩薬を使用し，麻痺している場合には使用できない．
4. 心拍数と呼吸回数は1分間数え，必要に応じて聴診する．
5. 荒く唸るような音（呻吟）は，挿管中の患者でも聴診することで聴取することもできるかもしれない．
6. 恐怖におののいたような表情は，右の表情例のどれか1つでも当てはまれば加点する．

〔Sakuramoto H, et al: Translation, reliability, and validity of Japanese version of the Respiratory Distress Observation Scale. *PLoS One* 16:e0255991, 2021 より〕

ことが望ましい。しかし、抗菌薬治療を差し控える場合には輸液の減量や差し控えを検討する。

標準的な治療や緩和ケアを実施しても改善されない末期認知症患者の肺炎の呼吸困難に対してはオピオイドの投与を考慮する。ただしエビデンスは十分ではなく、また高齢者施設では、オピオイドの保管・管理が困難であるという問題がある。末期認知症患者の肺炎に伴う喀痰に対しては体位ドレナージを頻回に行い、必要に応じて呼吸理学療法を加える。

5 日本老年医学会の「AHN ガイドライン」

日本老年医学会による「高齢者ケアの意思決定プロセスに関するガイドライン—人工的水分・栄養補給の導入を中心として」（以下、「AHN ガイドライン」）（▶表 38-5）は、人工的水分・栄養補給法（artificial hydration and nutrition; AHN）の導入や中止にかかわる意思決定のプロセスを支援するために策定されたガイドラインである。

「AHN ガイドライン」は、全員が納得できる合意形成に基づいて決定するべく関係者が粘り強く話し合うことを求めている。従来、医師が単独で行うことが多かった治療方針の決定を、本人家族と多職種からなるチームで行うことにより、法的および倫理的妥当性を担保するとともに、高齢者1人ひとりにとっての最善の医療とケアが実現されることが期待される。

AHN については、経口摂取による水分・栄養摂取の身体機能面での可能性を十分検討し、追求したうえで、AHN 導入の必要性があることを確認することとしている。AHN 導入にあたっては何を目指すものであるか確認する。また、AHN 導入後も継続的に AHN からの離脱の可能性を検討する。

▶ 表 38-5 「高齢者ケアの意思決定プロセスに関するガイドライン」の概要

1. 医療・介護における意思決定プロセス

医療・介護・福祉従事者は、患者本人およびその家族や代理人とのコミュニケーションを通して、皆が共に納得できる合意形成とそれに基づく選択・決定を目指す。

2. いのちについてどう考えるか

生きていることは良いことであり、多くの場合本人の益になる——このように評価するのは、本人の人生をより豊かにし得る限り、生命はより長く続いたほうが良いからである。医療・介護・福祉従事者は、このような価値観に基づいて、個別事例ごとに、本人の人生をより豊かにすること、少なくともより悪くしないことを目指して、本人の QOL の保持・向上および生命維持のために、どのような介入をする、あるいはしないのがよいかを判断する。

3. AHN 導入に関する意思決定プロセスにおける留意点

AHN 導入および導入後の減量・中止についても、以上の意思決定プロセスおよびいのちの考え方についての指針を基本として考える。ことに次の諸点に配慮する。
①経口摂取の可能性を適切に評価し、AHN 導入の必要性を確認する。
② AHN 導入に関する諸選択肢（導入しないことも含む）を、本人の人生にとっての益と害という観点で評価し、目的を明確にしつつ、最善のものを見出す。
③本人の人生にとっての最善を達成するという観点で、家族の事情や生活環境についても配慮する。

〔日本老年医学会：高齢者ケアの意思決定プロセスに関するガイドライン—人工的水分・栄養補給の導入を中心として．日老医誌 49:634, 2012 より〕

B 意思決定支援をめぐる倫理的諸課題

1 意思決定と意思決定支援

医療・ケアに関する意思決定とは、患者、施設利用者や在宅医療・介護を受けている人（以下、「本人」とする）が、医療・ケアに関する複数の選択肢について検討し、1つを選択することである[5]。

意思決定支援は、医療・ケアの意思決定に直面している本人のために、医療・ケア従事者がすべきことである。現代、本人の医療・ケアに携わっている専門職は多職種なので、意思決定支援は多職種による医療・ケアチームとして対応すること

が求められている.

意思決定支援に関する諸課題は学問領域としては臨床倫理に属する. 臨床倫理は臨床現場において, 本人に関する倫理的な諸問題を扱う. その多くは, 本人が直面している具体的な問題であり, 問いの中心は治療法やケアの方法および療養場所などの選択にかかわる. 複数の選択肢の益(メリット)と害・リスク(デメリット)を本人の視点から判断し, 適切に意思決定プロセスを進め, 本人にとって最善で家族を含めた関係者もできるだけ納得できるような合意に至ることが求められる[6](➡ Advanced Studies ❶).

② 臨床倫理の原則

意思決定支援の際に参照すべき臨床倫理の原則を表 38-6 に示す.

ⓐ「人間尊重」原則の意義
──「自律尊重」原則との異同

「人間尊重」原則は, 相手を人として尊重すること, つまり, 医療・ケア従事者の仕事の進め方にかかわる.「人間尊重」原則には, 米国で成立した生命倫理学(bioethics)が中核としてきた「自律尊重(respect for autonomy)」原則も含まれるので, 本人が意思決定能力を有し自己決定を望む場合には, それを支援する.

しかし, 医療・介護の受け手である本人は, 疾患や外傷や障がいを有している. こうした場合, 選

▶表 38-6　臨床倫理の原則

ビーチャム & チルドレスの 4 原則	清水哲郎の 3 原則
respect for autonomy（自律尊重）	人間尊重
beneficence（与益）	与益
non-maleficence（無危害）	
justice（正義・資源配分の公正さ）	社会的適切さ

〔会田薫子：臨床倫理の基礎. 清水哲郎, 他（編）：臨床倫理の考え方と実践―医療・ケアチームのための事例検討法. 東京大学出版会, 2022 より〕

択肢のメリットとデメリットを自ら熟慮し理性的に意思決定することは難しくなりがちである. さらに高齢者の場合は, 認知機能低下などの問題によって自己決定が困難になる場合も少なくない.

また, いわゆる忖度文化をもつ日本社会では, 言語表現を行う場合に周囲や関係者へ配慮したり, 遠慮したりすることは通常のことである. 明確な自己表現を控えることを伝統的に求められてきた日本社会においては, 現代の臨床上の意思決定の場において明確な自己表現を求められても, それを躊躇する人が少なくないのはむしろ自然である[7]. その意味で, 高齢者の場合は特に, 言語化したことは気持ちのなんらかの表現であっても, 本音ではないことも多いことに留意する.

ⓑ「与益」原則とは

「与益」原則は相手の益になるように, 害にならないように医療とケアを行うこと, つまり医療・ケア従事者の仕事の目的に関連する. 米国のトム・ビーチャム(Tom Beauchamp)とジェイムズ・チルドレス(James Childress)の理論では,「与益」と「無危害」がそれぞれ原則として立てられているが, 清水哲郎の理論では「与益」という 1 つの原則にまとめられている. それはなぜだろうか?

医療・ケア行為にはメリットがある. しかし同時に, デメリットを有する場合も少なくない. たとえば, がんの化学療法は生存期間の延長効果をもたらすことが医学的証拠(evidence)をもって示されているが, 同時に多様な副作用をもたらす

Advanced Studies

❶臨床倫理センター

臨床倫理センターを設置する病院が増えている. 同センターでは, 臨床場面における倫理的問題を相談に応じて分析し, 対応方針について適切な助言を行うことによって解決に導くサービス(臨床倫理コンサルテーション)を提供する. 具体的には, 身寄りがなく判断能力を欠く患者に対する医療の進め方のような倫理的問題が対象となる. なお, 生命維持治療の中止のように病院としての判断を要するような重大な問題については, 臨床倫理委員会を招集して審議を行う.

リスクも知られている．副作用は QOL を低下さ
せることが多く，重篤な副作用が発生すると，か
えって生存期間が短くなることすらある．こうし
た場合に，この化学療法を選択するか否かは，本
人が大切にしたいことや目標としていることによ
るだろう．

そのため意思決定支援に際しては，可能な選択
肢を枚挙し，それぞれの選択肢についてメリット
とデメリットを検証し，それらを総合的に評価す
ることが求められる．そして本人の視点から最も
メリットが大きい選択肢を選ぶために，医療・ケ
アチームが本人・家族側と一緒に考えることが大
切なのである．

c 「社会的適切さ」原則に関して

「社会的適切さ」原則は，医療・ケアの人的物的
資源の公平な配分と活用，また，法やガイドライ
ンの遵守などの社会的な側面に関連する．

日本では 1961 年に創設された国民皆保険制度
と 2000 年に創設された介護保険制度のもとで医
療・介護が提供されている．これらの原資は国民
が所得に応じて負担している税金と社会保険料で
ある．そのため制度の活用には公平さが求められ
るのである．

制度のもとで医療・介護サービスを適切に活
用するため，医療ソーシャルワーカー(medical
social worker; MSW)や介護支援専門員(ケアマ
ネジャー)など，制度に詳しい専門職との協働が
必要となる．

また，関連する法やガイドラインについて知識
を有することも重要なことである．法やガイドラ
インは時代に合わせて改正・改訂されるので，継
続的に勉強することも職務の一環として重要であ
る．

3 意思決定のあり方の歴史的変遷

医療の歴史は長いが，意思決定支援の歴史は短
い．それは意思決定のあり方と直接関連してお

り，時代による変化がみられる．

a パターナリズムの時代

かつてパターナリズム(paternalism)による決
定が行われていた時代は，医師は患者の保護者と
して患者にとって最善の選択は何かを医学的に
判断し，決定していた．つまり決定者は医師であ
り，意思決定支援という概念はなかった．「パター
(pater)」は父親(father)の語源である．

b 患者の自己決定の時代

歴史上長く続いたパターナリズムを打破すべき
という改革の気運のなか，1970 年代の米国にお
いて患者の「自己決定(self-determination)権」が
確立された．当時の米国で成立した生命倫理学の
中核的な概念とされた「自律尊重」原則が，臨床現
場において具現化したものが「自己決定権」であっ
た．

患者の自己決定というあり方においては，意思
決定に関する医師の役目は医療情報を患者に説明
することとされ，その説明を聞いて理解した患者
が自分で決定し，医師にインフォームドコンセン
ト(informed consent; IC)を与え，IC を得た医師
が医療を行うというあり方が成立したのである．
これは，医師は説明し患者が決定するという，意
思決定の分業化モデルであった[6]．

自己決定権の確立によってパターナリズム時代
からの脱却は明白であったが，情報の非対称性に
よる問題を含め，意思決定に関して患者が直面す
る困難さへの対応が不十分となりがちであり，患
者を人として尊重するとはいえない事態に至るこ
とも多々みられた．

c 共同意思決定の時代へ

そこで，現代は本人側と医療・ケアチーム側の共
同意思決定(shared decision-making; SDM)の時
代となった．医療・ケアチーム側からは医療・ケ
アに関する情報を本人側に提供し，本人は自らの
価値観・選好に基づく意向を医療・ケアチーム側

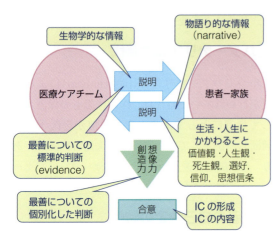

▶図 38-2 〈情報共有−合意モデル〉
〔会田薫子：臨床倫理の基礎．清水哲郎，他（編）：臨床倫理の考え方と実践―医療・ケアチームのための事例検討法．東京大学出版会，2022 より〕

に伝える．両者はコミュニケーションしながら，本人の視点から共同で治療の目標を設定し，意思決定も共同で行う．SDM における医療・ケアチームの役割は，専門職として知識と技術を提供するだけでなく，より広い意味で本人の助言者となることである[8]．このように，意思決定支援の概念は SDM の時代に確立したといえる．

日本で発展した SDM の方法である〈情報共有−合意モデル〉[6] を図に示す（▶図 38-2）．意思決定支援においては，本人の人生の物語りをよく聞き，医療・ケアの提供によって本人の人生の物語りが豊かになるように，少なくともより悪くならないようにするにはどうすべきかを検討する[6]．エビデンスは重要であるが，それのみに基づいて医療とケアを選択するのではなく，人生の物語りを豊かにするためにエビデンスを活用するという考え方である．

4 本人の意向の尊重

a 本人は意思決定能力を有することを前提に

SDM において最も尊重すべきは本人の意思である．高齢者においては認知機能の低下がみられる場合が少なくないが，本人には意思があり，意思決定能力を有することを前提として対応することが求められている．厚生労働省「認知症の人の日常生活・社会生活における意思決定支援ガイドライン」[9] は，認知症を有する人の特性をふまえた意思決定支援の原則として，「本人の表明した意思・選考あるいはその確認が難しい場合には推定意思・選好を確認し，それを尊重することから意思決定支援が始まる」としている．

従来，本人に認知機能低下が認められると，医療・ケア従事者は家族との相談によって方針を決定してしまうことが多かったが，このあり方に変革が求められているのである．論理的な思考は困難でも，好き嫌いや快・不快を身振り手振りや表情で表すことは可能なことが多い．本人の意向の把握に努めようとする姿勢をもって対応すると，こうした非言語情報をよりよく把握できる．

b 切実な身体症状の緩和が必須

本人の意向を尊重しようと努める際に，まず，疼痛や不快感など，本人にとって切実な問題を解決することが大切である．本人が痛みを訴えているときは，本人の思いはその痛みに集中してしまいがちであり，療法選択について考えたり意思表明したりすることは困難となるからである．

本人が認知症を有している場合は，療法選択の意向表明はいっそう困難となる．疼痛は睡眠障害の原因にもなり，睡眠不足は認知機能をいっそう低下させ，意思表明と意思決定をいっそう困難とする．

以上の理由から，本人が経験している苦痛と不快感を察知できるよう感受性を高め，それらを可能な限り緩和しようと努めることが大切である．

c 家族の意向や感情への応答

人生の物語りの重なりの程度は関係性によってさまざまであるが，その重なりが大きいのは，通常，生活をともにしている人たちである．そのため意思決定支援に際しては，家族の意向や感情に

も応答することが求められる．つまり，家族の気持ちにも対応しつつ意思決定プロセスを進めることは，家族のためだけでなく，本人のために必要なのである．

d 「お任せ」医療

日本では本人が信頼する医療者に「任せる」ことを希望することもある．これをパターナリズムへの逆行とみる医療・ケア従事者もいるが，そうとはいえない．なぜなら，「任せる」「託す」ことを決めているのは本人だからである[6]．

「任された」医療・ケア従事者は，本人のそれまでの言動などから本人の選好とその背景の価値観などを引き出し，それを尊重することが求められる．SDM が主流の現代，「任された」医療者は単独で方針決定するのではなく，医療・ケアチームで対応することが求められる．

e 高齢世代の社会通念を認識すること

日本では，通常，医療とケアの意思決定に家族が大きく関与する．これは英語圏諸国との相違が顕著な点である．

特に日本の超高齢世代は，現在でも長男の意向を重んじる傾向がある．また，儒教と仏教に由来するという「老いては子に従え」という考え方が根付いている世代でもある．

この通念は複数の意味で医療・ケアチームに考察を迫る．その1つは，この通念があるからこそ，本人の真意を尊重するために，本人に真意の言語化を促すことが大切であると認識することである．しかし他方では，本人がこの通念を当然のことと認識している場合，「息子さんの言うとおりにしなくてもよいのですよ．あなたの本当のお気持ちは？」と本人に言語化を迫ることは，本人に心理的侵襲をもたらし，目の前の医療・ケア従事者に対する不信を惹起するおそれすらある．

そのようなわけで，医療・ケア従事者は高齢世代の思考と認識に関する想像力を働かせ，1人ひとりについて本人の反応をみながら慎重に対応す

ることが求められる．

5 意思決定困難時に備えた事前の取り組み

a 事前指示から ACP へ

人生の最終段階（EOL）においては，多くの人が意思決定困難となる．そのようなとき，どのように意思決定を支援すべきか．

患者の自己決定権が世界で最初に確立された米国で，事前指示の取り組みが 1970 年代から制度化された．最初に事前指示を法制化したカリフォルニア州では，まず，リビング・ウィル（living will）と意思決定代理人を法的に位置づけた．リビング・ウィルは EOL における医療とケアの意向を，患者あるいは将来患者になることを想定した本人が事前に文書化したものである．事前指示の制度は米国 50 州すべてに広がり，カナダやオーストラリア，アジアでは台湾と韓国でも法制化された．日本では法制化されていない．

しかし，事前指示では医学的な状況変化や本人の意思の変化に対応が困難で，本人の意向を尊重した EOLC は実現困難と多数の研究によって示されたため，事前指示を補完すべく，対話のプロセスを重視するアドバンス・ケア・プランニング（advance care planning; ACP）が北米で 1990 年代に登場した[10]．日本では，厚生労働省が 2018 年に「人生の最終段階における医療・ケアの決定プロセスに関するガイドライン」[11] を改訂した際に，ACP が本格導入された．日本老年医学会は ACP を「将来の医療・ケアについて，本人を人として尊重した意思決定の実現を支援するプロセス」[5] と定義している．

そのようなわけで，ACP の取り組みにおいては事前指示の文書作成を重視するのではなく，本人・家族と医療・ケアチーム間の継続的な対話を大切にすべきとされている．対話は本人・家族側との信頼関係の構築につながり，それによって ACP の対話が充実し，本人にとってよりよい

EOLC が実現できると，医療・ケアチームの仕事満足度も向上する．

b 「代弁者」としての家族の役割

本人の意思決定能力が不十分な場合，医療・ケア従事者は家族に対して「どうしますか？」と尋ねることが多いが，これは不適切である．このように尋ねると，家族は本人ではなく家族の意向を述べることが多いからである．

厚労省ガイドライン[11]は家族に対し「本人の意向を推定」し，医療者にそれを伝えることを求めている．つまり，医療・ケア従事者は家族に対して，「本人は何を望んでいると思いますか？」と尋ねたり，「本人の気持ちや意向を代弁してください」と声をかけたりすべきなのである．

また，このような状況下で家族に対して意思決定代理人になることを求める医療機関などが少なくないが，これも不適切である．前述のように，米国では事前指示制度の一環として意思決定代理人を法的に位置づけているが，日本には同様の制度は不存在であり，米国の用語を翻訳すれば日本で使用できるわけではないからである．

日本老年医学会「ACP 推進に関する提言」[5]はこの点について，意図して意思決定代理人や代理決定者という用語を使用しないよう求め，「代弁者」という項目を設け，あくまで本人の意向の「代弁」を家族に求めるよう，医療・ケア従事者に呼びかけている．

c 家族等がいない場合の意思決定支援

本人の意思決定能力が不十分で，意向を代弁する「家族等」(➡ NOTE❶)もいない場合は，どのように意思決定を支援すべきか．これは高齢の単身世帯が増加している現代の社会においてしばしば発生する難問である．こうした場合への対応のためにも，医療・ケア従事者は本人が意思決定能力を有する間に ACP の対話を開始し，本人の価値観・人生観・死生観を把握し記録しておくことが大切である．

もし，医療・ケア従事者がかかわる前に突然の疾患や事故で意思決定能力を喪失し，さらに，本人の人生の物語りに関する情報を知っている地域の人や行政担当者などもいない場合は，医療・ケアチームが医学的な情報に基づいて本人にとっての最善の方針を判断する[11]．その際，厚生労働省「身寄りがない人の入院及び医療に係る意思決定が困難な人への支援に関するガイドライン」[12]も参照する．

6 コミュニケーションと記録の重要性

意思決定支援においては「人間尊重」原則に沿って，本人・家族側とよりよくコミュニケーションをとることが重要である．

そして，どのような場合でも，各医療・ケア従事者は本人・家族との対話のプロセスで把握した本人の意向および家族の意向や事情に関する事柄について記録し，多職種で情報共有し，意思決定支援のために活用することが大切である．多職種間で協議した事柄，および本人・家族と医療・ケアチーム間で話し合った事柄の記録も重要である．

NOTE

❶ 家族等

厚生労働省「人生の最終段階における医療・ケアの決定プロセスに関するガイドライン」(2018)は，「家族等とは本人が信頼を寄せ人生の最終段階の本人を支える存在ということであり，法的な意味での親族関係のみを意味せず，より広い範囲の人（親しい友人等）を含む」としている．

C 理学・作業療法との 関連事項

a 理学・作業療法士の介入

人生の最終段階における医療に求められることは，さまざまな苦痛の緩和，QOL の維持向上，そして人間としての尊厳の保持などである．これらは，疾病の治癒あるいは救命を至上命題としてきた従来の医療がやや不得手とするところであり，人間性の復権を目指して発展したリハビリテーション医療に，より親和性が高い目標であるといえる．

具体的には，人生の最終段階にしばしば認められる全身倦怠感や呼吸困難感および種々の疼痛に対してストレッチやマッサージなどの通常の手技を用いるほか，QOL や尊厳を守るために，理学・作業療法士の創意工夫に基づいてさまざまな手段を駆使した介入を行うことが求められている．

b 触れるケアがもたらす コミュニケーション

理学・作業療法士は意思決定支援に際して特徴的な役割と利点を有する．それは本人に触れて行う専門職特有のものである．理学・作業療法士は常に，どのようなタイミングで，どのような強さで本人に触れるかを考えながら，本人に声をかけつつ仕事をする．つまり触れることは，その都度のコミュニケーションにおいて手段となり，さらにコミュニケーションをつくっていくような重要な行為だと，社会学者の坂井愛理は指摘する．

坂井は，「触れることはコミュニケーションにおいて物理的な接触以上の意味をもつ．リハビリテーションの場面において，本人の身体に触れることは，時には正しい振る舞いへとガイドするという意味をもつが，心が折れそうになっている本人への励ましとしてなされることもあり，あるいは，本人の痛みに共感を示すために触れることも

ある．このように，どのような状況，タイミングで，いかなる強さで触れるかによって，他者とコミュニケーションを行なっているのである」[13] と解説している．

理学・作業療法士が，触れるケアがもたらす豊かなコミュニケーションの可能性を認識しつつ職務を遂行すると，理学・作業療法の効果も高まり，信頼関係の醸成と，それを土台とした意思決定支援にもいっそう役立つだろう．深い信頼関係は合意形成の土壌となるからである．

こうして理学・作業療法士が専門職の強みを生かし，ていねいなコミュニケーションに努めることの意義は大きく，医療・ケアチームの一員として，「"本人の満足"を物差しに」[1]，人生の集大成を支援することにもつながる．

● 療法士の視点から

近年，人生の最終段階における医療にまつわる事柄はさまざまなメディアで取り上げられ，これにかかわる法・制度のあり方も現実性を帯びて語られている．臨床に携わる理学・作業療法士は，当然，その動向には注意を向けておく必要がある．

人生の最終段階における医療では患者の決定プロセスが特に重要視される．それに応えることのできる根拠のある理学・作業療法が求められていることも合わせて再認識しておきたい．

長寿国であるわが国において，"エンドオブライフ・ケア"，"看取り"といった言葉が身近なものになった．一方で，理学・作業療法士の間で，生・老・病・死という人間にとって不可避な現実のうち，"死"について学んだり，議論する機会はほとんどなかったように思う．

理学・作業療法士は，身体機能の維持や向上といったゴール設定を必要とするリハビリテーションにかかわる専門職であると同時に，ゴールなく永続するケアにもかかわる有為な職でもある．それだけに生老病死のすべてを見渡す生命倫理を備える必要がある．

●引用文献

1) 日本老年医学会:「高齢者の終末期の医療およびケア」に関する日本老年医学会の「立場表明」2012. 日老医誌 49:381-384, 2012
2) 日本医師会:グランドデザイン2007—国民が安心できる最善の医療を目指して—各論 2版. 日本医師会, 2007
https://www.med.or.jp/dl-med/teireikaiken/20070829_1.pdf(2024年10月アクセス)
3) 非がん疾患のエンドオブライフ・ケア(EOLC)に関するガイドライン作成研究班:非がん疾患のエンドオブライフ・ケア(EOLC)に関するガイドライン. 日経BP, 2021
4) AMED 長寿・障害総合研究事業 長寿科学研究開発事業「呼吸不全に対する在宅緩和医療の指針に関する研究」:在宅における末期認知症の肺炎の診療と緩和ケアの指針. 2022
https://www.jahcm.org/assets/images/pdf/20220331news.pdf(2024年10月アクセス)
5) 日本老年医学会倫理委員会「エンドオブライフに関する小委員会」:日本老年医学会「ACP推進に関する提言」. 日本老年医学会, 2019
https://www.jpn-geriat-soc.or.jp/press_seminar/pdf/ACP_proposal.pdf(2024年10月アクセス)
6) 会田薫子:臨床倫理の基礎. 清水哲郎, 他(編):臨床倫理の考え方と実践—医療・ケアチームのための事例検討法. pp2-12, 東京大学出版会, 2022
7) 会田薫子:患者の意思を尊重した医療およびケアとは:意思決定能力を見据えて. 日老医誌 50:487-490, 2013
8) Roter D: The enduring and evolving nature of the patient-physician relationship. *Patient Educ Couns* 39:5-15, 2000
9) 厚生労働省:認知症の人の日常生活・社会生活における意思決定支援ガイドライン. 2018
https://www.mhlw.go.jp/file/06-Seisakujouhou-12300000-Roukenkyoku/0000212396.pdf (2024年10月アクセス)
10) Emanuel LL, et al: Advance care planning as a process: structuring the discussion in practice. *JAGS* 43:440-446, 1995
11) 厚生労働省:人生の最終段階における医療・ケアの決定プロセスに関するガイドライン. 厚生労働省, 2018
https://www.mhlw.go.jp/file/04-Houdouhappyou-10802000-Iseikyoku-Shidouka/0000197701.pdf (2024年10月アクセス)
12) 平成30年度厚生労働行政推進調査事業費補助金(地域医療基盤開発推進研究事業)「医療現場における成年後見制度への理解及び病院が身元保証人に求める役割等の実態把握に関する研究」班:身寄りがない人の入院及び医療に係る意思決定が困難な人への支援に関するガイドライン. 厚生労働省, 2019
https://www.mhlw.go.jp/content/000516181.pdf (2024年10月アクセス)
13) 坂井愛理:"触れる"ケアとコミュニケーション. 会田薫子(編):ACPの考え方と実践—エンドオブライフ・ケアの臨床倫理. 東京大学出版会, 2024

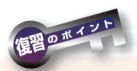

- 人生の最終段階の医療とケアに関するガイドラインを読んでみる.
- 人生の最終段階の定義とは,そして人生の最終段階に求められる医療のあり方とはどのようなものか考える.
- 高齢者の人生の最終段階において,理学・作業療法士には何ができるか考える.
- 共同意思決定における理学・作業療法士の役割を考える.
- 触れるケアがもたらすコミュニケーションの豊かさとACPの対話の関連について考える.

資料

セルフアセスメント

問題1 老化と老年病に関連する概念について正しいものはどれか．2つ選べ．

1. 老化は遺伝子のみによって決定される事象である．
2. 加齢とともに，負荷に対する抵抗力・予備力は低下する．
3. 高齢者総合機能評価とは高齢者の生活機能を把握するための評価である．
4. 75歳以上の後期高齢者でなければ老年病には罹患しない．
5. 老年症候群は対症療法を行い，原因疾患の治療を行うことはない．

解答 2, 3　　〔参照：第1章〕

解説
1：老化の機序に遺伝子が関与していることはさまざまな学説で示されているが，遺伝素因のほかに環境因子などを考慮しなければならない．
4：老年病とは高齢者に特徴的な疾患群（認知症，骨粗鬆症，動脈硬化性疾患など）を指す．これらの疾患は若年者も罹患することがある．
5：老年症候群（誤嚥，転倒，認知症，尿失禁など）の原因となる疾患・障害の治療が必要である．

問題2 生理的老化について**誤っている**ものはどれか．

1. 細胞性免疫能の低下
2. 深い睡眠相の割合の減少
3. 運動時の血圧上昇反応の低下
4. 血管伸展性の低下
5. 予備吸気量の減少

解答 3　　〔参照：第2章〕

解説 高齢者では血管の弾力性が小さく，大動脈伸展による収縮期血圧の緩衝作用が弱いため，同じ運動をした場合，若年者に比べて大きな血圧上昇をおこす．

問題3 生理的老化について **誤っている** ものはどれか．2つ選べ．

1. 赤血球数の増加
2. 肺の残気量の増加
3. 副甲状腺ホルモンの増加
4. 収縮期血圧の上昇
5. 胃酸の基礎分泌量の増加

 解答 1，5 〔参照：第2章〕

 解説 生理機能の指標には，高齢者において低下するものばかりではなく，増加するものもある．高齢者では，赤血球数や胃酸の基礎分泌量は減少するが，肺の残気量，副甲状腺ホルモン，収縮期血圧は増加・上昇する．

問題4 高齢者の運動機能の特徴として正しいものはどれか．2つ選べ．

1. 最大筋収縮力の低下は直ちに日常生活活動（ADL）低下につながる．
2. 歩行時の両脚支持相の割合が増加する．
3. 椅子からの立ち上がりより畳からの立ち上がりのほうがより困難になる．
4. 認知機能の低下は運動機能には影響しない．
5. 複雑な動作よりも単純な動作のほうが遅くなりやすい．

 解答 2，3 〔参照：第3章〕

 解説 生理的な加齢変化のみで直ちにADLが損なわれるわけではない．しかし，生理的変化に病的変化や廃用性変化が加わると，それらの相乗効果によってADLは著しく障害されることになる．歩行や立ち上がりなどのわずかな変化についてよく理解しておくことが大切である．

問題5 高齢者の視聴覚，注意機能の特徴として正しいものはどれか．2つ選べ．

1. 視覚における暗順応の機能は，加齢に伴い低下する．
2. 高齢者の難聴は，音の大きさを増幅することで，健聴者と同じように聞こえるようになることが多い．
3. 聴力の低下は，人の話し声よりも単純な音で生じやすい．
4. 複数の対象に同時に注意を分配する機能は，加齢によって低下しにくい．
5. 注意機能の低下を防ぐためには，音がうるさい場所より静かな場所で作業するほうがよい．

 解答 1，5 〔参照：第4章〕

 解説 老化による聴覚の低下は「感音性」のことが多く，人の話し声が聞き取りにくくなりやすい．また，音の大きさを大きくしても健聴者と同じにはならず，大きすぎる音はかえって聞きにくい．老化による注意機能は，選択，分配，持続，転換のいずれについても低下が認められる．

問題6 老化によって特に低下しやすい記憶として正しいものはどれか．2つ選べ．

1. 数唱課題による短期記憶
2. ワーキングメモリ
3. エピソード記憶
4. 意味記憶
5. 手続き記憶

解答 2，3 〔参照：第4章〕

解説 記憶機能は多機能の集合体であり，老化に影響を受けやすいものとそうでないものがある．ワーキングメモリとエピソード記憶は老化の影響により低下しやすい．

問題7 加齢と知能に関する記述のうち正しいものはどれか．2つ選べ．

1. 知能は，20歳ころまで向上し，その後は大きく低下する．
2. 経験や知識を使って問題を解決する知的能力は結晶性知能と呼ばれる．
3. 老年期を通じて知的機能はほとんど低下しない．
4. 結晶性知能は60歳代まで徐々に上昇し続ける．
5. 流動性知能は20歳ころピークを迎え，以降は加齢に伴い大きく低下する．

解答 2，4 〔参照：第4章〕

解説 知的機能は，経験や知識を活用して問題を解決する「結晶性知能」と感覚や運動に基づき新しい問題を解決する「流動性知能」に分けることができる．系列法による研究の結果，知能検査の平均得点は，結晶性知能では60歳代まで上昇し，流動性知能では40〜50歳代まで上昇し，全体としての知能は60歳代ころまで上昇すると考えられるようになった．以降は下降傾向になるが，老年期では結晶性知能のほうが高く維持されている．特に，70歳代後半以降は結晶性も流動性も下降傾向が明確になる．

問題8 女性の要介護の基礎疾患として比較的頻度が低いものはどれか．

1. 脳血管疾患(脳卒中など)
2. 心臓病
3. 関節疾患(リウマチなど)
4. 認知症
5. 骨折・転倒など

解答 2 〔参照：第5章〕

解説 1，3，4，5はいずれも10%以上であり，頻度は高い．心臓病は直接的な介護の原因となる頻度は5%以下である．

問題 9 高齢男性の血清テストステロン濃度低下と 関連しない 病態はどれか.

1. 全死亡
2. 胃癌
3. 認知症
4. 骨粗鬆症
5. 冠動脈疾患

 2 〔参照：第 5 章〕

 2 以外はすべて関連する．冠動脈疾患の発症などと関連して死亡率そのものも上昇する．他は第 5 章の図 5–5（➡ 44 ページ）に示すとおりである．

 問題 10 人口や寿命，死因について正しいものはどれか．2 つ選べ．

1. 日本の 100 歳以上の高齢者数は 9 万人を超えている．
2. 世界で最も平均寿命の長い国はスウェーデンである．
3. 90 歳以上の高齢者の最も多い死因は老衰である．
4. わが国の人口や世帯の状況を明らかにするための国勢調査は毎年行われている．
5. 国勢調査には日本に住む外国人は含まれない．

 1，3 〔参照：第 6 章〕

日本人の平均寿命は世界のトップクラスであり，スウェーデンよりも長い．100 歳以上の高齢者も 9 万人を超えている（2023 年 9 月 15 日時点）．2022 年の人口動態統計では，90 歳以上の高齢者の死因の第 1 位は老衰である．人口や世帯の調査を行う国勢調査は 5 年に 1 回行われている．国勢調査は日本在住の外国人も対象となっている．

問題 11 日本の高齢化に関して，**誤っている**ものはどれか．

1. 大正時代には日本人の平均寿命は 40 歳代前半であった．
2. 1 人の女性が一生の間に産むと推定される子どもの数を示す合計特殊出生率は，現在 1.5 以下である．
3. 2022 年の年間出生数は 100 万人以下であった．
4. 日本は 2005 年に 65 歳以上の高齢者の割合が 14% を超える高齢社会になった．
5. 高齢者の半数以上は高齢者のみで暮らしている．

 解答 4 〔参照：第 6 章〕

解説
1：日本人の平均寿命は，大正の終わりには男性で約 42 歳，女性で約 43 歳であった．
2：合計特殊出生率は，2022 年には 1.26 となっている．
3：2022 年の年間の出生数は 77 万人であり，1899 年の統計開始以来，初めて 100 万人を割った 2016 年よりもさらに減少している．
4：日本は 1994 年に 65 歳以上の高齢者の割合が 14% を超え，高齢社会になった．さらに 2005（平成 17）年には，世界で最も高齢者の割合が高い国となった．
5：2022 年の国民生活基礎調査では，65 歳以上の高齢者の 31.8% が 1 人暮らしであり，夫婦のみが 32.1% となり，半数以上が高齢者のみの世帯となっている．

問題 12 高齢患者との接し方として適切なものはどれか．2 つ選べ．

1. 話が回りくどいと感じたので，結論を誘導してあげた．
2. 聴力が低下しているようなので，家族と相談して治療方針を決めた．
3. 考えがまとまらないようだったので，一番気になることは何か尋ねた．
4. 面会家族と楽しそうに会話していたので，リハビリテーションを中止した．
5. 今後の生活について不安を訴えていたので，ソーシャルワーカーに伝達した．

 解答 3，5 〔参照：第 7 章〕

 解説
1：本人の意思を尊重する必要があり，結論の誘導は適切ではない．
2：聴力が低下している場合は，補聴器や集音器の使用や筆談など手段を講じることが望ましい．
3：考えがまとまらない理由を本人に尋ねて理解に努めることは適切である．
4：リハビリテーション目的で入院している場合は，時間の調整は大切である．次の面会予定を計画してもらうようすすめるのがよい．
5：不安を受け入れて，必要な職種への情報共有は大切である．

問題 13 正しいものはどれか．2つ選べ．

1. 高齢者の総合機能評価では，認知機能の評価は不要である．
2. 高齢者の総合機能評価では ADL の評価は必要である．
3. 高齢者の総合機能評価では介護者の有無などの評価は通常されない．
4. 高齢者の総合機能評価とチーム医療とは相反する概念である．
5. 電話をかける能力は，手段的日常生活活動（IADL）に含まれる．

 解答 2，5　　　　　　　　　　　　　　　　　　　　　　　　　　〔参照：第 8 章〕

解説 総合評価の骨組みを理解していただきたい．高齢者の総合機能評価（CGA）は，疾病の診断，病歴などだけでなく，機能形態障害，能力障害，社会的不利をも含めた総合的な評価であり，認知機能，ADL，介護者の有無も評価対象に含まれる．また，CGA はすべての医療者にとって共通であることから，多職種の連携の際の基本情報となる．定期的な CGA 評価を医師，看護師，療法士らで共有することで，その高齢者に適切な看護，介護を提供することができる．
IADL の代表的な評価法として Lawton らは，電話，買い物，食事の支度，家事，洗濯，交通手段，服薬管理，金銭管理の 8 つの項目についてスコア化することを提案している．

 問題 14 正しいものはどれか．2つ選べ．

1. DASC-8 はうつの評価法である．
2. HDS-R では今日の年，月，日，曜日を聞く設問がある．
3. IADL には服薬管理能力の設問がある．
4. IADL には着衣能力の設問がある．
5. IADL には排泄能力の設問がある．

 解答 2，3　　　　　　　　　　　　　　　　　　　　　　　　　　〔参照：第 8 章〕

解説 1：DASC-8 は認知機能と生活機能の評価法である．
4，5：IADL は "instrumental" という表現のとおり，主に道具を用いた動作の能力を評価するものである．着衣能力，排泄能力は基本的日常生活活動（BADL）に含まれる．

問題15 栄養管理のプロセスの順番で正しいものはどれか．

1. 栄養アセスメント→栄養スクリーニング→栄養改善サービス計画→モニタリング・評価→実施・チェック
2. 実施・チェック→栄養アセスメント→栄養スクリーニング→モニタリング・評価→栄養改善サービス計画
3. 栄養スクリーニング→栄養アセスメント→栄養改善サービス計画→実施・チェック→モニタリング・評価
4. 栄養アセスメント→栄養スクリーニング→栄養改善サービス計画→実施・チェック→モニタリング・評価
5. モニタリング・評価→栄養改善サービス計画→栄養スクリーニング→栄養アセスメント→実施・チェック

 解答 3 〔参照：第9章〕

解説 栄養状態への評価は，まず栄養学的リスクの有無およびその程度を，より早期からより簡便に抽出するために栄養スクリーニングが行われる．その次に，栄養スクリーニングで抽出された栄養障害のリスクの高い対象者に対して，栄養アセスメントが実施される．特別な栄養管理が必要とされる対象者には，栄養管理計画に基づいて栄養介入が実施され，定期的にモニタリング・評価が行われる．

 問題16 臨床検査値について正しいものはどれか．2つ選べ．

1. 臨床検査値には通常は正常値が設定されている．
2. ビタミンCのサプリメントを使用すると尿蛋白が偽陰性となることがある．
3. 血清アルブミン値は立位活動時に低下する．
4. 腫瘍マーカーのCEAの検査値は高齢者や喫煙者で高値となることがある．
5. 血清中性脂肪の検査値には日内変動が認められる．

 解答 4，5 〔参照：第10章〕

解説 臨床検査値は正常値ではなく基準値で判定されることが多い．ビタミンCサプリメントの使用で尿糖や尿潜血が偽陰性となることがある．血清アルブミン値は立位活動時に上昇することがある．

問題17 臨床検査値の加齢変化に関して正しいものはどれか．2つ選べ．

1. 肝機能検査のアルカリホスファターゼは閉経後の女性で高値となることが多い．
2. 最大心拍数は加齢とともに増大する．
3. 血清ナトリウム濃度は加齢とともに低下する．
4. 白血球数は年齢とともに低下する．
5. 高齢者ではhsCRP（高感度C反応性蛋白）が増加していることが多い．

解答 1，5　　　　　　　　　　　　　　　　　　　　　　　　　　　　　　〔参照：第10章〕

解説 アルカリホスファターゼは閉経後の女性で骨代謝が高まるため高値となることが多い．最大心拍数は加齢とともに低下する．血清ナトリウム，カリウムなどの濃度は加齢の影響を受けにくい．白血球数，血小板数などには加齢変化は認められない．高齢者では炎症反応の上昇があり，hsCRPの増加もみられることが多い．

 問題18 服薬アドヒアランスが低下しやすい疾患はどれか．2つ選べ．

1. 白内障
2. 認知症
3. 不眠症
4. 高血圧症
5. 脂質異常症

解答 1，2　　　　　　　　　　　　　　　　　　　　　　　　　　　　　　〔参照：第11章〕

解説 白内障や認知症，難聴のようなコミュニケーションにかかわる障害があるとアドヒアランスは低下しやすい．認知症の場合は記憶障害による飲み忘れ，逆に飲んだことを忘れてもう一度服用してしまうこともある．

 問題19 高齢者に対する処方上の注意点として正しいものはどれか．

1. 処方内容が不明な場合，追加処方は控える．
2. 認知症患者には効能・副作用の説明はしない．
3. 新規症状に対しては，まず薬物を追加してみる．
4. 投与量は少なくする代わりに投薬数を多くする．
5. 服用の記憶が曖昧な場合，再度服用するよう指示する．

 解答 1　　　　　　　　　　　　　　　　　　　　　　　　　　　　　　〔参照：第11章〕

 解説 薬物の重複や相互作用を回避するために情報が不十分な場合は処方しないのが原則である．2〜5はすべて逆である．新規症状ではまず薬物有害作用を疑い，投与量も数も少なく，過量になるリスクのある指示は避けることが高齢者の薬物療法では基本である．

問題20 転倒の危険因子のうち外的因子はどれか．

1. 不整脈
2. Parkinson症候群
3. 照明不良
4. 筋力低下
5. 睡眠薬

 解答 3 〔参照：第12章〕

 解説 転倒の内的因子（要因）は加齢変化，身体的疾患，薬物など本人の問題によるものであり，外的因子（要因）は本人周囲の物的環境の問題による．

問題21 サルコペニア・フレイルについて正しいものはどれか．2つ選べ．

1. AWGS2019の診断基準の一部に握力低下（男性＜26 kg，女性＜18 kg），歩行速度低下（＜0.8 m/秒）が含まれる．
2. サルコペニアの要因として加齢のほか，長期間の安静臥床による不活動，重症臓器不全などの疾患，摂取エネルギー不足による低栄養なども寄与する．
3. サルコペニアの予防として，適正体重1 kgあたり0.8 gの蛋白質摂取は発症予防のうえで推奨される．
4. フレイルは英語のfrailtyを由来とする概念で，老衰のように不可逆的な身体・精神面の変化により包括的な医療を必要とする状況である．
5. フレイルには社会的，精神的な要素も含まれ，総合的な対応を要する．

 解答 2，5 〔参照：第13章〕

 解説 1：AWGS2014の診断基準であり，2019年に改訂された基準では握力低下は男性＜28 kg，女性18 kg，歩行速度低下は＜1.0 m/秒である．

3：65歳以上のサルコペニア肥満女性を対象とした蛋白質摂取多寡の食事介入を実施した研究では，蛋白質「0.8 g/適正体重/日」の通常蛋白質群と，「1.2 g/適正体重/日」の高蛋白質摂取群の2群間の比較が行われた．通常蛋白質群では筋肉の指数が有意に低下し，高蛋白質摂取群では有意に増加した．そのためガイドラインでは，蛋白質「1.0 g/適正体重/日以上」の摂取が推奨されている．

4：フレイルは種々の介入により改善しうる可逆的な状況ととらえられ，要介護状態の前段階として位置づけられる．

問題22 高齢者の循環器疾患の特徴として 誤っている ものはどれか.

1. 高齢者の急性心筋梗塞では心電図上，STが上昇しないことが多い.
2. 高齢者の虚血性心疾患では胸痛を自覚する頻度が低い.
3. 一般に，収縮期血圧は加齢とともに上昇する.
4. 高齢者は薬物代謝許容量が小さいので，循環器薬副作用が出やすい.
5. 高齢者高血圧症も治療する必要がある.

解答 1 〔参照：第14章〕

 解説 高齢者の疼痛閾値は上昇しているが，虚血に対する心電図の変化に年齢差はない.

 問題23 次のうち吸気筋はどれか.

1. 外肋間筋
2. 内肋間筋
3. 外腹斜筋
4. 内腹斜筋
5. 腹横筋

解答 1 〔参照：第15章〕

 解説 本文の図15-2(➡ 142ページ)を参照されたい.
外肋間筋は吸気の筋であり，内肋間筋，外腹斜筋，内腹斜筋，腹横筋は呼気の筋に分類される.

問題24 高齢者の消化管疾患で正しいものはどれか．2つ選べ．

1. 高齢者の消化管早期癌に対する内視鏡的治療は，常に安全性の高い治療である．
2. 逆流性食道炎・胃食道逆流症は加齢に伴い増加する．
3. 胃・十二指腸潰瘍は若年者での有病率が高い．
4. 虚血性腸炎の好発部位は右側結腸である．
5. 高齢者の便秘はフレイルと関連する．

 解答 2，5 〔参照：第16章〕

 解説
1：高齢者では基礎疾患に対し抗血栓薬を内服しているものが多く出血のリスクが高いこと，また出血時の対処が困難となることが多いこと，周術期の誤嚥性肺炎発症のリスク，入院に伴うせん妄もおこりやすく，高齢者ではたとえ低侵襲といわれる治療でもハイリスクと考えなければならない．
2：逆流性食道炎・胃食道逆流症は，その加齢に伴う変化が発症メカニズム(下部食道括約筋圧の低下，食道運動機能の低下，食道裂孔ヘルニアの増加など)と関連しているため，加齢に伴い増加する疾患である．
3：胃・十二指腸潰瘍は胃粘膜防御因子と攻撃因子のバランスが崩れ，攻撃因子に傾くことによって生じるが，その2大要因が *H. pylori* 感染とNSAIDsである．
若年者の *H. pylori* 感染は減少している一方，高齢者では基礎疾患に対し，NSAIDsを使う頻度も高く，結果として胃・十二指腸潰瘍は高齢者での有病率が高くなる．
4：虚血性腸炎の好発部位は下行結腸やS状結腸を中心とする左側結腸である．
5：高齢者の便秘はフレイルと関連する．フレイルの人ほど便秘の頻度が高く，また，便秘はフレイルサイクルのなかでフレイルを増悪させる因子として作用する．

問題25 76歳女性，C型慢性肝炎で治療を希望する患者において正しいものはどれか．

1. 無治療
2. インターフェロン療法(注射)
3. 直接作用型抗ウイルス薬(内服)
4. 核酸アナログ療法(内服)
5. ステロイド療法(内服)

 解答 3 〔参照：第16章〕

 解説
慢性肝疾患のなかでもC型肝炎は，内服の直接作用型抗ウイルス薬で，重篤な副作用もなく，ほぼ全例HCVを排除できる時代となった．HCV排除に伴う肝炎の鎮静化は，肝硬変，肝癌への進行を抑制することにつながるため，患者が治療を希望すれば，高齢者であっても積極的に治療が行われている．注射のインターフェロン療法はC型肝炎に使用されていたが，副作用が強くHCV排除率も低いため，最近はほぼ使用されていない．核酸アナログ療法はB型肝炎の内服治療，ステロイド療法は自己免疫肝疾患(AIH)の内服治療である．

問題26 加齢とともに直線的に増加する脳卒中病型はどれか．

1. 高血圧性脳出血
2. くも膜下出血
3. ラクナ梗塞
4. 心原性脳塞栓
5. アテローム血栓性脳梗塞

解答 4 〔参照：第17章〕

解説 第17章の図17-1(➡170ページ)に示したように，脳出血やくも膜下出血は60歳未満が最も多く，加齢とともに減少傾向を示すのが特徴である．ラクナ梗塞は60歳代にピークがあるが，アテローム血栓性脳梗塞は70歳代にピークとなる．しかし，いずれも80歳代では減少傾向となる．したがって，加齢とともに直線的に増加するのは，すべての脳卒中病型のなかで心原性脳塞栓のみである．これは，心原性脳塞栓の原因である非弁膜症性心房細動が，加齢とともに直線的に増加することに起因するものである．

 問題27 高齢者の特発性正常圧水頭症について正しいものはどれか．2つ選べ．

1. 上肢の振戦が特徴的である．
2. L-dopa(レボドパ)製剤で改善する．
3. 認知症を合併することは稀である．
4. 尿失禁を合併する．
5. 歩行障害が特徴的である．

 解答 4，5 〔参照：第17章〕

 解説 高齢者の特発性正常圧水頭症はParkinson症候群を呈するとされているが，Parkinson病に典型的な振戦・筋固縮は呈さず，L-dopaも著効しないのが両者の鑑別点である．正常圧水頭症の3大症状は歩行障害，尿失禁，認知症で，歩行障害が初発症状となることが多い．

高齢者の慢性硬膜下血腫について正しいものはどれか．2つ選べ．

1. 明らかな頭部外傷がある．
2. 頭痛が初発症状のことが多い．
3. 片麻痺で初発することが多い．
4. 亜急性認知症がよくみられる．
5. 進行すると意識障害をきたす．

解答 4，5 〔参照：第17章〕

解説
1：高齢者の慢性硬膜下血腫は若年者のように明らかな頭部外傷があることはむしろ少なく，軽微な外傷が多いのが特徴である．しかも本人が覚えていないことが多いので，洋服に泥がついていなかったかなどの転倒の可能性を，家族や周りの人によく確かめる必要がある．
2：若年者では頭痛が初発症状となるが，高齢者では稀である．
3：片麻痺は血腫が大きくなって脳の圧迫が進行してから出現するので，初発症状になることはない．
4：1か月くらいの期間に出現し進行する認知症は，高齢者ではよくみられ，初発症状であることが多いので，老年期認知症と誤診しないよう注意する．
5：血腫が大きくなると脳を圧迫して脳ヘルニアをきたし，意識障害となる．この時点で見逃すと死に至る．穿頭術により，いわゆる赤い血腫ではなく非凝固性のモーターオイル様の液体を除去する．脳圧が高くなっている状態で穿頭して硬膜を切開すると，勢いよく血腫が噴出し，劇的に回復する．

 認知症をきたす疾患のうち，治療により回復する可能性が最も高いものはどれか．

1. Alzheimer 病
2. 血管性認知症
3. Lewy 小体病
4. 正常圧水頭症
5. Creutzfeldt-Jakob 病

解答 4 〔参照：第17章〕

解説 正常圧水頭症は，認知症，失禁，歩行障害を3徴とする認知症性疾患であるが，脳室内の脳脊髄液を腹腔内に排泄するシャント術により回復する場合も多い．正常圧水頭症はタップテストにより症状が改善することにより診断する．

Alzheimer 病の診断について正しいものはどれか.

1. 脳脊髄液中のアミロイドβ蛋白42が増加している.
2. 脳脊髄液中のアミロイドβ蛋白40が増加している.
3. 脳脊髄液中のタウ蛋白が減少している.
4. 脳脊髄液中のリン酸化タウ蛋白が減少している.
5. 脳内のアミロイド沈着がPETでみられる.

解答 5　〔参照：第18章〕

解説 Alzheimer病患者の脳脊髄液中のタウ蛋白，リン酸化タウ蛋白は増加しており，逆にアミロイドβ蛋白42は減少している．アミロイドβ蛋白40は不変とされている．

高齢者の糖尿病で正しいものはどれか.

1. 糖尿病の頻度は加齢とともに減少する.
2. 口渇，多飲，多尿などの自覚症状がおこりやすい.
3. 加齢とともにインスリン抵抗性は増加する.
4. 高齢者は低血糖の症状の発汗，動悸などが出やすい.
5. 高齢者の糖尿病治療では認知症や社会サポート不足があっても，厳格な血糖コントロールを行う.

解答 3　〔参照：第19章〕

解説 加齢とともにインスリン抵抗性やインスリン分布が低下し，2型糖尿病の頻度は増加する．高齢者の糖尿病は高血糖や低血糖の症状が出にくいことが特徴である．高齢者の血糖コントロールの目標は健康状態（認知機能，ADLなど）や低血糖のおこりやすさなどによって異なる．

汎血球減少症をきたす疾患はどれか．3つ選べ.

1. 再生不良性貧血
2. ビタミン欠乏性貧血
3. 鉄欠乏性貧血
4. 骨髄異形成症候群
5. 腎性貧血

解答 1，2，4　〔参照：第20章〕

解説 再生不良性貧血は造血幹細胞障害により，正常な造血能が失われる疾患である．骨髄異形成症候群は造血幹細胞異常により，ビタミン欠乏性貧血はビタミンB_{12}や葉酸欠乏によるDNA合成障害により，骨髄での無効造血がおこり，汎血球減少症をきたす．

問題 33　次のうち正しいものはどれか．2つ選べ．
1. 膠原病は結合組織と血管を炎症の主座とし，自己抗体の出現を伴う慢性炎症性疾患である．
2. 60歳以前と以降に発症した関節リウマチは，症状や検査において違いを認めない．
3. 全身性エリテマトーデスは高齢者に多い．
4. 全身性強皮症の初期症状は皮膚肥厚と硬化であることが多い．
5. 多発性筋炎や皮膚筋炎では悪性腫瘍を合併することが多い．

 1, 5　　　　　　　　　　　　　　　　　　　　　　　　　　　　〔参照：第20章〕

　2：関節リウマチは60歳を境にして，症状，進行速度やリウマトイド因子の陽性率が異なる．
3：全身性エリテマトーデスは若年者に多く，高齢者では稀である．
4：全身性強皮症の初発症状は，Raynaud現象であることが多い．

問題 34　腎機能低下について 誤っている ものはどれか．
1. 高齢者の急性腎障害の原因として非ステロイド性抗炎症薬（NSAIDs）の使用があげられる．
2. 腎機能の判断には血清クレアチニン値が広く利用されている．
3. 慢性腎臓病とは腎障害の存在もしくは，糸球体濾過量（GFR）が60 mL/分/1.73 m^2 未満が3か月以上持続する場合と定義されている．
4. 慢性腎臓病は心血管合併症の危険因子である．
5. 慢性腎臓病患者に厳格な蛋白質制限を行うことで腎機能の維持およびフレイルの予防が可能となる．

 5　　　　　　　　　　　　　　　　　　　　　　　　　　　　〔参照：第21章〕

　蛋白質の制限は慢性腎臓病における治療の1つにあげられているが，高齢者のフレイル予防に対しては十分な蛋白質摂取が有効とされているため，その適用にあたっては十分な注意が必要である．

問題35 次のうち **誤っている** ものはどれか．2つ選べ．

1. 要介護高齢者の尿失禁には，まずおむつが推奨される．
2. 尿管結石の疝痛発作ではしばしば悪心が伴う．
3. 前立腺癌の摘出術に手術用ロボットが広く用いられている．
4. 膀胱炎では発熱は通常みられない．
5. 腎細胞癌の根治手術では腎臓全体の摘出が必要である．

 解答 1，5　　〔参照：第22章〕

解説
1：要介護高齢者の尿失禁の多くは，認知や運動の機能の低下でおこる．しかし，いったんおむつを使うと膀胱機能が低下しておむつが必須となり，認知や運動の機能をさらに低下させることになりかねない．したがって，尿失禁に対し早期からおむつを使用することは推奨されない．おむつは，尊厳の観点からも，膀胱機能を含む関連する機能の評価に基づいてやむを得ず使用するべきである．
5：腎細胞癌（腎臓実質の癌）の治療は癌病巣の摘出が主体となる．その場合，腎臓全体を摘出することが必要と思われる．しかし，病巣とその周囲の組織を摘出しそれ以外の腎臓を残す手術（腎部分切除術）でも，腫瘍が小さければ癌の根治性は高いことがわかってきた．また，そのほうが腎機能は保たれる．したがって，必ずしも腎臓全体を摘出する必要はない．ただし，腎盂癌では通常，腎と尿管の全摘術が必要である．

 問題36 骨盤底筋訓練が **有効でない** 疾患はどれか．

1. 腹圧性尿失禁
2. 過活動膀胱
3. 切迫性尿失禁
4. 骨盤臓器脱
5. 間質性膀胱炎

 解答 5　　〔参照：第22章〕

解説
間質性膀胱炎では，骨盤底筋を収縮させる骨盤底筋訓練は避けるべきで，骨盤底筋を弛緩させる理学療法が望ましい．

問題37 過活動膀胱に 有効でない 治療はどれか．

1. 飲水コントロール
2. 骨盤底筋訓練
3. 膀胱訓練
4. β_2 受容体作動薬
5. 抗コリン薬

解答 4 〔参照：第22章〕

解説 β_2 作動薬は腹圧性尿失禁に対する薬物治療．過活動膀胱に対する薬物治療は β_3 受容体作動薬．

問題38 高齢者における骨折の リスクでない ものはどれか．2つ選べ．

1. 易転倒性
2. 骨吸収マーカーの低値
3. 骨形成マーカーの低値
4. 既存の椎体骨折
5. 高年齢

解答 2，3 〔参照：第23章〕

解説 易転倒性，既存骨折，低骨量，骨代謝回転マーカー（骨吸収マーカー・骨形成マーカー）の高値，高年齢が骨折のリスクとして考えられる．

問題39 老人性乾皮症について 誤っている ものはどれか．

1. 石鹸の過度の使用，長時間入浴などは乾燥を増悪させる．
2. 湿度が低下する冬季に多い．
3. 腰部，四肢に多く認められる．
4. 放置しておいても湿疹に移行しない．
5. 乾燥防止のために保湿薬を塗布する．

解答 4 〔参照：第24章〕

解説 高齢者の皮膚乾燥状態を放置しておくと，痒みを伴う湿疹病変が生じやすい．これは乾燥皮膚バリア機能が低下しており，容易に痒みをおこし，搔破を引き起こすことに加え，種々の外的刺激に弱い状態にあるため湿疹化しやすい．

問題40 老化に伴う口腔の変化で **誤っている** ものはどれか．

1. 唾液分泌量の減少
2. 高度な咬耗
3. 口腔粘膜の肥厚
4. 味蕾の減少
5. 咀嚼筋力の低下

解答 3 〔参照：第24章〕

解説 一般に，老化により口腔粘膜は菲薄化を示す．味蕾は味覚をつかさどる末端器官で，味細胞の集合からなる．加齢により味蕾は減少する．

 問題41 老化による顎関節の変化で **誤っている** ものはどれか．

1. 下顎頭の萎縮，扁平化
2. 関節腔の拡大
3. 関節結節の吸収
4. 関節円板の線維化
5. 関節窩の扁平化

解答 2 〔参照：第24章〕

解説 老化に伴い下顎頭は萎縮，扁平化し，関節窩も関節結節の吸収により扁平化を生じる．また関節腔は狭小化する．

 問題42 高齢者感染症について正しいものはどれか．2つ選べ．

1. 2017年現在，日本において肺炎は死因の第4位である．
2. 発熱などの典型的な症状を認めないことがある．
3. インフルエンザの予防接種は重症化の抑制に効果がある．
4. 無症候でも細菌尿を認めれば抗菌薬を開始すべきである．
5. 接触感染予防策を実施するときは標準予防策はやめてよい．

解答 2，3 〔参照：第25章〕

解説 1：2017年の統計では，原死因選択ルールの明確化および誤嚥性肺炎の分類が追加されたため，わが国の死亡原因の第5位となったが，肺炎と誤嚥性肺炎を合計した死亡率は，第3位である．
4：無症候細菌尿では治療による効果はなく，むしろ耐性菌を増やすなど弊害のほうが大きい．
5：標準予防策に加えて，接触感染予防策などの予防策を実施する．

高齢者の聴力の特徴として正しいものはどれか．2つ選べ．

1. 低音域ほど障害されやすい．
2. 60歳を過ぎると急速に悪化する．
3. 純音聴力と比べ語音聴力が悪い．
4. 両耳はほぼ同じ聴力で推移する．
5. 補聴器により聞き取りはほぼ正常となる．

解答 3，4 〔参照：第26章〕

解説 聴力は，30歳代から高音部より進行性に低下し，両耳がほぼ同程度に進行する．高齢者の特徴は，感音難聴であり，75歳以前にはその程度は予想外に軽微である．また，純音聴取閾値に比べ，語音聴取閾値の低下が顕著である．補聴器を用いると音が増幅されるので聞こえやすくはなるが，正常並みの聞こえにはならない．

 正しいものはどれか．2つ選べ．

1. 高齢者におこるめまいの多くは中枢性である．
2. 高齢者は鼻腔の断面積が減少し，鼻閉を訴えやすい．
3. 高齢者は食道が狭窄する傾向があるので誤嚥しやすい．
4. 高齢者の嗄声では一般に加齢変化よりも合併疾患の影響が大きい．
5. Alzheimer病やParkinson病では嗅覚低下が生じやすい．

解答 4，5 〔参照：第26章〕

解説
1：中枢疾患に起因するめまいは非高齢者に比べ倍増するが，全体からみると2割以下であり，末梢の前庭疾患のほうが多い．
2：高齢者では鼻粘膜が萎縮し，通気度は増加するはずであるが，受容器の異常から鼻が詰まると訴える．
3：高齢者では咽頭反射も減弱しているうえ，下降している喉頭が，嚥下運動に際し追従できず，誤嚥を生じやすくなる．
4：喉頭の生理的加齢変化に加え，喫煙，音声酷使の影響により，慢性喉頭炎，ポリープ様声帯，喉頭癌などの嗄声を呈する疾患が高齢者でよくみられる．
5：加齢に伴っておこる神経変性疾患のうち，Alzheimer病，Parkinson病は嗅覚障害を伴うことが知られている．

高齢者の視覚障害で頻度の低い疾患はどれか．

1. 加齢白内障
2. 緑内障
3. ぶどう膜炎
4. 網膜血管閉塞症
5. 糖尿病網膜症

解答 3 〔参照：第 27 章〕

解説 他の疾患と比較して，ぶどう膜炎は全年齢層で稀な疾患である．網膜血管閉塞症は，網膜静脈閉塞症と網膜動脈閉塞症に分けられる．

閉経による女性ホルモンの欠乏と 関連しない 病態はどれか．2 つ選べ．

1. 子宮頸癌
2. 卵巣腫瘍
3. 萎縮性腟炎
4. 骨粗鬆症
5. 脂質異常症

解答 1，2 〔参照：第 28 章〕

解説 子宮頸癌の原因はヒトパピローマウイルスである．また，卵巣腫瘍の発生と女性ホルモンの欠乏の直接的な関係は明らかではない．

高齢者手術で 誤っている ものはどれか．

1. 周術期呼吸リハビリテーションが重要である．
2. 他臓器の合併症に注意する．
3. 周術期に積極的に経腸栄養を行い，腸管を廃用させない．
4. フレイルの患者は手術成績がよい．
5. 高齢者でも患者の状態などから総合的に判断し，高難度手術を考慮する．

解答 4 〔参照：第 29 章〕

解説 「フレイル」は frailty の形容詞 frail を日本語読みにしたもので，日本語として名詞化して使ったほうが使いやすいので定着している．脆弱を意味する．身体的，精神的，社会的なもの全体を含んでいる．フレイルの状態の患者では手術の適応にならないことが多いが，手術しても手術成績は悪くなる．

高齢がん患者の評価に有用な高齢者総合機能評価と評価項目の組み合わせで正しいものはどれか．1つ選べ．

1. G8——併存症評価
2. Mini-Cog——転倒の予測
3. CARG score——有害事象予測
4. Geriatric depression scale——認知機能評価
5. Charlson comorbidity index——予後予測評価

解答 3 〔参照：第30章〕

解説
1：G8——予後予測ツール
2：Mini-Cog——認知機能評価
4：Geriatric depression scale——精神状態評価
5：Charlson comorbidity index——併存疾患の評価

次のうち，保険診療として実施できる施術・療法を2つ選べ．

1. アロマテラピー
2. カイロプラクティック
3. 漢方
4. 鍼灸
5. ヨガ

解答 3，4 〔参照：第31章〕

解説 鍼灸治療は健康保険で受けることができる．なお，保険診療で治療を受けるにあたっては，あらかじめ医師の発行した同意書または診断書が必要となる．漢方には医師が処方する医療用医薬品があり，2023年現在，148処方が保険適用となっている．また，医薬品として承認されている一般用漢方製剤（市販薬，OTC薬など）は294処方ある．

老年学の概念の組み合わせについて **誤っている** ものはどれか．

1. サクセスフルエイジング——自立，生産的
2. QOL向上——成人教育プログラム，高齢者ボランティア活動
3. SOCモデル——選択，最適化，補填
4. エイジズム——リハビリテーションサービス

解答 4 〔参照：第32章〕

解説 エイジズムとは，高齢であること・高齢者に対する蔑視，差別，虐待を意味する概念である．

問題 51 わが国の高齢化に関して正しいものはどれか．

1. 日本の総人口は減少し，65歳以上人口も減少している．
2. 65歳以上を高齢者と考えることに異論はない．
3. 75歳以上の身体機能は，過去20年間にわたって低下している．
4. 日本の平均寿命は，過去20年間にわたって低下している．
5. 年齢が高くても，社会を支える側になりうる．

解答 5 〔参照：第33章〕

解説 日本の総人口は減少する一方で，65歳以上人口ならびに75歳以上人口はまだ増加している．平均寿命や健康寿命が延びるとともに，65〜79歳の運動機能は向上している．65歳以上でも，支える側になりうる．

 問題 52 高齢者医療について正しいものはどれか．2つ選べ．

1. アセスメントが重要である．
2. 長期ケアは対象としない．
3. 合併症は治療の対象ではない．
4. リハビリテーションは高齢者では成果が得られない．
5. チーム医療が重要である．

解答 1，5 〔参照：第34章〕

解説 高齢者医療は急性期医療のみならず，慢性期医療を対象としており，長期のケアを視野に入れた総合的な医療を提供する．また合併症も当然，治療やケアの対象とする必要がある．そのなかで高齢者のリハビリテーションは重要である．

 問題 53 次のうち正しいものはどれか．2つ選べ．

1. 在宅ケアにおいて看護と介護はまったく同じ業務をする．
2. 介護保険制度におけるケアプランは特に義務づけられていない．
3. 介護福祉士とヘルパーは同じ職種である．
4. 保健，医療，福祉は連携が必要である．
5. 保健とは病気の予防を行う意味をもつ．

解答 4，5 〔参照：第34章〕

解説
1：看護と介護は類似のサービスを提供するが，厳密には医療と福祉の立場から分けて考える．
2：介護保険制度ではケアプランは義務づけられている．
3：介護福祉士とヘルパーは異なる職種である．

問題54 ICF(国際生活機能分類)について正しいものはどれか．

1. 機能障害，能力障害，社会的不利に分けている．
2. ある活動ができれば，その活動を日常生活でしていなくてもよい．
3. 「障害」ではなく「障害のある人」を把握する．
4. マイナス(障害)を重視しながら，プラス(生活機能)をみる．
5. その人のライフスタイルや価値観は「環境因子」として重要である．

解答 3　　　　　　　　　　　　　　　　　　　　　　　　　　　　　〔参照：第35章〕

解説
1：ICFは心身機能・身体構造，活動，参加に分けている．
2：活動の評価はできる活動・能力を把握しながら，実行状況(している活動)につなげる．
3：障害のある人を包括的に把握するのがICFの特徴である．
4：活動のなかで「できないこと(マイナス)」を重要視するのではなく「できること(プラス)」に重点をおいてみる．
5：環境因子は建物や福祉環境，人的・社会的環境などで，年齢・性別・ライフスタイル・価値観などは個人因子としてとらえられる．

問題55 高齢者のリハビリテーションの対象疾患の特徴で正しい組み合わせはどれか．

1. 変形性膝関節症──X脚
2. 大腿骨頸部骨折──保存的治療
3. フレイル──運動器の障害による移動能力の低下
4. サルコペニア──筋肉量減少
5. 閉塞性動脈硬化症──末梢神経障害

解答 4　　　　　　　　　　　　　　　　　　　　　　　　　　　　　〔参照：第35章〕

解説
1：変形性関節症ではO脚変形(内反)は85％以上を占める．
2：受傷後，筋力低下が生じない前に歩かせることを目的に，人工骨頭置換術やcompression hip screw(CHS)などを行う．
3：運動器の障害による移動能力の低下はロコモティブシンドローム，フレイルは加齢とともに生じる心身機能低下により脆弱性が出現している状態．
4：筋肉量減少，筋力低下を主とする変化はサルコペニアである．
5：末梢神経障害は糖尿病などで生じる．閉塞性動脈硬化症は主に下肢の動脈閉塞により下肢の血行不全が生じ，切断に至る病気である．

ロボット介護福祉機器の重点分野の数はいくつか？

1. 3分野
2. 5分野
3. 9分野
4. 12分野
5. 20分野

解答 3 〔参照：第35章〕

解説 移乗支援分野(装着型，非装着型)，移動支援分野(屋外移動，屋内移動，装着型移動)，排泄支援分野(排泄予測，排泄動作支援，排泄物処理)，見守り・コミュニケーション分野，入浴支援分野，介護業務支援分野，機能訓練支援分野，食事・栄養管理支援分野，認知症生活支援・認知症ケア支援分野の9分野16項目が重点分野として定義されている〔図35–3(→ 361ページ)参照〕．

高齢者における退院困難のハイリスク要因として，正しい組み合わせはどれか．

ア．家族と同居していること
イ．ADLが自立していること
ウ．医療処置があること
エ．初めての入院であること
オ．介護者に認知症があること

1. ア，イ　2. ア，エ　3. イ，オ
4. ウ，エ　5. ウ，オ

解答 5 〔参照：第36章〕

解説 家族介護力は，単に同居家族がいるということだけでなく，介護者の心身の状況などをふまえて判断する必要がある．退院後も医療処置が継続する場合には，退院に向けてなんらかの支援を要する．入院の繰り返しは退院困難のハイリスク要因の1つである．

セルフアセスメント ● 417

  問題58 高齢者を対象とする在宅医療について正しいものはどれか．

1. 在宅医療では急性期病院と同様の治療を行う．
2. 在宅医療では家族とサービス提供者が話し合い，治療・ケアの方針を高齢者に説明する．
3. 在宅医療では，多くの職種がかかわると意見が対立しやすくなるため，できるだけ少ない職種で支援するように努める．
4. 在宅医療により高齢者が社会とかかわりをもち続けることができるように支援する．
5. 疾患の治癒が困難になると在宅医療の役割は乏しくなる．

 解答 4　　　　　　　　　　　　　　　　　　　　　　　　　　　　　〔参照：第37章〕

解説
1：急性期の病態に対し，在宅医療で急性期病院と同様の診断，治療を行うことは困難である．在宅医療は生活を支えるための医療であり，疾患とともに身体機能，精神機能，社会機能を多面的に評価して個別に治療とケアを行う．
2：高齢者自身の意向を尊重して治療・ケアを提供する．
3：在宅医療では高齢者の多様なニーズに対応するため多職種協働に努める．
4：介護が必要になっても高齢者が住み慣れた地域で生活し，社会とかかわりをもち続けることができるように支援する．
5：疾患の治癒が困難になっても，在宅医療によりできるだけ安定した心身の状態を維持し，苦痛の緩和をはかりながら，生活の満足度や人生の満足度を高めるための支援や配慮を行う．

 問題59 次のうち正しいものはどれか，2つ選べ．

1. 緩和ケアはがん患者のみを対象としている．
2. 緩和ケアには苦痛の予防も含まれる．
3. エンドオブライフ・ケアの主な目標は，生存期間を可能なかぎり長くすることである．
4. エンドオブライフ・ケアにおいて，理学・作業療法士の役割はほとんどない．
5. 緩和ケアやエンドオブライフ・ケアは，患者のみならず患者家族もケアの対象とする．

 解答 2，5　　　　　　　　　　　　　　　　　　　　　　　　　　　〔参照：第38章〕

解説
緩和ケアはがん患者を対象として始まったが，現在では慢性疾患患者まで幅広く対象としており，苦痛の発生後に限らず，苦痛の予防にも努めることが求められている．緩和ケアにおいてもエンドオブライフ・ケアにおいても，本人らしく最期まで生きることの支援に主眼がおかれる．その場合にQOLの観点からケアのあり方を検討することは重要であり，理学・作業療法士は大切な役目を有する．人生の最終段階を支えるケアにおいては，患者にとって大切な人たちもケアの対象となる．

問題60 次のうち，臨床倫理の 4 原則に 含まれない ものはどれか．

1. non-maleficence（無危害原則）
2. beneficence（与益原則）
3. independence（自立原則）
4. respect for autonomy（自律尊重原則）
5. justice（正義・資源配分の公正さ原則）

 解答 3　　　　　　　　　　　　　　　　　　　　　　　　　　　〔参照：第 38 章〕

 解説　"自立"を支援することはリハビリテーションの大きな目標であるが，臨床倫理のうえでより重要なことは，たとえ身体的には誰かに依存していても，精神的には自立して自分のことを自分で決められること，すなわち"自律"が尊重されることである．

 問題61 重度認知症を有する高齢者の意思決定に関して適切なものはどれか．

1. 家族に意向を尋ねる．
2. 家族に本人の意向を代弁してもらう．
3. 本人のリビング・ウィルは法的な効力を有するので大切である．
4. 家族のなかで意思決定代理人を決めてもらう．
5. 施設の顧問弁護士に決めてもらう．

 解答 2　　　　　　　　　　　　　　　　　　　　　　　　　　　〔参照：第 38 章〕

解説　本人の意向を尊重するために，家族に対して，本人のこれまでの言動を含めた人生の物語りに関する情報から本人の意向を推測し，代弁するよう求めることが適切である．

索引

主要な説明のあるページについては太字で示した.

和文

あ

アイスマッサージ　360
──，咽頭の　114
亜鉛欠乏性味覚障害　16
悪性黒色腫　263
悪性腫瘍　376
── のリハビリテーション　358
握力　25
アザシチジン　218
アザチオプリン　222, 224
アジソン病　210
アシミニブ　220
アスペルギルス　274
アセスメント　341
アセチルコリン　21
アダムス・ストークス症候群　126
圧痕性浮腫　113
圧迫性ニューロパチー　98
アテローム血栓性脳梗塞　133, 171
アドバンス・ケア・プランニング
　（ACP）　376, 389
アドヒアランス　89
アパシー　66, 170, 172
── の治療　174
アパシースケール　173
アバロパラチド　251
アブレーション　125
アポリポ蛋白 E　187
アマンタジン塩酸塩　173, 174, 176
アミロイド β 蛋白　**187**, 197
アミロイド β 沈着　186
アミロイド腎　228
アミロイド線維　187
アライメント矯正　356
アルカリホスファターゼ　85, 247
アルコール関連肝疾患（ALD）　161
アルツハイマー病 ⇒ Alzheimer 病
アルドステロン　211
アルブミン尿　228

アンジオテンシン

アンジオテンシン II 受容体拮抗薬
　（ARB）　124, 227
アンジオテンシン受容体ネプリライ
　シン阻害薬（ARNI）　132
アンジオテンシン変換酵素（ACE）
　阻害薬　124, 173, 227
安全運転サポート車等限定条件付免
　許　29
アンチエイジング　8
アンチセネッセンス　8
安定プラーク　134
アンドロゲン　44

い

胃潰瘍　155
胃癌　153
異型狭心症　127
意識障害　92, 110
意思決定支援　385
萎縮性腟炎　302
異常値　83
異常知覚　98
胃食道逆流症（GERD）　153, 154
一過性甲状腺機能低下　209
溢流性尿失禁　106
遺伝性 Alzheimer 病　197
胃粘膜萎縮　151
イプリフラボン　251
イベルメクチン　261, 278
イマチニブ　220
意味記憶　33, 181
意味性認知症（SD）　182
意欲障害　172
意欲の指標　66
医療・介護関連肺炎　142
医療費，高齢者の　334
医療倫理の 4 原則　58
色眼鏡　296
インクレチン　205
陰茎癌　237
陰茎の疾患　237
咽喉頭の加齢変化　283
インスリン　199

インスリン療法　206
咽頭アイスマッサージ　114
インドシアニングリーン蛍光眼底造
　影（IA）　294
院内感染　224, 279
院内肺炎　142
インフォームドコンセント（IC）
　　　　　　　　　　　　354, 387
インフルエンザ　276

う

ウイルス肺炎　142
ウェルナー症候群　7
ウェンケバッハ型房室ブロック
　　　　　　　　　　　　　　126
齲蝕　264
うつ病　189
──，卒中後　192
運転免許制度　29
運動，検査値への影響　84
運動機能の加齢変化　24
運動障害　98
運動療法　134
──，糖尿病の　204

え

エイジフリー社会　10
エイジング・イン・プレイス　375
栄養アセスメント　77
栄養改善サービス計画　74
栄養過多　73
栄養管理　74
──，術前・術後の　307
栄養ケアマネジメント　74
栄養サポートチーム（NST）　76
栄養障害　73
栄養スクリーニング　74
栄養不全（栄養不足）　73, 273
栄養補給剤　307
液性抗体　213
液性免疫　19
壊死性外耳道炎　282
エストロゲン　19, 211, 298

419

エゼチミブ　135
エピジェネティクス　7
エピソード記憶　33, 181
エラー説, 老化の　6
エリクソン(Erikson EH)　36
エリスロポエチン　220, 226
エロビキシバット　159
遠隔記憶　34
遠近調節の加齢変化　15
嚥下　284
嚥下訓練　114
嚥下障害
　12, **114**, 171, 268, 282, 284, 286
　――の治療　173
嚥下内視鏡検査　114
嚥下バリウム造影　114
嚥下反射　144
嚥下リハビリテーション　173
炎症性腸疾患(IBD)　156
炎症反応　85
エンドオブライフ(EOL)　382
塩類下剤　107

お

黄体化ホルモン(LH)　20
横断的研究(横断法)　14, 35
オートファジー　7
オピオイド　383, 385
　――による便秘　159
おむつ　238
オーラルフレイル　74, 120, 268
オレンジプラン　346
音声障害　286
音声の加齢変化　283
温度感覚の加齢変化　16

か

外陰癌　303
外陰上皮内腫瘍(VIN)　302
外陰部の疾患　302
介護
　―― と性差　42
　―― の原因　103
介護医療院　339
開口訓練　360
介護サービスの種類　339
介護支援機器　333
介護支援サービス　341
介護支援サービス利用手続き　342
介護支援専門員 ⇒ ケアマネジャー

介護認定審査会　341
介護福祉士　338, 339
介護保険　339, **340**, 343, 371
　―― の課題　343
介護保険施設　336
介護保険審査会　342
介護予防事業　343
介護療養型医療施設　339
介護老人福祉施設　339
介護老人保健施設　339
介護ロボット　333
疥癬　261, **278**
疥癬トンネル　261
改訂長谷川式簡易知能評価スケール
　　　65
改訂版 J-CHS 基準　120
改訂水飲みテスト(MWST)
　　　114, 359
回転性めまい　96, 97, 283
回復期リハビリテーション病院・病
　棟　355, 372
開放隅角緑内障　291
潰瘍性大腸炎(UC)　156
外来リハビリテーション　352
会話明瞭度検査　99
下咽頭癌　287
過栄養　73
家屋環境　353
化学発光酵素免疫測定法(CLEIA
　法)　247
下顎隆起　268
化学療法のリスク評価　311
過活動膀胱(OAB)　19, 234, 240
かかりつけ医　338, 341, **342**
　―― の意見書　342
下気道感染　277
角化型疥癬　278
核家族　52
顎関節脱臼　266
顎骨壊死　267
覚醒　92, 95
拡張型心筋症(DCM)　130
獲得免疫系　19
核白内障　290
過酸化脂質　6
下肢切断のリハビリテーション
　　　358
過剰栄養　73
過剰治療　309
過少治療　309

カーステンセン　37
仮性球麻痺　114
家族構成　353
家族性 Alzheimer 病　184
家族等　390
家族の支援　337
下腿周囲長(CC)　76, 119
活性型ビタミン D　18
活性型ビタミン D_3　250
活動制限　353
活動的な高齢化　318
下半身型パーキンソニズム　176
痂皮型疥癬　278
カプサイシントローチ　173
下部消化管出血　157
カプセル内視鏡　156, 157
下部尿路結石　233
下部尿路症状(LUTS)　300
仮面うつ病　190
痒み　260, 269
空嚥下　114
ガランタミン臭化水素酸塩　187
カルシウム拮抗薬　124
カルシウム吸収　18
カルシウム代謝, 高齢者の　245
カルシトニン　20
加齢　6
加齢黄斑変性症(AMD)　294
加齢性筋肉減少症 ⇒ サルコペニア
加齢性難聴　284
加齢性鼻漏　286
加齢男性性腺機能低下(LOH)症候
　群　44
加齢白内障　290
加齢変化　82
　――, α 波の　21
　――, 咽喉頭の　283
　――, 運動器系の　243
　――, 運動の　24
　――, 遠近調節の　15
　――, 音声の　283
　――, 感覚機能の　14, 282
　――, 肝胆膵領域の　160
　――, 嗅覚の　15, 283
　――, 筋量の　24
　――, 筋力の　25
　――, 血液成分の　17
　――, 高次脳機能の　20
　――, 呼吸器系の　17, 141
　――, 骨格筋の　24

索引 ● 421

加齢変化(つづき)
――, 視覚の 14, 289
――, 耳鼻咽喉領域の 282
――, 循環器系の 16, 123
――, 消化管の 18, 151
――, 自律機能の 16
――, 神経系の 20, 24, 169
――, 神経成長因子(NGF)の 21
――, 神経伝達物質の 21
――, 腎臓の 226
――, 睡眠の 22
――, 精神領域の 180
――, 性ホルモンの 19
――, 生理機能の 14
――, 造血機能の 213
――, 体温調節機能の 19
――, 聴覚の 15, 31, 282
――, 動作の速さの 28
――, 内分泌機能の 19, 211
――, 脳波の 21
――, 肺気量の 18
――, 排尿機能の 18
――, パーソナリティの 36
――, 皮膚感覚の 16
――, 平衡覚の 283
――, 骨の 100
――, ホルモンの 19, 211
――, 末梢神経の 24
――, 味覚の 15
――, 眼の 14, 289
――, 免疫機能の 19, 213
がん(癌) 309
――, 陰茎の 237
――, 口腔 267
――, 腎臓の 232
――, 頭頸部 287
――, 尿管の 233
――, 皮膚 263
――, 膀胱の 233
―― のリハビリテーション 358
眼圧 289, 292
簡易栄養状態評価表(MNA®)-SF
76
感音 31
感音性の聴力低下 31
感音難聴 284, 285
寛解導入療法 217
感覚記憶 20
感覚機能の加齢変化 14, 282
肝癌 162

がん経験者(サバイバー) 358
間欠性跛行 101, 137, 201, 257
眼瞼下垂 289
看護, 高齢者の 336
肝硬変 161
喚語障害 184
カンジダ 274, 278
間質性肺炎 142, 147, 223
間質性肺疾患の EOL 383
間質性膀胱炎 234
緩徐進行 1 型糖尿病(SPIDDM)
207
関節可動域(ROM) 26
間接灸 314
関節軟骨 253
関節リウマチ(RA) 220, **221**
感染症 271
―― , 呼吸器の 142
感染性心内膜炎(IE) 130
完全房室ブロック 125, 126
甘草 123
肝胆膵疾患 160
冠動脈狭窄 127
冠動脈硬化 127
眼内レンズ 291
観念失行 184
漢方医学 316
韓薬 316
がんリハビリテーション 311, 358
冠攣縮性狭心症 127
緩和医療 381
緩和ケア 334, 381

き

記憶 20
記憶機能 32
記憶障害 181
期外収縮 124, **126**
義歯 264, 268
義歯性口内炎 265, 267
器質性便秘 106
季節差, 検査値の 84
基礎老化学 7
喫煙 149
基底細胞癌 263
気道閉鎖機構 286
機能改善 352
機能障害 11, 350
機能性尿失禁 106, 238
機能性便秘 106

機能的自立度評価法(FIM)
63, 352
基本チェックリスト, 介護予防の
70
基本的日常生活活動(BADL)
11, 45, 63
記銘力 9
記銘力障害 184
逆流性食道炎 154
キャッテル(Cattell RB) 34
キャップ依存性エンドヌクレアーゼ
阻害薬 276
嗅覚障害 282, 286
嗅覚の加齢変化 15, 283
嗅上皮 283
急性冠症候群(ACS) 127
急性骨髄性白血病(AML) 216
急性腎炎症候群 227
急性心筋梗塞 127
急性腎障害(AKI) 230
急性膵炎 164
急性動脈血栓症 137
急性動脈閉塞症 137
急性腹症 301
急速進行性糸球体腎炎 222
急速進行性腎炎症候群 227
灸治療 314
灸頭鍼 315
境界型耐糖能異常(IGT) 199
胸腔鏡下手術 306
狭心症 127
共同意思決定(SDM) 387
強迫症 194
局所性浮腫 113
虚血性心疾患 127
虚血性腸炎 156
巨細胞性動脈炎(GCA) 222
虚弱 ⇒ フレイル
虚弱高齢者 62
居宅介護サービス 339
起立 27
起立性低血圧 **17**, 94, 124, 171
キリップ分類 127
筋萎縮 24
筋萎縮性側索硬化症(ALS) 99
―― の EOL 383
禁煙 305
近時記憶 34
筋収縮速度 27
筋収縮力 25

筋量の加齢変化　24
筋力　27, 108
　──, 呼吸筋　141
　── の低下　25, 98

く

空間認知障害　184
空気感染　279
空腹時血糖　199
グッドパスチャー症候群　227
クームス検査　215
クラミジア性尿道炎　235
グラム染色　274
グリア細胞　21
グリニド薬　205
クリプトコッカス　274
グルカゴン負荷試験　207
グルコース代謝　186
クレアチニン　229
クレアチニンクリアランス　85
クレブシエラ　274
クレンブテロール塩酸塩　240
クロストリジオイデス・ディフィシル関連下痢症　277
クロスリンキング説, 老化の　6
クロルプロマジン　174
クローン病(CD)　156

け

ケアコーディネーション　338
ケアチーム　336
ケアハウス　340
ケアプラン　342, 343, 371
ケアマネジメント　340
ケアマネジャー
　　　　　340, **341**, 343, 371
経カテーテル肝動脈化学塞栓術
　(TACE)　162
経カテーテル的大動脈弁置換術
　(TAVI)　140
経穴　314
蛍光眼底造影(FA)　293, 294
経口血糖降下薬　205
憩室炎　157
経腟恥骨上式尿道スリング手術
　(TVT 手術)　235, 240
頸動脈エコー　171
頸動脈性失神　94
軽度認知障害(MCI)　9, 175, 181
　──, 糖尿病　201

経尿道的砕石術(TUL)　233
経尿道的膀胱腫瘍切除術(TURBT)
　　　　　233
茎捻転　301
経皮経肝胆管造影(PTC)　163, 164
経皮経肝胆汁ドレナージ(PTBD)
　　　　　307
経皮的腎結石破砕術(PNL)　233
経皮的ラジオ波焼灼療法(RFA)
　　　　　162
軽費老人ホーム　340
経閉鎖孔式尿道スリング手術(TOT
　手術)　235, 240
傾眠, 意識障害分類　93
系列法, シャイエの　35
痙攣性便秘　106
外科治療　304
激越うつ病　190
下剤　159
血圧異常　123
血液疾患　214
　── のリハビリテーション　224
血液成分の加齢変化　17
血液透析(HD)　231
結核　145, 271
血管炎症候群　221
血管疾患　133
血管障害性パーキンソニズム　176
血管性うつ　173
血管性認知症　171, 182
血管の加齢変化　16
血管迷走神経性失神　94
月経周期　41
血算　84
結晶性知能　20, 35
血小板減少　214
血清骨特異性アルカリホスファターゼ　247
結節性多発動脈炎(PN)　220, 222
血栓性静脈炎　137
血栓性閉塞　137
欠損累積型モデル　120
血中シスタチン C　229
血糖コントロール　202
血糖値　199
血尿　228
結膜炎　278
ケラトアカントーマ　263
ケルスス禿瘡　262
限外濾過　226

健康寿命　**10**, 40, 320, 325, 332
健康長寿社会　1
言語障害　98
検査基準値　81
原発開放隅角緑内障　292
原発性硬化性胆管炎(PSC)　161
原発性骨粗鬆症　244
原発性胆汁性胆管炎(PBC)　161
原発性副腎不全　210
原発性慢性副腎不全　210
顕微鏡的多発性血管炎(MPA)
　　　　　221, 222

こ

抗 VEGF 薬　295
降圧治療　229
抗うつ薬　191
構音器官の検査　99
構音障害　98
構音・プロソディー検査　99
口蓋隆起　268
光学的補助具　296
口渇感　110
高カリウム血症　227
抗加齢　8
抗がん薬のリスク評価　311
後期高齢期　36, 323
後期高齢者　9, 48, 345
抗凝固療法　126
抗菌薬　275
口腔がん　267
口腔カンジダ症　265
口腔乾燥症　265
口腔ケア　114
口腔疾患　264
合計特殊出生率　51
高血圧症　11, 16, **123**
高血圧治療ガイドライン　16
抗血管内皮細胞増殖因子(VEGF)
　　　　　293, 294
抗血小板薬 2 剤併用療法(DAPT)
　　　　　128
抗血小板薬単剤療法(SAPT)　128
高血糖　202
　── による脱水　113
後見人　338
膠原病　220
　── のリハビリテーション　224

抗好中球細胞質抗体(ANCA)
　　　　　　　　　　　　222, 227
　── 関連血管炎　222
　── 関連腎炎　227
抗コリン作用系薬物　89
好酸球性多発血管炎性肉芽腫症
　(EGPA)　222
抗糸球体基底膜(GBM)　227
高次脳機能障害の自動車運転　368
高次脳機能の加齢変化　20
高次判断能力障害　181
後縦靱帯骨化症(OPLL)　256
拘縮　109
甲状腺炎　208
甲状腺機能亢進症　208
甲状腺機能低下症　181, 209
甲状腺クリーゼ　209
甲状腺刺激ホルモン(TSH)　208
甲状腺ホルモン　208
高浸透圧高血糖状態(HHS)
　　　　　　　　　　　　113, 206
抗スクレロスチン抗体　251
構成失行　184
抗線維化薬　148
光線力学療法　295
後天性血友病　214
喉頭癌　287
行動障害型前頭側頭型認知症
　(bvFTD)　182
更年期　42, 298
更年期障害　298
紅板症, 口腔の　267
紅皮症　261
後方型認知症　183
高力価パンクレアチン　307
高齢化社会　**10**, 51
高齢化の進展　328
高齢化率　47
高齢者
　── に対する適切な医療提供の指
　　　針　58
　── の医療費　334
　── の運動機能　24
　── のカルシウム代謝　245
　── の看護　336
　── の虐待対策　343
　── の死因　53
　── の疾患の特徴　331
　── の自動車運転　**29**, 368
　── の生理機能　14

　── の定義　9, **47**, 328
　── の薬物療法　86
　── の臨床検査値　81
高齢者医療
　──, 女性の　40
　──, 男性の　44
　── の特徴　331
高齢者医療施設　335
高齢者医療制度　**345**, 346
高齢社会　51
高齢者ケアの意思決定プロセスに関
　するガイドライン　385
高齢者講習, 運転免許更新の　29
高齢者総合機能評価(CGA)
　　　　11, 28, 62, **68**, 332, 376
　──, がん患者における　311
高齢者福祉　338
高齢者保健福祉推進 10 か年戦略
　　　　　　　　　　　　　　333
高齢(者)人口　47, 180
　── の増加　51
抗老化　8
誤嚥　12, 144, 284
誤嚥性肺炎　12, 108, 114, **144**,
　173, 265, 272, 359
誤嚥性肺臓炎　144
語音聴力　283
呼吸管理, 術前・術後の　307
呼吸器疾患　141
　──, 感染症　142, 275
　── のリハビリテーション　359
呼吸機能の加齢変化　17, **141**
呼吸不全　377
呼吸リハビリテーション　149
国際障害分類(ICIDH)　349
国際生活機能分類(ICF)　350
国際予後指標(IPI), 悪性リンパ腫
　の　218
国際予後スコアリングシステム
　(IPSS), MDS の　217
国勢調査　47, 48
国立リハ版失語症選別検査　99
牛車腎気丸　317
個人間変動による異常値　83
個人内変動による異常値　84
コスタ(Costa PT Jr)　37
コタール症候群　190
骨塩定量　246
骨格筋の加齢変化　24
骨格筋量　117

骨関節疾患のリハビリテーション
　　　　　　　　　　　　　　355
骨吸収　19, 245
骨形成　19, 245
骨髄　213
骨髄異形成症候群(MDS)　217
骨髄造血幹細胞　213
骨折　243
　── のリハビリテーション　356
　── 予防　251
骨粗鬆症　9, 20, 101, 108, **244**
　── による腰痛　100
　── の危険因子　247
　── の治療薬　248
　── の分類　244
骨代謝(回転)マーカー　246, 247
骨盤臓器脱(POP)　237, **241**, 300
骨盤底筋訓練(PFMT)
　　　　　105, 235, 240, 241
骨量　9, 246
孤発性 Alzheimer 病　197
コホート効果　35
固有感覚　26, 27
コラーゲン　253
コルセット　255
ゴールドプラン　333
コーレス骨折　356
コレステロール胆石　165
混合型インスリン　207
昏睡, 意識障害分類　93
昏迷, 意識障害分類　93

さ

サイアザイド系利尿薬　124
在院日数　369
細菌性髄膜炎　275
細菌性腟症　302
最小発育阻止濃度(MIC)　275
再生課題　33
再生不良性貧血　215
最大血中濃度　87
最大骨量　9
最大酸素摂取量　26
在宅医学管理　338
在宅医療　333, 375
在宅緩和ケア　334
在宅ケア　343
在宅ケアアセスメントマニュアル
　　　　　　　　　　　　　　341
在宅酸素療法(HOT)　377

在宅死　333
在宅人工呼吸療法　377
在宅療養管理　377
在宅療養への移行　337
細動脈硬化　133
再認課題　33
細胞性免疫　19, 213
細胞内液欠乏症状　110
柴苓湯　317
作業記憶　33
サクセスフルエイジング　320, **321**
左室駆出率（LVEF）　132
嗄声　98, 286
作動記憶　33
サブスタンス P　171, 173
サポカー限定免許　29
サルコペニア
　　　　24, 74, **117**, 243, 331
　──, 糖尿病　202
　── のリハビリテーション　357
参加制約　353
酸化マグネシウム　159
三環系抗うつ薬　191
三叉神経痛　266
残存機能　337

し

死因　40, 272
シェーグレン症候群　266
ジェネティクス　7
ジェンダーとセックス　40
視覚　31
　── の加齢変化　14
視覚障害者のリハビリテーション
　　　　　　　　　　　　296
視覚探索　31
視覚的探索課題　32
弛緩性便秘　107
子宮頸癌　299
子宮頸部扁平上皮−円柱上皮境界
　（SCJ）　300
持久性運動能力　26
糸球体　226
子宮体癌　300
糸球体硬化　227
糸球体腎炎　222, 227
糸球体濾過値（GFR）　201, 226
　──, 推算（eGFR）　201, 229
子宮脱　237, 300
子宮内膜増殖症　300

子宮の疾患　299
子宮留血腫　301
子宮留膿腫　301
持久力　27
嗜銀顆粒性認知症　197
シクロスポリン　224
シクロホスファミド　222, 224
刺激性下剤　159
持効型溶解インスリン　207
耳垢栓塞　285
自己決定　387
自己評価うつ病スケール（SDS）191
自己末梢血幹細胞移植　220
自己免疫性肝炎（AIH）　161
自己免疫性水疱症　261
自己免疫性溶血性貧血　215
脂質低下薬　134
歯周病　264
シスタチン C　229
姿勢反射　283
姿勢保持　27
施設介護サービス　339
施設内感染　279
事前指示　389
自然免疫系　19
市中肺炎　142
失外套状態　185
実行機能　27
失語症　99
失神　92
失声　98
失調　98
失明　294
自伝的記憶　34
自動車運転
　──, 高齢者の　29
　──, 脳血管障害者の　368
耳鼻咽喉疾患　284
しびれ　97
脂肪髄　213
死亡場所　334
シャイエ（Schaie KW）　35
社会情動的選択理論　37
社会的苦痛　376
社会的入院　337, 339
社会的不利　350
社会的フレイル　120
シャキア訓練　360
弱視眼鏡　296

弱視用拡大テレビ　296
若齢発症型 Alzheimer 病　184
視野計　292
視野欠損　291, 292
遮光眼鏡　296
修治附子末　317
周術期管理　304
重症脱水症　113
重症低血糖　208
縦走潰瘍　157
住宅改造　373
縦断的研究（縦断法）　14, 35
柔軟性運動　204
十二指腸潰瘍　155
終末期　381
主観的包括的評価（SGA）　76
宿主寄生体関係　274
粥状動脈硬化　133
主治医の意見書　342
手術侵襲度　305
手術適応　305
手術の死亡率　304
酒石酸耐性酸ホスファターゼ
　（TRACP-5b）　247
手段的日常生活活動（IADL）
　　　　11, 43, **63**, 323
術後甲状腺機能低下症　209
術後のリハビリテーション　308
術後肺炎　307
出生率　51
腫瘍随伴症候群, 肺癌の　149
純音聴力　282, 283
循環器系の加齢変化　123
循環器疾患　123
　── のリハビリテーション　358
循環機能の加齢変化　16
准高齢期　48
准高齢者　10, 48
順唱課題　33
漿液性癌　300
「障害高齢者の日常生活自立度」判定
　基準　65, 107
障害者自立支援法　344
障害者総合支援法　344
生涯発達理論, バルテスの　36
生涯未婚率　43
障害モデル　349
消化管出血　215
消化器疾患　151
消化吸収機能の加齢変化　18

消化性潰瘍　155
小規模多機能型居宅介護　339
少子高齢化　51, 328
硝子体手術　200
上室性期外収縮　126
上室性不整脈　124
小腸瘤　300
上部消化管出血　156
上部尿路結石　233
情報共有一合意モデル　388
生薬　317
上腕骨近位部骨折　243
上腕周囲長（AC）　76
食後低血圧　17
食支援　78
食事療法　134
　──，糖尿病の　203
褥瘡　108, **109**, 272
　──，感染を伴う　278
褥瘡性潰瘍　267
褥瘡評価ツール　110
食道癌　153
女性の高齢者医療　40
女性ホルモン　19, 42
触覚の加齢変化　16
ショートラン　125
徐波　21
徐脈性不整脈　124
自立　63
自律機能の加齢変化　16
自立支援給付　345
自律神経失調症状　42
「自律尊重」原則　386
視力低下　289
脂漏性角化症　262
シロスタゾール　174, 176
腎移植　231
腎盂癌　232
腎盂腎炎　232
新オレンジプラン　346
新型コロナウイルス感染症
　（COVID-19）　142, **276**, 383
心気うつ病　190
心気傾向　190
腎機能低下　226
心機能分類，NYHA の　132
鍼灸　314
真菌　274
心筋炎　130
心筋交感神経シンチグラフィー　182

心筋梗塞　171
心筋症　130
真空現象　255
神経因性過活動膀胱　234
神経因性膀胱　234
神経系の加齢変化　169
神経原線維変化型老年期認知症
　　　　　　　　　　　　197
神経細胞の加齢変化　20
神経障害，糖尿病性　201
神経成長因子（NGF）の加齢変化
　　　　　　　　　　　　21
神経伝達物質の加齢変化　21
神経認知障害群　181
神経変性疾患の EOL　383
神経変性認知症　182
腎結石　233
心原性失神　94
心原性脳塞栓（症）　126, 169
腎硬化症　228
人工関節置換術　255
人口構成の変化　325
人口静態　49
進行性非流暢性失語（PNFA）　182
人工的水分・栄養補給法（AHN）
　　　　　　　　　　　　385
人口統計　49
人口動態　49
人工内耳　285
人工弁置換術　129
腎細胞癌　232
腎疾患　226
　──，のリハビリテーション　359
心室細動　126
心室性期外収縮　125, 126
心室性不整脈　124
心室頻拍　125, **126**
滲出性加齢黄斑変性症　296
腎症，糖尿病性　201
診診連携　333
人生第 4 期　323
人生の最終段階　380
腎性貧血　230
腎臓　226
　── の加齢変化　226
　── の疾患　232
腎臓結核　233
心臓手術，低侵襲　140
心臓の加齢変化　16
心臓リハビリテーション　137

腎臓リハビリテーション　231
身体的苦痛　376
身体的愁訴　190
新体力テスト　326
心タンポナーデ　136
振動覚の加齢変化　16
心肺機能　108
心不全　131, 377
　── の分類，LVEF による　132
腎不全　228, 230, 359
　── の EOL　383
心房細動　**124**, 169
心膜炎　131
心理的アプローチ　353
心理的苦痛　376

す

膵炎　164
膵癌　162
膵管内乳頭粘液性腫瘍（IPMN）
　　　　　　　　　　　　162
推算 GFR（eGFR）　201, 229
随時血糖　199
膵消化酵素剤　307
水腎症　233
膵頭十二指腸切除術　304
水頭症　177
水疱性類天疱瘡　261
髄膜炎　275
睡眠　95
　── の加齢変化　22
睡眠・覚醒リズム　95
睡眠時無呼吸症候群　96
睡眠障害　95, 237
睡眠薬　89
数唱課題　33
スタチン　134
スタンフォード分類，大動脈解離の
　　　　　　　　　　　　136
頭痛　178
スティーヴンス・ジョンソン症候群
　（SJS）　261
ステロイド　222
ステロイドパルス療法　222
ステントグラフト治療　136
ストループ効果　32
ストレッチ　204
スーパーオキサイド　6
スピリチュアル・ペイン　376
すべり症　101

ずり応力　133
すりガラス陰影　148

せ

生活機能　350
　── の軌跡　376
生活機能障害　11, 62
生活機能モデル　349
生活習慣，検査値への影響　84
生活の質（QOL）　332, 352, 381
性感染症　235
性器出血，女性の　298
性差，検査値　83
性差医療　40
精索捻転　236
脆弱性骨折　243
正常圧水頭症によるパーキンソニズ
　ム　177
正常眼圧緑内障　292
生殖細胞突然変異　302
精神疾患　194
精神症状，脳血管障害の　171
精神・心理的フレイル　120
精神領域の加齢変化　180
性腺刺激ホルモン　20, 85
性腺刺激ホルモン放出ホルモン
　（GnRH）　20
性腺ホルモン　85
精巣癌　236
精巣上体炎　236
精巣の疾患　236
成長ホルモン　211
成年後見制度　338
生物学的年齢　49
性ホルモンの加齢変化　19
清明，意識障害分類　93
生命倫理学　386
生理機能の加齢変化　14
生理的健忘　9
生理的老化　9
咳失神　94
脊髄症　256
脊椎炎　101
脊椎腫瘍　101
咳反射　144
世帯構造　52
セチプチリンマレイン酸　192
舌癌　287
舌乾燥　110
赤筋線維　25

セックスとジェンダー　40
赤血球数　84
摂食嚥下障害のリハビリテーション
　　　　　　　　　　　　　359
接触感染　279
舌痛症　266
切迫性尿失禁（UUI）
　　　　　　19, **105**, 177, 235, 240
セロトニン　21
線維柱帯切開術　292
線維柱帯切除術　292
全介助　63
前期高齢期　323
前期高齢者　9, 48
尖圭コンジローマ　302
宣言的記憶　33
潜在性甲状腺機能低下症　210
浅在性白癬　262
前失神めまい　96
全身性エリテマトーデス（SLE）
　　　　　　　　　　216, 223
全身性強皮症（SSc）　220, 223
全身性浮腫　113
選択最適化補償理論　37
選択的エストロゲン受容体モジュ
　レーター（SERM）　250
選択的セロトニン再取り込み阻害薬
　（SSRI）　192
前庭神経炎　97
前頭側頭型認知症（FTD）　182
前頭側頭葉変性症（FTLD）　182
全人間的復権　349
せん妄　93, **94**, 174, 181
前立腺炎　236
前立腺癌　235
前立腺特異抗原（PSA）　235
前立腺の疾患　235
前立腺肥大症　106, 236
前腕骨遠位端骨折　243

そ

早期覚醒　96
臓器不全　377
早期離床　308
早期リハビリテーション　343
臓器連関　115
装具療法　355
造血幹細胞　213
造血幹細胞移植　217
造血機能の加齢変化　213

総合機能評価
　──，がん患者における　311
　──，高齢者の　11, 62
総合評価加算　346
喪失体験　189
増殖前網膜症　200
増殖網膜症　200
総胆管結石症　165
総鉄結合能　215
僧帽弁逆流症（MR）　128
僧帽弁狭窄症（MS）　129
早老症　7
足底板　356
足底面　102
側頭動脈炎　221
続発性骨粗鬆症　244
続発緑内障　291
阻血性壊死　109
ソーシャルワーカー　372
速効型インスリン　207
速効型インスリン分泌促進薬　205
卒中後うつ病　192

た

退院計画ガイドライン　369
退院支援　369
退院支援加算　372
退院指導　337
退院時リハビリテーション指導料
　　　　　　　　　　　　　373
退院調整加算　372
体液性免疫　213
体温調節機能の加齢変化　19
体外衝撃波砕石術（ESWL）　233
代謝調節説，老化の　7
帯状疱疹　262, 278
帯状疱疹後神経痛（PHN）　262
帯状疱疹ワクチン　281
大腿骨近位部骨折　103, 243, 246
大腿骨頸部骨折　245, 251, 356
大腸癌　154
大腸憩室　151, **157**
大動脈解離　136
大動脈弁狭窄症（AS）　128
大動脈弁閉鎖不全症（AR）　129
大動脈瘤　135
タウ遺伝子　187
タウオパチー　198
タウ蛋白　187
タクリン　187

多剤耐性グラム陰性菌　274
多剤服用　87
ダサチニブ　220
立ち上がりテスト　252
脱水　110
ダットスキャン®検査　182
タッピング　27, 307
多発癌　305
多発血管炎性肉芽腫症（GPA）　222
多発性筋炎（PM）　220, 223
多発性骨髄腫（MM）　215, 219
多発性ラクナ梗塞　170
胆管炎　166
胆管癌　164
短期記憶　20, 33
炭酸脱水酵素阻害薬　292
単刺術，鍼治療　314
弾性ストッキング　113
男性の高齢者医療　44
男性ホルモン　19, 44
胆石症　165
痰出しの練習　307
胆道癌　164
胆嚢炎　166
胆嚢癌　164
胆嚢結石症　165
蛋白質・エネルギー低栄養状態
　（PEM）　73
蛋白質制限食　229
蛋白尿　228

ち

チアゾリジン薬　205
チアマゾール（MMI）　209
チアミン欠乏症　181
地域ケア会議　346
地域包括ケア　339, 346
地域包括ケアシステム　352, 375
── における認知症アセスメント
　　　シート（DASC-21）　67
地域包括支援センター
　　　　　　　　338, 341, 344
知覚障害　98
知覚鈍麻　98
蓄尿障害　234
置鍼術　314
腟の疾患　302
知的機能　34
痴呆 ⇒ 認知症

チーム医療，高齢者医療における
　　　　　　　　　　　　331
着衣失行　184
注意機能　31
注意力　27
中間型インスリン　207
中枢神経系作用薬　89
中枢性甲状腺機能低下症　209
中枢性神経障害　98
中枢性めまい　96
中途覚醒　95
中毒性結節性甲状腺腫　208
中毒性表皮壊死症　261
中薬　316
チューブ嚥下訓練　360
超音波乳化吸引術　291
聴覚の加齢変化　15, 31, 282
腸管感染症　276, 277, 279
長期記憶　20
超高齢期　48
超高齢者　9, 48
超高齢社会　1, 10, 51
長寿医療　332
超速効型インスリン　207
釣藤散　174
聴力低下，感音性の　31
直接灸　314
直接作用型経口抗凝固薬（DOAC）
　　　　　　　　　　　　126
直腸型便秘　106
直腸脱　300
直腸瘤　237
治療可能な認知症　181
チロシンキナーゼ阻害薬　220
陳述記憶　33

つ

椎間関節性腰痛症　100
椎間板　253
椎間板ヘルニア　100
椎体骨折　243, 246, 251
痛覚の加齢変化　16
通所介護　352
通所リハビリテーション　352
ツボ　314
爪白癬　262
ツングの自己評価うつ病スケール
　（SDS）　191

て

低亜鉛血症　265
低アルドステロン症　211
低栄養　73
── 診断基準　74
低活動膀胱　235
低血圧
──，起立性　17, 94, 124, 171
──，食後　17
低血圧症　124
低血糖　202, 207
低コレステロール血症　83
低侵襲心臓手術（MICS）　140
低蛋白血症　227
低ナトリウム血症　227
停留精巣　236
デオキシピリジノリン（DPD），尿
　中　247
テストステロン　19, 44, 211
── 補充療法（TRT）　44
鉄過剰症　217
鉄欠乏性貧血　214, 215
手続き記憶　34, 181
デノスマブ　250, 267
デヒドロエピアンドロステロン
　（DHEA）　44
デフェラシロクス　217
手指衛生　279
テリパラチド　251
テロメア構造　7
伝音難聴　285
転倒
　12, 25, 27, 96, **103**, 171, 243
── を反復する要因　252
伝統医学　314
転倒予防　103

と

トイレのリハビリテーション　238
頭頸部癌　287
統合対絶望　36
橈骨遠位端骨折　356
動作の速さの加齢変化　28
透析療法　230
動体視力　31
洞停止　125
糖毒性　207
糖尿病　171, **199**
── による脱水　113

糖尿病（つづき）
　―― の運動療法　204
　―― の食事療法　203
糖尿病壊疽　201
糖尿病合併症　200
糖尿病関連腎臓病（DKD）　228
糖尿病ケトアシドーシス　206
糖尿病性神経障害　26, 201
糖尿病性腎症　201, 228
糖尿病性ニューロパチー　171
糖尿病性末梢神経障害　106
糖尿病足潰瘍　201
糖尿病網膜症　200, 292
糖尿病療養指導士　212
洞不全症候群　124, **126**
動脈硬化　133
　――, 糖尿病　201
動脈硬化性心血管疾患発症予測モデ
　ル　134
動脈塞栓症　137
東洋医学　314
動揺性めまい　96
特発性間質性肺炎（IIPs）　147
特発性骨粗鬆症　244
特発性周期性四肢運動　96
特発性正常圧水頭症（iNPH）
　　　　　　　　　177, 181
特発性肺線維症（IPF）　147
床ずれ　109
突進歩行　176
ドネペジル塩酸塩　187
ドパミン　21
　―― アゴニスト　175
　―― トランスポーター　182
トラゾドン塩酸塩　192
ドルーゼン　295
ドロキシドパ　174, 176
貪食能　213

な

内視鏡外科手術　306
内視鏡治療　152
内視鏡的逆行性胆膵管造影（ERCP）
　　　　　　　　　163, 164
内分泌機能の加齢変化　19, 211
ナトリウム・グルコース共役輸送体
　（SGLT2）阻害薬　132
ナルデメジン　159
難聴　284

に

二次性貧血　214, 216
二重 X 線吸収測定法（DXA）
　　　　　　　　　246, 251
ニセルゴリン　174
日常生活活動（ADL）　2, 323, 380
日常生活動作　⇒ 日常生活活動
日内変動, 検査値の　84
日光角化症　263
日差, 検査値の　84
日本介護福祉士会方式アセスメント
　　　　　　　　　　　341
日本社会福祉士会方式アセスメント
　　　　　　　　　　　341
乳酸アシドーシス　205
入退院支援加算　373
入眠障害　96
ニューモシスチス　274
尿アルブミン　201
尿カテーテル　277
尿管結石　233
尿管の疾患　233
尿細管　226
尿細管間質性腎炎　227
尿失禁　18, **105**, 235, **238**, 360
　――, 女性の　240
尿蛋白　201
尿中デオキシピリジノリン（DPD）
　　　　　　　　　　　247
尿道炎　235
尿道カテーテル　238
尿道結石　233
尿道瘻　238
尿毒症　230
尿閉　236
尿路感染症　276, **277**
尿路結石　233
尿路閉塞　227
ニロチニブ　220
任意後見制度　338
「人間尊重」原則　386
認識, 意識の要素の　93
認知機能　27, 31
認知機能検査, 運転免許更新の
　　　　　　　　　　　29
認知症　178, **180**, 197
　――, 血管性　171, 182
　――, 若年性　347
　――, 治療可能な　181

　――, 糖尿病における　201
　―― による言語障害　99
　―― の EOL　382
　―― の介護　343
　―― の行動・心理症状（BPSD）
　　　　　　　174, 183, 188
　―― の肺炎　383
　―― のリハビリテーション　357
　―― を伴う Parkinson 病（PDD）
　　　　　　　175, **182**, 198
認知障害, 廃用性　170
認知症介護研究研修センター　343
認知症基本法　195
認知症ケアパス　346
認知症サポーター　347
認知症施策推進 5 か年計画　346
認知症施策推進大綱　347
認知症薬物治療ガイドライン　346
認知予備力　189
ニンテダニブ　148

ね

寝たきり　103, **107**, 109, 337
寝たきり度　65, 107
熱痙攣　114
熱失神　114
熱射病　114
熱中症　114
熱疲労　114
ネフローゼ症候群　227
ネフロン　226
粘液性嚢胞腫瘍（MCN）　163
捻髪音　148
年齢別平均余命　309

の

ノイラミニダーゼ阻害薬　276
脳活性化プログラム　192
脳血管障害　97, **169**
　―― の EOL　382
　―― のリハビリテーション　354
脳血流分布　172
脳塞栓症, 心原性　126
脳卒中　169
　―― による言語障害　99
脳卒中データバンク（JSDB）　169
脳波の加齢変化　21
嚢胞性腎疾患　233
能力低下　350
のぼせ　42

ノルアドレナリン　21
ノルウェー疥癬　278
ノロウイルス感染症　278
ノンレム睡眠　22

は

肺炎　**142**, 271, 275, 277
　──, 間質性　223
　──, 誤嚥性
　　　12, 108, 114, **144**, 173, 265
肺炎球菌ワクチン　281
肺炎死亡数　272
徘徊　189
肺活量　18
肺癌　149
肺気量　141
　──の加齢変化　18
肺結核(症)　145, 277
肺血栓塞栓症　137
排出障害　234
排尿機能の加齢変化　18
排尿困難　18
排尿失神　94
排尿障害のリハビリテーション
　　　　　　　　　　　　360
バイブレータ　307
廃用症候群　**108**, 169, 353
廃用性機能低下　28
廃用性骨萎縮　109
廃用性認知障害　170
パーキンソニズム
　　　　　　⇒ Parkinson 症候群
パーキンソン病　⇒ Parkinson 病
白癬　262
白内障　14, 290
白板症, 口腔の　266
橋本病　209
播種性血管内凝固(DIC)　214
長谷川式簡易知能評価スケール　65
バセドウ病　208
バーセル・インデックス　63, 352
パーソナリティ症　194
パーソナリティ特性のビッグファイ
　　ブ　37
パーソナリティの加齢変化　36
パターナリズム　387
パチニ小体　16
八味地黄丸　317
発汗　19
白筋線維　25

白血球減少　214
発声の機構　283
鼻茸　286
ハミルトンのうつ病評価尺度
　　(HRSD)　191
バランス運動　204
バリアフリー　353
鍼通電　314
バリデーション療法, Alzheimer 型
　　認知症の　188
バルテス(Baltes PB)　36
半介助　63
半夏厚朴湯　173
半昏睡, 意識障害分類　93
ハンター舌炎　215
ハンナ病変　234
反応時間　26, 102
反復唾液嚥下テスト(RSST)
　　　　　　　　　　　114, 359

ひ

非圧痕性浮腫　113
非アルコール性脂肪性肝疾患
　　(MASLD)　161
光干渉断層計(OCT)　292
引きこもり　43
ビグアナイド薬　205
皮質性認知症　183
皮質白内障　290
非神経因性過活動膀胱　234
非ステロイド性抗炎症薬(NSAIDs)
　　　　　　　123, 215, 227, 251
ビスホスホネート　248, 267
非宣言的記憶　33
ヒゼンダニ　261, 278
肥大型心筋症(HCM)　130
ビタミン B_1 欠乏症　181
ビタミン B_{12} 欠乏症　215
ビタミン K_2　251
ビタミン欠乏性貧血　215
ビーチャム(Beauchamp TL)　58
非陳述記憶　33
ピック病, 前頭側頭型認知症の　182
ビッグファイブ, パーソナリティ特
　　性の　37
ビデオ嚥下造影(VF)　360
ヒトパピローマウイルス(HPV)
　　　　　　　　　　　　　299
泌尿器疾患　232

非びらん性胃食道逆流症(NERD)
　　　　　　　　　　　　　155
皮膚癌　263
皮膚感覚の加齢変化　16
皮膚カンジダ症　262
皮膚乾燥　110
皮膚筋炎(DM)　220, 223
皮膚疾患　260
皮膚瘙痒症　261
皮膚軟部組織感染症　272, 279
皮膚の加齢変化　16, 276
鼻閉　286
非閉塞性肥大型心筋症
　　(non-obstructive HCM)　130
非ホジキンリンパ腫　218
飛沫感染　279
びまん性 Lewy 小体型認知症　176
びまん性大細胞型 B 細胞性リンパ
　　腫(DLBCL)　218
百寿者　52
病院死　333
表現型モデル　120
病原微生物　274
標準失語症検査(SLTA)　99
標準予防策　279
病診連携　333
病的老化　9
日和見感染　271
ピルフェニドン　148
貧血　**214**, 224
　──, 慢性疾患に伴う　216
ビンスワンガー型血管性認知症
　　　　　　　　　　　　　176
頻尿　18, 240, 360
　──, 夜間　237
頻脈　110, 125

ふ

不安症　194
不安定プラーク　134
フォレスター分類　132
フォンテインの ASO 重症度分類
　　　　　　　　　　　　　137
腹圧性尿失禁(SUI)
　　　　　　19, **105**, 235, **240**
腹腔鏡下手術　306
腹腔鏡下仙骨腟固定術　237
副甲状腺ホルモン　20
副甲状腺ホルモン薬　251
福祉, 高齢者　338

福祉サービス　340
副腎アンドロゲン　211
副腎皮質刺激ホルモン（ACTH）
　　　　　　　　　　　　210
副鼻腔炎　286
副鼻腔真菌症　282
腹膜透析（PD）　231
服薬管理　89
不顕性誤嚥　114, 144
浮腫　113
婦人科疾患　298
不正性器出血, 女性の　298
不整脈　124
フットケア　201
物理療法, 腰痛の　101
不飽和鉄結合能　215
不眠　95
浮遊性めまい　96
プラーク　133
プランマー病　208
ブリモニジン　292
フリーラジカル説, 老化の　6
ブルッフ膜　295
フレイル（虚弱）
　　　　　117, **120**, 259, 331
　――, CKD　230
　――, オーラル　268
　――, がん患者における　310
　――, 糖尿病　202
　―― と便秘　167
　―― のリハビリテーション　357
フレイル予防, メタボ予防から　78
フレイル・ロコモ克服のための医学
　会宣言　259
プレセニリン–1 遺伝子変異　186
ブレーデンスケール, 褥瘡の　110
プレドニゾロン　222
プレフレイル　121
ブローイング訓練　360
プログラム説, 老化の　6
プロスタグランジン誘導体　292
ブロック療法　101, 257
プロテオグリカン　253
プロピルチオウラシル（PTU）　209
分子標的薬　218
分離すべり症　101

へ

平均寿命　10, 40, **49**, **325**
平均赤血球容積（MCV）　215

平均余命　10, **49**
　――, 年齢別　309
閉経　42, 298
閉経関連尿路性器症候群（GSM）
　　　　　　　　　　　　241
閉経後骨粗鬆症　245
平衡覚の加齢変化　283
平衡障害　282, 285
閉塞隅角緑内障　291
閉塞性黄疸　307
閉塞性動脈硬化症（ASO）　358
閉塞性肥大型心筋症（HOCM）　130
ヘイフリックの限界　7
ペッサリー　241
ベビーブーム　51
ペプチドグリカン　274
ヘモグロビン　84
ヘリコバクター・ピロリ菌　151
ヘルパー　338, 340
ヘルペス属感染症　278
変形性顎関節症　266
変形性関節症（OA）　253
変形性股関節症　255
変形性膝関節症　255, 355
変形性脊椎症　100, **253**, 356
変性性認知症　182
ベンゾジアゼピン系睡眠薬　89
便秘　106, 151, **158**
　――, 薬物性　106
　―― とフレイル　167
扁平苔癬　267
弁膜症　128

ほ

防已黄耆湯　317
蜂窩織炎　278
包括医療　331
包括的呼吸リハビリテーション
　　　　　　　　　　　　377
包括的自立支援プログラム　341
包茎　237
膀胱炎　234
膀胱癌　233
膀胱機能障害　234, 237
膀胱結石　233
膀胱水圧拡張術　234
膀胱脱　300
膀胱直腸障害　257
膀胱内注入療法　234
膀胱尿管逆流　232

膀胱瘤　237
房室ブロック　124, **126**
蜂巣肺　147
膨張性下剤　107
訪問介護員　340
訪問介護のサービス内容　340
訪問看護　337, 352
訪問看護師　338
訪問看護ステーション　341
訪問リハビリテーション　352
飽和脂肪酸　204
保健・医療・福祉複合体　333
歩行運動　102
歩行障害　102, 171
歩行速度　102
　―― の低下　26
保佐人, 成年後見制度　338
母指圧痕像　157
ホジキンリンパ腫　218
ポジティブ促進効果　37
補助人, 成年後見制度　338
ボスチニブ　220
補聴器　285
勃起障害　237
ホットフラッシュ　42
ボツリヌス毒素膀胱壁内注入療法
　　　　　　　　　　　　241
ポナチニブ　220
骨の加齢変化　100
歩幅　102
微笑みうつ病　190
ポリエチレングルコール（PEG）
　　　　　　　　　　　　159
ポリファーマシー　87
　―― によるめまい　97
ポリープ様声帯　286
ボルグの自覚的運動強度　204
ボルテゾミブ　220
ホルモンの加齢変化　19, 211
ホルモン補充療法（HRT）　8, 250
ホーン（Horn JL）　34

ま

マイクロアンギオパチー　228
マイスナー小体　16
麻黄附子細辛湯　317
膜性腎症　227
末梢血管障害のリハビリテーション
　　　　　　　　　　　　358
末梢神経の加齢変化　24

末梢性神経障害　98
末梢性めまい　97
末梢動脈疾患(PAD)，糖尿病　201
末端黒子型黒色腫　264
麻痺　98
マプロチリン塩酸塩　192
慢性甲状腺炎　209
慢性硬膜下血腫　177
慢性呼吸不全の EOL　383
慢性骨髄性白血病(CML)　220
慢性疾患に伴う貧血(ACD)　216
慢性腎炎症候群　227
慢性腎臓病(CKD)　229
慢性腎不全　230, 359
慢性心不全の EOL　383
慢性膵炎　165
慢性閉塞性肺疾患(COPD)
　　　　　　　　　　146, 359
　―― の EOL　383
慢性便秘　158
満足度，生活の　375
マンチェスター分類　182

み

ミアンセリン塩酸塩　192
味覚障害　265, 282
味覚の加齢変化　15
ミネラルコルチコイド受容体拮抗薬
　　(MRA)　132
ミネラルコルチコイド反応性低ナト
　　リウム血症(MRHE)　211
脈絡膜新生血管(CNV)　295

む

無症候性細菌尿　277
無症候性脳血管障害　178
無症候性脳梗塞　170
無脈性心室頻拍　126

め

明細胞癌　300
メタボリックシンドローム(症候群)
　　　　　　　　　　233, 237
メチシリン耐性黄色ブドウ球菌
　　(MRSA)　274
メトトレキサート　222, 224
メニエール病　97
眼の加齢変化　289
めまい　**96**, 285
メマンチン塩酸塩　188

メルファラン–プレドニゾロン
　　(MP)療法　220
免疫異常説，老化の　7
免疫栄養　308
免疫機能の加齢変化　19, 213
免疫グロブリン(Ig)　85, 213
免疫性肺炎　142
免疫低下　273
メンケベルク型動脈硬化　133

も

毛舌症　265
妄想症　194
網膜色素上皮　295
網膜症　293
　――，糖尿病　200
網膜静脈閉塞症　293
網膜中心静脈閉塞症　293
網膜光凝固術　293
網膜分枝静脈閉塞症　293
目標設定　354
物忘れ　171
モビッツ II 型房室ブロック　126
モビリティ　29

や

夜間多尿　237
夜間頻尿　237, 240
薬剤関連顎骨壊死　264, **267**
薬剤性過敏症症候群　261
薬剤性甲状腺機能低下症　209
薬剤耐性菌　274
薬疹　261
薬物
　――，検査値への影響　84
　――，便秘をおこしやすい　106
　―― と転倒リスク　104
薬物起因性疾患　86
薬物起因性老年症候群　88
薬物性 Parkinson 症候群　174
薬物性便秘　106
薬物動態(PK)　87
薬物有害作用　86, 90
薬物療法　86
　――，腰痛の　101
薬力学(PD)　87
やる気スコア　172

ゆ

有棘細胞癌　263

有酸素運動　204
有料老人ホーム　340
ユニットケア　339
ユニバーサルデザイン　353
ユビキチン　187
指輪っかテスト　76, 118

よ

要介護期間　41
要介護認定　341
養護老人ホーム　340
腰椎椎間板ヘルニア　100
腰椎分離症　101
腰痛　100, 216
腰背痛　251
腰部脊柱管狭窄症　101, 257, 356
「与益」原則　386
抑肝散　175
抑肝散加陳皮半夏　175
四環系抗うつ薬　192

ら

ライフサイクル，女性の　41
落屑緑内障　291
ラクツロース　159
ラクナ梗塞　170
ラロキシフェン　250
乱視　289
卵巣癌　302
卵巣腫瘍　301
蘭方　316
卵胞刺激ホルモン(FSH)　20
卵胞ホルモン　298

り

リウマチ性多発筋痛症(PMR)　221
リウマチ熱　129
リウマトイド因子　221
リツキシマブ　218
六君子湯　173
リナクロチド　159
リバスチグミン　187
リハビリテーション　349
　――，悪性腫瘍の　358
　――，下肢切断の　358
　――，がんの　311, 358
　――，血液疾患の　224
　――，言語障害の　99
　――，膠原病の　224
　――，呼吸器疾患の　149, 359

リハビリテーション（つづき）
- ，骨関節疾患の　355
- ，骨折の　356
- ，サルコペニアの　357
- ，視覚障害者の　296
- ，術後の　308
- ，循環器疾患の　358
- ，腎疾患の　359
- ，心臓　137
- ，腎臓　231
- ，摂食嚥下障害の　359
- ，トイレの　238
- ，認知症の　357
- ，脳血管障害の　354
- ，排尿障害の　360
- ，フレイルの　357
- ，歩行障害の　103
- ，末梢血管障害の　358
- ，ロコモティブシンドロームの　357
- ，ロボット介護福祉機器による　364

リハビリテーション医学　351
リハビリテーション評価　352
リビング・ウィル　389
リポフスチン　295
流動性知能　20, 35
両脚支持相　27
良性発作性頭位めまい症（BPPV）　97, 285
療養管理，在宅における　338, 377
療養病床　339
緑内障　291
緑内障性視神経症　291
緑内障発作　292
緑膿菌　274
淋菌性尿道炎　235

リングペッサリー　301
臨床検査基準値　81
臨床検査値　81
臨床倫理センター　386
臨床倫理の原則　58, **386**
リンパ腫　218
倫理委員会　382

る

類内膜癌　300
ルビプロストン　159

れ

レイノー現象　223
レヴィ小体型認知症　175, 176, 198
レヴィ小体病　182
- とレヴィ小体型認知症の違い　198
レカネマブ　188
レーザー線維柱帯形成術　292
レーザー光凝固術　200, 296
レジスタンス運動　204
レスパイトケア　377
レナリドミド水和物　218, 220
レボドパ製剤　175
レミニセンス・バンプ　34
レム睡眠　22

ろ

老化　6
- と炎症　7
- の制御　8
老化学説　6
老眼　14
老研版失語症検査　99
老視　14, 289, 290

老人性角化症　263
老人性乾皮症　260
老人性縮瞳　14, 289
老人性難聴　15
老人性貧血　220
老人性疣贅　262
老人福祉法　47, 338
老人訪問看護制度　337
老人保健法　337, 345
老衰　40
- の EOL　382
老年医学　1
老年学　1, **320**
老年期うつ病　189
老年期うつ病評価尺度（GDS）　65, 67, 191
老年期妄想症　194
老年疾患　11
老年症候群　12, **92**, 202, 310, 331
- ，薬物起因性　88
老年人口　47
老年病　11
老老介護　43
ロコモ 25　252
ロコモティブ症候群（ロコモ）　252, 259
- ，リハビリテーション　357
ロコモ度テスト　252
ロボット介護福祉機器　361
ロボット支援手術　235, 306
ロボット支援前立腺全摘出術　236
ロモソズマブ　251

わ

ワーキングメモリ　33
ワクチン　279, **281**
ワクチンジレンマ　281

数字・欧文

I 型コラーゲン架橋 *N*–テロペプチド（NTX）　247
I 度房室ブロック　126
III 度房室ブロック　126
1 型糖尿病　199
2 型糖尿病　199
2 ステップテスト　252

5α 還元酵素阻害薬　236
^{18}F–フルオロデオキシグルコース（FDG）　186
50 歳時未婚率　43
75 g 糖負荷試験負荷後 2 時間値　199
8020 運動　264

A

α–グルコシダーゼ阻害薬　205
α–シヌクレイン　198
α 波　22
- の加齢変化　21
α_1 遮断薬　236
AC（arm circumference）　76

ACD（anemia of chronic disease） 216

ACE（angiotensin converting enzyme）阻害薬 124, 173, 227

ACP（advance care planning） 376, 389

ACS（acute coronary syndrome） 127

ACTH（adrenocorticotropic hormone） 210

active ageing 318

active life expectancy 10

acute on chronic kidney disease 230

Adams-Stokes 症候群 126

Addison 病 210

ADL（activities of daily living） 2, 323, 380

ADME（absorption, distribution, metabolism, excretion） 87

adverse drug reactions 86

aging 6

aging in place 79, 375

agitated depression 190

AHN（artificial hydration and nutrition） 385

AIH（autoimmune hepatitis） 161

AKI（acute kidney injury） 230

ALD（alcohol-associated liver disease） 161

alert 93

Alzheimer 型認知症 172, 198

Alzheimer 型老年認知症 183

Alzheimer 病 9, 21, 174, **183**, 197, 286

—，遺伝性 197

—，家族性 184

—，孤発性 197

—，若齢発症型 184

— と Alzheimer 型認知症の違い 197

— の FAST 分類 185

— の診断マーカー 186

AMD（age-related macular degeneration） 294

AML（acute myeloid leukemia） 216

ANCA（antineutrophil cytoplasmic antibody） 222, 227

— 関連血管炎 222

— 関連腎炎 227

anti-aging 8

anti-senescence 8

apathetic hyperthyroidism 208

AR（aortic regurgitation） 129

ARB（angiotensin II receptor blocker） 124, 227

ARNI（angiotensin receptor neprilysin inhibitor） 132

arousal 92

AS（aortic stenosis） 128

ASO（arteriosclerosis obliterans） 358

Aspergillus 属 274

aspiration 144

aspiration pneumonia 144

aspiration pneumonitis 144

attention 27

autophagy 7

awareness 93

AWGS（Asian Working Group for Sarcopenia） 117

B

β 遮断薬 132, 292

β_3 受容体作動薬 241

B 型肝炎 161

B 細胞 19

BADL（basic activities of daily living） 11, 45, 63

Baltes, Margaret 322

Baltes, Paul 322

Baltes, PB 36

Barthel index 63, 352

Basedow 病 208, 209

BCG 療法，膀胱癌の 234

BDAE 失語症重症度評価尺度 99

Beauchamp, TL 58

Beauchamp, Tom 386

Beers 基準のリスト，高齢者にふさわしくない薬物の 88

Binswanger 型血管性認知症 176

bioethics 386

biomedical gerontology 7

bone turnover marker 247

Borg の自覚的運動強度 204

BPD-MA 296

BPPV（benign paroxysmal positional vertigo） 285

BPSD（behavioral and psychological symptoms of dementia） 174, 183, 188

Braden Scale，褥瘡の 110

BRCA（breast cancer susceptibility genes） 302

Bruch 膜 295

bvFTD（behavioral variant FTD） 182

C

C 型肝炎 161

C-ペプチド 206

CADi2 172

Candida 属 274

Candida albicans 265

cardiovascular health study （CHS）frailty 120

CARG スコア 311

Carstensen, LL 37

cataract 290

Cattell, RB 34

CC（calf circumference） 76, 119

CD（Crohn's disease） 156

Celsus 禿瘡 262

center-edge angle（CE 角），股関節の 256

CGA（comprehensive geriatric assessment；高齢者総合機能評価） 11, 28, 62, **68**, 332, 376

—，がん患者における 311

CGA7 68, 311

CHADS2 スコア 126

Child 変法 307

Childress, James 386

CKD（chronic kidney disease） 229

CLEIA 法（chemiluminescent enzyme immunoassay） 247

Clostridioides difficile 関連下痢症 277

Cmax 87

CML（chronic myeloid leukemia） 220

CNV（choroidal neovascularization） 295

cognitive reserve 189

Colles 骨折 356

coma 93

Coombs 検査 215

COPD(chronic obstructive pulmonary disease) 146, 359, 383
Costa, PT Jr 37
Cotard 症候群 190
cough reflex 144
COVID-19(新型コロナウイルス感染症) 276
—— の EOLC 383
—— 肺炎 142
crosslinking 6
Cryptococcus 属 274

D

DAPT(dual antiplatelet therapy) 128
DASC-21(地域包括ケアシステムにおける認知症アセスメントシート) 67
DAT-scan 検査 182
DCM(dilated cardiomyopathy) 130
delirium **94**, 181
dementia 180
DESIGN-R® 110
DHEA(dehydroepiandrosterone) 44
—— 補充療法 8
diabetic retinopathy 292
DIC(disseminated intravascular coagulation) 214
disability 11, 350
DKD(diabetic kidney disease) 228
DLBCL(diffuse large B-cell lymphoma) 218
DM(dermatomyositis) 220, 223
DOAC(direct oral anticoagulant) 126
DPD(deoxypyridinoline) 247
DPP-4 阻害薬 205
DXA(dual energy X-ray absorptiometry) 246, 251
dynamic compression 147

E

eGFR(estimated glomerular filtration rate) 201, 229

EGPA(eosinophilic granulomatosis with polyangiitis) 222
endurance exercise capacity 26
EOL(end-of-life) 382
EOLC(end-of-life care) 382
EORA(elderly-onset rheumatoid arthritis) 221
epigenetics 7
ERAS(Enhanced Recovery After Surgery) 308
ERCP(endoscopic retrograde cholangio-pancreatography) 163, 164
Erikson, EH 36
ESWL(extracorporeal shock wave lithotripsy) 233
EWTOPIA75 試験 135
executive function 27
extremely old 9

F

FA(fluorescein fundus angiography) 293, 294
Fantastic 4, 心不全の治療 133
FAST 分類, Alzheimer 病の 185
FDG(^{18}F−フルオロデオキシグルコース) 186
FIM(functional independence measure；機能的自立度評価法) 63, 352
fine crackles 148
Fontaine の ASO 重症度分類 137
Forrester 分類 132
frail elderly 62
frailty 120
frailty bias 29
Framingham 疫学研究 170
FRAX® 248
Fried 120
FSH(follicle stimulating hormone) 20
FT$_3$ 208
FT$_4$ 208
FTD(frontotemporal dementia) 182
FTDP-17 187
FTLD(frontotemporal lobar degeneration) 182

G

GBM(glomerular basement membrane) 227
GCA(giant cell arteritis) 222
GCS(Glasgow Coma Scale) 93
GDS(Geriatric Depression Scale；老年期うつ病評価尺度) 65, 67, 191
GDS-15 65
gender sensitive medicine 40
genetics 7
GERD(gastroesophageal reflux disease) 153, 154
geriatric syndrome 12, **92**
germline mutation 302
gerontology 1, **320**
GFR(glomerular filtration rate) 226
glaucoma 291
GLIM criteria 74
GLP-1 受容体作動薬 205
GnRH(gonadotropin releasing hormone) 20
Goodpasture 症候群 227
GPA(granulomatosis with polyangiitis) 222
ground-grass opacity 148
GSM(genitourinary syndrome of menopause) 241

H

handicap 350
Hayflick の限界 7
HbA1c 199
HCM(hypertrophic cardiomyopathy) 130
HD(hemodialysis) 231
healthy life expectancy 10, 320
HHS(hyperosmolar hyperglycemic state) 113, 206
Hodgkin リンパ腫 218
Horn, JL 34
host-parasite relationship 274
HPV(human papillomavirus) 299
H. pylori(*Helicobacter pylori*) 151

HRSD（Hamilton's psychiatric rating scale for depression；Hamilton のうつ病評価尺度） 191

HRT（hormone replacement therapy） 8, 250

hsCRP 85

Hunner 病変 234

Hunter 舌炎 215

hypochondriac depression 190

I

IA（indocyanine green angiography） 294

IADL（instrumental activities of daily living） 11, 43, **63**, 323

IBD（inflammatory bowel disease） 156

IC（informed consent） 354, 387

ICF（International Classification of Functioning, Disability and Health） 350

ICIDH（International Classification of Impairments, Disabilities and Handicaps） 349

IE（infective endocarditis） 130

Ig（immunoglobulin） 85, 213

IGT（impaired glucose tolerance） 199

IIPs（idiopathic interstitial pneumonias） 147

immunonutrition 308

impairment 11, 350

iNPH（idiopathic normal pressure hydrocephalus） 181

IPF（idiopathic pulmonary fibrosis） 147

IPI（International Prognostic Index），悪性リンパ腫の 218

IPMN（intraductal papillary-mucinous neoplasm） 162

iPS 細胞 296

IPSS（International Prognostic Scoring System），MDS の 217

IVR（interventional radiology） 155

J

J-CHS 基準，改訂版 120

JCS（Japan Coma Scale） 93

JSDB（脳卒中データバンク） 169

K

Kahn, Robert 321

Killip 分類 127

Kimura のチューブ 307

L

laparoscopic/robotic assisted sacrocolpopexy 237

late paraphrenia 194

Lawton の評価法，IADL の 64

L-dopa 製剤 175

Lewy 小体型認知症 175, 176, 198

Lewy 小体病 182

── と Lewy 小体型認知症の違い 198

LH（luteinizing hormone） 20

life expectancy 10

life expectancy at birth 10

living will 389

LOH（late-onset hypogonadism）症候群 44

low impact fracture 243

low mileage bias 29

Low T$_3$ 症候群 210

LUTS（lower urinary tract symptoms） 300

M

major neurocognitive disorder 181

masked depression 190

masked hyperthyroidism 208

MASLD（metabolic dysfunction associated steatotic liver disease） 161

MCI（mild cognitive impairment） 9, 175, 181

──，糖尿病 201

MCN（mucinous cystic neoplasm） 163

MCV（mean corpuscular volume） 215

MDS（myelodysplastic syndromes） 217

Meissner 小体 16

Ménière 病 97

MIBG シンチグラフィー 182

MIC（minimum inhibitory concentration） 275

MICS（minimal invasive cardiac surgery） 140

mild neurocognitive disorder 181

MitraClip® 140

MM（multiple myeloma） 215, 219

MMSE（Mini-Mental State Examination） 65

MNA®（Mini Nutritional Assessment；簡易栄養状態評価表） 76

MNA®-SF（Mini Nutritional Assessment-Short Form） 76

mobility 29

Mobitz II 型房室ブロック 126

Mönckeberg 型動脈硬化 133

motor unit 24

MPA（microscopic polyangiitis） 222

MR（mitral regurgitation） 128

MRA（mineralocorticoid receptor antagonist） 132

MRHE（mineralocorticoid-responsive hyponatremia of the elderly） 211

mRS（modified Rankin Scale） 171

──，脳卒中の 172

MRSA（methicillin-resistant *Staphylococcus aureus*） 274

MS（mitral stenosis） 129

MUST（Malnutrition Universal Screening Tool） 76

MWST（modified water swallowing test；改訂水飲みテスト） 359

Mycobacterium tuberculosis 145

N

NEO 人格目録 37

NERD（non-erosive reflux disease） 155

neurocognitive disorders 181

NGF(nerve growth factor) 21
NNT(number needed to treat) 250
NRS-2002(Nutritional Risk Screening-2002) 76
NSAIDs(nonsteroidal anti-inflammatory drugs) 123, 227, 251
—— による消化管出血 215
NST(nutrition support team) 76
NTX(type I collagen cross-linked N-telopeptide) 247
NYHA の心機能分類 132

O

O 脚変形 255
OA(osteoarthritis) 253
OAB(overactive bladder) 234, 240
OCT(optical coherence tomography) 292
OF-5(Oral Frailty 5-item checklist) 74
oldest-old 48
old-old 9, 48
one year rule 198
OPLL(ossification of posterior longitudinal ligament) 256
over treatment 309

P

P 物質 144
Pacini 小体 16
PAD(peripheral arterial disease) 201
Parkinson 症候群 175
——, 血管障害性 176
——, 正常圧水頭症による 177
——, 薬物性 174
Parkinson 徴候 198
Parkinson 病 99, **175**, 198, 286
——, 認知症を伴う(PDD) 175, **182**, 198
pathological aging 9
PBC(primary biliary cholangitis) 161
PD(peritoneal dialysis) 231
PD(pharmacodynamics) 87
PDD(Parkinson's disease with dementia) 175, **182**, 198

peak bone mass 9
PEM(protein-energy malnutrition) 73
Performance Status 305
PFMT(pelvic floor muscle training) 105, 235, 240, 241
PHN(post herpetic neuralgia) 262
physiological aging 9
physiological amnesia 9
PIB(Pittsburgh compound-B) 186
Pick 病, 前頭側頭型認知症の 182
PK(pharmacokinetics) 87
Plummer 病 208
PM(polymyositis) 220, 223
PMR(polymyalgia rheumatica) 221
PN(polyarteritis nodosa) 220, 222
Pneumocystis 属 274
PNFA(progressive non-fluent aphasia) 182
PNL(percutaneous nephrolithotomy) 233
polypharmacy 87
POP(pelvic organ prolapse) 237, **241**, 300
POP-Q(pelvic organ prolapse quantification)法による Stage 分類 301
proprioception 26
PSA(prostate specific antigen) 235
PSC(primary sclerosing cholangitis) 161
PTBD(percutaneous transhepatic biliary drainage) 307
PTC(percutaneous transhepatic cholangiography) 163, 164

Q

QOL(quality of life) 332, 352, 381

R

RA(rheumatoid arthritis) 220, **221**
Raynaud 現象 223
R-CHOP 218

reaction time 26
retinal vein occlusion 293
RFA(radiofrequency ablation) 162
Rockwood 120
ROM(range of motion) 26
Rosenberg 117
Roth, M 194
Rowe, John 321
RPE(rate of perceived exertion), Borg の 204
RSST(repetitive saliva swallowing test；反復唾液嚥下テスト) 114, 359

S

SAPT(single antiplatelet therapy) 128
SARC-CalF 119
SARC-F 118
sarcopenia 243
Schaie, KW 35
SCJ(squamo-columnar junction) 300
SD(semantic dementia) 182
SDM(shared decision-making) 387
SDS(self-rating depression scale；自己評価うつ病スケール), Zung の 191
semicoma 93
senescence 6
SERM(selective estrogen receptor modulator) 250
SGA(Subjective Global Assessment；主観的包括的評価) 76
SGLT2 阻害薬 132, 205, 228
Shaker 訓練 360
Sir2(silent information regulator 2) 7
Sirt 1 7
Sirtuin ファミリー 7
Sjögren 症候群 266
SLE(systemic lupus erythematosus) 216, 223
SLTA(standard language test of aphasia；標準失語症検査) 99
smiling depression 190

SNAP(suspected non-Alzheimer's disease pathophysiology) 198
SOC(selective optimization with compensation)モデル(理論) 37, 322
somnolence 93
SPECT, Alzheimer 病の 186
SPIDDM(slowly progressive insulin-dependent diabetes mellitus) 207
SPPB(Short Physical Performance Battery) 119
SSc(systemic sclerosis) 220, 223
SSRI(selective serotonin reuptake inhibitor) 192
Stanford 分類, 大動脈解離の 136
Stevens-Johnson 症候群 261
stupor 93
SU 薬 205
substance P 144
successful aging 320, **321**
SUI(stress urinary incontinence) 19, **105**, 235, **240**
super-old 48
swallowing reflex 144

T

T 細胞 19
TACE(transcatheter arterial chemoembolization) 162

tacrine 187
TAVI(transcatheter aortic valve implantation) 140
thumb printing 157
TOT 現象(tip-of-the-tongue state) 33
TOT(transobturator tape)手術 235, 240
total cell kill 217
TRACP-5b(酒石酸耐性酸ホスファターゼ) 247
treatable dementia 181
TRT(testosterone replacement therapy) 44
TSH(thyroid stimulating hormone) 208
TUL(transurethral ureterolithotripsy) 233
TURBT(transurethral resection of bladder tumor) 233
TVM(transvaginal mesh) 237
TVT(tension-free vaginal tape)手術 235, 240
type I 線維 25
type II 線維 25

U

UC(ulcerative colitis) 156
under treatment 309

UUI(urgency urinary incontinence) 19, **105**, 177, 235, 240

V

vacuum phenomenon 255
VAD 療法 220
validation therapy, Alzheimer 型認知症の 188
vasovagal syncope 94
VEGF(vascular endothelial growth factor) 293, 294
VF(videofluorography) 360
VIN(vulvar intraepithelial neoplasia) 302
Vitality index 67
$\dot{V}_{O_{2}max}$ 26

W

Wenckebach 型房室ブロック 126
Werner 症候群 7

Y・Z

YORA(younger-onset rheumatoid arthritis) 221
young-old 9, 48

Zung の自己評価うつ病スケール(SDS) 191